全国中医药行业高等教育"十四五"规划教材
全国高等中医药院校规划教材（第十一版）

中医儿科学

（新世纪第五版）

（供中医学、针灸推拿学、中西医临床医学等专业用）

主 编 赵 霞 李新民

U0364481

中国中医药出版社

·北 京·

图书在版编目（CIP）数据

中医儿科学 / 赵霞，李新民主编 . —5 版 . —北京：
中国中医药出版社，2021.6（2024.4 重印）
全国中医药行业高等教育"十四五"规划教材
ISBN 978-7-5132-6900-1

Ⅰ . ①中…　Ⅱ . ①赵…　②李…　Ⅲ . ①中医儿科学—
中医学院—教材　Ⅳ . ① R272

中国版本图书馆 CIP 数据核字（2021）第 054891 号

融合出版数字化资源服务说明

全国中医药行业高等教育"十四五"规划教材为融合教材，各教材相关数字化资源（电子教材、PPT 课件、视频、复习思考题等）在全国中医药行业教育云平台"医开讲"发布。

资源访问说明

扫描右方二维码下载"医开讲 APP"或到"医开讲网站"（网址：www.e-lesson.cn）注册登录，输入封底"序列号"进行账号绑定后即可访问相关数字化资源（注意：序列号只可绑定一个账号，为避免不必要的损失，请您刮开序列号立即进行账号绑定激活）。

资源下载说明

本书有配套 PPT 课件，供教师下载使用，请到"医开讲网站"（网址：www.e-lesson.cn）认证教师身份后，搜索书名进入具体图书页面实现下载。

中国中医药出版社出版

北京经济技术开发区科创十三街 31 号院二区 8 号楼
邮政编码　100176
传真　010-64405721
山东华立印务有限公司印刷
各地新华书店经销

开本 889×1194　1/16　印张 23　字数 617 千字
2021 年 6 月第 5 版　2024 年 4 月第 4 次印刷
书号　ISBN 978-7-5132-6900-1

定价　85.00 元
网址　www.cptcm.com

服 务 热 线　010-64405510　　微信服务号　zgzyycbs
购 书 热 线　010-89535836　　微商城网址　https://kdt.im/LIdUGr
维 权 打 假　010-64405753　　天猫旗舰店网址　https://zgzyycbs.tmall.com

如有印装质量问题请与本社出版部联系（010-64405510）

全国中医药行业高等教育"十四五"规划教材
全国高等中医药院校规划教材（第十一版）

《中医儿科学》
编委会

《中医儿科学》
融合出版数字化资源编创委员会

全国中医药行业高等教育"十四五"规划教材
全国高等中医药院校规划教材（第十一版）

主　审

汪受传（南京中医药大学）

主　编

赵　霞（南京中医药大学）　　　　　　李新民（天津中医药大学）

副主编（以姓氏笔画为序）

王孟清（湖南中医药大学）　　　　　　王俊宏（北京中医药大学）

任献青（河南中医药大学）　　　　　　孙丽平（长春中医药大学）

肖　臻（上海中医药大学）　　　　　　张葆青（山东中医药大学）

秦艳虹（山西中医药大学）　　　　　　薛　征（上海中医药大学）

编　委（以姓氏笔画为序）

史正刚（甘肃中医药大学）　　　　　　白晓红（辽宁中医药大学）

刘　华（广州中医药大学）　　　　　　刘　英（江西中医药大学）

李　岚（浙江中医药大学）　　　　　　李　敏（首都医科大学）

李伟伟（广西中医药大学）　　　　　　张雪荣（湖北中医药大学）

尚莉丽（安徽中医药大学）　　　　　　郑　健（福建中医药大学）

赵　琼（成都中医药大学）　　　　　　侯树平（黑龙江中医药大学）

俞　建（复旦大学）　　　　　　　　　唐　彦（云南中医药大学）

崔瑞琴（宁夏医科大学）　　　　　　　彭　玉（贵州中医药大学）

韩耀巍（天津中医药大学）　　　　　　戴启刚（南京中医药大学）

全国中医药行业高等教育"十四五"规划教材
全国高等中医药院校规划教材（第十一版）

专家指导委员会

名誉主任委员

余艳红（国家卫生健康委员会党组成员，国家中医药管理局党组书记、局长）

王永炎（中国中医科学院名誉院长、中国工程院院士）

陈可冀（中国中医科学院研究员、中国科学院院士、国医大师）

主任委员

张伯礼（天津中医药大学教授、中国工程院院士、国医大师）

秦怀金（国家中医药管理局副局长、党组成员）

副主任委员

王　琦（北京中医药大学教授、中国工程院院士、国医大师）

黄璐琦（中国中医科学院院长、中国工程院院士）

严世芸（上海中医药大学教授、国医大师）

高　斌（教育部高等教育司副司长）

陆建伟（国家中医药管理局人事教育司司长）

委　员（以姓氏笔画为序）

丁中涛（云南中医药大学校长）

王　伟（广州中医药大学校长）

王东生（中南大学中西医结合研究所所长）

王维民（北京大学医学部副主任、教育部临床医学专业认证工作委员会主任委员）

王耀献（河南中医药大学校长）

牛　阳（宁夏医科大学党委副书记）

方祝元（江苏省中医院党委书记）

石学敏（天津中医药大学教授、中国工程院院士）

田金洲（北京中医药大学教授、中国工程院院士）

仝小林（中国中医科学院研究员、中国科学院院士）

宁　光（上海交通大学医学院附属瑞金医院院长、中国工程院院士）

匡海学（黑龙江中医药大学教授、教育部高等学校中药学类专业教学指导委员会主任委员）

吕志平（南方医科大学教授、全国名中医）

吕晓东（辽宁中医药大学党委书记）

朱卫丰（江西中医药大学校长）

朱兆云（云南中医药大学教授、中国工程院院士）

刘　良（广州中医药大学教授、中国工程院院士）

刘松林（湖北中医药大学校长）

刘叔文（南方医科大学副校长）

刘清泉（首都医科大学附属北京中医医院院长）

李可建（山东中医药大学校长）

李灿东（福建中医药大学校长）

杨　柱（贵州中医药大学党委书记）

杨晓航（陕西中医药大学校长）

肖　伟（南京中医药大学教授、中国工程院院士）

吴以岭（河北中医药大学名誉校长、中国工程院院士）

余曙光（成都中医药大学校长）

谷晓红（北京中医药大学教授、教育部高等学校中医学类专业教学指导委员会主任委员）

冷向阳（长春中医药大学校长）

张忠德（广东省中医院院长）

陆付耳（华中科技大学同济医学院教授）

阿吉艾克拜尔·艾萨（新疆医科大学校长）

陈　忠（浙江中医药大学校长）

陈凯先（中国科学院上海药物研究所研究员、中国科学院院士）

陈香美（解放军总医院教授、中国工程院院士）

易刚强（湖南中医药大学校长）

季　光（上海中医药大学校长）

周建军（重庆中医药学院院长）

赵继荣（甘肃中医药大学校长）

郝慧琴（山西中医药大学党委书记）

胡　刚（江苏省政协副主席、南京中医药大学教授）

侯卫伟（中国中医药出版社有限公司董事长）

姚　春（广西中医药大学校长）

徐安龙（北京中医药大学校长、教育部高等学校中西医结合类专业教学指导委员会主任委员）

高秀梅（天津中医药大学校长）

高维娟（河北中医药大学校长）

郭宏伟（黑龙江中医药大学校长）

唐志书（中国中医科学院副院长、研究生院院长）

彭代银（安徽中医药大学校长）

董竞成（复旦大学中西医结合研究院院长）

韩晶岩（北京大学医学部基础医学院中西医结合教研室主任）

程海波（南京中医药大学校长）

鲁海文（内蒙古医科大学副校长）

翟理祥（广东药科大学校长）

秘书长（兼）

陆建伟（国家中医药管理局人事教育司司长）

侯卫伟（中国中医药出版社有限公司董事长）

办公室主任

周景玉（国家中医药管理局人事教育司副司长）

李秀明（中国中医药出版社有限公司总编辑）

办公室成员

陈令轩（国家中医药管理局人事教育司综合协调处处长）

李占永（中国中医药出版社有限公司副总编辑）

张峘宇（中国中医药出版社有限公司副总经理）

芮立新（中国中医药出版社有限公司副总编辑）

沈承玲（中国中医药出版社有限公司教材中心主任）

编审专家组

全国中医药行业高等教育"十四五"规划教材
全国高等中医药院校规划教材（第十一版）

组　长

余艳红（国家卫生健康委员会党组成员，国家中医药管理局党组书记、局长）

副组长

张伯礼（天津中医药大学教授、中国工程院院士、国医大师）

秦怀金（国家中医药管理局副局长、党组成员）

组　员

陆建伟（国家中医药管理局人事教育司司长）

严世芸（上海中医药大学教授、国医大师）

吴勉华（南京中医药大学教授）

匡海学（黑龙江中医药大学教授）

刘红宁（江西中医药大学教授）

翟双庆（北京中医药大学教授）

胡鸿毅（上海中医药大学教授）

余曙光（成都中医药大学教授）

周桂桐（天津中医药大学教授）

石　岩（辽宁中医药大学教授）

黄必胜（湖北中医药大学教授）

前　言

为全面贯彻《中共中央 国务院关于促进中医药传承创新发展的意见》和全国中医药大会精神，落实《国务院办公厅关于加快医学教育创新发展的指导意见》《教育部 国家卫生健康委 国家中医药管理局关于深化医教协同进一步推动中医药教育改革与高质量发展的实施意见》，紧密对接新医科建设对中医药教育改革的新要求和中医药传承创新发展对人才培养的新需求，国家中医药管理局教材办公室（以下简称"教材办"）、中国中医药出版社在国家中医药管理局领导下，在教育部高等学校中医学类、中药学类、中西医结合类专业教学指导委员会及全国中医药行业高等教育规划教材专家指导委员会指导下，对全国中医药行业高等教育"十三五"规划教材进行综合评价，研究制定《全国中医药行业高等教育"十四五"规划教材建设方案》，并全面组织实施。鉴于全国中医药行业主管部门主持编写的全国高等中医药院校规划教材目前已出版十版，为体现其系统性和传承性，本套教材称为第十一版。

本套教材建设，坚持问题导向、目标导向、需求导向，结合"十三五"规划教材综合评价中发现的问题和收集的意见建议，对教材建设知识体系、结构安排等进行系统整体优化，进一步加强顶层设计和组织管理，坚持立德树人根本任务，力求构建适应中医药教育教学改革需求的教材体系，更好地服务院校人才培养和学科专业建设，促进中医药教育创新发展。

本套教材建设过程中，教材办聘请中医学、中药学、针灸推拿学三个专业的权威专家组成编审专家组，参与主编确定，提出指导意见，审查编写质量。特别是对核心示范教材建设加强了组织管理，成立了专门评价专家组，全程指导教材建设，确保教材质量。

本套教材具有以下特点：

1.坚持立德树人，融入课程思政内容

将党的二十大精神进教材，把立德树人贯穿教材建设全过程、各方面，体现课程思政建设新要求，发挥中医药文化育人优势，促进中医药人文教育与专业教育有机融合，指导学生树立正确世界观、人生观、价值观，帮助学生立大志、明大德、成大才、担大任，坚定信念信心，努力成为堪当民族复兴重任的时代新人。

2.优化知识结构，强化中医思维培养

在"十三五"规划教材知识架构基础上，进一步整合优化学科知识结构体系，减少不同学科教材间相同知识内容交叉重复，增强教材知识结构的系统性、完整性。强化中医思维培养，突出中医思维在教材编写中的主导作用，注重中医经典内容编写，在《内经》《伤寒论》等经典课程中更加突出重点，同时更加强化经典与临床的融合，增强中医经典的临床运用，帮助学生筑牢中医经典基础，逐步形成中医思维。

3.突出"三基五性"，注重内容严谨准确

坚持"以本为本"，更加突出教材的"三基五性"，即基本知识、基本理论、基本技能，思想性、科学性、先进性、启发性、适用性。注重名词术语统一，概念准确，表述科学严谨，知识点结合完备，内容精炼完整。教材编写综合考虑学科的分化、交叉，既充分体现不同学科自身特点，又注意各学科之间的有机衔接；注重理论与临床实践结合，与医师规范化培训、医师资格考试接轨。

4.强化精品意识，建设行业示范教材

遴选行业权威专家，吸纳一线优秀教师，组建经验丰富、专业精湛、治学严谨、作风扎实的高水平编写团队，将精品意识和质量意识贯穿教材建设始终，严格编审把关，确保教材编写质量。特别是对32门核心示范教材建设，更加强调知识体系架构建设，紧密结合国家精品课程、一流学科、一流专业建设，提高编写标准和要求，着力推出一批高质量的核心示范教材。

5.加强数字化建设，丰富拓展教材内容

为适应新型出版业态，充分借助现代信息技术，在纸质教材基础上，强化数字化教材开发建设，对全国中医药行业教育云平台"医开讲"进行了升级改造，融入了更多更实用的数字化教学素材，如精品视频、复习思考题、AR/VR等，对纸质教材内容进行拓展和延伸，更好地服务教师线上教学和学生线下自主学习，满足中医药教育教学需要。

本套教材的建设，凝聚了全国中医药行业高等教育工作者的集体智慧，体现了中医药行业齐心协力、求真务实、精益求精的工作作风，谨此向有关单位和个人致以衷心的感谢！

尽管所有组织者与编写者竭尽心智，精益求精，本套教材仍有进一步提升空间，敬请广大师生提出宝贵意见和建议，以便不断修订完善。

国家中医药管理局教材办公室
中国中医药出版社有限公司
2023 年 6 月

编写说明

　　百年大计，教育为本，为贯彻落实《中共中央关于制定国民经济和社会发展第十四个五年规划和二〇三五年远景目标的建议》《教育部 国家卫生健康委 国家中医药管理局关于深化医教协同进一步推动中医药教育改革和高质量发展的实施意见》、国务院办公厅印发的《关于加快中医药特色发展的若干政策措施》和教育部印发的《高等学校课程思政建设指导纲要》文件，以社会主义核心价值观为引领，以培养"精于术，诚于道"的中医药人才为目标，适应新时代中医药传承创新发展的需要，由国家中医药管理局教材办公室、中国中医药出版社组织全国22所中医药院校及3所西医院校的27位具有丰富教学和临床经验的专家编写了全国中医药行业高等教育"十四五"规划教材暨全国高等中医药院校规划教材《中医儿科学》（第十一版），供全国高等中医药院校中医学、针灸推拿学、中西医临床医学等专业使用。

　　本教材在总结历版教材经验的基础上，传承编制体系，围绕教材主线，做到概念规范、文字精炼、突出中医思维方式。内容编写与医师资格考试、住院医师规范化培训接轨，突出教材重点，提高临床适用性。同时参考行业标准、指南，及时更新学术内容，提高教材的循证性和规范性。以数字化资源形式补充教学视频、PPT、习题集等，进行补充延展，创新教材形式，提高教材的深度和广度。教材包含主体篇章10章、附篇5篇，共15篇。主体篇章包括中医儿科学基础、儿童保健、新生儿疾病、肺系病证、脾系病证、心肝系病证、肾系病证、传染病、寄生虫病及其他病证。本次编写将课程思政与中医药人文融合于各章节中，润物无声，培养学生高尚的医德。将"中医儿科学发展简史"更改为"中医儿科学术体系的形成与发展"，重点论述中医儿科学早期的学术积累、学术体系的建立、学术内容的丰富、学术的现代进展。临床疾病章节增加各系统疾病概述，总论本章病证的病因病机及临证特点，诊疗注意点，以构建宏观认知；增加案例分析，提升学生临床应用能力；古籍选录，强化经典与临床的融合。其中，辨证概要中补充儿科辨证特点、治法概要中增加儿科中药煎服方法、饮食疗法，新生儿疾病中增加胎怯，肺系病证中增加鼻衄、乳蛾，并在附篇中增加儿童生长发育正常值。病名方面，将水肿、尿血更改为肾病综合征、急性肾小球肾炎，流行性乙型脑炎更改为病毒性脑炎，紫癜更改为免疫性血小板减少症、过敏性紫癜，痫病更名为癫痫，营养性缺铁性贫血更名为缺铁性贫血，以厘清中、西医疾病病名及内涵区别。此外，适当利用表格、图解形式概括病因病机与鉴别诊断，内容直观，形式活泼，增强了教材的可读性。

　　总之，通过对以上内容的修订和完善，将"知识、能力、素质"有机融合于教材之中，突出中医特色和儿科优势，培养学生知识传承与运用能力。力求守正中医思维、规范临床诊疗教育体系，同时明析概念，有利于中西医交叉融合、协同救治，适应新时期对中医儿科人才的需求。

本教材的编写分工如下：赵霞编写第一章第五节诊法概要、第六节辨证概要、第七节治法概要，第四章肺系病证概述、第六节哮喘；李新民编写第六章心肝系病证概述、第五节抽动障碍、第六节惊风、第七节癫痫；王孟清编写第一章第三节小儿生长发育、第四节生理病理病因特点，第五章脾系病证概述；王俊宏编写第一章第一节中医儿科学术体系的形成与发展、第二节小儿年龄分期；任献青编写第七章肾系病证概述、第一节肾病综合征、第二节急性肾小球肾炎、第三节尿频；孙丽平编写第三章新生儿病概述、第四节脐部疾病，第四章第二节鼻鼽、第三节乳蛾；肖臻编写第九章寄生虫病；张葆青编写第二章儿童保健；秦艳虹编写第八章传染病概述、第一节麻疹、第二节风疹、第三节猩红热；史正刚编写第八章第六节流行性腮腺炎，第十章第三节传染性单核细胞增多症；白晓红编写第四章第五节肺炎喘嗽，第十章其他病证概述；刘华编写第三章第一节胎怯、第二节硬肿症、第三节胎黄；刘英编写第五章第三节呕吐，第十章第一节发热；李岚编写第五章第七节厌食、第八节积滞、第九节疳证；李敏编写第五章第十节缺铁性贫血，第十章第四节皮肤黏膜淋巴结综合征；李伟伟编写第四章第一节感冒、第四节咳嗽；张雪荣编写第五章第一节鹅口疮、第二节口疮；尚莉丽编写第六章第一节夜啼、第三节病毒性心肌炎；郑健编写第七章第四节遗尿，第十章第六节过敏性紫癜；赵琼编写第五章第五节泄泻，第十章第七节湿疹；侯树平编写第十章第二节夏季热、第八节维生素 D 缺乏性佝偻病；俞建编写第七章第五节五迟五软、第六节性早熟；唐彦编写第八章第七节病毒性脑炎、第八节百日咳；崔瑞琴编写第五章第四节腹痛，第六章第二节汗证；彭玉编写第八章第四节水痘、第五节手足口病；韩耀巍编写第四章第七节反复呼吸道感染，第六章第四节注意缺陷多动障碍及附篇常用方剂、常用中成药；戴启刚编写第五章第六节便秘，第十章第五节免疫性血小板减少症及附篇常见传染病的潜伏期、隔离期、检疫期，国家免疫规划疫苗儿童免疫程序，儿童体格发育测量值。国家教学名师、全国名中医汪受传教授负责全书审校工作。薛征负责数字化资源审校工作。丁丹丹、占科、刘亚尊、朱万青、戎萍、孙宇莹、孙艳艳、杜丽、李文、李玉霞、张力文、张焱、张慧媛、周朋、耿利娜、康蓓蓓等参与了部分章节数字化资源 PPT、复习思考题和授课视频录制工作。董盈妹、陈鸿祥为本教材学术秘书。

本教材编写中，各位编委字斟句酌，严谨认真，付出了艰辛努力；编写工作还得到了各位编委所在院校的大力支持，在此致以由衷的谢意！同时也感谢历版《中医儿科学》教材主编和编委所奠定的良好基础，期盼各院校师生在使用过程中对本教材的不足提出批评、指正，以便今后不断完善，更好地为儿科教学服务。

《中医儿科学》编委会

2021 年 5 月

目 录

扫一扫，查阅
本书数字资源

第一章 中医儿科学基础 ············ 1
　第一节 中医儿科学术体系形成和发展 1
　　一、中医儿科学的萌芽期（远古～南北朝） 1
　　二、中医儿科学的形成期（隋代～宋代） 2
　　三、中医儿科学的发展期（元代～中华人民
　　　　共和国成立前） 3
　　四、中医儿科学发展的新时期（中华人民
　　　　共和国成立后） 4
　第二节 小儿年龄分期 7
　　一、胎儿期 8
　　二、新生儿期 8
　　三、婴儿期 8
　　四、幼儿期 9
　　五、学龄前期 9
　　六、学龄期 9
　　七、青春期 9
　第三节 小儿生长发育 10
　　一、体格生长 10
　　二、智能发育 13
　　三、变蒸学说 14
　第四节 生理病理病因特点 15
　　一、生理特点 15
　　二、病理特点 16
　　三、病因特点 18
　第五节 诊法概要 20
　　一、望诊 20
　　二、闻诊 26
　　三、问诊 27
　　四、切诊 29
　第六节 辨证概要 30

　　一、辨证特点 30
　　二、辨证方法 30
　第七节 治法概要 32
　　一、内治法 33
　　二、外治法 36
　　三、其他治法 37

第二章 儿童保健 ············ 39
　第一节 胎儿期保健 39
　　一、调摄精神 40
　　二、调和饮食 40
　　三、调适寒温 40
　　四、避免外伤 40
　　五、劳逸结合 41
　　六、谨慎用药 41
　第二节 新生儿期保健 42
　　一、明辨生理病理 42
　　二、初生护理保健 42
　第三节 婴儿期保健 44
　　一、喂养方法 44
　　二、婴儿护养 47
　　三、预防接种 47
　第四节 幼儿期保健 48
　　一、饮食调养 48
　　二、起居活动 48
　　三、疾病预防 49
　第五节 学龄前期保健 49
　　一、体格锻炼 49
　　二、早期教育 49
　　三、疾病预防 50
　第六节 学龄期保健 50

一、全面发展 50
二、疾病预防 50
第七节 青春期保健 51
一、生理保健 51
二、心理保健 51

第三章 新生儿疾病 52
第一节 胎怯 52
第二节 硬肿症 58
第三节 胎黄 63
第四节 脐部疾病（脐湿、脐疮、脐血、脐突） 69

第四章 肺系病证 74
第一节 感冒 74
第二节 鼻衄 80
第三节 乳蛾 85
第四节 咳嗽 89
第五节 肺炎喘嗽 94
第六节 哮喘 102
第七节 反复呼吸道感染 109

第五章 脾系病证 114
第一节 鹅口疮 114
第二节 口疮 117
第三节 呕吐 122
第四节 腹痛 128
第五节 泄泻 133
第六节 便秘 140
第七节 厌食 146
第八节 积滞 150
第九节 疳证 155
第十节 缺铁性贫血 160

第六章 心肝系病证 167
第一节 夜啼 167
第二节 汗证 171
第三节 病毒性心肌炎 177
第四节 注意缺陷多动障碍 182
第五节 抽动障碍 187
第六节 惊风 192

第七节 癫痫 199

第七章 肾系病证 206
第一节 肾病综合征 206
第二节 急性肾小球肾炎 215
第三节 尿频 222
第四节 遗尿 226
第五节 五迟、五软 230
第六节 性早熟 235

第八章 传染病 240
第一节 麻疹 240
附：幼儿急疹 247
第二节 风疹 249
第三节 猩红热 252
第四节 水痘 257
第五节 手足口病 261
第六节 流行性腮腺炎 265
第七节 病毒性脑炎 270
第八节 百日咳 276

第九章 寄生虫病 282
第一节 蛔虫病 282
第二节 蛲虫病 287

第十章 其他病证 292
第一节 发热 292
第二节 夏季热 296
第三节 传染性单核细胞增多症 300
第四节 皮肤黏膜淋巴结综合征 305
第五节 免疫性血小板减少症 310
第六节 过敏性紫癜 315
第七节 湿疹 321
第八节 维生素 D 缺乏性佝偻病 325

附 篇 332
一、常用方剂 332
二、常用中成药 339
三、常见传染病的潜伏期、隔离期、检疫期 346
四、国家免疫规划疫苗儿童免疫程序 348
五、2015 年中国九市儿童体格发育测量值 349

第一节　中医儿科学术体系形成和发展

中医儿科学是以中医药学理论体系为指导，以中医药防治方法为手段，研究小儿生长发育、预防保健和疾病诊治的一门临床医学学科。

中医儿科学起源于中华民族的传统文化，是中医学的一个重要组成部分，也是随着整个中医学发展而不断发展起来的，荟萃了中华民族几千年来养育小儿和防治疾病的丰富经验，具有自己独特的理论和临床实践体系，为中华民族的繁衍昌盛做出了卓越的贡献。

一、中医儿科学的萌芽期（远古～南北朝）

中国儿科医学源远流长。远古时期原始社会生产力低下，考古发掘出的"北京人"平均年龄只有14岁，所以说，中华民族早期的医学积累多数就属于儿科学的范围。在出土的4000年前商代殷墟甲骨文中记载了20余种病名，其中涉及儿科的有"龋"（龋齿）、"蛊"（寄生虫病），直接记载小儿疾病的有"贞子疾首"，是指商王武丁之子头部生病。我国古代史书最早明确记载的"小儿医"是春秋战国时期的扁鹊。《史记·扁鹊仓公列传》曰："扁鹊名闻天下……来入咸阳，闻秦人爱小儿，即为小儿医。"记载了春秋战国时期名医扁鹊为"小儿医"的经历，他以针刺三阳五会（百会）穴治疗虢国太子"尸厥"，是儿科急症医学的早期记载。从秦到两汉时期，儿科已经有了最早的医案记载，如西汉名医淳于意（仓公）曾以"下气汤"治婴儿"气鬲病"，东汉名医华佗曾以"四物女宛丸"治2岁小儿"下利病"。在我国现存最早的医学专著《五十二病方》中有"婴儿病痫""婴儿瘛"的记述。尤其值得提出的是，战国时期著名思想家孟子在《孟子·梁惠王上》中所说"幼吾幼以及人之幼"，成为中华民族"爱幼"传统道德观的经典论述。

《黄帝内经》建立的中医学体系不仅有效指导了中医儿科学，而且书中有不少关于小儿生理和儿科疾病的病因、病理、诊法、预后和针刺疗法等论述。《灵枢·经脉》对人体生命孕育和形成过程的描述是"人始生，先成精，精成而脑髓生，骨为干，脉为营，筋为刚，肉为墙，皮肤坚而毛发长，谷入于胃，脉道以通，血气乃行。"《素问·上古天真论》载有对小儿生长发育过程的描述："女子七岁，肾气盛，齿更发长；二七而天癸至，任脉通，太冲脉盛，月事以时下，故有子……丈夫八岁，肾气实，发长齿更；二八肾气盛，天癸至，精气溢泻，阴阳和，故能有子。"《灵枢·逆顺肥瘦》指出婴儿的生理特点是"肉脆，血少，气弱"。《黄帝内经》中还有不少关于儿科疾病诊断、治疗及预后的记载。如《素问·通评虚实论》说："乳子而病热，脉悬小者何如？岐伯曰：手足温则生，寒则死。"《灵枢·逆顺肥瘦》说："黄帝曰：刺婴儿奈何……刺此者，以毫针浅刺而疾拔针，日再可也。"这些经典论述，成为后世儿科学起源的渊薮。

东汉末年，张仲景著《伤寒杂病论》，以六经辨证论治外感病、脏腑辨证论治杂病，对后世儿科学辨证论治体系的形成产生了深刻影响。

西晋王叔和的《脉经·平脉视人大小长短男女逆顺法第五》论述了小儿脉法，认为"小儿四五岁，脉呼吸八至，细数者，吉。"

南北朝时期，我国已有医学教育。据《唐六典·卷十四》记载："宋元嘉二十年，太医令秦承祖奏置医学，以广教授。"说明在南朝宋文帝时，已经设置了政府医学教育。始于南北朝的徐氏世医撰写了多部儿科专著，如徐叔响的《疗少小百病杂方》《疗少小杂方》，徐之才的《小儿方》及《药对》所载的"十剂"等。

二、中医儿科学的形成期（隋代～宋代）

隋代巢元方主持编撰了《诸病源候论》（610 年），论小儿杂病诸候，共 6 卷 255 候。巢氏将小儿外感病分为伤寒、时气两大类，内伤病以脏腑辨证为主。提出了小儿夜啼、痫证、解颅、滞颐、遗尿、蛔虫、蛲虫、脱肛、胎疸、鹅口、口疮等诸多儿科病证的病名及其病因证候。该书倡导的"小儿……不可暖衣……宜时见风日……常当节适乳哺"等小儿养育观，至今对儿童保健有重要指导意义。

624 年唐高祖时，朝廷设立"太医署"，由"医博士"教授医学，其中专设少小科，培养儿科专科医生，并规定在学习五年后，考试合格者才能做儿科医生。这种医学教育制度为当时的儿科培养了专业人才。

唐代孙思邈所撰《备急千金要方》（约 652 年）首列妇人方、少小婴孺方，提出"夫生民之道，莫不以养小为大。若无于小，卒不成大"。并对初生儿护养专题论述。该书将小儿病证分为九门，列方 325 首。其晚年所著《千金翼方》（约 682 年）中卷第十一为小儿病。该书总结了唐代以前的儿科诊疗经验，为儿科病治疗提供了大量有效方药。

相传至今的我国最早儿科专著《颅囟经》，流行于唐末宋初。书中提出："凡孩子三岁以下，呼为纯阳，元气未散。"对后世认识小儿生理特点产生了重要影响；简明扼要地论述了小儿惊、痫、癫、疳、痢、火丹等疾病的证治。

北宋钱乙，是当时最享盛名的小儿医。他的弟子阎季忠整理其理论和实践经验，于 1119 年编成《小儿药证直诀》，比西方最早的儿科著作要早 350 年。该书概括小儿生理特点为"脏腑柔弱""成而未全……全而未壮"，病理特点为"易虚易实、易寒易热"。在儿科四诊中尤重望诊，特别是"面上证""目内证"，对痘疹类发疹性传染病加以鉴别。钱乙创建了儿科五脏辨证体系，提出"心主惊""肝主风""脾主困""肺主喘""肾主虚"的辨证纲领，各脏证有虚、实、寒、热之分，方有温、清、补、泻之别。论治法从五脏补虚泻实出发，又注意柔润清养，运补兼施。善于化裁古方、研制新方，创 134 方，许多方剂至今在临床各科广泛应用。阐明了急、慢惊风为阴阳异证，认为急惊风属阳、热、实，治合凉泻；慢惊风属阴、寒、虚，治合温补，成为后世治疗惊风的准则。钱乙强调小儿体禀纯阳，患病后易从阳化热，所见阳证、热证较多，擅用甘寒柔润养阴，如泻肺之泻白散、清心之导赤散、凉肝之泻青丸等，慎用苦寒之黄芩、黄连；创立了补肾主方地黄丸，以金匮肾气丸去桂、附之温燥，存六味之润养。治疗小儿伤风用大青膏，热病神昏惊搐用凉惊丸、抱龙丸，《小儿药证直诀·附篇·阎氏小儿方论》中的至宝丹、紫雪散更成为热病神昏抽搐的常用方，由此发展形成了儿科寒凉学说。钱乙被誉为"儿科之圣"，《四库全书总目提要》说："小儿经方，千古罕见，自乙始别为专门，而其书亦为幼科之鼻祖。"

北宋时期，天花、麻疹等传染病流行，山东名医董汲擅用寒凉法治疗，撰写了《小儿斑疹备急方论》，记录了用白虎汤及青黛、大黄等药物的治疗经验，是为天花、麻疹类专著之始。

南宋刘昉等编著《幼幼新书》40卷，整理汇集宋以前各种有关儿科学的成就，并有己见，内容详尽，取材广博，是当时世界上最完备的儿科学专著。同时期还有不著撰人姓氏的《小儿卫生总微论方》问世，从初生到年长儿童，各类疾病广泛收录论述，其中明确指出初生儿脐风的病因是断脐不慎所致，和成人破伤风为同一病源，提出了烧灸脐带的预防方法。南宋陈文中著《小儿痘疹方论》（1241年）、《小儿病源方论》（1254年），注重固护小儿元阳，以擅用温补扶正见长。陈文中在《小儿病源方论·论风搐源因》提出："盖真气者，元阳也。"小儿饮食"吃热、吃软、吃少则不病，吃冷、吃硬、吃多则生病"，养子十法中包括"要背暖""要肚暖""要足暖""脾胃要温"等养育观念，这些都是固护脾肾，防止阳气受戕的具体措施。陈文中注重小儿生理上阳气不足和病理上易虚易寒的特点，在小儿时病和杂病的治疗中，时时顾护阳气，认为"药性既温则固养元阳"。他将温补法广泛用于多种病证及疾病的不同阶段，只要有阳气不足见症，辄即取之。指出小儿冷证的证候特点有"面㿠白，粪青色，腹虚胀，呕乳奶，眼珠青，脉微沉，足胫冷"。包括了五脏虚寒之象，而以元阳虚衰为本。在治法上除八味地黄丸温壮元阳之外，又有多种变法，如脾肾并治之补脾益真汤，熔温阳、益气、助运、涤痰、祛风于一炉；十一味异功散、十二味异功散，均取肉桂、诃子、肉豆蔻、附子之类益火之源以消阴翳。陈文中治疗小儿痘疹等时行热病，对于邪盛正衰，病毒内陷之证，擅用温托培元，明确应用指征为：不光泽，不红活，不起发，不充满，不结靥，不成痂，而痒塌烦躁喘渴；及宣解太过，误食生冷，中寒泄泻，倦怠少食，足指逆冷等症者。陈文中的学术思想开创了儿科温补学说。明代刘凤在《幼幼新书·序》中说："宋以来吴之专家者，曰陈曰钱二氏，陈以热、钱以凉，故有火与水喻者。"可见儿科温、凉两大学派始于宋，陈文中与钱乙的学术观点对儿科学体系的形成和发展有着深刻影响。

三、中医儿科学的发展期（元代～中华人民共和国成立前）

金元四大家在儿科学方面各有特长，其中刘完素主张用辛苦寒凉法治疗小儿热性病，张从正治热性病善用攻下，李杲重视调理脾胃。朱丹溪倡导小儿"阳常有余，阴常不足"，注重养阴，对于儿科尤有建树，著《幼科全书》，治疗痘疹时，折衷了钱乙善用抱龙丸、百祥丸、生犀散等之寒凉与陈文中喜用桂枝、附子、丁香等之温燥，取解毒、发表、和中三者兼用，影响后世医家，形成了儿科折衷学说。

元代名医曾世荣编著《活幼心书》《活幼口议》，详论初生诸疾，是中医新生儿学早期的集中论述。曾世荣以调元散、补肾地黄丸治疗胎怯；归纳急惊风为"四证八候"，提出镇惊、截风、退热、化痰治法，立琥珀抱龙丸、镇惊丸等疗惊方；提出了"惊风三发便成痫""瘀血成痫"等论点，对现今临床仍有指导意义。

明代儿科医家鲁伯嗣著《婴童百问》，将儿科病证设为百问，每问一证，究其受病之源，详其治疗之法。薛铠、薛己父子著《保婴撮要》，论儿科病证221种，列医案1540则。其中论及小儿外科、皮肤、骨伤、眼、耳鼻咽喉、口齿、肛肠科病证70多种，脏腑、经络辨证用药，内治、外治、手术兼备，对中医小儿外科学的形成做出了重大贡献。

明代世医万全，字密斋，儿科著作有《万氏家藏育婴秘诀》《幼科发挥》《痘疹心法》《片玉心书》等。他倡导"育婴四法"，即"预养以培其元，胎养以保其真，蓐养以防其变，鞠养以慎其疾"，形成了中医儿童保健学的系统观点。他在朱丹溪学术思想基础上，系统提出了阳常有余，阴常不足，肝常有余，脾常不足，心常有余，肺常不足，肾常不足，即"三有余，四不足"的小儿生理病理学说。《小儿药证直诀·五脏证治》曾提出："脾主困……脾胃虚衰，四肢不举，诸邪遂生。"万全发展了钱乙的脾胃学说，进一步强调小儿"脾常不足"，指出"胃者主纳受，脾者主运化，脾胃壮实，四肢安宁，脾胃虚弱，万病蜂起。故调理脾胃者，医中之王道也；节戒饮食者，却病之良方也"（《幼科发挥·原病论》）。特别重视饮食调节对脾胃的重要性，在治疗方面"首重保护胃气"。万全处方用药精炼而切合病情，认为"大抵小儿易虚易实，调理但取其平，补泻无过其剂"（《幼科发挥·小儿正诀指南赋》），用药平和折衷。这些学术观点和临床经验，丰富了中医儿科学的学术内容。

王肯堂的《证治准绳·幼科》综述诸家论说，同时阐明己见，内容广博，是明代集幼科大成的学术著作。张景岳的《景岳全书·小儿则》重视母乳与婴儿之间的关系，"大抵保婴之法……既病则审治婴儿，亦必兼治其母为善"；辨证重在表里寒热虚实；倡导小儿"阳非有余""阴常不足"；治疗上认为"脏气清灵，随拨随应"。著名药物学家李时珍所著《本草纲目》中，搜集了防治儿科411种病证的方药，具有临床实用价值。

清代儿科医家秦昌遇是儿科折衷学说具有代表性的医家，撰《幼科折衷》专著以详述，认为"幼科诸书，非偏寒偏热之误，便喜补喜泻之殊，予故憎而折衷之"（《幼科折衷·前言》）。夏禹铸著《幼科铁镜》，认为"小儿病于内，必形于外，外者内之著也"（《幼科铁镜·望形色审苗窍从外知内》）。首重望诊，主张望形色，审苗窍，从外知内，辨别脏腑的寒热虚实。《医宗金鉴·幼科心法要诀》立论精当，条理分明，既适用于临床，又适用于教学。谢玉琼的《麻科活人全书》是一部麻疹专著，详细阐述了麻疹各期及合并症的辨证和治疗。王清任《医林改错》记载了小儿尸体解剖学资料，提出"灵机记性不在心在脑"的观点，阐发了活血化瘀法在儿科紫癜风、疳证、小儿痞块等病证中的应用。

陈复正，字飞霞，于1750年著《幼幼集成》。他对于儿科诊法及内治诸法叙述皆详，搜集了不少单方验方和外治法。将指纹辨证方法概括为"浮沉分表里、红紫辨寒热、淡滞定虚实""风轻、气重、命危"，至今为临床所采用。吴鞠通撰《温病条辨·解儿难》，指出"小儿稚阳未充，稚阴未长者也"的生理特点，"易于感触，易于传变"的病理特点，稍呆则滞、稍重则伤的用药特点，以及六气为病、三焦分证、治病求本等观点。论述精当，方药切用，对儿科外感、内伤疾病辨证论治具有指导意义。

明清时期，我国应用人痘接种预防天花已广泛传播。《博集稀痘方论》（1577年）载有稀痘方，《三冈识略》（1653年）载有痘衣法。《痘疹金镜赋集解》（1727年）记载，明隆庆年间（1567—1572年），宁国府太平县的人痘接种法已盛行各地。后来，我国的人痘接种法流传到俄罗斯、朝鲜、日本、土耳其及欧非各国，较英国琴纳氏发明牛痘接种（1796年）早200多年，是世界免疫学发展的先驱。

清代后期，随着西医学传入我国，儿科界也开始有人提出宜中西医合参。何炳元的《新纂儿科诊断学》中除传统中医内容外，引入检诊一项，用于检查口腔、温度、阴器等的变化。

民国时期儿科疾病流行，许多医家勤求古训，融会新知，如徐小圃擅用温阳药回阳救逆、奚泳裳善取寒凉药清解热毒，分别传承了温补学说、寒凉学说，救治了许多时行病危重病证患儿，至今被广泛学习应用。

四、中医儿科学发展的新时期（中华人民共和国成立后）

中华人民共和国成立后，党和政府十分重视儿童健康，努力发展我国传统医学，促进中医学在现代科学技术支持下繁荣发展，中医儿科学与其他医学学科一样，迎来了快速发展的新时期。

（一）学科建设

20 世纪 50 年代开始了现代中医中等及高等教育，70 年代开始中医儿科学硕士生教育，80 年代开始中医儿科学博士生教育，21 世纪初有了中医儿科学博士后。2016 年以来，经国家教育部批准，安徽中医药大学、南京中医药大学、河南中医药大学、云南中医药大学、成都中医药大学、长春中医药大学、广西中医药大学、贵州中医药大学、河北中医学院等高校相继获批设立了中医儿科学专业，并开始招生。北京中医药大学（卓越中医儿科班）、广州中医药大学（中医学本硕儿科一体化）、天津中医药大学［中医学"5 + 3"一体化（中医儿科学）］等设置了中医儿科学方向，为培养中医儿科学专门人才提供了更好的平台。

（二）教材编写

这一时期，编写了不同层次的中医儿科学教材，整理出版了历代儿科名著，挖掘了一大批对临床具有理论指导和实践应用价值的可贵资料，出版了大批中医儿科学术著作。张奇文主编的《儿科医籍辑要丛书》1 套 6 册，全面整理了历代中医著作，选辑其中对现代儿科临床有指导意义的内容做了归类点注。20 世纪 80 年代，王伯岳、江育仁主编了《中医儿科学》，该书精选古代儿科学术精华、梳理现代儿科临床经验，是现代首部大型中医儿科学术著作。随后，由上海科技出版社出版的江育仁、张奇文主编《实用中医儿科学》，分基础篇、临床篇、治法篇，紧密结合临床、总结名家经验，是一部实用价值较高的学术著作。人民卫生出版社出版的汪受传主编的中医药学高级丛书之《中医儿科学》，系统总结了中医儿科学基础理论研究的成果，全面反映了现代中医儿科临床和科研发展，提供了中医儿科学科研思路与方法。汪受传、俞景茂主编的卫生部"十一五"规划教材《中医儿科临床研究》是第一部供全国高等中医药院校中医儿科学研究生教学使用的规划教材。全国高等中医药院校规划教材《中医儿科学》已经发行至第 10 版，《中西医结合儿科学》已经发行至第 3 版，这些现代中医儿科学教材和专著比较系统完整地反映了中医儿科学、中西医结合儿科学的进展，体现了中医学的传承与创新，中西医互相学习，融合发展。21 世纪初，《中医儿科学》网络课程的开设，以及一批视听教材、CAI 课件的出版，促进了由纸质教材向多媒体教材的转变，改进和丰富了中医儿科学的教学方法与教学手段，推动了中医儿科学的学术进步。

（三）理论创新

在中医儿科基础理论研究方面，关于小儿生长发育、生理病理等方面的若干理论问题，如"纯阳""稚阴稚阳""少阳""变蒸"，五脏"不足""有余"等的学术研讨，促进了认识的趋同。关于小儿体质特点，现代在总结传统认识的基础上，明确了小儿体质形成与先天遗传因素和后天环境因素有关，提出了从阴阳、五脏、气血等不同角度划分小儿体质类型的方法，探讨了体质与亚健康、体质与疾病之间的关系，为做好儿科疾病防治提供了新思路。现代中医儿科专家还在继承传统理论的基础上，面向现代临床，通过科学研究提供证据，提出了有创新意义的学术观点。江育仁教授提出了"脾健不在补贵在运"的观点，认为现代小儿脾胃病以脾运失健者居多，应以运脾法为主进行治疗，还提出了"流行性乙型脑炎从热、痰、风论治""疳证从疳气、疳积、干疳论治"等新观点，都有着重要的临床指导意义。王烈教授提出哮喘分发作期、缓解期、稳定期三期证治，根、苗之治并重。刘弼臣教授尊崇钱乙"五脏证治"，突出从肺论治，提出了多发性抽动症、病毒性心肌炎等疾病"从肺论治"的学术观点。张奇文教授提出"肺胃肠相关论""宣肺勿忘解表、清肺勿忘清肠、止咳勿忘化痰、化痰勿忘运脾、润肺勿忘养胃、标去勿忘培本"的治则。汪受传教授提出"小儿肺炎从热、郁、痰、瘀论治""胎怯从补肾健脾论治"的观点。时毓民教授提出"性早熟从滋阴降火论治"。俞景茂教授提出小儿反复呼吸道感染分感染期、迁延期、恢复期三期辨证论治，和法是防治该病的基本方法。丁樱教授提出过敏性紫癜性肾炎病因病机为热、瘀、虚，治疗采用清热凉血活血止血、养阴清热活血化瘀、益气养阴摄血止血三步疗法。马融教授提出癫痫的病因病机概括为"风、痰、瘀、虚"，治疗遵循"豁痰息风以抗痫，益肾填精以增智，健脾顺气调体质，病证结合治童痫"的治则。这些学术观点的提出及其相应的研究成果，充实了中医儿科的学术内容，酝酿着中医儿科创新性理论的产生。

随着时代发展，儿科疾病谱不断变化，免疫类疾病、神经精神疾病越来越引起人们重视。对于古代没有明确记载的许多疾病，如厌食、反复呼吸道感染、抽动障碍、注意缺陷多动障碍、孤独谱系障碍、性早熟、手足口病、皮肤黏膜淋巴结综合征、艾滋病等，中医儿科工作者从这些疾病的临床表现特点出发，用中医理论分析其病因病机，提出辨证论治方法，取得了良好的临床疗效。此外，中医儿科工作者发挥中医特色优势，建立了一批行之有效的诊疗操作技术：如推拿治疗婴幼儿腹泻、董氏指压手法治疗婴儿吐乳症、推拿按揉法治疗变应性鼻炎、啄治法治疗慢性扁桃体炎、益气通督手法治疗小儿脾虚泻、引导手法治疗青少年特发性脊柱侧凸症、输合配穴针推法治疗小儿痉挛性脑瘫（肝强脾弱证）、头手足脊针推四联疗法、脊背六法、中药熏洗配合治疗小儿脑瘫等。这些简便有效的中医诊疗技术，扩大了中医特色疗法在基层的推广应用。

（四）科学研究

科学研究方面，近十年来越来越多的中医儿科同道重视科学研究，在临床研究中发现问题，找出研究热点，申报以国家自然科学基金为代表的科研基金，近年来每年中医儿科都有十余项国家自然科学基金中标，研究包括肺炎、腹泻、哮喘、肾病、紫癜性肾炎、抽动障碍、注意缺陷多动障碍、癫痫、性早熟等儿科各个系统疾病，大家从临床中找到中医药的切入点并深入探讨机理。其他科研项目如国家重大新药创制、国家"十一五""十二五""十三五"科技创新重大专项、省部级各项基金都有中医儿科学者的参与，学术研究成果不断丰富。

（五）学术交流

1983 年中华中医药学会儿科分会成立，全国中医儿科工作者有了自己的学术团体。2009 年世界中医药学会联合会儿科专业委员会成立，建立了世界性中医儿科学术交流的平台，2015 年中国民族医药学会儿科专业委员会成立，2018 年中国中医药信息学会儿科分会成立，均开展了丰富的学术交流。几十年来，中医儿科学术交流阵地不断扩大，弘扬祖国传统医学特色、探讨学科前沿理论、交流科研医疗教学先进经验，不断推动了中医儿科学术水平的提高。

（六）标准制订

近年来中医儿科学的标准化工作，受到政府主管部门和学术界的高度重视。中华中医药学会组织了《中医病证诊断疗效标准》的编写工作。该书包括了《中医儿科病证诊断疗效标准》，主要起草人包括江育仁、孙浩、林钦廉、俞景茂、朱大年等。标准中提出了感冒、咳嗽、哮喘、肺炎喘嗽等 33 种儿科常见病的"诊断依据、证候分类、疗效评定"，首次规范了这些疾病的中医诊断、辨证和疗效评价，在儿科临床、科研、教学工作中发挥了积极作用。

近年来受国家中医药管理局和中华中医药学会的委托，中华中医药学会儿科分会又组织专家，由汪受传教授主持开展了《中医儿科临床诊疗指南》的研究工作。在文献研究和专家问卷调查的基础上，集成专家意见，已经完成了《小儿肺炎喘嗽中医诊疗指南》《小儿支气管炎中医诊疗指南》《小儿感冒中医诊疗指南》《小儿反复呼吸道感染中医诊疗指南》《小儿哮喘中医诊疗指南》《小儿泄泻中医诊疗指南》《流行性腮腺炎中医诊疗指南》等。对 40 种儿科常见病的范围、术语和定义、诊断、辨证、治疗等提出了指导性方案，促进了儿科医疗行为规范及行业发展。2014 年马融教授主编了《中医临床诊疗指南释义·儿科分册》，对小儿感冒、小儿乳蛾、小儿支气管炎、肺炎喘嗽、小儿哮喘、反复呼吸道感染、小儿泄泻、厌食、积滞、肾病综合征、脑性瘫痪、过敏性紫癜、注意缺陷多动障碍、多发性抽动症、癫痫、遗尿症共 22 个常见病种的诊疗内容进行了释义，为指南的进一步修订奠定了基础。2015 年由汪受传教授担任专家指导组组长对《中医儿科临床诊疗指南》进行了修订和增补病种工作；由汪受传教授、赵霞教授担任儿童人群组召集人开展了治未病标准制订工作。马融教授、胡思源教授领衔全国的专家编写了《儿科常见疾病中药新药临床试验设计与技术评价技术指南》，首次将儿科常见疾病中药新药临床设计与评价规范化。

综上所述，中医儿科学的形成和发展已有数千年的历史，现在正向着一流学科建设的方向发展。在前进的征途上，培养人才是关键，传承守正是基础，科技创新是动力，经过长期不懈的努力，中医儿科学与西医学优势互补，将能为儿童健康成长做出更大的贡献。

附：历代中医儿科重要著作简表（表 1 - 1）

表 1 - 1　历代中医儿科重要著作简表

书名	年代	作者	书名	年代	作者
颅囟经	唐末宋初	佚名	幼科折衷	1641	秦昌遇
小儿斑疹备急方论	1093	董汲	幼科指南	1661	周震
小儿药证直诀	1119	钱乙	幼科铁镜	1695	夏禹铸
幼幼新书	1150	刘昉	种痘新书	1741	张琰
小儿卫生总微论方	约 1150	佚名	医宗金鉴·幼科心法	1742	吴谦等
小儿痘疹方论	1241	陈文中	麻科活人全书	1748	谢玉琼
小儿病源方论	1254	陈文中	幼幼集成	1750	陈复正
活幼心书	1294	曾世荣	幼科要略	1764	叶天士
袖珍小儿方	1413	徐用宣	幼科释谜	1773	沈金鳌
全幼心鉴	1468	寇平	温病条辨·解儿难	1811	吴鞠通
婴童百问	1506	鲁伯嗣	医原·儿科论	1861	石寿棠
保婴撮要	1555	薛铠、薛己	保赤汇编	1879	金玉相
博集稀痘方论	1577	郭子章	保赤新书	1936	恽铁樵
万氏家藏育婴秘诀	1579	万全	中医儿科学	1984	王伯岳、江育仁等
幼科发挥	1579	万全	儿科医籍辑要丛书	1990	张奇文等
小儿按摩经	1604	四明陈氏	实用中医儿科学	1995	江育仁、张奇文等
证治准绳·幼科	1607	王肯堂	中医儿科学	1998	汪受传等
景岳全书·小儿则	1624	张景岳			

第二节　小儿年龄分期

儿童生命活动的开始，起于胚胎。新生命产生之后，始终处在生长发育的动态、连续变化的过程中。不同年龄段的小儿，其形体、生理、病理等方面各有其不同特点和差异，养育、保健、疾病防治等也有着不同的要求。古代医家对小儿年龄的分期，最早在《灵枢·卫气失常》中就提出"十八已上为少，六岁已上为小"。《小儿卫生总微论方·大小论》认为："当以十四岁以下为小儿治。"《寿世保元》更细分为婴儿、孩儿、小儿、龆龀、童子、稚子等。现代将18岁以内定为儿科就诊范围，并根据各阶段特点将小儿按年龄分为以下七个阶段：

一、胎儿期

从男女生殖之精相合而受孕，直至分娩断脐，属于胎儿期。胎龄从孕妇末次月经的第1天算起，共40周，280天，以4周为一个妊娠月，俗称"怀胎十月"。

胎儿在孕育期间，与其母借助胎盘脐带相连，完全依靠母体气血供养，在胞宫内生长发育。这一时期既受到父母体质强弱、遗传因素的影响，又受到孕母之营养、心理、精神状况、卫生环境等条件的影响。《小儿药证直诀·变蒸》指出的"小儿在母腹中，乃生骨气，五脏六腑成而未全"，正是对胎儿期特点的高度概括。《外台秘要·小儿初受气论》引崔氏论曰："小儿初受气，在娠一月结胚，二月作胎，三月有血脉，四月形体成，五月能动，六月筋骨立，七月毛发生，八月脏腑具，九月谷气入胃，十月百神能备而生矣。"描述了胎儿期生长发育的基本情况。在整个孕期内，尤其在妊娠早期12周的胚胎期，从受精卵细胞至基本形成胎儿，最易受到各种病理因素，如感染、药物、劳累、物理、营养缺乏，以及不良心理因素等影响，造成流产、死胎或先天畸形。妊娠中期16周，胎儿各器官迅速增长，功能也逐渐成熟。妊娠后期12周，胎儿以肌肉发育和脂肪积累为主，体重增长快。后两个阶段若胎儿受到伤害，易发生早产或胎死腹中。因此，做好妇女孕期保健，更好地保护尚未出生易受伤害的胎儿，保障胎儿健康孕育成长。古代医家为此积累了很多有效的经验，提倡护胎、养胎、胎教，至今仍有参考价值。

目前，国际上将胎龄满28周至出生后7足天，定为围生期。因这一时期小儿死亡率最高，故特别强调围生期的保健。围生期保健包括胎儿及新生儿的生长发育观察和疾病防治，孕母产妇的生理卫生和饮食生活起居护理，分娩时胎儿监测技术，高危新生儿的集中监护和治疗，某些先天性疾病的筛查和及早诊断治疗等，形成了"围生期医学"。

二、新生儿期

自出生后脐带结扎时起至生后满28天，称为新生儿期。

新生儿刚刚脱离母体而开始独立生存，需要在短时期内适应新的内外环境变化，但由于生理调节和适应能力不成熟，故发病率高，常有产伤、感染、窒息、出血、溶血及先天畸形等。肺开始呼吸，脾胃开始受盛化物、输布精微和排泄糟粕，心主神明、肝主疏泄、肾主生长的功能开始发挥。但是，此期小儿体质尤其稚嫩，五脏六腑皆成而未全、全而未壮，极易受到损伤。由于新生儿对外界的适应能力和御邪能力都较差，加上胎内、分娩及生后护理不当等原因损伤胎儿，导致易发生产伤、窒息、硬肿、脐风等疾病，因此应当高度重视新生儿保健，才能降低其发病率和死亡率。

三、婴儿期

出生28天后至1周岁为婴儿期，亦称乳儿期。

本期婴儿已初步适应了外界环境。这个时期的特点是生长发育特别迅速。1周岁与初生时相比，小儿体重增至3倍，身长增至1.5倍，头围增大1/3左右，脏腑功能也在不断发育完善。这一时期处于乳类喂养并逐渐添加辅食的阶段，机体发育快，营养需求高。但是，婴儿脾胃运化力弱，肺卫娇嫩未固，受之于母体的免疫能力逐渐消失，自身免疫力尚未健全，容易发生肺系疾病、脾系疾病及各种传染病，故应加强对疾病的预防，提倡母乳喂养，及时添加辅食，按时预防接种，做好科学育儿工作。

四、幼儿期

1 周岁后至 3 周岁为幼儿期。

这一时期小儿体格增长速度较婴儿期减慢，但功能方面的发育速度加快，如学会了走路，接触周围事物的机会增多，智力发育迅速，语言、思维和感知、运动的能力增强。同时，此期幼儿 20 颗乳牙逐渐出齐，咀嚼能力增强，并处于断乳后食物品种转换的过渡阶段，若喂养不当、饮食失调则容易发生各种脾系病证；活动增加，接触面扩大，传染病发病率增高；幼儿好奇心强，识别危险、自我保护能力差，易发生中毒、烫伤等意外事故。要有针对性地做好幼儿期保健工作。

五、学龄前期

3 周岁后至 7 周岁为学龄前期，也称幼童期。

学龄前期的小儿体格生长速度减慢而智能渐趋完善，好奇、爱问、求知欲强、可塑性高，是小儿性格特点形成的关键时期，也是智能开发最佳的年龄段。这一时期的小儿已确立了不少抽象的概念，如数字、时间等，能跳跃、登楼梯、唱歌、画图，开始认字并用较复杂的语言表达自己的思维和情感，故应加强思想品德教育，根据该年龄段儿童的智能发育特点开展早期教育。培养他们懂礼貌、讲卫生、爱劳动、力所能及的事情自己做等好习惯。本期儿童还容易发生溺水、烫伤、坠床、误服药物等各种意外事件，应注意防护，并加强安全意识教育。学龄前期儿童发病率有所下降，但也要注意加强该年龄期好发疾病（如小儿水肿、痹证等）的防治；要特别重视正确书写姿势的培养，保护好视力；亦应注意口腔卫生，保护好牙齿。

六、学龄期

7 周岁后至青春期来临（一般为女 12 岁，男 13 岁）为学龄期。

学龄期泛指进入小学以后至青春发育期到来的一段时间。学龄期儿童体格生长仍稳步增长，乳牙脱落，换为恒牙，脑的形态发育已基本与成人相同，智能发育更成熟，自控、理解分析、综合等能力均进一步增强，已能适应学校、社会的环境。这时小儿身体处在新的生长发育阶段，与外界环境的接触更广泛，故要因势利导，使他们在入学之后德智体三方面都得到发展。这一时期儿童的发病率进一步下降，但具有本期的发病特点，应由家长与学校配合做好保健和预防工作，保证营养充足的睡眠，加强体育锻炼，防治龋齿，保护视力，注意身心健康。

七、青春期

女孩自 11～12 岁到 17～18 岁，男孩自 13～14 岁到 18～20 岁，为青春期。

青春期是从儿童向成人过渡的时期，其体格生长迅速，生殖系统发育逐渐成熟，第二性征逐渐明显。因受地区、气候、种族等因素的影响，发育年龄有一定差异。一般女孩比男孩发育约早两年。近几十年来，小儿进入青春期的平均年龄有提早的趋势。本期儿童生理特点是肾气盛、天癸至、阴阳和。形体增长出现第二次高峰，精神发育由不稳定趋向成熟，是人生观和世界观形成的关键期。生殖系统迅速发育成熟是本期突出特点，此期女孩乳房隆起、月经来潮；男孩喉结显现、变音、长胡须、遗精等。因此，应继续做好本期好发疾病的防治工作，合理进行生理、心理卫生和性知识教育，培养良好的道德情操，建立正确的人生观，保障青春期的身心健康，注意防治这一阶段容易出现的各种身心疾病。

第三节　小儿生长发育

生长发育是小儿不同于成人的最根本的生理特点。研究从初生至青少年时期的生长发育是儿科学的重要内容之一。一般以"生长"表示形体的不断长大，"发育"表示各种功能的完善。生长和发育两者密切相关，通常的"发育"一词实际是包含了机体量和质两方面的动态变化，即为中医学之"形"与"神"的同步发展。其发展过程受到诸多因素的影响，也遵循着一定的规律。掌握小儿生长发育知识，对于指导儿童保健、做好儿科疾病防治，具有重要意义。

影响小儿生长发育的因素很多，常见的因素有：遗传因素、孕母情况、乳食喂养方法、营养状况、居住环境、疾病以及后天教育因素等。其发展的规律性为：生长发育是一个连续不断的过程，呈阶段性特点；遵循着一定的顺序性；各脏器的发育速度不平衡，有快慢之别；生长发育具有个体差异。

一、体格生长

小儿体格生长的各项生理常数，是通过大规模实际测量的数据加以统计得出的，临床上可以用来衡量和判断儿童生长发育水平，并为某些疾病诊断和临床治疗用药提供依据。我国从 1975 年开始，每隔 10 年，对北京、哈尔滨、西安、上海、南京、武汉、福州、广州、昆明 9 个主要城市及其郊区儿童的生长发育状况进行抽样调查，经统计处理，得出其体格发育的平均测量值。在临床上，为了实际应用的方便，又按小儿体格生长的规律，列出一些计算公式，用以大致推算各年龄组儿童的生理常数。

（一）体重

体重是小儿机体量的总和。测量体重，应在清晨空腹、排空大小便、仅穿单衣的状况下进行。

小儿体重的增长不是匀速的，在青春期之前，年龄愈小，增长速率愈快。出生时体重约为 3.25kg，出生后前半年平均每月增长约 0.7kg，后半年平均每月增长约 0.5kg，生后第 2 年体重增加 2.5~3.5kg，以后平均每年增加约 2kg。临床可用以下公式推算小儿大致体重：

3~12 个月体重（kg）=（月龄+9）/2

1~6 岁体重（kg）= 8 + 年龄×2

7~12 岁体重（kg）=（年龄×7-5）/2

体重测定可以反映小儿体格生长状况和衡量小儿营养情况，并作为临床用药量的主要依据。体重增长过快常见于肥胖症，体重明显低下者常见于疳证。

（二）身高（长）

身高是指从头顶至足底的垂直长度。一般 3 岁以下小儿立位测量不易准确，应仰卧位以量床测量，称为身长。立位与仰卧位测量值相差 1~2cm。测量身高时，应脱去鞋袜，摘帽，取立正姿势，枕、背、臀、足跟均紧贴测量尺。

出生时身长约为50cm。生后第一年身长增长最快，约25cm，其中前3个月增长11～13cm。第二年身长增长速度减慢为10～12cm。2周岁后至青春期身高（长）增长平稳，每年6～7cm。进入青春期，身高增长出现第二个高峰，其增长速率约为学龄期的两倍，持续2～3年。

临床可用以下公式推算1岁后至12岁儿童的大致身高：

身高（cm）＝70＋7×年龄

身高（长）增长与种族、遗传、内分泌、营养、运动、疾病、睡眠等因素有关，身高的显著异常是疾病的表现，身高低于正常值过多，应考虑侏儒症、克汀病、营养不良等。

此外，还有上部量和下部量的测定。从头顶至耻骨联合上缘的长度为上部量，从耻骨联合上缘至足底的长度为下部量。上部量与脊柱增长关系密切，下部量与下肢长骨的生长关系密切。12岁前上部量大于下部量，12岁以后下部量大于上部量。

（三）囟门

囟门有前囟、后囟之分。前囟是额骨和顶骨之间的菱形间隙，后囟是顶骨和枕骨之间的三角形间隙。前囟的大小是指囟门对边中点间的连线距离。

前囟应在小儿出生后的12～18个月闭合。后囟有部分小儿出生时就已闭合，未闭合者正常情况应于生后2～4个月内闭合。

囟门反映小儿颅骨间隙闭合情况，对某些疾病诊断有一定意义。囟门早闭且头围明显小于正常者，为头小畸形；囟门迟闭及头围大于正常者，常见于解颅（脑积水）、佝偻病等。囟门凹陷多见于腹泻病或反复高热阴伤液竭之失水；囟门凸出多见于热炽气营之脑炎、脑膜炎等。

（四）头围

自双眉弓上缘处，经过枕骨结节，绕头一周的长度为头围。

足月儿出生时头围为33～34cm，出生后前3个月和后9个月各增长约6cm，1周岁时约为46cm，2周岁时约为48cm，5周岁时约增长至50cm，15岁时接近成人，为54～58cm。

头围的大小与脑的发育有关。头围小者提示脑发育不良，头围增长过速常提示为解颅。

（五）胸围

胸围的大小与肺和胸廓的发育有关。测量胸围时，3岁以下小儿可取立位或卧位，3岁以上取立位。被测者处于安静状态，两手自然下垂或平放（卧位时），两眼平视，测量者立于被测者右前侧，用软尺由乳头向背后绕肩胛角下缘1周，取呼气和吸气时的平均值。测量时软尺应松紧适中，前后左右对称。

初生儿胸围约32cm，1岁时约44cm，接近头围，2岁后胸围渐大于头围。一般营养不良或缺少锻炼的小儿胸廓发育差，胸围超过头围的时间较晚；反之，营养状况良好的小儿，则胸围超过头围的时间提前。

（六）牙齿

人一生有两副牙齿，即乳牙（20颗）和恒牙（28～32颗）。生后4～10个月乳牙开始萌出，12个月后未萌出者为乳牙萌出延迟。出牙有一定的顺序，乳牙在2～2.5岁出齐。出牙时间推迟或出牙顺序混乱，常见于佝偻病、呆小病、营养不良等。6岁左右开始萌出第1颗恒牙即第一恒磨牙，它长在第二乳磨牙之后；自 7~8 岁开始，乳牙按萌出先后逐个脱落，代之以恒牙，其中第一、第二双尖牙，代替第一、第二乳磨牙；12 岁萌出第二恒磨牙；第三恒磨牙（智牙）一般在 18 岁时萌出，也有终生不出者。

2 岁以内乳牙颗数可用以下公式推算：

乳牙数 = 月龄 - 4（或 6）

（七）脊柱

脊柱的变化反映脊椎骨的发育。在出生后 1 年内小儿脊柱生长比四肢快，以后则相反。新生儿的脊柱是直的，到 2~3 个月能抬头时，脊柱出现颈部前凸，到 6 个月会坐时出现胸部脊柱后凸；到 1 岁后会行走时出现腰部脊柱前凸，形成了脊柱的自然弯曲，以保持身体的平衡；到 6~7 岁时这些弯曲才为韧带所固定。

（八）骨龄

足月婴儿出生时股骨远端和胫骨近端的骨骺已骨化（此为判断新生儿胎龄的指标之一）。正常小儿的骨化中心按年龄出现，根据骨化中心出现的时间、数目、形态、融合时间，可判断骨骼发育程度及骨龄，通常采用拍摄左手腕部骨骼的 X 线正位片观察。正常婴儿在出生 4~6 个月后出现头状骨及钩骨，到 2~3 岁时出现三角骨，4~6 岁时出现月骨及大、小多角骨，5~8 岁时出现舟骨，9~13 岁时出现豆状骨，桡骨远端的成骨中心于 6 个月时出现，尺骨远端的则到 6~8 岁时才出现。因此小儿 1 岁时在腕部已有 2~3 个骨化中心，3 岁时有 4 个，6 岁时有 7 个，8 岁时有 9 个，10 岁时全部出现，共 10 个。6~8 岁前腕部骨化中心数约为其岁数加 1，正常小儿出现此数目骨化中心的年龄为骨龄。骨龄与实际年龄明显不符时，要考虑疾病可能。如患呆小病等疾病时骨龄明显落后，患真性性早熟等疾病时骨龄明显超前。目前临床也采用图谱或 TW_3 评分法，根据每个骨化中心出现时间、大小、形状、密度等与标准图谱比较，其骨骼成熟度相当于某一年龄标准图谱时，该年龄即为其骨龄。

（九）呼吸、脉搏

呼吸、脉搏的检测应在小儿安静时进行。对小儿呼吸频率的检测可观察其腹部的起伏状况，也可用少量棉花纤维放置于小儿的鼻孔边缘，观察棉花纤维的摆动次数。对小儿脉搏的检测可通过寸口脉切诊或心脏听诊完成。各年龄组小儿呼吸、脉搏的正常值见表 1-2。

表 1-2　各年龄组小儿呼吸、脉搏次数（次/分）

年龄	呼吸（次）	脉搏（次）	呼吸:脉搏
新生儿	45~40	140~120	1:3
≤1 岁	40~30	130~110	1:(3~4)
2~3 岁	30~25	120~100	1:(3~4)
4~7 岁	25~20	100~80	1:4
8~14 岁	20~18	90~70	1:4

（十）血压

测量血压时应根据不同年龄选择不同宽度的袖带，袖带宽度应为上臂长度的 2/3。袖带过宽测得的血压值较实际血压值为低，过窄测得的血压值较实际血压值为高。小儿年龄愈小血压愈低。

不同年龄小儿血压正常值可用公式推算：（注：1kPa = 7.5mmHg）

收缩压（mmHg）= 80 + 2 × 年龄

舒张压 = 收缩压 × 2/3

二、智能发育

智能发育与体格生长一样，是反映小儿发育正常与否的重要指征。智能发育指神经心理发育，包括感知、运动、语言、性格等方面。智能发育除与先天遗传因素有关外，还与后天所处环境及受到的教育等密切相关。

（一）感知发育

1. 视觉 新生儿出生后对光感已有反应，强光可引起闭目，能看见 15～20cm 以内的物体，2～3 个月出现头眼的协调运动，4～5 个月时开始认识母亲的面容，初步分辨颜色。儿童视力至 12 岁发育成熟，3 岁之前是视力发育的关键期，因此在儿童期应该特别注意孩子科学用眼、注意筛查眼病。

2. 听觉 3～7 天新生儿听力就相当好，对声音有呼吸节律减慢等反应。3 个月出现头转向声源（定向反应）；6 个月对母亲的语言有明显的反应；1 岁时听懂自己的名字；4 岁时听觉发育完善。

3. 味觉与嗅觉 新生儿对甜、酸、苦已有不同反应。4～5 个月的婴儿对食物的微小改变很敏感，故应适时添加各种辅食，使之习惯不同味道。小儿的嗅觉发育较慢，6 个月以后才能分辨香臭。

4. 皮肤感觉 包括触觉、痛觉、温度觉和深感觉。触觉是引起某些反射的基础，新生儿已很灵敏。眼、口、手掌、足底等部位，触之即有反应。3 个月时已能区分 31.5℃ 与 33℃ 的水温差别，5 岁时能分辨体积相同而重量不同的物体。

5. 知觉 包括空间知觉及时间知觉。5～6 个月时已有手眼协调动作；1 岁末开始有时间和空间知觉；3 岁能辨上下；4 岁辨前后；5 岁辨自身左右。

（二）运动发育

小儿运动发育有赖于视感知的参与，与神经、肌肉的发育有密切的联系。发育顺序是由上到下、由粗到细、由不协调到协调。

1. 粗运动 新生儿仅有反射性活动（如吸吮、吞咽等）和不自主的活动；1 个月小儿睡醒后常做伸欠动作；2 个月时扶坐或侧卧时能勉强抬头；3 个月可以翻身；4 个月时可用手撑起上半身；6 个月时能独坐片刻；8 个月会爬；10 个月可扶走；12 个月能独走；18 个月可跑步和倒退行走；24 个月时可双足并跳；36 个月会骑三轮车。

2. 精细运动 手指精细运动的发育过程为：新生儿时双手握拳；3～4 个月时可自行玩手，并企图抓东西；5 个月时眼与手的动作达到协调，能有意识地抓取面前的物品；5～7 个月时出现换手与捏、敲等探索性的动作；9～10 个月时可用拇指、示指拾东西；12～15 个月时学会用匙，乱涂画；18 个月时能摆放 2～3 块方积木；2 岁时会粗略地翻书页；3 岁时会穿简单的衣服。

（三）语言发育

语言是表达思维、意识的一种方式，语言发育反映神经的发育。小儿语言发育一般可分为四个阶段：①发音阶段：新生儿会用哭声表达饥饿或疼痛，没有其他发音。2 个月能发出和谐喉音；3 个月发出喃喃之声。②咿呀作语阶段：5~6 个月会发出单调音节；7~8 个月会发复音，如"爸爸""妈妈"等，并可重复大人所发简单音节。③单语单句阶段：1 岁以后能说日常生活用语，如吃、睡、走等；15 个月能说出自己名字；18 个月能讲单句，能用语言表达自己的要求，如喝奶等。④成语阶段：2 岁后能简单交谈，4~5 岁能用完整的语言表达自己的意思，7 岁以上能较好掌握语言。

小儿语言的发育，除了与神经发育密切相关之外，还需有正常的听觉和发音器官，并与后天教养有关。

（四）性格发育

性格是指人在对事、对人的态度和行为方式上所表现出来的心理特点，如英勇、刚强、懦弱、粗暴等。

从人的个体性格发展过程来看，小儿性格的形成、变化是在社会生活和教育条件的影响下，经过不断的量变和质变而发展起来的。小儿的性格表现在新生儿期就有相应的反映，比如每当母亲将小儿抱在怀里时，小儿会有积极探寻母乳的表现。在出生后的第 2 个月，就能对照顾者发出特有的"天真快乐反应"，注视照顾者的脸，手脚乱动，甚至表现出微笑的样子。这种最初的性格表现是多变而不稳定的，个体特征也是不鲜明的。随着小儿不断地成长发育，小儿性格的个体特征逐渐鲜明、稳定。

由于每个人的生活环境、心理特征不同，因而表现在对人和事的兴趣、处理能力、适应程度等方面的性格特点也各不相同。小儿性格特征的形成和建立，是随着小儿的生长发育逐步完成的。性格发育在婴幼儿期常称为个人—社会性行为发育。

婴儿时期由于一切生理需要必须依赖于成人的照顾，因而随之建立的是以相依情感为突出表现的性格。2~3 个月的小儿以笑、停止啼哭、伸手、用眼神或发出声音等表示见到父母的愉快；3~4 个月会对外界感到高兴的事情表现出大笑；7~8 个月会对不熟悉的人表现出认生；9~12 个月会对外界不同的事情做出许多不同的面部表情反应；18 个月的小儿逐渐建立了自我控制能力，在成人附近可以较长时间独自玩耍。

幼儿时期由于已经能够行走，并且具备了一定的语言表达能力，性格的相依性较前减弱。但是，由于幼儿的行为能力和语言表达能力都非常有限，对成人仍有很大的依赖性，因此常表现为相依情感与自主情感或行为交替出现的性格特征。小儿在 2 岁左右就表现出对父母的依赖性减弱，不再认生，较前易与父母分开；3 岁后可与小朋友做游戏，能表现出自尊心、害羞等。

三、变蒸学说

变蒸是古代医家阐述婴幼儿生长发育规律的一种学说，始见于西晋王叔和的《脉经》。变者，变其情智，发其聪明；蒸者，蒸其血脉，长其百骸。婴幼儿处于人一生中生长发育的旺盛阶段，其形体、神智都在较快地不断地变化，蒸蒸日上，故称变蒸。

小儿变蒸有一定的规律性，《诸病源候论》等医籍指出：小儿自出生起，32 日为一变，两变（64 日）为一小蒸，十变五小蒸，历时 320 日小蒸完毕，小蒸以后是大蒸，前两个大蒸各为 64

日，第三个大蒸为 128 日，总计 576 日，变蒸完毕。《小儿药证直诀》将"变蒸"列于卷首，进一步描述了婴儿期小儿生长发育的特点。小儿在变蒸过程中，不仅其形体不断地成长，其脏腑功能、精神意识也不断地成熟完善，因而形成了小儿形与神之间的协调发展。

变蒸学说在中医儿科基础理论中有着重要地位。第一，它揭示了小儿生长发育是一个连续的渐变的过程，量变的积累会带来质的飞跃，而这种飞跃是婴幼儿特定周期性成熟程度的标志。第二，变蒸学说指出了变与蒸的同步，也就是指出了变其情智和蒸其血脉，形体生长与精神发育应是相应的，否则就不是生理现象。第三，变蒸周期由短到长提示了婴幼儿阶段生长发育速度由快到慢的变化，这也是符合实际的。

变蒸学说揭示的婴幼儿生长发育规律对于我们认识小儿的生长发育特点、研究当代儿童的生长发育规律有重要的借鉴价值。但是，有些古代医家认为，变蒸时小儿会出现发热、微惊、耳冷等表现，属于正常表现，不属于病态，无须治疗，这种说法历来引起争议，应予扬弃。

第四节 生理病理病因特点

小儿时期，始终处于不断的生长发育过程中，无论是形体结构、生理功能，还是病因、病理、疾病种类、病情演变等方面，都与成人有着明显不同，因此，不能简单地将小儿视为成人的缩影。历代医家对小儿生理、病理、病因特点论述较多，归纳起来，生理特点主要为脏腑娇嫩，形气未充；生机蓬勃，发育迅速。病理特点主要为发病容易，传变迅速；脏气清灵，易趋康复。病因以外感、食伤、先天因素居多。正确认识并掌握这些特点，对于指导儿童保健和疾病防治，具有十分重要的意义。

一、生理特点

小儿与成人有着不同的生理特点，年龄越小，表现越明显。小儿生理特点突出表现在以下两个方面。

（一）脏腑娇嫩，形气未充

脏腑即五脏六腑；娇嫩指小儿发育不成熟、不完善；形是指机体的形体结构，如脏腑经络、四肢百骸、精血津液等；气是指人体的各种生理功能，如肺气、脾气、肾气等；充指充实、完善。脏腑娇嫩，形气未充，是对小儿处于生长发育时期，其机体脏腑的形态尚未成熟、各种生理功能尚未健全现象的概括。《灵枢·逆顺肥瘦》有"婴儿者，其肉脆、血少、气弱"，《小儿药证直诀·变蒸》有小儿"五脏六腑，成而未全……全而未壮"，《万氏家藏育婴秘诀·幼科发微赋》有小儿"血气未充""肠胃脆薄""精神怯弱"等论述。这些论述充分说明了小儿出生后，机体赖以生存的物质基础虽已形成，但尚未充实和坚固；机体的各种生理功能虽已运转，但尚未成熟和完善。

小儿五脏六腑的形与气皆属不足，需随着年龄的增长，不断充盛、完善和成熟，尤以肺、脾、肾三脏不足更为突出。小儿肺脏娇嫩，卫外未固，外邪每易由表而入；脾常不足，脾胃的运化功能尚未健旺，而因生长发育迅速，对营养物质的需求较成人多，饮食稍有不慎，脾胃易伤；肾常虚，表现为肾精未充，肾气不盛，青春期前的女孩无"月事以时下"、男孩无"精气溢泻"，婴幼儿二便不能自控或自控能力较弱等。此外，小儿心、肝两脏亦未臻充盛，功能尚不健全。心主血脉、主神明，小儿心气未充、心神怯弱，肝主疏泄、主风，小儿肝气尚未充实、经筋刚柔未济，故脉数，易受惊吓，好动，思维及行为的约束能力较差。明代医家万全在总结前人经验和长期临床实践的基础上，根据小儿五脏特点提出了"三不足、二有余"的学术思想，其中"三不足"指：小儿脾常不足，"不足者，乃谷气之自然不足也"；肺常不足，"肺为娇脏，难调而易伤也"；肾常虚则由于"肾主虚者，此父母有生之后，禀气不足之谓也"。"二有余"指小儿肝常有余、心常有余，"此有余为生长之气自然之有余""所谓有余不足者，非经云虚实之谓也"，亦是对小儿生理特点的描述。如论述肝常有余，"盖肝乃少阳之气，人之初生，如木之方萌，乃少阳生长之气，以渐而壮，故有余也。"论述心常有余，"心亦曰有余者，心属火，旺于夏，所谓壮火之气也"。均是从小儿的生理特点出发，阐明肝、心两脏是其生机旺盛的动力。这些论述丰富了中医儿科学基础理论。

清代医家吴鞠通将小儿这一生理特点概括为"稚阳未充，稚阴未长"。这里的"阴"，是指人体的精、血、津液及脏腑、筋骨、脑髓、血脉等有形之物，"阳"指脏腑的各种生理功能活动，"稚"指幼嫩而未臻成熟。稚阴稚阳包括了机体柔嫩、气血未盛、脾胃薄弱、肾气未充、腠理疏松、神气怯弱、筋骨未坚等特点。吴鞠通的稚阴稚阳理论，从阴阳学说方面进一步阐明了小儿时期，无论在形体还是生理功能方面，都处于相对不足的状态，随着年龄的增长逐步趋向成熟、完善。

（二）生机蓬勃，发育迅速

小儿的机体无论是在形体结构方面，还是在生理功能方面，都在不断地、迅速地向成熟、完善的方向发展，而且年龄越小，这种发育的速度越快，显示出小儿不同于成人的蓬勃生机，这种生机既是促进机体形态增长、功能完善的动力，亦是促进疾病康复的主力。

古人观察到小儿生机盎然的特点，进而提出了"纯阳"说。所谓"纯阳"是指小儿在生长发育的过程中，表现得生机旺盛，好比旭日之初升、草木之方萌，蒸蒸日上、欣欣向荣，正说明了"生机蓬勃、发育迅速"这一生理特点。《颅囟经·脉法》最早提出："凡孩子三岁以下，呼为纯阳，元气未散。"此后，历代医家对纯阳说的理解与解释不尽一致，多从病理角度进行阐述。如叶天士《幼科要略·总论》说："襁褓小儿，体属纯阳，所患热病最多。"《黄帝素问宣明论方·小儿门》说："大概小儿病者纯阳，热多冷少也。"指出了小儿一旦患病，病邪易从热化，临床小儿热性病最多。当代医家多遵从《颅囟经·脉法》原文，并结合小儿的生长发育过程，从小儿生理方面去认识，理解为小儿生命活动旺盛，不断地由形气未充向着体格、智力以及脏腑功能活动的完善和成熟迅速发展的生理特点。

"稚阴稚阳"和"纯阳"学说概括了小儿生理特点的两个方面。"稚阴稚阳"学说论述小儿脏腑的形态、功能均较幼稚不足；"纯阳"学说概括小儿在生长发育、阳充阴长的过程中，表现出生机旺盛、发育迅速、欣欣向荣的生理现象。两学说也为阐明小儿病因病理特点，指导临床诊疗提供了重要的理论依据。"三不足、二有余"学说则是对小儿生理特点的具体描述，有助于更好地理解小儿生理特点。

二、病理特点

由于小儿具有不同于成人的生理特点，在发病情况、疾病种类及病情演变与转归上与成人亦有差异，具体表现在以下两个方面。

（一）发病容易，传变迅速

小儿发病容易、传变迅速的病理特点是由其生理特点所决定的。由于脏腑、阴阳稚弱，形气未充，"脏腑薄，藩篱疏，易于传变；肌肤嫩，神气怯，易于感触"（《温病条辨·解儿难》），因而，小儿适应外界环境、抵御外邪入侵及其他各种病因的能力均较成人低下，易于感受外邪及为饮食、药物等所伤，较成人容易发病，且一旦发病之后，较成人病情多变而传变迅速。所以，小儿需要加倍精心保育调护，方能减少疾病发生。

小儿易发疾病，除先天禀赋及与胎产护理有关的病证外，常见病、多发病突出表现在肺、脾、肾系疾病和传染病等方面。

肺为娇脏，主一身之气、开窍于鼻、司呼吸、外合皮毛。小儿肺脏娇嫩不足、卫外功能未固，对环境气候变化的适应能力以及被外感邪毒侵袭后的抗御能力均较差，加之小儿寒热不能自调、家长护养常有不当，故外感诸因，不论从鼻口而入还是从皮毛而入，均可客犯肺系而发病，如患感冒、喉痹、咳嗽、肺炎喘嗽等，使肺系疾病成为儿科发病率最高的一类疾病。

小儿脾常不足，脾胃发育未臻完善，其脾胃之体成而未全、脾胃之气全而未壮，加之小儿饮食不知自节，某些家长缺乏育儿知识喂养不当，冷暖不能调节、疾病及用药不当，易于损伤脾胃，造成受纳、腐熟、精微化生传输方面的异常，产生脾系疾病，如呕吐、腹痛、泄泻、厌食、积滞、疳证等，并进而造成其他脏腑的濡养不足，衍生出多种相关疾病或使原有疾病发作、加重。脾系疾病是目前儿科临床上发病率占第二位的一类疾病。

小儿"肾常虚"，是针对小儿"气血未充，肾气未固"而言。肾藏精，主骨，为先天之本。肾的这种生理功能对于处在不断生长发育之中的小儿尤为重要，它直接关系到小儿骨骼、脑、发、耳、齿的形态发育及功能成熟。因而，在临床上小儿肾精失充、骨骼改变的疾病，如五迟、五软、解颅、遗尿、水肿等也属常见。

小儿形气未充，抗御外邪的能力低下，故易为疫疠时邪侵袭而发病。邪从口鼻与皮毛而入，袭于肺卫，发为麻疹、水痘、痄腮、丹痧、顿嗽、手足口病等传染性疾病；邪从口入，脾胃受邪，导致流行性腹泻、痢疾、肝炎等疾病。传染病一旦发生，很容易在儿童中相互传播，造成流行。

此外，小儿"肝常有余""心常有余"的生理特点，也会在病理上有所表现。由于小儿心肝发育未臻成熟，心怯神弱、肝气未盛，外邪一旦侵袭，易于枭张入里，化毒化火，犯肝而生风、犯心而生惊，故易发生心肝病证，如壮热、昏迷、抽搐之惊风、疫毒痢、暑温等。

小儿疾病发生之后传变迅速的病理特点，主要表现在寒热虚实等病性的迅速转化、演变与夹杂较成人突出，也即易虚易实、易寒易热。

由于小儿阴阳、脏腑、气血娇嫩稚弱，形气未充，邪气客犯易于枭张而炽盛；又由于小儿脏气清灵、生机旺盛、活力充沛、反应敏捷，对于病因能做出迅速反应，全力与邪气抗争，则形成邪盛正抗之实证。由于小儿脏腑、气血娇嫩稚弱，形气未充，起病后则易出现邪盛伤正，致正气耗伤，而呈虚证，如诸热证之灼津、伤阴、耗气、损阳均比成人容易出现。

由于小儿"稚阴未长"，邪热又易伤阴津，故易见邪热炽盛之实热证与阴虚阳亢之虚热证。又由于小儿"稚阳未充"，阳气稚弱又易遭损伤，故易见外感寒邪、内伤生冷之寒实证，或者阳气亏虚之虚寒证。在邪正交争的过程中，又易见寒证邪炽化热、热证伤阳转寒，或者寒热夹杂、虚实夹杂的演变转化复杂证候。例如，小儿外感风寒易于化热，表现为表实热证，发病后易于传变入里，由感冒而发展为肺炎喘嗽，表现为痰热闭肺之里实证，若是患儿原本阳气不足，加之邪气伤阳，则又可迅速并发心阳虚衰之变证，继而经及时救治，回阳救逆，又可以再由虚转实，重回痰热闭肺证，就是儿科临床常见的寒热、虚实转化的实例。

小儿疾病传变迅速除具体表现为病性转化迅速外，还表现在病位的扩大与传变等方面，表现为一脏而及他脏、一经而及他经，于脏腑经络之间迅速传变。例如：感受风邪，病感冒而发于肺，但常可及于大肠而致泄泻；痄腮病发于少阳经，造成腮部漫肿疼痛，又易于传至厥阴经，产生睾丸肿痛、少腹疼痛的变证；水痘、痄腮等传染病邪盛易内陷心肝发生急惊风；丹痧疫疠之邪可传变于心、肾、经络，发为心悸、水肿、痹证等疾病。

（二）脏气清灵，易趋康复

与成人相比，小儿生机蓬勃、体属纯阳，虽然小儿为病具有较成人易于传变、加重的特点，但其病情好转的速度亦常较成人为快，疾病治愈的可能性也较成人要大。除病因单纯，小儿病证易于康复的主要原因是生机旺盛、活力充沛、脏气清灵、较少陈年痼疾，发病之后表现出较强的生命力和恢复能力，对药物等治疗的反应也比较敏捷。例如：小儿感冒、咳嗽、泄泻等病证多数发病快好转也快，小儿哮喘、癫痫、阴水等病证虽病情缠绵，但其预后较成人相对为好。正如《景岳全书·小儿则》所说："其脏气清灵，随拨随应，但能确得其本而撮取之，则一药可愈，非若男妇损伤、积痼痴顽者之比。"所以，小儿病证一般比成人易趋康复。

总之，对于儿科病证，既要掌握小儿易于发病、病后易于传变的规律，也要了解其脏气清灵，易趋康复的特点，做到准确诊断、及时治疗，对于儿科的轻病浅证固然要有信心，即使是重病顽证也不要轻易气馁，要充分应用各种治疗手段，全力以赴地积极救治，调动小儿机体自身的抗病康复功能，去争取最佳的治疗效果。

三、病因特点

小儿发病的病因与成人大致相同，但由于小儿具有自身的生理特点，因而对不同病因的易感程度与成人有明显的差别。小儿病因以外感、食伤和先天因素居多，情志、意外因素及医源性伤害亦不能忽视。此外，不同年龄小儿对不同病因的易感程度也不相同，如年龄越小对六淫邪气的易感程度越高，年龄越小因乳食所伤患病的情况越多，先天因素致病则常产生于胎儿期。

（一）外感因素

小儿为稚阴稚阳之体，脏腑娇嫩，形气未充，肺常不足，加之寒温不知自调，家长常有护养不周，因而六淫和疫疠之邪等外感因素致病最为多见。

六淫邪气是风、寒、暑、湿、燥、火六种外感病邪的统称。外感六淫诸邪因客犯部位不同而所患病证不同。如风寒之邪客犯肺卫则病感冒、乳蛾、喉痹，客犯肺系气道则病咳嗽，客犯于肺则病肺炎喘嗽，客犯于胃、胃气上逆则病呕吐，客犯脾胃肠则病泄泻。

疫疠之邪是一类具有强烈传染性的病邪，其性峻烈、迅猛，具有较强的传染性并可造成流行，其发病常有明显的季节性，多从鼻、口、肌肤而入。常发病急骤、进展迅速、症状相似。某种疫疠之邪会专门侵犯某脏腑经络或某一部位而发某病，某一种疫疠之邪只能引起某一种疫病，如暑温、痄腮、顿嗽、疫毒痢等，以及麻疹、水痘等发疹性疫病。

寄生虫卵多随污染之饮食或手等经口而入。由于小儿智识未开，未养成良好的卫生习惯，且脏腑娇嫩、形气未充，加之体内湿热、积热蕴结，便利于寄生虫之感染及滋生繁衍。寄生虫踞于体内，阻塞气机，耗伤气血，游走移客，致患无穷。其症有消瘦乏力、气血不荣、皮疹瘙痒、腹痛积聚等。

（二）乳食因素

由于小儿脏腑娇嫩、形气未充，在形体结构上脾胃脆薄，在功能上脾常不足而虚弱。小儿处于迅速生长发育过程中，生机旺盛，水谷精微需求相对较大，脾胃负担较重。加之小儿神识未开，饮食不知自节，家长常有喂养不当。因此，乳食因素易伤小儿脾胃。乳食因素，包括乳食不节、乳食不洁，在小儿病因中占有重要地位。

乳食不节的致病机理：①饮食损伤脾胃：喂养方法不当，饮食性质不适宜，饮食量或质的过度，均可损伤脾胃，引起脾气受损、肠胃不和，使腐熟、运化、泌别、传导功能失健或失司，发为呕吐、积滞、泄泻、厌食、疳证等病证。②饮食不足伤正：由于饮食量少、质次等引起水谷精微摄入量不足，如因初生缺乳，或未能按期添加辅食，乳食偏少使脏腑失养，造成阴阳、脏腑、气血虚弱，常发为厌食、疳证、血虚等病证。③饮食营养不均：由于小儿幼稚，不能自调、自控饮食，易于养成挑食、偏食、嗜食等不良习惯，造成营养成分不均衡，致使阴阳、脏腑、气血失衡，某一方面偏盛、另一方面虚弱，使原就比成人强弱不均的阴阳、脏腑、气血更加强弱不均，是造成小儿体质不平和、某些病证好发的内在基础及条件。如过食寒凉易伤阳，过食辛热易伤阴，过食肥甘厚腻易伤脾，某些食品易过敏等，可引起厌食、泄泻、哮喘、湿疹等病证。

饮食不洁也是常见的饮食致病因素。小儿智识未开、缺乏卫生知识，脏手取食，或误进污染食物，易引起肠胃疾病，如吐泻、腹痛、肠道虫症，甚至细菌性痢疾、伤寒、病毒性肝炎等。

（三）先天因素

先天因素指禀赋胎产因素，指小儿出生前已形成的病因。上代双亲的身体状况对子代有着重要影响，特别是妊母的健康与否，对胎儿的影响更为突出，包括禀赋因素、体质相传、病证相传等，或父系遗传性疾病基因，或者妊娠期间母病、母弱、母血不壮，或孕母患病治疗用药不当、起居失常等因素，致胎儿宫内发育不良，使小儿先天禀赋薄弱，阴阳不足、气血未充，五脏六腑、肢体筋骨、五官九窍发育不良等，形成胎弱、胎怯、胎惊、胎痫、痴呆，以及各种先天性畸形、遗传代谢性疾病等。

（四）情志因素

由于小儿对周围环境的认识角度不同于成人，因而导致小儿为病的情志因素与成人有着一定的区别。一般七情为病，小儿少于成人。但由于神志发育逐渐完善，五志已全，七情皆有，亦可过极而致病。家长对孩子的过于溺爱，以及教育不得法，责打凌辱，或环境改变，均可引起情志抑郁成疾。七情中，婴幼儿因惊致病更为多见，可形成夜啼、心悸、惊惕、惊风等病证，威胁小儿的身心健康。所欲不遂，或食时责骂，思虑伤脾是小儿情志致病的又一常见形式，其发病有厌食、积滞、腹痛、腹胀等。家长对子女的期望值过高、学习负担过重，都易于引发精神行为障碍类疾病。

（五）意外因素

由于小儿智识未开，活动范围增大，且缺乏生活经验和自理能力，对外界一切危险事物和潜在的危险因素缺乏识别和防范，加之生性好奇，以及保育人员的一时失误，意外因素发病的可能性则大为增加。诸如中毒、误入异物、外伤、溺水、触电、毒虫毒蛇咬伤等意外，轻则给小儿带来痛苦，重则可造成伤残，甚至死亡。

在分娩过程中，如产程过长或胎吸、产钳等工具使用不当，可致头颅血肿、斜颈、窒息、五迟五软等病证；在断脐及脐带结扎过程中，护理不当，则可发生脐部疾病、脐风、赤游丹等病证。

（六）其他因素

环境污染、食品污染如农药残留或食物激素含量超标等，已成为当前社会普遍关心的致病因素。放射性物质损伤，包括对胎儿和儿童的伤害，已引起广泛关注。医源性损害，包括诊断失误、用药不当、药品不良反应、手术损伤、护理不当、院内感染等，有逐年增多的趋势，需引起儿科工作者的重视。

第五节　诊法概要

儿科疾病的中医诊断方法，与其他临床各科一样，均运用望、闻、问、切四种诊察手段取得疾病的信息资料，用于诊断和辨证。中医诊法要建立中医的辨证思维，全面采集中医相关信息，为辨证提供依据。临床运用时，需将四诊有机地结合起来，方能全面系统地了解病情，做出正确的辨证施治。由于小儿生理、病理特点，生长发育、病情反应均不同于成人，所以在四诊方面，有其不同于成人的特点。自古儿科被称为"哑科"，因小婴儿不会言语，部分年长儿表述不准确，加上就诊时常啼哭吵闹，影响气息脉象，造成诊断上的困难。钱乙言小儿诊病："盖脉难以消息求，证不可言语取者。"所以，历代儿科医家对于小儿诊法，既主张四诊合参，又特别重视望诊。

一、望诊

望诊，是医生通过观察患儿的神、色、形、态、舌象及二便等异常变化，以诊察疾病的一种方法。望诊被历代儿科医家列为四诊之首，认为小儿病有诸于内，必形诸于外。小儿肌肤嫩薄，反应灵敏，凡外感六淫、内伤乳食等引起脏腑功能失调，或气血阴阳的偏盛偏衰，均易从面部及唇、舌等苗窍各部显现出来，其反映病情的真实性较成人更为明显，不易受患儿主观因素的影响。通过望诊可以观察小儿全身和局部情况，从而获得与疾病有关的辨证印象。因此，望诊在儿科疾病的诊断上显得尤为重要。

儿科望诊内容主要包括整体望诊（望神色、望形态）和分部望诊（审苗窍、辨斑疹、察二便、察指纹）两个方面。

（一）望神色

望神色就是观察小儿的精神状态和面部气色。神是指小儿的精神状态，色是指面部气色。望神可以了解五脏精气盛衰、病情轻重及预后，通过对小儿目光、神态、表情、反应等方面的综合观察来判断。凡精神振作，双目有神，表情活泼，面色红润，呼吸调匀，反应敏捷，均为气血调和，神气充沛的表现，是健康有神或病情轻浅之象；反之，若精神萎顿，双目无神，表情呆滞，面色晦暗，呼吸不匀，反应迟钝，谓之无神，均为体弱有病之表现，或病情较重之征象。

望色主要是观察面部皮肤的颜色和光泽，面部望诊是小儿望神色中的重要组成部分。《灵枢·邪气脏腑病形》说："十二经脉，三百六十五络，其血气皆上于面而走空窍。"望面色可以了解脏腑气血的盛衰，以及邪气之所在。皮肤、黏膜的本色与人种有关，虽然肤色各有不同，但总以光泽红润为常。中国儿童的面部常色为微黄、红润有光泽，可因禀赋和其他因素影响而有差异，或稍黄，或稍白，或稍黑。常用的面部望诊方法有五色主病、五部配五脏，其中五色主病是望神察色诊病的主要方法。

1. 五色主病　又称五色诊，是根据面色红、青、黄、白、黑五种不同颜色的偏向表现来诊察疾病。古代儿科医家对于五色主病的论说，一方面基于五行理论，另一方面也是临床观察、经验积累的结果。

面呈白色，多为气血不荣，络脉空虚所致，主虚证、寒证。风寒外束，外感初起，常面白无汗；中寒腹痛，啼哭不宁，面色常阵阵发白；血虚者，常面白少华，唇色淡白；面白浮肿者多为阳虚水泛，常见于阴水；面色惨白，四肢厥冷，多为滑泄吐利，阳气暴脱，可见于脱证。

面色红赤，多为血液充盈脉络皮肤所致，主热证。风热外感，常见面红耳赤，咽痛，脉浮；气分热盛者常面红唇干，肌肤灼热，烦闹口渴，舌红苔黄，脉象洪数；阴虚内热，虚火上浮者常见午后颧红潮热，口唇红赤；若两颧艳红如妆，面白肢厥，冷汗淋漓，则为虚阳上越，是阳气欲脱的危重证候。新生儿面色嫩红，或小儿面色白里透红，为正常肤色。也有小儿因衣被过暖、活动过多、日晒烤火、啼哭不宁而面红者，不能认作病态。

面色黄而不润者，多为脾虚失运，水谷、水湿不化所致，主虚证或湿证。疳证者常见面色萎黄，形体消瘦为脾胃功能失调；面黄无华，脐周阵痛，夜间磨牙，可能为肠腑虫病；面目色黄而鲜明，为湿热内蕴之阳黄；面目黄而晦暗，为寒湿阻滞之阴黄；出生后不久出现的黄疸为胎黄，有生理性与病理性之分。有因过食胡萝卜、南瓜、西红柿等食物而面部发黄者，则不能误认为黄疸。

面色青，多为气血不畅，经脉阻滞所致，主寒证、痛证、瘀证、惊痫。里寒腹痛者常面色白中带青，表情愁苦皱眉；面青而晦暗，尤其是两眉间及唇周明显者，多为惊风先兆，若伴神昏抽搐，或为惊风和癫痫发作之时；面青唇紫，呼吸急促，为肺气闭塞，气血瘀阻。大凡小儿面呈青色，病情一般较重，应注意多加观察。

面呈黑色，多为阳气虚衰，水湿不化，气血凝滞所致，主寒证、痛证、瘀证、水饮证。阴寒里证者常面色青黑，手足逆冷；面色黑而晦暗，兼有腹痛呕吐，可为药物或食物中毒；面色青黑晦暗为肾气衰竭，不论新病久病，皆属危重。若小儿肤色黑红润泽，体强无病，是先天肾气充沛的表现；若因常在户外，日晒风吹，肤色红黑，不属病态。

2. 五部配五脏　五部配五脏是根据小儿面部不同部位色泽的变化，结合所属脏腑来推断病变的部位及性质的望诊方法。五部指左腮、右腮、额上、鼻部、颏部。五部配五脏可参考《小儿药证直诀·面上证》："左腮为肝，右腮为肺，额上为心，鼻为脾，颏为肾。"面部不同部位出现五色，可结合五脏所配来帮助诊察病证。

（二）望形态

望形态就是观察病儿形体的强弱胖瘦和动静姿态。形指形体，态指动态。形体望诊，包括头囟、躯体、四肢、肌肤、毛发等。

1. 望形体　凡发育正常、筋骨强健、肌丰肤润、毛发黑泽、姿态活泼者，是胎禀充足，营养良好，属健康表现；若生长迟缓、筋骨软弱、肌瘦形瘠、皮肤干枯、毛发萎黄、囟门逾期不合、姿态呆滞者，为胎禀不足，营养不良，多属有病。

小儿头颅大小应适中，与其年龄相称。如头小顶尖，颅缝闭合过早，是为头小畸形；头方发稀，囟门宽大，当闭不闭，可见于五迟证；头大颌缩，前囟宽大，头缝开解，目睛下垂，见于解颅（脑积水）；前囟及眼窝凹陷，皮肤干燥，可见于婴幼儿泄泻阴伤液脱。

头发茂密，分布均匀，色黑润泽，是肾气充盛之常态。头发稀细，色枯无泽，多是肾气亏虚或阴血内亏；发细结穗，色黄不荣，多是气血亏虚，积滞血瘀；头发脱落，见于枕部，是为气虚多汗之枕秃；脱落成片，界限分明，是为血虚、血瘀之斑秃。

颜面丰满，皮肤润泽，五官端正，表情自然，是先天禀赋正常，脏气和调，气血充盈之面容表现。面容瘦削，气色不华，是为气血不足；面部浮肿，睑肿如蚕，是为水湿泛溢。耳下腮部肿胀，是为邪毒窜络之痄腮或发颐；颌下肿胀热痛，多为热毒壅结之臖核肿大。五官不正，眼距缩小，鼻梁扁平，口张舌伸，见于先天禀赋异常之痴呆；口角歪斜，眼睑不合，偏侧流涎，表情不对称，见于后天风邪留络之面瘫。面呈苦笑貌，是风毒从创口内侵之破伤风；面肌抽搐，则是风邪走窜经络之惊风或癫痫。近年来常见有小儿面部表情异常，或眨眼，或咧嘴，或龇牙，或清咽，属儿童精神行为障碍范畴，病机多为风痰胶结，肝亢风动。

胸廓高耸形如鸡胸，可见于佝偻病、哮喘病；腹部膨大，肢体瘦弱，发稀，额上有青筋显现，多属疳积；毛发枯黄，或发竖稀疏，或容易脱落，均为气血亏虚的表现。

2. 望动态 通过动态观察，可以分析不同姿态显示的疾病。如坐卧不宁，是肝阳心火内盛；嗜卧少坐，懒动无力，是阴寒阳气亏虚；仰卧伸足，揭衣弃被，常为热势炽盛；动作不遂，瘫痪不用，是为痿证；关节肿胀，屈伸不利，是为痹病；喜俯卧者，为乳食内积；喜蜷卧者，多为内寒或腹痛；颈项强直，手指开合，四肢拘急抽搐，角弓反张，是为惊风；若翻滚不安，呼叫哭吵，两手捧腹，多为盘肠气痛所致；端坐喘促，痰鸣哮吼，多为哮喘；咳逆鼻扇，胁肋凹陷如坑，呼吸急促，多为肺炎喘嗽。

（三）审苗窍

苗窍是指口、舌、目、鼻、耳及前后二阴。苗窍与脏腑关系密切。舌为心之苗，肝开窍于目，肺开窍于鼻，脾开窍于口，肾开窍于耳及前后二阴。脏腑有病，能在苗窍上有所反映，夏禹铸《幼科铁镜·望形色审苗窍知表里之寒热虚实》中就说："五脏不可望，惟望五脏之苗与窍。""小儿病于内，必形于外，外者内之著也，望形审窍，自知其病。"因此，审察苗窍可以测知脏腑病情。

1. 察目 目为肝之窍，五脏之精华皆上注于目，察目包括眼睑、白睛、瞳仁及黑睛等在内。《灵枢·脉度》说："肝气通于目，肝和则目能辨五色矣。"眼的各部分分属各脏腑，眼睑属脾、两眼眦属心、白睛（巩膜）属肺、黑睛（角膜）属肝、瞳仁（瞳孔）属肾。察目之各部，可审各脏腑病变。

黑睛等圆，目珠灵活，目光有神，开阖自如，是肝肾气血充沛之象；若眼睑浮肿，多为水肿之象；眼睑开阖无力，是元气虚惫；寐时眼睑张开而不闭，是脾虚气弱之露睛；平时眼睑不能闭，是气血两虚之睑废；两目呆滞，转动迟钝，是肾精不足，或为惊风之先兆；两目直视，瞪目不活，是肝风内动；白睛黄染，多为黄疸；目赤肿痛，是风热上攻；目眶凹陷，啼哭无泪，是阴津大伤；瞳孔缩小，或不等，或散大，或对光无反应，病情危殆。

2. 察鼻 鼻为肺窍，是呼吸的孔道，肺开窍于鼻而司呼吸。《灵枢·脉度》说："肺气通于鼻，肺和则鼻能知香臭矣。"察鼻主要观察鼻内分泌物和鼻形的变化。鼻塞流清涕，为风寒外袭；鼻流黄浊涕，为风热客肺；长期鼻流浊涕，气味腥臭，为肺经郁热；鼻孔干燥，为肺经燥热伤阴；鼻衄鲜红，为肺热迫血妄行；鼻翼扇动，伴气急喘促，为肺气郁闭。鼻孔黑如烟煤而干，多为热毒深重，伤及阴津；麻疹患儿鼻准部出现疹点，为麻疹邪毒已经外透之顺证表现。

3. 察舌 舌为心之苗，心开窍于舌。《灵枢·脉度》说："心气通于舌，心和则舌能知五味矣。"察舌可以了解营卫气血和脾胃消化功能的变化，同时可以了解病之表里、寒热、虚实。察舌要观察舌体、舌质和舌苔三个方面。正常小儿舌体柔软、淡红润泽、伸缩自如，舌面有干湿适中的薄苔。小儿舌质较成人红嫩。初生儿舌红无苔和哺乳婴儿的乳白苔，均属正常舌象。观察舌体、舌质、舌苔三方面的变化，综合分析，能给临证辨病辨证提供重要的依据。

（1）舌体 舌体胖嫩，舌边齿痕显著，多为脾肾阳虚，或有水饮痰湿内停；舌体肿大，色泽青紫，可见于气血瘀滞；舌体强硬，多为热盛伤津；急性热病中出现舌体短缩，舌干绛者，则为热甚津伤，经脉失养而挛缩。

木舌 舌体肿大，板硬麻木，转动不灵，甚则肿塞满口，称为木舌。因心脾热炽，循经上行，致使舌体肿胀而板硬，还常引起口腔难以开合，啼声謇涩，吮乳困难等。如舌下海绵状淋巴管瘤，属中医木舌。

重舌 在舌下连根处红肿胀突，形如小舌，即为重舌。重舌也是心脾火炽，循经上冲舌体，血脉肿胀所致。轻证不感疼痛，但可影响吮乳；重证则感疼痛，甚或溃烂。如舌下囊肿，属中医重舌。

连舌 亦称绊舌，是舌系带过短、牵连舌头，以致舌体转动伸缩不灵，年龄稍大，能令吐字发音不清。证属先天胎禀异常。

吐舌、弄舌 舌吐唇外，缓缓收回，称吐舌，常为心经有热所致，吐舌不收，心气将绝；舌吐唇外，掉弄如蛇，称为弄舌，多为大病之后，心气不足或惊风之兆。若舌常吐于唇外，伴见眼裂增宽，表情愚钝者，为智力低下之表现。时时用舌舔口唇，以致口唇四周发红或有脱屑、作痒，称舔舌，多因脾经伏热所致。一些智能发育低下的小儿，如先天愚型和大脑发育不全，常有吐舌、弄舌的表现。

（2）舌质 正常舌质淡红。若舌质淡白为气血虚亏；舌质绛红，舌有红刺，为温热病邪入营入血；舌质红少苔，甚则无苔而干，为阴虚火旺；舌质紫黯或紫红，为气血瘀滞；舌起粗大红刺，状如草莓者，常见于猩红热及皮肤黏膜淋巴结综合征。

（3）舌苔 舌苔色白为寒，色黄为热；舌苔白腻为寒湿内滞，或寒痰与积食所致；舌苔黄腻为湿热内蕴，或乳食内停；热性病后而见剥苔，多为阴伤津亏等。小儿患病时，舌象的变化与成人基本相似，但也有一些小儿的特殊舌象，如霉酱苔、花剥苔等。

霉酱苔 舌苔厚腻不化，舌面垢浊，是属宿食内滞的表观；若兼见大便秘结，腹痛腹胀，口气秽臭，脉滑实，是积滞腑实之证。

花剥苔 舌体局部剥蚀无苔，可剥去一处，也可剥去数处，剥蚀边缘清楚，周围有苔，又称为"地图舌"。中医认为"舌为脾胃之外候"，故花剥苔多属胃之气阴不足所致。

染苔 因食用某些食物和药物，染上颜色所致。如吃红色糖果可成红苔，吃橄榄、杨梅、茶叶呈黑苔，吃复合维生素 B、橘子水、蛋黄等成黄苔，青黛染苔可见青苔，临诊时须注意鉴别。染上去的颜色比较鲜艳而浮浅，与因疾病造成的舌苔变化不同，当发现疑问时，稍加追问，不难弄清。

观察舌象还应注意其动态变化。舌质由淡红转红转绛，是热证由浅入深，舌苔由白转黄转灰，是热证由轻转重；舌苔由无到有，说明胃气逐渐来复；舌苔由薄转厚，说明食积湿滞加重；舌苔由厚转薄，说明食积湿滞渐化。

4. 察口 《灵枢·脉度》说："脾气通于口，脾和则口能知五味矣。"脾开窍于口。口为脾之窍，所以察口与口味，可了解脾胃等脏腑病变。须观察口唇、齿、龈、咽喉、腮、腭等部，这些部位与肺、肾、胃也相关。察口主要观察口唇、口腔、齿龈、咽喉的颜色、润燥及外形变化。唇色淡白为气血不足；唇色淡青为风寒束表；唇色红赤为热；唇色红紫为瘀热互结；唇色樱红，为暴泻伤阴；唇白而肿，是为唇风；面颊潮红，唯口唇周围苍白，是猩红热征象。

口腔破溃糜烂，为心脾积热之口疮；口内白屑成片，为鹅口疮。两颊黏膜有针尖大小的白色小点，周围红晕，为麻疹黏膜斑；上下臼齿间腮腺管口红肿如粟粒，按摩肿胀腮部无脓水流出者为痄腮（流行性腮腺炎），有脓水流出者为发颐（化脓性腮腺炎）。

齿为骨之余，龈为胃之络。牙龈红肿，齿缝出血而疼痛，多为胃火上炎；牙龈淡白，多为血虚；牙龈淡红不肿而出血，多为脾虚不能统血，虚火伤络；牙齿萌出延迟，为肾气不足；新生儿牙龈上有白色小斑块，称为马牙，并非病态。

咽喉为肺胃之门户，是呼吸与饮食通道。咽红恶寒发热是外感之象；咽红乳蛾肿痛为外感风热或肺胃之火上炎；乳蛾红肿溢脓，是热壅肉腐；乳蛾大而不红，多为瘀热未尽，或气虚不敛。咽痛微红，有灰白色假膜，不易拭去，为白喉之症。

5. 察耳　《灵枢·脉度》说："肾气通于耳，肾和则耳能闻五音矣。"耳为肾窍，内通于脑，为宗脉之所聚。前人将耳的各部分归属五脏，即耳尖属心，耳垂属肾，耳轮属脾，耳外属肝，耳内属肺。小儿耳壳丰厚，颜色红润，是先天肾气充沛的表现；耳壳薄软，耳舟不清，是先天肾气未充的证候；耳内疼痛流脓，为肝胆火盛之征；以耳垂为中心的腮部漫肿疼痛是痄腮之表现。

6. 察二阴　二阴属肾，为肾之窍，察二阴之变化可知肾病之寒热虚实。男孩阴囊紧缩，颜色沉着，是先天肾气充足的表现；若阴囊松弛，颜色淡白，则是先天肾气不足之征象。在患病过程中，阴囊紧缩者多寒；弛纵不收者多热；阴囊肿大透亮，状如水晶，为水疝；阴囊中有物下坠，时大时小，上下可移，为小肠下坠之狐疝；腹痛啼哭而将睾丸收引入腹者，多为厥阴受寒；阴囊、阴茎均现水肿，常见于阳虚阴水；女孩前阴部潮红灼热瘙痒，常见于湿热下注，亦须注意是否有蛲虫病。

小儿肛门潮湿红痛，多属尿布皮炎，亦称"红臀"，是大小便未及时清理浸渍臀部所致。便后肛门脱出者是脱肛，其色鲜红，有血渗出者多属湿热下迫；其色淡而无血者，多属气虚下陷。肛门裂开出血，多因大便秘结所致。

（四）辨斑疹

斑疹均见于肌肤。前人认为斑为阳明热毒，疹为太阴风热。一般而言，斑，点大成片，不高出皮肤，摸之不碍手，压之不退色；疹，点小量多，高出皮肤，摸之碍手，压之退色。斑疹在儿科临床多见于外感时行疾病，如麻疹、风疹、猩红热、水痘、手足口病等，也见于杂病，如紫癜、皮肤黏膜淋巴结综合征等。

斑有阳斑、阴斑之分。阳斑为温热毒邪发斑，多见于温病热入营血，其斑大小不一，色泽鲜红或紫红，常伴发热等症；阴斑多内伤或者伴有外感而发，色淡红者多为气不摄血，色淡紫者多系阴虚内热，色紫红者多属血热夹瘀，色青紫者多是瘀血停滞。

疹有丘疹、疱疹之别，以疹内是否有液体而区分。若发热3~4天出疹，疹形细小，状如麻粒，口腔黏膜出现"麻疹黏膜斑"者为麻疹；若低热出疹，分布稀疏，色泽淡红，出没较快，常为风疹；若发热3~4天后热退疹出，疹细稠密，如玫瑰红色，常为幼儿急疹；若壮热，肤布疹点，舌绛如草莓，常为猩红热或皮肤黏膜淋巴结综合征；若斑丘疹大小不一，如云出没，瘙痒难忍，常见于荨麻疹；若丘疹、疱疹、结痂并见，疱疹内有水液色清，见于水痘；若疱疹相对较大，疱液混浊，疱壁薄而易破，流出脓水，常见于脓疱疮。

（五）察二便

1. 察大便　初生婴儿的胎粪，呈暗绿色或赤褐色，黏稠无臭；单纯母乳喂养儿，大便呈卵黄色，稠而不成形，稍有酸臭气；牛奶、羊奶喂养儿，大便呈淡黄白色，质地较硬，有臭气。一般而言，除新生儿及较小乳儿大便可呈糊状，1日3次左右，正常小儿的大便应该色黄而干湿适中，日行1～2次。大便燥结，为内有实热或阴虚内热；大便稀薄，夹有白色凝块，为内伤乳食；大便稀薄，色黄秽臭，为肠腑湿热；下利清谷，洞泄不止，为脾肾阳虚；大便赤白黏冻，为湿热积滞，常见于痢疾；婴幼儿大便呈果酱色，伴阵发性哭闹，常为肠套叠；大便色泽灰白不黄，多系胆道阻滞。大便的性状、颜色、气味对临床诊治至关重要，为医者应尽可能亲自检视，不得嫌恶拒看、面露不悦等。

2. 察小便　正常小儿的小便为淡黄色。若小便黄赤短少，或有刺痛，多为湿热下注之热淋；若小便黄褐如浓茶，伴身黄、目黄，多为湿热黄疸；若小便色红如洗肉水或镜检红细胞增多者为尿血，鲜红色为血热妄行，淡红色为气不摄血，红褐色为瘀热内结，暗红色为阴虚内热。

（六）察指纹

察指纹主要用于观察3岁以下小儿食指桡侧的浅表静脉。察指纹也称看虎口三关，是古代医家诊断小儿疾病的手段之一。指纹是3岁以内小儿代替脉象的一种辅助诊断方法。影响指纹表现的因素很多，有先天性的血管分布、走向差异，也与年龄、体型、皮下脂肪、皮肤颜色、外界温度等因素有关。所以，指纹应当结合患儿无病时的指纹状况，以及患病后的各种临床表现，全面加以分析辨证。

1. 指纹观察方法　指纹可分为风、气、命三关，自食指虎口向指端，第1节为风关、第2节为气关、第3节为命关（图1-1）。观察指纹应该抱小儿到向光之处，医生以食中两指夹住小儿指端，以拇指从命关向风关轻轻推按，使指纹容易显露，以便于观察。

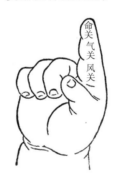

1-1　指纹三关图

2. 正常小儿指纹　乳婴儿指纹比较明显，较大儿童则不易显露。大多淡紫隐隐在风关以内。

3. 指纹辨证纲要　若发生疾病，尤其是危重病证，指纹的浮沉、色泽、部位等可随之发生变化。因而，察指纹对疾病的诊断辨证有一定的参考价值。指纹的辨证纲要可以归纳为"浮沉分表里，红紫辨寒热，淡滞定虚实，三关测轻重"。浮沉分表里："浮"指指纹浮现，显露于外，主病邪在表；"沉"指指纹沉伏，深而不显，主病邪在里。红紫辨寒热：纹色鲜红浮露，多为外感风寒；纹色紫红，多为邪热郁滞；纹色淡红，多为内有虚寒；纹色青紫，多为瘀热内结；纹色深紫，多为瘀滞络闭，病情深重。淡滞定虚实：指纹色淡，推之流畅，主气血亏虚；指纹色紫，推之滞涩，复盈缓慢，主实邪内滞，如瘀热、痰湿、积滞等。三关测轻重：纹在风关，示病邪初入，病情轻浅；纹达气关，示病邪入里，病情较重；纹进命关，示病邪深入，病情加重；纹达指尖，称透关射甲，若非一向如此，则示病情重危。

察指纹时，应结合患儿无病时的指纹状况，以及患病后的证候表现，全面分析。当指纹与病证不符时，当"舍纹从证"。病情轻者指纹的变化一般不著，也可"舍纹从证"，或"舍纹从脉"，不必拘泥。

二、闻诊

闻诊是医生用听觉和嗅觉来辅助诊查疾病的方法，包括听声音和嗅气味。

（一）听声音

儿科听声音主要包括听小儿的啼哭、呼吸、咳嗽、语言等声音的高亢低微。

1. 啼哭声   啼哭是婴儿的语言，正常健康小儿哭声都较洪亮而长，并有泪液。小儿的啼哭，有属生理现象的，也有的是某种不适的表示，还可能是各种病态的表现。

新生儿刚离母腹，便会发出响亮的啼哭。若初生不啼，便属病态，需紧急抢救。婴幼儿有各种不适时，也常以啼哭表示。例如：衣着过暖、温度过高或过低、口渴、饥饿或过饱、要睡觉、要抚抱、包扎过紧妨碍活动、尿布潮湿、虫咬、受惊等，都可引起啼哭。不适引起的啼哭常哭闹不止，解除诱因后，啼哭自然停止。哭声绵长，伸头转动，口若吸吮，得乳食则止者，是饥饿啼哭；哭声急迫，两臂张开，可能是要求抚抱；哭声骤起而连续不止，可能是大小便或虫咬、针刺等引起，要细心检查。

病理性啼哭，若声音洪亮有力者多为实证；细弱无力者多为虚证；哭声尖锐惊怖者多为暴受惊恐，或者剧烈头痛、腹痛等急重症；哭声低弱目干无泪者多为气阴衰竭危证。哭声尖锐，阵作阵缓，弯腰曲背，多为腹痛；啼哭声嘶，呼吸不利，谨防急喉风；夜卧啼哭，睡卧不宁，为夜啼或积滞；哭声绵长，抽泣呻吟，为疳证体弱；哭声极低，或暗然无声，须防阴竭阳亡。

总之，小儿哭声以洪亮为实证，以微细而弱为虚证；哭声洪亮和顺为佳，哭声尖锐或细弱无力为重。

2. 呼吸声   正常小儿的呼吸均匀平稳。若婴儿呼吸稍促，用口呼吸者，常因鼻塞所致；若呼吸气粗有力，多为外感实证，肺蕴痰热；若呼吸急促，喉间哮鸣者，为邪壅气道，是为哮喘；呼吸急迫，甚则鼻扇，咳嗽频作者，是为肺气闭郁；呼吸窘迫，面青呛咳，常为异物堵塞气道；呼吸微弱及吸气如哭泣样，为肺气欲绝之状。

3. 咳嗽声   咳嗽是肺系疾病的主症之一，有声无痰为咳、有痰无声为嗽、有声有痰为咳嗽。从咳嗽声和痰鸣声可辨别其表里寒热。如干咳无痰或痰少黏稠，多为燥邪犯肺，或肺阴受损；咳声清高，鼻塞声重，多为外感；干咳无痰，咳声响亮，常为咽炎所致；咳嗽频频，痰稠难咯，喉中痰鸣，多为肺蕴痰热，或肺气闭塞；咳声嘶哑如犬吠状者，常见于白喉、急性喉炎；连声咳嗽，夜咳为主，咳而呕吐，伴鸡鸣样回声者为顿咳。

4. 语言声   对于会讲话的小儿，应将语言声列为闻诊内容之一。正常小儿的语言声应当清晰，语调抑扬顿挫有度，语声有力。呻吟不休，多为身体不适；妄言乱语，语无伦次，声音粗壮，称为谵语，多属心气大伤。语声过响，多言躁动，常属阳热有余；语声低弱，多语无力，常属气虚心怯。语声重浊，伴有鼻塞，多为风寒束肺；语声嘶哑，呼吸不利，多为毒结咽喉。小儿惊呼尖叫，多为剧痛、惊风；喃喃独语，多为心虚、痰阻；语声謇涩，多为热病高热伤津，或痰湿蒙蔽心包。

5. 呕逆声   呕吐、呃逆、嗳气均属胃气上逆。呕吐声响亮有力，来势急骤，属实证、热证；呕吐声低弱无力，来势徐缓，属虚证、寒证。呃逆频作而短，声响有力，多为实热证；呃逆低沉而长，气弱无力，多为虚寒证。嗳气为气自胃中上冲喉间而发，有宿食不化、寒气犯胃、肝胃不和多种证候，需结合他症辨证。

（二）嗅气味

嗅气味包括嗅病儿口中之气味及大小便、呕吐物等的气味。注意排除因食用某些食物后引起的特殊气味。

口气臭秽，多属胃热；嗳气酸腐，多为伤食；口气腥臭，见于血证，如齿衄；口气如烂苹果味，为酸中毒的表现；口有肝腥臭，为肝硬化后期。大便臭秽，是湿热积滞；大便酸臭而稀，多为伤食；下利清谷，无明显臭味，为脾肾两虚。小便短赤，气味臊臭，为湿热下注；小便清长，是脾肾虚寒之症。吐物酸臭，多因食滞化热；吐物臭秽如粪，多因肠结气阻，秽粪上逆。

三、问诊

问诊是医者通过询问，了解病情的一个重要方法。《景岳全书》中提出的"十问"也基本适用儿科。由于小婴儿不会说话，较大儿童会说话，但也难以正确表达自己的病情。因此，除年长儿可由自己陈述外，儿科问诊主要靠询问家长或保育员。小儿问诊的内容除与成人相同者外，要注意问年龄、个人史，还要结合儿科病的发展特点询问。询问时，必须耐心、细心、热情，充分取得他们的信任与合作。

（一）问年龄

年龄对诊断疾病具有重要意义，儿科某些疾病的发病与年龄有密切关系，儿童用药的剂量也与年龄的大小有关。

问年龄要询问实足年龄，新生儿应问明出生天数，2 岁以内的小儿应问明实足月龄，2 岁以上的小儿应问明实足岁数及月数。

1 周内新生儿易患脐风、胎黄、脐湿、脐疮等，新生儿和乳婴儿易患鹅口疮、脐突、夜啼，婴幼儿易患泄泻、反复呼吸道感染，6 个月以后的小儿易患麻疹，1 岁左右小儿易患幼儿急疹等传染病，学龄前小儿易患水痘、百日咳等传染病，学龄儿童易患肾病综合征、过敏性紫癜、风湿热等疾病，青春期女童易患月经不调、痛经、良性甲状腺肿大等疾病。

（二）问病情

问病情包括询问疾病的症状及持续时间，病程中的病情变化和发病的原因等。着重询问以下内容：

1. 问寒热　主要问寒热的微甚进退、起始时间、持续时间、高低规律、用药反应等，最好用体温计测量并记录。为了辨别寒热性质，也需结合观察、触摸、询问等。小儿恶寒，发热无汗，多为外感风寒；发热有汗，多为外感风热；寒热往来，多为邪郁少阳；但热不寒为里热，但寒不热为里寒；大热、大汗、口渴不已为阳明热盛；发热持续、热势鸱张或身热不扬，午后热盛，面黄苔腻为湿热内蕴；夏季高热，持续不退，伴有无汗、口渴、多尿，秋凉后自平，常为夏季热。午后或傍晚潮热，伴盗汗者，为阴虚发热。夜间发热，腹壁手足心热，胸满不食者，多为内伤乳食。

2. 问出汗　正常婴儿睡时头额有微微汗出，是正常现象。白天不活动或稍动即汗出，为自汗，是气虚所致；入睡后汗出，醒后汗止为盗汗，是阴虚或气阴两虚。热病中汗出热不解者，为表邪入里；若口渴、烦躁、脉大、大汗者，为里热实证；若大汗淋漓，伴呼吸喘促，肢冷脉伏者，为阳气将绝元气欲脱之危象。

3. 问头身　婴幼儿头痛常表现为反常哭闹，以手击头或摇头，较大儿童能诉说头痛、头晕及身体其他部位的疼痛和不适。头痛而兼发热恶寒为外感风寒；头痛呕吐，高热抽搐，为邪热入营，属急惊风；头晕而兼发热多因外感；头晕而兼面白乏力，多为气血不足；头痛如刺，痛有定处，多为瘀阻脑络。

关节疼痛，屈伸不利，常见于痹证；肢体瘫痪不用，强直屈伸不利为硬瘫，多为风痰入络，血瘀气滞；痿软屈伸不能为软瘫，多因肝肾亏虚，筋骨失养。小儿有下肢关节疼痛阵作，发作为时短暂，关节肌肉无变化，亦无其他症状者，可能为生长阶段出现的暂时性络脉不和，俗称"生长痛"，不属病态。

4. 问胸腹　胸部不适，年长儿可以自诉，婴幼儿则难以确认。胸部窒闷，喘鸣肩息，多为痰阻气道，肺失宣肃；胸闷胸痛，气短喘促，多为胸阳不振，痰阻气逆；胸闷心悸，面青气短，多为心阳虚衰，血脉瘀滞；胸痛咳嗽，咯吐脓血，多为肺热壅盛，腐肉伤络。

5. 问二便　患儿大小便的数量、性状、颜色、气味及排便时的感觉等情况，有些可从望诊、闻诊中获悉，通常是通过问诊了解。

6. 问饮食　食伤在儿科病因学中占有重要地位。向家长询问小儿的饮食情况，是儿科问诊不可缺少的内容。饮食包括纳食和饮水两方面。小儿能按时饮食，食量正常，不吐不泻者，为脾胃功能良好的表现。若食欲不振，腹部胀满，嗳气吞酸，为伤乳伤食；多吃多便，形体消瘦，多见于疳证之胃强脾弱者。新生儿进乳后容易吐出多为"溢乳"，是脾胃薄弱、胃失和降的表现。渴喜冷饮，多为热证；渴喜热饮，或口不渴，多为寒证；渴欲饮水，口舌干燥为胃热津伤；渴不欲饮，或饮亦不多，多为湿热内蕴。多饮多食，形瘦尿多，为阴虚燥热之消渴；多饮少食，舌干便秘，为胃阴不足之厌食。

7. 问睡眠　小儿睡眠情况，要询问每日睡眠时间，睡中是否安宁，有无惊惕、惊叫、啼哭等。正常小儿睡眠总以安静为佳。年龄越小，睡眠时间越长。小儿白天如常，夜不能寐，啼哭不休，或定时啼哭者，为夜啼；睡卧不安，烦躁不宁，多属邪热内蕴，心经郁热；寐不安宁，多汗惊惕，常见于佝偻病脾虚肝旺证；睡中龃齿，或是虫积，或是胃热兼风；寐而不宁，肛门瘙痒，多为蛲虫病；睡中露睛，多为久病脾虚；入夜心怀恐惧而难寐，多为心神失养或惊恐伤神；出现昏睡或嗜睡，在热病中多为邪入心包，或痰蒙清窍所致。

（三）问个人史

个人史包括胎产史、喂养史、生长发育史、预防接种史等。

1. 胎产史　胎产史与新生儿、婴幼儿的疾病诊断关系密切。要问清胎次、产次，是否足月，顺产或难产，有否流产以及接生方式、出生地点、出生情况、孕期母亲的营养和健康情况等。如五迟、五软可能与初生不啼（新生儿窒息）有关，脐风因断脐不洁产生，双胎、多胎易见胎怯。

2. 喂养史　小儿特别是婴幼儿的喂养史与生长发育、发病有密切关系，对脾胃病患儿尤当重视。包括喂养方式和辅助食品添加情况，是否已经断奶和断奶后的情况。对年长儿还应询问饮食习惯，现在的食物种类和食欲等。

3. 生长发育史　包括体格生长和智能发育，如坐、立、行、语、齿等出现的时间，囟门闭合的时间，体重、身长增长情况。对已入学小儿还应了解学习成绩，推测智力情况。

4. 预防接种史　询问何时接受过何种疫苗，接种次数，接种效果。

四、切诊

切诊是医生运用手指切按患者体表以诊察疾病的方法。切诊包括脉诊和按诊两个方面。

（一）脉诊

1. 正常小儿脉象　健康小儿脉象平和，较成人软而稍数，年龄越小，脉搏越快。不同年龄的健康小儿，脉息的至数是不相同的，如按成人每次呼吸对应的小儿脉息计算：初生婴儿 7~8 至，1~3 岁 6~7 至，4~7 岁约 6 至，8~14 岁约 5 至。若因啼哭、活动等使脉搏加快，不可认作病脉。

2. 切诊的年龄和方法　小儿脉诊与成人有所不同。因小儿寸口部位较短，容不下成人三指，故对 7 岁以下儿童采用"一指定三关"的方法。即医生用食指或拇指同时按压寸、关、尺三部，并取轻、中、重三种不同指力，即浮、中、沉三候来体会脉象变化。7 岁以上儿童可采用成人三指定寸关尺三部的切脉方法，视患儿寸关尺脉位的长短以调节三指的距离。医生先调匀呼吸，然后集中思想切脉。切脉时间一般不少于 1 分钟。

3. 小儿病理脉象　小儿患病后脉象较成人简单。一般用浮、沉、迟、数、无力、有力这六种脉代表小儿基本脉象，分别表示疾病的表、里、寒、热、虚、实。同时，也应注意滑、弦、结、代、不整脉等病脉。

（二）按诊

按诊的部位，包括头囟、颈腋、胸腹、四肢与皮肤，一般按自上而下的顺序进行。对小年龄患儿，按诊可不拘顺序，以患儿能配合为宜；按诊时注意手的温度，动作宜轻柔，并辅以言语安慰。

1. 按头囟　小儿囟门逾期不闭或颅骨按之不坚而有弹性感者，为肾气不足、发育欠佳的表现，常见于佝偻病等；囟门凹陷者为囟陷，多因严重吐泻、亡津液所致；囟门隆凸，按之紧张，为囟填，多为风火痰热上攻；颅骨开解，头缝四破，头大颌缩，囟门宽大者为解颅，多属先天肾气不足，或后天髓热膨胀之故。

2. 按颈腋　正常小儿在颈项、腋下部位可触及少数绿豆大小之臖核（淋巴结），活动，不硬，不痛，不属病态。耳下腮部肿胀疼痛，咀嚼障碍者多是流行性腮腺炎；局部肿胀，质地稍硬，抚之灼热，多为热毒痈疖；触及质地较硬之椭圆肿块，推之可移，头面口咽有炎症感染者，属痰热壅结之臖核肿痛（淋巴结炎）；若仅见增大，按之不痛，质坚成串，则为瘰疬（淋巴结核）。若颈项及全身其他部位见多处臖核肿大，伴发热、血虚、出血，胁下痞块者，须防内伤恶症（白血病等）。

3. 按胸腹　胸骨高突，按之不痛者为"鸡胸"；脊背高突，弯曲隆起，按之不痛为"龟背"。胸胁触及串珠，两肋外翻，可见于佝偻病。若右上腹胁肋下触及痞块，或按之疼痛，为肝肿大；左上腹胁肋下触及痞块，为脾肿大，多为气滞血瘀之证。小儿腹部柔软温和，按之不痛为正常。腹痛喜按，按之痛减者为虚痛；腹痛喜热敷为寒痛；腹痛拒按，按之胀痛加剧为里实腹痛。剑突下疼痛多属胃脘痛。小儿多啼哭，肚脐外突，按之可推回腹内者是脐突；脐周疼痛，按之痛减，并可触及条索状包块者，多为蛔虫症；腹胀形瘦，腹部青筋显露，多为疳积；腹部胀满，叩之如鼓者为气胀；叩之音浊，按之有液体波动之感，多为腹水；右下腹按之疼痛，兼发热，右下肢拘急者多属肠痈。

4. 按四肢 四肢厥冷，多属阳虚；手足心热者，多属阴虚内热或内伤乳食；手背全身俱热者，多属外感表证；高热时四肢厥冷为热深厥深；四肢厥冷，面白唇淡者，多属虚寒；四肢厥冷，唇舌红赤者，多是真热假寒之象。四肢挛急抽动，为惊风之征；一侧或两侧肢体细弱，常发生在壮热之后，不能活动，可见于小儿麻痹症；暑温证（流行性乙型脑炎）热退后，手足颤动或拘挛，并见肢体强直等，此为后遗症，属虚风内动。

5. 按皮肤 主要了解寒、热、汗的情况。肤冷汗多，为阳气不足；肤热无汗，为热炽所致；手足心灼热为阴虚内热。肌肤肿胀，按之随手而起，属阳水水肿；肌肤肿胀，按之凹陷难起，属阴水水肿。皮肤干燥而松弛，常为液脱之征。

第六节　辨证概要

辨证，是指通过望、闻、问、切四诊收集临床资料进行综合分析，从而诊断疾病、辨别证候的中医临证思维方法。儿科疾病的辨证与成人相似，采用的辨证方法包括八纲辨证、病因辨证、脏腑辨证、六经辨证、卫气营血辨证、三焦辨证等。由于小儿的生理病理特点、疾病临床表现和转归与成人均有差异，儿科辨证与辨病常相结合，强调辨证的及时准确，注重主证的同时还要辨识兼夹证。选取辨证方法也有儿科的特点和侧重，临床上常综合应用多种辨证方法。

一、辨证特点

1. 强调儿科辨证准确及时 小儿为"纯阳""稚阴稚阳"之体，患病后传变迅速，"易寒易热""易虚易实"。《温病条辨·解儿难》云："邪之来也，势如奔马；其传变也，急如掣电。"病情变化快，可在较短时间内，邪从表入里，由实转虚，或晨寒暮热、晨热暮寒等。因此，必须根据患儿的病情变化，及时准确辨证，才能及时采取有效措施，控制病情发展变化。

2. 重视辨识主证、兼证与变证 由于小儿体质特点、感邪性质、用药调护的不同，患病后的病位、病性、病机也在不断发生变化，证候的转化、兼夹、合并等各种情况也会随时发生。因此，在儿科疾病的辨证中，应从错综复杂的病情中找出主证和兼证，及时发现变证。了解儿科疾病证候的演变转化规律，注意邪正消长盛衰的动态变化，及时修改或调整治疗方案。

3. 注意"辨证"与"辨病"相结合 "证"是对疾病所处一定阶段的病理概括。"辨证"是中医认识疾病的基本方法，也是确立治法的前提。只认识疾病发展过程中某一时期阶段中的主要矛盾是不够的，在辨证的同时，还要辨病，包括中医辨病与西医辨病。了解异病同证、同病异证的病证规律，才能更好地辨证施治，提高临床诊疗水平。

二、辨证方法

1. 八纲辨证 "八纲"指阴、阳、表、里、寒、热、虚、实八个纲领，是一种定性辨证，用以明确疾病的病位、病性。病位不外表里，病性可分寒热，邪正盛衰可归虚实，阴阳为统领。同是一种疾病，由于患儿体质的强弱，受邪的深浅，患病的久暂以及致病因素的转化不同，八纲辨证的结果不一样，在治疗原则上也就有所差异。小儿脏腑娇柔，卫外不固，容易感受外邪，临床表证多，里证少。小儿体属纯阳，感邪后易从热化，临床热证多，寒证少。但小儿"稚阴未长""稚阳未充"，故热病又易寒化，常常表现为寒热夹杂。小儿感邪后邪气易实，正气易虚，又常出现虚实错杂。小儿疾病寒热虚实的变化较成人更为迅速复杂，临证时要及时审慎辨别。

2. 病因辨证 "病因"是指导致疾病发生的原因，病因辨证除按照陈无择《三因极一病证方论》提出的外因、内因、不内外因三因辨证外，还应注意儿科的病因特点。除外感六淫、内伤七情外，疫气、痰、食也是儿科常见的致病因素。此外，一些慢性疾病，如哮喘、癫痫等，本有夙根，辨证过程中也要注意辨识诱发疾病的因素，消除诱因对疾病防治具有重要意义。

外感六淫，常以风为先导。小儿肺常不足且腠理不密，极易感受风邪，表现为发病迅速，变化快，以恶风、汗出、喉痒、脉浮为证候特点。风邪常夹寒、夹热、夹湿侵犯人体。小儿为"纯阳之体"，感邪后易从热化。暑邪具有明显的季节性，具有耗气伤津，多夹湿邪的特点。湿邪包括外感湿邪和内生湿邪，湿性重浊，易阻滞气机，困遏脾胃，加之小儿脾常不足，湿邪浸淫，困倦嗜睡、脘痞等症尤为明显。小儿为"稚阴之体"，外感燥邪后更易伤阴，症见口燥咽干、干咳少痰、口渴欲饮、大便干结等。

七情内伤为不同情志过激所引起的气血失调，以往七情内伤并不作为儿科的主要病因，随着社会的发展，情志因素在儿科疾病辨治中也越来越重要。如目前日趋增多的神经精神疾病儿童多发性抽动症，其病因虽主要责之风与痰，但情志因素仍不容忽视。

疫气所引起的发疹性疾病多具有传染性，与气候和环境密切相关。儿童为传染性疾病的易感人群，疫气为儿科常见的病因。随着预防接种的普及，儿科传染病的发病得到了有效的控制，但目前多发、新发传染病，如 EV71、寨卡病毒、埃博拉病毒等，由于其发病后的传染性和危害性，疫气致病仍需要儿科医生重视。

痰、食既可作为病因，亦为脏腑功能失调之病理产物，常见于儿科疾病。小儿脾常不足，若喂养不当，易为乳食所伤，积滞中焦；至于痰，脾虚生湿，可化为痰，外感六淫化热，易炼津为痰。故痰湿、食滞辨证作为八纲、脏腑辨证的补充，常为儿科所用。

3. 脏腑辨证　脏腑辨证是根据藏象学说的理论，对患者的病证表现加以分析归纳，以辨明病变所在脏腑及所患何证的辨证方法。《黄帝内经》对脏腑的生理、病理进行了详细的论述，建立了脏腑辨证的基础，《金匮要略》创立了根据脏腑病机进行辨证的方法，在《小儿药证直诀·五脏所主》中首次提出"心主惊""肝主风""脾主困""肺主喘""肾主虚"，并对五脏与四诊的联系、五脏盛衰与季节时辰的关系、五脏补泻方剂及治疗原则等进行了系统论述，建立了儿科病五脏辨证体系。钱乙以证候为准绳，用风、惊、困、喘、虚来归纳五脏主要证候特点，用虚实寒热来判断脏腑的病理变化，这种学术思想是儿科学中重要的内容。

（1）**肺、大肠病辨证**　《小儿药证直诀·五脏所主》言："肺主喘，实则闷乱喘促，有饮水者，有不饮水者；虚则哽气，长出气。"小儿肺脏的病变常表现为呼吸功能失常，肺气宣肃不利，通调水道失职。外邪易从口鼻皮毛侵入，大肠传导失司，症见咳嗽、气喘、咯痰、小便不利、大便秘结或泄泻等。

（2）**脾、胃病辨证**　"脾主困，实则困睡，身热，饮水；虚则吐泻，生风。"小儿脾胃病变常因水谷受纳运化失常，生化无源，气血亏虚，水湿留滞，痰浊内生，乳食积滞，血失统摄等，临床表现为食欲不振、恶心呕吐、腹痛腹泻、腹胀水肿、痰涎壅盛、衄血紫癜等。

（3）**肝、胆病辨证**　"肝主风，实则目直，大叫，呵欠，项急，顿闷；虚则咬牙，多欠气。热则外生气，湿则内生气。"小儿肝胆病变，常为疏泄功能失常，肝风易动，阴血亏虚，筋脉失养，目失涵养等，临床可出现动风抽搐、黄疸、急躁易怒、胁痛、呕吐、肢体痿痹等症。

（4）**心、小肠病辨证**　"心主惊，实则叫哭发热，饮水而摇；虚则卧而悸动不安。"小儿心与小肠病变，常为心主血的功能失常和心主神志的功能失调，出现心悸怔忡、心烦易惊、夜啼多汗、少血出血、行为失常、神志失聪等症。

（5）**肾、膀胱病辨证**　"肾主虚，无实也，惟疮疹，肾实则变黑陷。"小儿肾与膀胱病变，常表现为藏精、主水、纳气等功能失常，生长发育障碍等，出现水肿、小便异常、久喘、生长障碍、发育迟缓等症。

脏腑辨证作为各种辨证方法的共同基础，无论外感或是内伤杂病中均可应用。脏腑作为构成人体的一个有密切联系的整体，脏腑辨证还包括辨五脏之间的生克乘侮，脏与腑之间互为表里关系在疾病的病理变化中产生不同的证。如肺与大肠相表里，风热犯肺、痰热壅肺等证常并见大便秘结，考虑为肺气失宣，肃降不利，外邪侵肺同时引起大肠传导失司；又如暴吐暴泻、久吐久泻，损伤脾阳，导致脾虚肝旺的慢惊之证，根据五行生克辨证为中土受损，土虚木贼，肝亢风动所致。

4. 六经辨证　所谓六经，即太阳、阳明、少阳、太阴、少阴、厥阴经。张仲景把一切外感热病在发展变化过程中所出现的证候，按病邪的浅深、病势的缓急、证候的属性、正邪的盛衰等，归纳为六大证候类型，并沿用六经名义，从而确定了六经辨证法。六经辨证在儿科应用中，既见于外感病，也可见于诸般杂病。儿科常见的流行性腮腺炎就常采用六经辨证。

5. 卫气营血辨证　卫气营血辨证，是对温热病采用的一种主要辨证方法。温热病中所言卫气营血，既是温热性疾病四类不同证候的归类，又代表温热病发展过程中的深浅不同的四个阶段。叶天士在《温热论》中提出："卫之后，方言气，营之后，方言血，在卫汗之可也，到气才可清气，入营犹可透热转气……入血就恐耗血动血，直须凉血散血。"书中较为系统地阐述了这种辨证方法所要分清的先后层次和不同的治疗原则。小儿温热性疾病和传染性疾病多见，故卫、气、营、血的辨证方法在儿科疾病中的运用极为重要，如流行性乙型脑炎、猩红热、皮肤黏膜淋巴结综合征等就常采用此法辨证。在小儿温热病程中，卫、气、营、血的界线往往不明确，常常卫气同病、气营两燔、营血同病。

6. 三焦辨证　三焦所指有二：一为六腑之一，"三焦者，决渎之官，水道出焉"；一为人体上焦、中焦、下焦的合称。清代吴鞠通将温病分为温热和湿热两类，以四时之气为因，以三焦为经，以卫气营血为纬作为辨证施治纲领，创立了温病三焦辨证理论，三焦辨证在此基础上更突出了脏腑的具体病位。

儿科应用三焦辨证时要考虑不仅三焦传变可多样，也可见两焦、三焦病证同现。如肾炎水肿，初期症见恶寒发热、颜面浮肿，继之迅速全身水肿、肢体倦怠、脉沉濡，病势继续则症见按肿如泥、深陷不起，可辨证为上焦失固，中焦脾失健运，下焦肾虚火衰。三焦辨证还可应用于儿童急慢性咳嗽、过敏性紫癜等。

上述都是儿科临床常用的辨证方法，有着各自不同的特点，但在临床上又是相互联系、相互补充的。其中八纲辨证有各种辨证方法的共性，为辨证之总纲；脏腑辨证重在辨病位、病性，为辨证之基础；病因辨证是临床认识、分析疾病病因病机的基本方法；六经辨证则结合经络、脏腑、八纲等，为一种综合辨证方法；卫气营血辨证则主要用于温热病辨证。临床上要善于根据不同病证合理运用这些辨证方法，并重视邪正消长盛衰的过程，使辨证更准确，治疗更精准。

第七节　治法概要

儿科疾病的中医治疗大法基本与成人一致，可按其治疗手段分为药物疗法和非药物疗法；按其治疗途径分为内治疗法和外治疗法等。由于小儿生理、病理、病因、病种与成人有所不同，故在治疗方法、药物剂量、给药途径上也有其特点。中药汤剂内服因吸收快、加减运用灵活、便于喂服而最为常用。中成药易贮存携带，服用方便。药物外治使用简便，易为患儿接受，用于辅治或主治，都有良好的效果，同时也避免了小儿服药难的问题。目前，剂型改革已成为儿科的重要研究课题。此外，推拿、针刺、艾灸等治疗手段，均可根据病证特点及患儿的个体情况加以选择应用。

一、内治法

内治法是使药物直接进入体内的治疗方法，是儿科最基本的治疗方法。具体应用时要注意掌握以下几个方面。

（一）用药原则

1. 治疗要及时、正确和审慎 小儿脏腑娇嫩，形气未充，发病容易，传变迅速，易寒易热，易虚易实，因此要辨证准确，掌握有利时机，及时采取有效措施，争取主动，力求及时控制病情的发展变化。《景岳全书·小儿则》说："但能确得其本而撮取之，则一药可愈。"指出治疗要及时、正确，否则就会贻误病情，造成不良后果。例如，小儿感冒初起只有恶寒发热之表证，若治疗不当，邪气内侵，可演变为肺炎喘嗽。《温病条辨·解儿难》中指出："其用药也，稍呆则滞，稍重则伤，稍不对证，则莫知其乡，捉风捕影，转救转剧，转去转远。"说明用药稍有不当，极易损害脏腑功能，并可促使病情加重。因此，儿科用药不仅要及时、正确，还应谨慎。

2. 方药力求精简 小儿脏气清灵，随拨随应，其对药物反应较成人灵敏。因此，在治疗时处方用药应力求精简。要根据患儿的年龄大小、体质强弱、病情轻重和服药难易等情况灵活掌握，以"药味少、剂量轻、疗效高"为儿科处方原则。无论正治或反治，或寒或热，或寒温并用，或补或泻，或补泻兼施，总宜轻巧活泼，不可重浊呆滞，注意寒不伤阳、热不伤阴、补不碍邪、泻不伤正。正如明代儿科医家万全在《幼科发挥·五脏虚实补泻之法》中所说："小儿用药，贵用平和，偏寒偏热之剂不可多服。"尤应注意不得妄用攻伐，对于大苦、大寒、大辛、大热、峻下、毒烈之品，均当慎用。即便有是证而用是药，也应中病即止，或衰其大半而止，不可过剂，以免损伤小儿正气，影响疾病痊愈。

3. 注意顾护脾胃 在治疗疾病的同时要注意扶助患儿生生之气。不论病中和病后，合理调护均有利于康复，其中以调理脾胃为主。脾胃为后天之本，小儿的生长发育，全靠脾胃化生精微之气以充养，疾病的恢复赖脾胃健运生化，先天不足的小儿也要靠后天来调补。儿科医师应十分重视小儿脾胃的特点，处处顾及脾胃之气，切勿使之损伤。

4. 重视先证而治 由于小儿发病容易，传变迅速，虚实寒热的变化较成人为快，故应见微知著，先证而治，挫病势于萌芽之时，挽病机于欲成未成之际。尤其是外感热病，病情发展迅速，而医生在诊察之后，病家需取药煎煮，直到汤药喝下发挥药效，需一段时间，在这一段时间内，病情很可能已经变化。因而，医生应把握这种变化，根据病情的演变规律，提前一步，在相应的证候出现之前预先落实治疗措施，先发制病，药先于证，先证而治，顿挫病势，防止传变，达到治病防变的目的。即使是内伤杂病，虚则补之、实则泻之、寒者热之、热者寒之，已成定理，然而补虚致滞、泻实伤正、寒去热生、热清寒至之变不可不知。故用补益的同时，应注意兼以行气，免生中满；在用攻下剂时注意扶正，免耗正气；在用温热药时注意病情热化而稍佐以寒凉；在用寒凉药时应防止中寒内生适当伍以温热，此皆属先证而治之例。

5. 不可乱投补益 "虚则补之"，补益之剂对体质虚弱的小儿有增强机体功能，促进生长发育的作用。但是，由于药物每多偏性，有偏性即有偏胜，故虽补剂也不可乱用。小儿生机蓬勃，只要哺乳得当，护养适宜，自能正常生长发育。健康小儿不必服用补益药，长期补益可能导致性早熟。或者小儿偶受外邪，或痰湿食滞，未能觉察，若继续服用补益之剂，则是闭门留寇，邪留不去，为害匪浅。故补益之剂切不可滥用。

6. 掌握中药用药剂量 小儿用药剂量，常随年龄大小、个体差异、病情轻重、医生经验而不同，不同人种对于中药治疗的敏感性也有一定差异。由于小儿用药一般中病即止，用药时间较短，加上喂服时药物多有浪费，所以小儿中药的用量按体重计算与成人相比相对较大，尤其是益气健脾、养阴补血、消食和中一类药性平和的药物，更是如此。但对一些辛热、苦寒、攻伐和药性较猛烈的药物，如麻黄、附子，细辛、乌头、大黄、巴豆、芒硝等，在应用时则应注意控制剂量。

为方便计算，临床上可采用下列比例掌握小儿汤剂方用药总量：新生儿用成人量的 1/6，乳婴儿为成人量的 1/3～1/2，幼儿及幼童为成人量的 2/3 或用成人量，学龄期儿童用成人量。以上成人量指一般用量，并非指最大用量。儿童用药量采取的是总量控制的方法，可以根据病情需要和临床经验，分别通过精简药味或减少单味药用量来实现。此外还应注意以下几点：

（1）疾病的轻重不同，用量应有所变化。一般的门诊病例和并不十分危重的住院病例，均可按上述比例用量处方。但若病情急重，则不要受此限制。

（2）处方中药味多少不同，用量也要有一定的变化。药味特别少的处方，每味药的用量可增大，但以不超过成人一般用量为限。药味多的处方，主药的用量以不减为好，辅助药可以适当减少。

7. 掌握中药的煎服方法 治疗小儿疾病，汤药是一种主要的剂型，煎煮小儿汤剂，一些先煎、后入、包煎和烊冲药物的处理和成人基本相同，但煎煮时间、次数及煎出的药量，又不同于成人。在煎煮前，应将药物用适量清水浸泡半小时，加入的水量，以药物浸透后稍有剩余为限，不能加入太多。煎药开始用旺火，煮开后改用小火再煮 20 分钟左右。如治感冒的中药，煮开后小火再煮 10 分钟，而调补的中药则小火再煮 30 分钟。每日或每剂煎出的药量，根据年龄大小来决定。

婴儿（<1 岁）60～100mL

幼儿及幼童（1～6 岁）100～150mL

学龄期儿童（7～12 岁）150～200mL

小儿服中药，要注意三个方面：一是根据疾病的性质，确定服药次数，慢性病每日分 2～3 次服，新病、急病可分 3～4 次服，或酌情少量多次温服。二是掌握正确的喂药方法，小儿服汤药不能急于求成，对拒服的小儿，可固定头手，用小匙将药液送到舌根部，使之自然吞下，切勿捏鼻，以防呛入气管。三是可以加适量调味品，尤其药味酸苦，可加入适量白糖、冰糖等。此外，小儿服用丸剂、片剂，必须研成细末调服。

（二）常用内治法

在审明病因、分析病机、辨清证候之后，应针对性地采取一定的治疗方法，其中"汗、吐、下、和、温、清、补、消"是最基本的治法。程钟龄《医学心悟·医门八法》说："论病之原，以内伤、外感四字括之。论病之情，则以寒、热、虚、实、表、里、阴、阳八字统之。而论治病之方，则又以汗、和、下、消、吐、清、温、补八法尽之。"

按照八法原则，根据儿科临床特点，可组合成以下常用内治法。

1. 疏风解表法 适用于外邪侵袭肌表所致的表证，如感冒、咳嗽、咽喉肿痛等，表证可分为风寒外感和风热外感两个主要证型。风寒外感用辛温解表的药物，风热外感用辛凉解表的药物。小儿脾常不足、肝常有余，外感时每易夹滞、夹惊，故在疏风解表方中有时需加用消食导滞、息风镇惊的药物。辛凉解表常用方剂有银翘散、桑菊饮等，辛温解表常用荆防败毒散、葱豉汤等。

2. 止咳平喘法 适用于邪郁肺经、痰阻肺络所致的咳喘证。如咳嗽、哮喘、肺炎喘嗽等，其发病可分为寒痰内伏和热痰内蕴两类。寒痰内伏可用温肺散寒、化痰平喘的药物；热痰内蕴可用清热化痰、宣肺平喘的药物。寒痰内伏常用方有小青龙汤、射干麻黄汤、麻杏二陈汤等；热痰内蕴常用定喘汤、麻杏石甘汤等。咳喘久病，每易由肺及肾，出现肾虚的证候，此时在止咳平喘的方剂中，可加入温肾纳气的药物，如参蛤散等。

3. 清热解毒法 适用于热毒炽盛的实热证，如温热病、丹毒、疮痈、痄腮等。此法又可分为甘凉清热、苦寒清热、苦泄降热、咸寒清热等，应按邪热之在表、在里，属气、属血，入脏、入腑等，分别选方用药。病邪由表入里而表邪未尽解者，可用栀子豉汤、葛根黄芩黄连汤等清热解毒透邪；证属阳明里热者，可用白虎汤清热生津；湿热化火或湿热留恋，可用白头翁汤、茵陈蒿汤、甘露消毒丹等清热化湿；温热之邪入于营血，可用清营汤、犀角地黄汤、神犀丹等清热解毒凉血；出现丹毒、疮痈疔疖等火毒炽盛者，可用黄连解毒汤、五味消毒饮等清火解毒；肝胆火盛时，可用龙胆泻肝汤等清肝泻火。

4. 消食导滞法 适用于小儿乳食不调，饮食内滞之证。如积滞、伤食吐泻等。消食化积常用保和丸、消乳丸；通导积滞常用枳实导滞丸、木香槟榔丸；消补兼施常用健脾丸、枳术丸等。

5. 利水消肿法 适用于水湿停聚，小便短少而水肿的患儿，可治水肿，小便不利，以及泄泻、痰饮等证。常用方剂，阳水可用麻黄连翘赤小豆汤、五皮饮、五苓散、越婢加术汤等，阴水可用防己黄芪汤、实脾饮、真武汤等。

6. 驱虫安蛔法 适用于小儿各种肠道虫症，如蛔虫、蛲虫、绦虫等。其中尤其以蛔虫变化多端，可合并胆道蛔虫症（蛔厥）、蛔虫性肠梗阻（虫瘕）等。肠道虫症以驱虫为治疗主法，但在蛔厥等一些情况下，也需要先安蛔缓痛，待病势缓和后再予驱虫，并可根据患者的不同兼证而进行适当的配伍。常用方剂如追虫丸、驱绦汤（槟榔、南瓜子）等，安蛔如乌梅丸。单味炒使君子肉嚼服，常用于驱除蛔虫。

7. 镇惊开窍法 适用于小儿惊风、神昏之证，如高热惊厥、癫痫、小儿暑温等，常用方剂如羚角钩藤汤、定痫丸、止痉散、安宫牛黄丸、至宝丹、紫雪散、苏合香丸、行军散、玉枢丹等。

8. 健脾益气法 适用于脾胃虚弱，气虚不足的患儿，如久泻、疳证及病后体虚等。常用方剂如参苓白术散、七味白术散、四君子汤、异功散、补中益气汤等。

9. 培元补肾法 适用于小儿胎禀不足，肾气虚弱及肾不纳气之证，如解颅、五迟、五软、遗尿、哮喘等。常用方剂有六味地黄丸、金匮肾气丸、调元散、桑螵蛸散、参蛤散等。小儿时期常见肝肾同病、脾肾同病或肺肾同病，治疗时应配合养肝、健脾、补肺之品。

10. 凉血止血法 适用于小儿诸种出血证候，如鼻衄、齿衄、紫癜、血尿、便血等。常用方剂如犀角地黄汤、玉女煎、小蓟饮子、槐花散等。

11. 活血化瘀法 适用于各种血瘀之证。常用方剂如桃红四物汤、血府逐瘀汤、少腹逐瘀汤、桃仁承气汤等。基于"气为血之帅，气行则血行"，故活血化瘀方中，常辅以行气的药物。

12. 回阳救逆法 适用于小儿元阳衰脱之危重证候，临床可见面色㿠白，神疲肢厥，冷汗淋漓，气息奄奄，脉微欲绝等。此时必须用峻补阳气的方剂加以救治。常用方剂如四逆汤、参附龙牡救逆汤等。

13. 燥湿理气法 适用于小儿因湿邪阻滞，脾为湿困，运化失常所致的病证。常用方剂如藿香正气散、三仁汤、平胃散、胃苓汤、二陈汤等。

14. 益气养阴法 适用于小儿因体虚或病后造成的气阴亏损。常用方剂如生脉散、养胃汤、沙参麦冬汤等，若属心之气阴不足可用炙甘草汤，属肾阴亏损可用左归饮。根据阴阳互根原理，在补阴药中一般应适当辅以补阳药。

二、外治法

（一）外治法的优点

小儿大多不愿服药，害怕打针，特别是婴幼儿内治给药常有困难。而小儿肌肤柔嫩，脏气清灵，外治之法，作用迅速，使用方便，易为家长和患儿接受，故自古有"良医不废外治"之说。临床实践证明，采用各种外治法治疗小儿常见病、多发病，易为小儿所接受，应用得当，也有较好的疗效。外治法可以单用或与内治法配合应用。

外治诸法，其理与内治诸法相通，也需视病情之寒热虚实进行辨证论治。外治法通常按经络腧穴选择施治部位。《理瀹骈文·略言》说："外治之理，即内治之理；外治之药，亦即内治之药，所异者法耳。"可见外治与内治的取效机理是一致的。

（二）常用外治疗法

目前儿科临床常用的外治法，主要指使用药物进行敷、贴、熏、洗、吹、点、灌等方法治疗，针灸疗法、推拿疗法、拔罐疗法等疗法通常也可归属于外治疗法。

1. 熏洗法 熏洗疗法是将药物煎成药液，熏蒸、浸泡、洗涤、沐浴患者局部或全身的治疗方法。利用煮沸的药液蒸气熏蒸皮肤是熏蒸法，药液温度降为温热后浸泡、洗涤局部是浸洗法，以多量药液沐浴全身则是药浴法。

熏蒸法用于麻疹、感冒的治疗及呼吸道感染的预防等，有疏风散寒、解肌清热、发表透疹、消毒空气等功效，如麻疹发疹初期，为了透疹，用生麻黄、浮萍、芫荽子、西河柳煎水后，加黄酒擦洗头部和四肢，并将药液放在室内煮沸，使空气湿润，使体表亦能接触药气。浸洗法用于痹证、痿证、外伤、泄泻、脱肛、冻疮及多种皮肤病，有疏风通络、舒筋活血、祛寒温阳、祛风止痒等功效，又常与熏法同用先熏后洗，如石榴皮、五倍子、明矾煎汤先熏后洗治疗脱肛。药浴法用于感冒、麻疹、痹证及荨麻疹、湿疹、银屑病等多种皮肤病，有发汗祛风、解表清热、透疹解毒、活络通痹、祛风止痒等功效，如苦参汤温浴治全身瘙痒症，香樟木汤揩洗治疗荨麻疹，河白草煎汤熏洗躯体治疗阴水浮肿等。

2. 涂敷法 涂敷法是用新鲜的中药捣烂成药糊，或用药物研末加入水或醋调匀成药液，涂敷于体表局部或穴位处的一种外治法。药液用于发热、泄泻、暑疖、湿疹、药疹、烧伤等病证，具有清热解毒、温中止泻、活血消肿、燥湿收敛等功效。如白芥子、胡椒、细辛研末，生姜汁调糊，涂敷肺俞穴，治寒喘；鲜马齿苋、鲜乌蔹梅、鲜芙蓉叶、鲜丝瓜叶等，任选一种，捣烂外敷腮部，治疗痄腮。

3. 罨包法 罨包法是将药品置于局部肌肤，并加以包扎的一种外治法。如用皮硝包扎于脐部，用治饮食不节，食积于内，或积滞证时，腹胀腹满、嗳腐酸臭、时有呕恶、舌苔厚腻等症；用大蒜头适量，捣烂后包扎于脚底心和脐部，有温经止泻的作用，以防治慢性泄泻；用五倍子粉加醋调罨包脐内，治疗盗汗等。

4. 热熨法 热熨法是采用药物、器械或适用的材料经加热处理后，对机体局部进行熨敷的治疗方法。常用的是将药物炒熟后，用布包裹，以熨肌表。热熨疗法常用于腹痛、泄泻、积滞、癃闭、痹证、痿证、哮喘等病证，具有温中祛寒、理气止痛、通阳利尿、温经通络、祛寒降气等功效。如炒热食盐熨腹部，以治腹痛；用生葱、食盐炒热，熨脐周围及少腹，以治尿闭；用葱白、生姜、麸皮，热炒后用布包好，熨腹部，治疗内寒积滞的腹部胀痛；用吴茱萸炒热，布包熨腹部，治风寒腹痛等。热熨疗法应用时应保持连续治疗，可两包药物轮流加热熨敷。热熨温度以45～55℃为宜，过高防灼伤皮肤，过低则影响疗效。

5. 敷贴法 敷贴法是用药物制成软膏、药饼，或研粉撒于普通膏药上，敷贴于局部的一种外治法。膏药用于痈疽疮疖、跌打损伤、筋骨酸痛、癥瘕瘰疬、腹痛泄泻等病证，具有消痛散结、活血生肌、舒筋活络、化瘀消癥、散寒温脾等功效。如在夏季三伏天，用延胡索、白芥子、甘遂、细辛研末，以生姜汁捣成药饼，中心放少许丁香末，敷于肺俞、膏肓、百劳穴上，防治哮喘等。

6. 擦拭法 擦拭法用药液或药末擦拭局部，如冰硼散擦拭口腔，或用淡盐水、金银花、甘草煎汤，野菊花煎汤洗涤口腔，以治疗鹅口疮和口疮，或用野蔷薇花露，洗拭口腔治疗鹅口疮。

7. 药袋疗法 药袋疗法是将药物研末装袋，给小儿佩挂或做成枕头、肚兜的外治法。如用山柰、雄黄、冰片、樟脑等研成末，放入布制囊内，制成香囊，挂于颈下胸前，有预防呼吸道感染的作用。

三、其他治法

（一）推拿疗法

小儿推拿疗法是运用各种手法作用于小儿身体一定部位或穴位上，达到治疗目的的一种传统方法。此法有促进气血流行、经络通畅、神气安定、脏腑调和的作用。儿科临床常用治疗脾系病证如泄泻、呕吐、腹痛、疳证、厌食等，肺系病证如感冒、发热、咳嗽、肺炎、哮喘等，杂病如遗尿、口疮、近视、痿证、痹证、惊风、肌性斜颈、脑性瘫痪、小儿麻痹症后遗症等。小儿推拿的手法应以轻快柔和为原则，常用的手法主要有推、揉、按、摩、运、掐、搓、摇、捏、拿、拍等。取穴要以脏腑经络、阴阳气血、寒热虚实理论为指导，根据病情灵活选穴。推拿的顺序一般按先推四肢、头面，后推胸腹、脊背，或从上而下，依次推毕。推拿疗法亦有一些禁忌证，如急性出血性疾病、急性外伤、急腹症，皆不宜推拿。还有一些严重的传染病，应采取综合救治措施，而不能单独运用推拿疗法，以免贻误病情。此外，还应注意室温适宜，冬季须防感冒，并注意卫生，防止交叉感染。术者指甲须及时修剪，以防伤及患儿皮肤。

捏脊疗法是小儿推拿疗法中的一种特殊方法，是通过对督脉和膀胱经的按摩，达到调整阴阳、通理经络、调和气血、恢复脏腑功能目的的一种疗法。临床常用于治疗小儿疳证、消化不良、厌食、腹泻、呕吐、便秘、咳喘、夜啼等病证，也可作为保健按摩的方法使用。操作方法：患儿俯卧，医者两手半握拳，两食指抵于背脊之上，再以两手拇指伸向食指前方，合力夹住肌肉提起，而后食指向前，拇指向后退，做翻卷动作，两手同时向前移动，自长强穴起，一直捏到大椎穴即可。如此反复5次，从第3次起，每捏3把，将皮肤提起1次。每日1次，连续6天为1疗程，休息1天，再开始第2疗程。对脊背皮肤感染、出血的患儿禁用此法。

（二）针灸疗法

针灸疗法包括多种针法和灸法。小儿针灸疗法常用于治疗遗尿、哮喘、泄泻、痢疾、痿证、痹证等病证。小儿针灸疗法所用经穴基本与成人相同，但小儿接受针刺的依从性较差，故一般采用浅刺、速刺的方法，不常深刺和留针；小儿灸治常用艾条间接灸法，与皮肤有适当距离，以皮肤微热微红为宜。小儿针法除体针外，还常用头针、腕踝针、耳针等。

刺四缝疗法　四缝是经外奇穴，在食、中、无名及小指四指掌面第一指关节横纹的中央，是手三阴经所过之处（图1-2）。针刺四缝穴是小儿针灸疗法中的一种特殊方法，具有健脾开胃、清热除烦、止咳化痰、通畅百脉、调和脏腑的作用。常用于治疗小儿疳证、厌食、咳嗽、百日咳、咳喘等证证。5岁以下，特别是婴幼儿效果更佳。操作方法，皮肤局部消毒后，用三棱针或粗毫针针刺，约一分深，刺后用手挤出黄白色黏液。每周刺1~2次，病重者可隔日刺1次，待病情好转后减为每周1次、10天1次或15天1次，最多不超过10次。刺后24小时内，两手避免接触污物，以防感染。

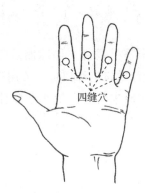

图1-2　四缝穴位图

（三）拔罐疗法

拔罐疗法有促进气血流畅、营卫运行及祛风、散寒、止痛的功效，常用于肺炎喘嗽、哮喘、腹痛、遗尿等病证。儿科拔罐疗法常用口径较小的竹罐或玻璃罐等，留罐时间短。若是1岁以内的小儿，或高热抽风、水肿、出血、严重消瘦、皮肤过敏、皮肤感染者，不宜采用此法。

（四）饮食疗法

本法又称"食疗"，是在中医理论指导下，将食物或药食同源的中药制成膳食或药膳，利用食物的寒热温凉偏性，作用于有关脏腑，以调节机体功能，达到防治疾病、养生健体的目的。食疗侧重调节机体功能、促进病体康复，临床上一般只作为主要治疗方法之外的一种辅助疗法。饮食疗法中小儿常用的饮食种类有粥、汤、饮、汁、羹、露、茶、糕、饼、膏、糖等，其中尤以粥类用途最广。常用的如茯苓饼、山楂糕、健脾八珍糕、山药粥等。饮食疗法要根据小儿特点，因质制宜，因时而变，辨证施用，同时注意饮食宜忌等。

扫一扫，查阅本章数字资源，含PPT、音视频、图片等

　　中医儿童保健学是中医儿科学重要组成部分之一，是运用中医理论和方法，根据自胎儿至青春期儿童的生长发育规律，研究如何对儿童群体和个体的营养、疾病防治、健康管理等方面进行有效干预，保护和促进儿童身心健康，保障儿童权利为目的的一门学科。

　　中医儿童保健学历史悠久，源远流长，具有突出的特色和丰富的经验。首先强调重视先天，出生之前的干预可使儿童先天禀赋充盛，而生后之调护则保证其健康发育成长。其内容从父母婚配、受孕，到养胎、护胎、胎教，直至发育成熟，无不论述精详。人痘接种预防天花等预防方法为我国首创；养胎、护胎、胎教理念体现了中医"优生""不治已病治未病""未病先防"的观点。中国传统儿童保健经验的重要性和科学意义，越来越被西医学所证实；特别是近年来，随着中医体质辨识的重要性及与儿童保健之间的关系被广泛认可，富有中医特色的儿保理念也愈加被人们接受。因此，须弘扬中医儿童保健学的先进思想和科学方法，使之在儿童保健中发挥更大的作用。

第一节　胎儿期保健

　　先天之本，是一生的根基，"养胎护胎""胎养胎教"等胎儿期保健理论，历来被认为是儿童保健的第一步。我国自古重视优生优育，并强调从优孕做起。胎儿的强弱，禀受于父母，特别是胎儿在母腹中，与孕母同呼吸，共安危，孕母的体质、营养、用药、起居、环境、情绪等因素，均会影响胎儿的生长发育。正如元代朱丹溪在《格致余论·慈幼论》中所说："儿之在胎，与母同体，得热则俱热，得寒则俱寒，病则俱病，安则俱安。"

　　明代著名儿科医家万全在《万氏家藏育婴秘诀·十三科》中提出了四种育婴方法，即：预养以培其元，胎养以保其真，蓐养以防其变，鞠养以慎其疾。系统总结了孕前、孕期、围生期、出生后四个阶段的儿童保健方法。

　　胎儿期保健的第一步是"预养以培其元"。孕育之前，男女双方要慎重选择配偶。近亲之间，血缘相近，不可通婚，否则会使后代体弱，且患遗传性疾病的机会增多；应做好婚前检查，排除男女双方影响生育的遗传性疾病、传染病等。结婚宜适龄，男子三八、女子三七，肾气平均，发育完全成熟，所以，男子24～32岁、女子21～28岁，才是婚育的适合年龄。婚后，双方应注意养身保健，使气血充沛，阴阳调和，有利于胎儿的孕育；体弱、劳倦、吸烟、酗酒等因素可造成男子精子数目不足、活力低下，甚至导致精子畸形以及染色体异常，女子卵细胞成熟及受孕障碍，从而引起不孕、难孕、易流产、胎儿畸形和下一代智力低下等。同时，孕前应纠正不良生活嗜好及习性；要节制房事；任何一方患病时，均应于孕育胎儿前治愈疾病等。此外，要在精神愉

悦、环境适宜、身体健康的情况下孕育胎儿。如此，才能孕育出禀赋元阴元阳充实的下一代。

胎儿期保健的主要内容是"胎养以保其真"。胎儿在母腹中的生长全赖于孕母气血的滋养，孕妇气顺血充，则胎儿安康；孕妇气血不畅或不足，则胎动不安甚至流产或畸形。孕妇在妊娠期应身心愉悦，合理饮食，调节冷暖，防止跌仆，劳逸结合，勿滥用药，这样才能使胎儿发育良好，生长健康，智力聪颖。

一、调摄精神

妇人怀孕，母子一体，气血相通。精神内守，喜怒哀乐适可而止，有益妇儿健康。西汉戴德在《大戴礼记·保傅》中曾记载："周后妃任成王于身，立而不跛，坐而不差，独处而不倨，虽怒而不詈，胎教之谓也。"是关于"胎教"的最早记载。此外，刘向在《列女传》中记载周文王之母太任妊娠期间"目不视恶色，耳不听淫声，口不出敖言，能以胎教。"也一直被奉为古代孕期精神调摄的典范，表明早在商周时期已经认识到做好胎养胎教可使小儿健康聪慧长寿。而《素问·奇病论》对"胎病"的记载，则说明当时已认识到孕期失于养护可造成小儿先天性疾病。所以，妊娠期间孕妇应当保持良好的精神状态，心态平和，避免怒、喜、思、悲、恐、惊、忧七情过度的伤害，还可用柔和的音乐来放松心情、陶冶情操，这对孕妇和胎儿都是有益的。

二、调和饮食

胎儿的生长发育，全赖母体的气血供养；孕妇的气血盈亏，又直接与饮食营养及脾胃功能有关，故整个孕期都应重视饮食调养，保证胎儿正常生长发育所必需的各种营养素如蛋白质、矿物质（铁、锌、钙等）和维生素（维生素D、维生素E等）的足量供给，并避免过食生冷、辛辣、肥腻之品，以免酿生胎寒、胎热、胎肥等病证。北齐名医徐之才总结的魏晋以来孕期保健的经验——逐月养胎法，是依照妊娠不同月份的特点而采用的养胎方法，为历代所推崇。从怀孕的第一个月起，孕妇就应当注意饮食清淡，营养丰富，戒烟戒酒，嗜好有节，不要进食可能加重妊娠反应的食品。妊娠三个月后，胎儿生长迅速，孕妇要加强营养、增加主食和动物性食物的摄入。同时应注意饮食有节，避免导致胎儿体重增加过快，形成难产和巨大儿。妊娠七至九个月时，是胎儿生长的高峰期、大脑发育的关键期，更要摄取充足的富有营养的食物，以保证胎儿成熟所需。

三、调适寒温

"十月怀胎"，历经四季，故应调适寒温，顺应天时，减少气候骤变对人体的伤害。同时，怀孕后血聚以养胎，气血相对不足，故易被外邪所侵，引起各种时令疾病。《诸病源候论·妇人妊娠病诸候》中列举了妊娠杂病14种，其中外感疾病约占半数，明确指出了妊娠期间注意调适起居寒温的重要性。特别是书中强调如患伤寒、时气、温病、热病，不仅伤害孕妇，还能够伤胎、损胎、堕胎，所以妊娠期间不能感受外邪，这是关于妊娠期感受外邪会损伤胎儿的早期记载。此外，要为孕妇创造良好的生活环境，保证居室内空气流通，保持空气新鲜。衣着也要满足妊娠的特殊要求，选择柔软、透气、吸潮、保暖的棉织品；衣服大小要随着体形的变化而变化，以宽松舒适为宜；妊娠后期切不可穿过紧的衣服、裤子、鞋、袜等，以免阻碍气血流通。

四、避免外伤

妊娠期间，孕妇要防止各种有形和无形的外伤，以保护自己和胎儿。清代张曜孙曾对孕妇提出"十六毋戒示"（《产孕集·孕忌第四》），包括毋登高、毋作力、毋疾行、毋侧坐、毋曲腰、毋跛倚、毋高处取物、毋久立、毋久坐、毋久卧、毋犯寒热等，尤其要注意保护腹部，避免受到挤压和冲撞。除此之外，还应规避噪声、放射线等易造成胎儿流产或发育畸形的损伤，以保护胎儿。

妊娠期间要控制房事，节欲保胎。唐代孙思邈《备急千金要方·妇人方》说："妊娠二月……居必静处，男子勿劳。"即强调了妊娠早期控制房事、节欲保胎的重要性。若房事不节，扰动相火，耗劫真阴，可导致冲任损伤而致胎元不固，造成流产、早产，也易于因交合而酿成胎毒，使孕妇及胎儿宫内感染的机会增多。尤其是妊娠早期 3 个月和后期 1.5 个月，应当戒却房事。

五、劳逸结合

妊娠期间，孕妇应动静相随，劳逸结合。适度的活动能使肢体舒展，气血流畅，有利于胎儿正常生长发育及顺利分娩。正如明代万全《万氏妇人科·胎前》说："妇人受胎之后，常宜行动往来，使血气通流，百脉和畅，自无难产。若好逸恶劳，好静恶动，贪卧养骄，则气停血滞，临产多难。"指出了妊娠期间过于安逸、缺少活动的危害性。同时，孕妇也不可过劳，不能从事繁重的体力劳动和剧烈的体育运动，以免损伤胎元，引起流产或早产。

孕妇应当动静相兼，劳逸结合，在妊娠的不同时期有所侧重。一般说来，妊娠 1 ~ 3 个月应适当静养，谨防劳伤，以稳固其胎；4 ~ 7 个月可增加活动量，以促进气血流行，适应胎儿迅速生长的需要；妊娠后期只能做较轻的工作；足月之后，以静为主，安待分娩，每天可安排一定时间的散步；有条件的话，分娩前两周尽量停止工作。

六、谨慎用药

我国历来主张孕妇患病必须用药，但应十分审慎，无病不可妄投药物，有病也要谨慎用药，中病即止，若用药不当会损伤胎儿。如《素问·六元正纪大论》说："黄帝问曰：妇人重身，毒之何如？岐伯曰：有故无殒，亦无殒也。帝曰：愿闻其故何谓也？岐伯曰：大积大聚，其可犯也，衰其大半而止，过者死。"《神农本草经》就有水蛭"无子"、地胆"堕胎"等记载。古人提出的妊娠禁忌中药主要分为以下 3 类：毒性药类，如乌头、附子、天南星、野葛、水银、轻粉、铅粉、砒石、硫黄、雄黄、斑蝥、蜈蚣等；破血药类，如水蛭、虻虫、干漆、麝香、瞿麦等；攻逐药类，如巴豆、牵牛子、京大戟、芫花、皂荚、藜芦、冬葵子等。这些药物药性峻猛，可致孕妇中毒，并损伤胎儿，造成胚胎早期死亡，流产、早产，或致畸等。

此外，大量现代化学合成药物，尤其是抗生素如四环素、链霉素、卡那霉素等，抗疟药如氯喹、乙胺嘧啶等，激素如乙烯雌酚、黄体酮、甲基睾丸素、己烯雌酚、可的松等，激素拮抗剂如丙基硫氧嘧啶、他巴唑等，抗肿瘤药如氨甲蝶呤、环磷酰胺、苯丁酸氮芥等，抗凝血药物如肝素、双香豆素、阿司匹林、水杨酸等，抗惊厥药如盐酸氯丙嗪、苯妥英钠、丙咪嗪等，都可损伤胎儿。20 世纪 60 年代，欧洲曾发生的"反应停"事件，造成了数以万计的海豹肢体畸形胎儿出生，大大提高了人们对孕妇谨慎用药的警觉性。

总之，中医学对孕妇生活起居、饮食、活动和情志等保健宜忌的诸多论述，至今仍具有重要的现实指导意义。不论从调摄精神、调养饮食、调适寒温，还是避免外伤、劳逸结合或谨慎用药等各方面，分别阐述了胎儿期保健的重要性，并较早地认识到孕期失于养护的危害，明确指出了小儿先天性疾病的部分成因。很多观点的科学价值已被现代临床和实验所证实。这些宝贵的经验，对发展中医儿童保健学，优孕优生，提高人口素质，有着积极的作用。

第二节 新生儿期保健

小儿初生，乍离母腹，脏腑娇嫩、形气未充这一生理特点表现最为突出，如草木方萌，娇嫩无比，气血未充，脏腑柔弱，胃气始生，所处环境发生根本性变化，其适应及调节能力常不足，抵抗力弱，全赖悉心调护。正如《医学正传·小儿科》说："夫小儿之初生，血气未足，阴阳未和，脏腑未实，骨骼未全。"若稍有疏忽，易致患病，甚至夭折。新生儿期患病率和死亡率均为一生的最高峰，因此，新生儿期保健尤为重要。

一、明辨生理病理

新生儿娩出后，啼哭和安睡是其两项主要的生理活动。《幼科指归·小儿下地慎重看养之法》指出："小儿生时……速即包裹，令其安睡，睡后哭，哭后睡，听其自然，切不可动之。哭则清气升，睡则恶气降，胸腹之间、上下左右气血贯通矣。"此时，几种特殊的生理状态须明辨。如新生儿上腭中线和齿龈部位的散在、黄白色、碎米大小的隆起颗粒，称为"马牙"，又名"板口黄""珠子黄"，因其状如脆骨，形似马的牙齿而得名，是上皮细胞堆积或黏液腺分泌物积留所致，为新生儿特殊的生理现象之一，生后数周至数月可自行消失，不影响小儿健康，不应当挑刮。新生儿口腔两侧颊部稍硬、呈隆起状的脂肪垫，称为"螳螂子"，又名"螳螂嘴"，有助于吮乳，可自行消退，不可挑割。女婴生后3~5天，乳房出现蚕豆到鸽蛋大小的隆起，可在2~3周后消退；女婴生后5~7天，阴道可有少量出血，持续1~3天自行停止，为假月经，均不需特殊处理。上述均属本期的特殊生理状态。

此外，大部分新生儿在生后第2~3天出现黄疸，第4~6天达高峰。足月儿在生后2周黄疸消退，早产儿可延迟至3~4周消退。在此期间，其一般情况良好，不伴有其他临床症状，黄疸较轻，足月儿血清总胆红素低于220.5μmol/L（12.9mg/dL），早产儿低于256.5μmol/L（15mg/dL），这种状态被称为新生儿生理性黄疸。

近年来，母乳性黄疸发生率由过去的0.5%~2%上升到目前的约30%，根据发生时间可分为早发型和晚发型。早发型又称母乳喂养性黄疸，可通过早期开奶和增加哺乳次数，达到促进肠道动力和减少对胆红素的吸收而减轻。临床上更多见的是晚发型黄疸，其发生机制尚不完全知晓，可能是与母乳中有未能被孩子识别的因子，增加其肠道未结合胆红素的吸收有关。轻症者可进一步观察，不做特殊处理；黄疸中至重度者可暂停母乳喂养2~3天，大多数黄疸可明显减轻，继续母乳喂养不会导致黄疸再次复发。黄疸消退延迟者，则非生理状态，应当及时诊断治疗。

二、初生护理保健

（一）拭口洁眼护肤

新生儿在娩出后、开始呼吸前，应立即将口腔内黏液清除，以保证气道畅通，避免啼哭时黏液呛入气道。正如《备急千金要方·少小婴孺方上》说："……若不急拭，啼声一发，即入腹成百病矣。"同时，要拭去眼、耳中的污物，并立即进行体表皮肤黏膜，尤其是皮肤皱褶处及前后二阴的清洁护理。新生儿皮肤表面附有一层厚薄不均的胎脂，对皮肤有一定的保护作用，不必马上拭去。

（二）清洁断脐护脐

新生儿出生后即需结扎脐带，断脐后，新生儿方开始独立生存，因此可将断脐作为先天与后天的分界线。断脐护脐不可不慎，新生儿娩出 1~2 分钟后，即需在无菌条件下结扎脐带并剪断，脐带残端要用干法无菌处理，继以无菌敷料覆盖。若在特殊情况下未能保证无菌处理，则应在 24 小时内重新消毒、处理脐带残端，以防因不洁而致感染及脐风。

断脐后还需护脐，脐部要保持清洁、干燥，并注意保暖以防风冷外袭，若护理不当，亦可致感染及脐风。脐带残端经 4~10 天可自然脱落，脱落前沐浴时勿浸湿脐部，注意避免污水、尿液及其他污物污染脐部，以预防脐风、脐湿、脐疮等疾病的发生。正如明代《幼科发挥·脐风》提出："儿之初生，断脐护脐不可不慎……护脐之法，脐既断矣，用软布缠裹，待干自落，勿使犯去也。三朝洗儿，当护其脐，勿使水渍入也。脐落之后，当换抱裙，勿使尿湿浸及脐中也。如此调护，则无脐风之病。"

（三）祛除胎毒

胎毒，指胎中禀受之毒，主要指热毒。胎毒重者，出生时常表现为面目红赤、多啼声响、大便秘结等，易于发生丹毒、痛疖、湿疹、胎黄、胎热、口疮等病证，或造成易患热性疾病的体质。为新生儿祛除胎毒的方法自古有之，在小儿初生时服用少量具有清热解毒作用的中药，以清除胎毒，减少遗患，对改善小儿热性体质、减少疾病的发生具有积极作用。如清代陈复正在《幼幼集成·调燮》中指出："小儿初生……若身面俱红，唇舌紫赤，知其必有胎毒。每日用盐茶，但不可太咸，以帛蘸洗其口，去其黏涎，日须五六次……每日洗拭，则毒随涎去。"

祛胎毒常用的药物包括：①黄连法：取黄连 2g，用水浸泡令汁出，滴汁入儿口中。黄连性寒，适于胎禀热毒者，胎禀气弱或有蚕豆病者勿用。②淡豆豉法：取淡豆豉 10g，浓煎取汁，频频饮服。适用于胎毒兼脾虚者。③甘草法：取甘草 2g，金银花 6g 煎汤，拭口，并以少量喂服。对胎毒轻者尤宜。④大黄法：大黄 2~3g，沸水适量浸泡或略煮，取汁滴儿口中，胎粪通下后停服。适于胎禀热毒者。

（四）洗浴衣着

新生儿娩出后，将体表污物、血渍揩拭干净后即可洗浴。生后第 3 天再次洗浴，称为"三朝浴儿"，俗称"洗三"。洗浴时水温以 36~37℃为宜，并可在水中加入少量猪胆汁以祛除污秽，滋润肌肤。洗浴时将小儿托于左手前臂，右手持软毛巾，蘸水后轻轻擦拭小儿体表，动作应轻柔，并注意防寒保暖。勿将小儿没入水中，以免浸湿脐部。洗毕后将全身拭干，可在皮肤表面涂以少量新生儿润肤霜，并在皮肤皱褶潮湿处扑以少许爽身粉。

新生儿体温调节功能不全，常出现低体温，故应注意保暖，尤其对胎怯儿及在寒冷季节，须防冒受风寒。夏季则需防暑，衣被不能过厚或包裹过严，环境温度不宜过高，以免发生中暑。临产前应将婴儿的衣服晾晒，衣着应尽量选择柔软、浅色、吸水性强的纯棉织物。衣服样式宜简单，容易穿脱，宽松而少接缝，不用纽扣、松紧带等，以免损伤娇嫩的皮肤。尿布应柔软且吸水性强，勤换勤洗，也可用尿不湿等，保持阴部皮肤的干燥清洁。《诸病源候论·小儿杂病诸候一》说："小儿始生，肌肤未成，不可暖衣，暖衣则令筋骨缓弱。"《太平圣惠方·小儿初生将护法》亦言："凡儿初生，不可温衣，温衣伤皮肤肌肉，害血脉，发诸疮而黄也。"都是值得注意的。

（五）生后开乳

母乳是最适合婴儿生长发育需要的食物。生后 6 个月之内的婴儿，尤其是新生儿，均应以乳类为主要食品来源。《万氏家藏育婴秘诀·鞠养以慎其疾四》说："小儿在腹中，赖血以养之，及其生也，赖乳以养之。"新生儿强调要尽早开乳，娩出后，应将其置于母亲身边，给予爱抚，并尽早使其吸吮母亲乳头，促进母亲泌乳。产后 2~3 天乳汁分泌不多时，应鼓励母亲坚持喂哺，以促使母乳分泌，有利于哺乳成功。尽早开乳可减轻新生儿生理性黄疸，减少生理性体重下降及低血糖的发生，并有利于母体的恢复。

（六）母婴同室

母婴同室是中医历来所倡导的。母亲与其婴儿 24 小时全天候生活在同一居室，随时可将婴儿抚抱怀中，亲昵、哺乳、轻拍使其安睡，观察婴儿的异常表现。陈自明《妇人大全良方·〈产乳集〉将护婴儿方论》说："夜间不得令儿枕臂，须作一二豆袋令儿枕，兼左右附之。可近乳母之侧。"古代医籍中关于母婴同室的记载，与今天所倡导的母婴同室观点是一致的，其科学性已被世界重新认识，并得到肯定和广泛应用。

（七）日常养护

新生儿居室应定时开窗通风，保持室内空气清新。新生儿专用的食具和用具，使用前后要清洁消毒。母亲在哺乳和护理前应先洗手。尽量减少亲友探视和亲吻，避免交叉感染。注意防止因包被蒙头过严、哺乳姿势不当等造成新生儿窒息。

我国历来重视围产期保健，特别是 20 世纪末，随着经济快速发展，围产期妇婴保健受到高度重视。除孕期即开始的叶酸补充及各种营养支持、健康教育之外，糖尿病筛查、唐氏综合征等遗传疾病的筛查都纳入医保。初生婴儿，特别是围产期内的新生儿发病率和死亡率已明显下降。但由于脏腑柔弱、成而未全、全而未壮的小儿生理特点和发病容易、易虚易实、易寒易热的小儿病理特点在新生儿期表现尤为突出。因此，应高度重视新生儿期保健。

第三节　婴儿期保健

度过新生儿期，婴儿的适应能力较前明显增强，但其仍处于脏腑娇嫩，气血未充的状态，必须根据其生理特点安排起居作息，合理喂养，细心调护。婴儿期的保健包括生活起居、饮食调养、身体锻炼、精神养护、克服不良习惯、注意生活调理等。

一、喂养方法

婴儿喂养方法分为母乳喂养、人工喂养和混合喂养三种。

（一）母乳喂养

以母乳为主要食物，喂哺出生后 6 个月内婴儿的喂养方式，称为母乳喂养。母乳喂养是人类在进化过程中形成的自然喂养方式，也是最理想的喂养方式，应大力提倡。

我国自古就倡导母乳喂养，古代医家就此论述颇多。明代龚廷贤《寿世保元·小儿初生》说："儿生四五个月止与乳吃，六个月以后方与稀粥哺之。"指出四五个月以内应当以母乳喂养为主，这一观点与现代婴儿喂养的原则完全吻合。再如清代曾懿《女学篇·自乳之得宜》中指出："欲子女强，仍宜自乳，盖天之生人，食料也随之而生，故婴儿哺育，总以母自乳为佳，每见儿女自乳者，身体较为强壮。"

古代医家认为母乳喂养具有诸多好处。元代曾世荣《活幼口议·饭多伤气》说："已诞之后，继时吻之以乳。乳者，化其气血，敷养肌肤，百脉流和，三焦颐顺，身肢渐舒，骨力渐壮。三周所庇，一生为幸……凡人生子，究乳为上。"明代万全《幼科发挥·调理脾胃》也说："盖乳者，血所化也，血者，水谷之精气所生也。"强调了母乳的益处及母乳喂养的重要性。母乳中含有最适合婴儿生长发育的各种营养物质，对促进婴儿的体格、智力发育是非常重要和不可或缺的，也是其他食品所不可替代的；此外，还含有多种免疫因子如各种免疫球蛋白等，具有增进免疫功能、提高抗感染能力、减少疾病发生的作用；母乳的温度适宜，方便又经济；母乳喂养可增进母婴的情感交流，有利于促进婴儿心理与社会适应性的发育；母乳喂养可促进乳母催乳激素的产生和子宫的收缩及复原，抑制排卵，减少乳腺癌、卵巢癌的发病率。

"按需喂给"，这是我国传统的，也是世界卫生组织提倡的喂养原则。《备急千金要方·初生出腹第二》说："凡乳母乳儿……如是十返五返，视儿饥饱节度，知一日中几乳而足，以为常。"它不强调统一的喂养时间和乳量，而是要求根据每个婴儿的生理需要及其消化吸收能力，采取个体化的喂养方法。这与现代的科学喂养观不谋而合。

90%以上的健康婴儿生后1个月即可建立自己的进食规律，一般每2~3小时喂1次，逐步延长到3~4小时喂1次，夜间逐渐停喂1次，以养成良好的作息习惯。每次哺乳时间15~20分钟，也可根据婴儿个体差异适当延长或缩短，以吃饱为度。每次哺乳前，应做好清洁准备：母亲洗手，用湿热毛巾敷乳房、清洁乳头等；喂哺姿势宜取坐位，身体放松，怀抱婴儿，将其头、肩部枕于母亲哺乳侧肘弯部、侧身稍向上，尽量让婴儿吸空一侧乳房后再行另一侧哺乳；哺乳完毕将婴儿抱直，头靠母肩，轻拍其背，使吸乳时吞入胃中的空气排出，以减少溢乳。若母亲患有严重、慢性疾病，如严重心脏病、活动性肺结核、乙肝或乙肝病毒携带、巨细胞包涵体病毒感染、人类免疫缺陷病毒感染、糖尿病、恶性肿瘤、精神病及长期应用抗癌药、抗癫痫药、抗精神病药、激素、抗生素等时，不宜哺乳。乳头皲裂、感染时可暂停哺乳，但要吸出乳汁，以免病后无乳。

婴儿8~12个月时，完全进食乳品、代乳品及辅食，而停止母乳喂哺的方法，称为断乳。随着婴儿月龄的增长，母乳已不能满足其生长发育的需要，同时婴儿的消化功能也日趋完善，乳牙开始萌出，咀嚼功能增强，加之生后4~6个月起开始逐渐添加辅食，已能适应非流质饮食，故婴儿8~12个月时可以完全断乳。从添加辅食到完全断乳的一段时期称为转奶期，在此期间应逐渐减少哺乳次数，增加辅食量，并试用奶瓶或杯匙喂食；同时注意不要骤然断奶，避免婴儿因消化功能不适应而产生厌食、吐、泻等病证。断奶时间视母婴情况而定，如婴儿患病或遇酷暑、严冬，可延至婴儿病愈、秋凉或春暖季节。

（二）混合喂养

因母乳不足而添加牛、羊乳或其他代乳品的喂养方法，称为混合喂养，又称部分母乳喂养，包括补授法和代授法。母乳不足，婴儿体重增长不满意时，除母乳喂养外，可用配方奶或牛羊乳加以补充的方法，为补授法，适宜于4个月内的婴儿。补授时，每日母乳喂养的次数照常，每次先哺母乳，再补充一定量的代乳品，直到婴儿吃饱。这种喂养方法可因经常吸吮刺激而维持母乳的分泌，因而较代授法为优。而一日内有一至数次完全用乳品或代乳品代替母乳的方法，为代授法，不利于泌乳的建立，只有在无法由母乳喂养的情况下，方可采用代授法。使用代授法时，仍应坚持母乳喂哺，每日应不少于 3 次，并维持夜间喂乳，以尽量延长母亲泌乳的时间。

（三）人工喂养

完全以乳制品，如牛、羊乳品或代乳品等为食物，喂养出生后 6 个月内婴儿的喂养方式，称为人工喂养。

乳制品多是以牛乳为基础加以改造而制成的，目前市售的常见乳制品为婴儿配方奶粉。婴儿配方奶粉是参照母乳的组成成分，对牛奶的营养组成及比例进行了调整和改进，使所含营养素的成分接近于母乳，含量更适合婴儿生长发育的需要。喂哺婴儿时可直接加温水调配，不需煮沸，饮用方便。因此，目前已将婴儿配方奶粉作为人工喂养中乳制品的优先选择来源。但值得注意的是，婴儿配方奶粉仍不具备母乳的其他优点，尤其是母乳中含有免疫球蛋白、激素、活性酶等的问题，还未得到解决。婴儿配方奶粉应按年龄选用，用量为 20g/（kg·d）调配时奶粉与水的比例为 1∶7，即用盛 4.4g 奶粉的小匙取一匙奶粉加 30g 温开水配成。

全脂奶粉是用鲜牛奶经高温灭菌、真空浓缩、喷雾干燥等一系列工艺加工而成的乳制品，按重量 1∶8（30g 奶粉加 240g 水），或按体积 1∶4（1 匙奶粉加 4 匙水）加开水调制而成的，其成分与鲜牛奶相似。加热后的奶粉蛋白质会发生变性，更利于婴儿的消化和吸收，也可减少致敏的可能。同时，全脂奶粉更便于运输、携带及贮存。其缺点是挥发性脂肪酸、维生素等成分较鲜牛奶有所丢失。

鲜牛乳中乳糖含量低于母乳，故每 100mL 牛乳中可加蔗糖 5～8g；所含蛋白质高于母乳，但以酪蛋白为主，易在胃内形成较大凝块难以消化，故牛奶需加热煮沸后方可饮用，一可灭菌，二可使蛋白质变性，更利于消化；所含矿物质比母乳多 3～3.5 倍，可增加小婴儿消化道、肾脏的负荷，5 个月以下婴儿需适当加水以降低浓度；同时，牛乳中缺乏母乳中含有的免疫因子，故牛乳喂养的婴儿患感染性疾病的机会增加。羊乳的营养价值与牛乳大致相同，凝块较牛乳细而软，脂肪颗粒大小与母乳相仿，但叶酸及维生素等含量较少，长期喂哺而不添加辅食，易致婴儿大细胞性贫血。

大豆类代乳品营养价值较好。制备时应补足所缺成分，可用作 3～4 个月以上婴儿的代乳品。3 个月以下小婴儿消化能力差，最好不用大豆类代乳品。

同母乳喂养一样，人工喂养亦需要正确的喂哺技巧，特别要注意选用合适的奶瓶、奶嘴、出奶孔和喂哺时奶瓶的水平角度等，并保证奶液的合理温度。

（四）添加辅食

无论母乳喂养、人工喂养或混合喂养的婴儿，都应按时添加辅助食品，以满足其生长发育的需要，促进其脾胃功能逐渐增强，以逐步适应普通食品的摄入。添加辅食的原则为：由少到多、由稀到稠、由细到粗、由一种到多种，并在婴儿健康、脾胃功能正常时逐步添加。辅食的添加顺序可参照表 2－1。

表 2－1　添加辅食的顺序

月龄	添加的辅食
1～3 个月	鲜果汁、菜汤、鱼肝油制剂
4～6 个月	蛋黄、米糊、稀粥；鱼泥、豆腐、动物血；水果泥、菜泥
7～9 个月	粥、烂面条、烤馒头片、饼干；全蛋、鱼、肝泥、肉末
10～12 个月	稠粥、软饭、面条、馒头；碎肉、碎菜、豆制品等

二、婴儿护养

（一）阳光和空气

阳光对人是不可缺少的，对婴儿尤为重要。要根据婴儿的年龄和不同季节的特点，安排各种不同的户外活动。新生儿满月后即可抱到户外呼吸新鲜空气，也可在室内打开玻璃窗晒太阳，时间为每日 1~2 次，每次 15 分钟；2~6 个月的婴儿可由 15 分钟逐渐增加至 2 小时，6 个月至 1 岁者可延长至 3 小时，随着月龄的增加而增加。户外活动不仅可使婴儿有更多的机会接触、认识大自然，而且机体不断受到阳光、空气和风的刺激，可增强体温调节机能及对外界环境突然变化的适应能力，增强体质，提高抗病能力，促进生长发育及预防佝偻病的发生。《诸病源候论·小儿杂病诸候一》中即提出了"时见风日"的科学养护观："宜时见风日，若都不见风日，则令肌肤脆软，便易伤损……天和暖无风之时，令母将抱日中嬉戏，数见风日，则血凝气刚，肌肉硬密，堪耐风寒，不致疾病。若常藏在帏帐之内，重衣温暖，譬如阴地之草木，不见风日，软脆不任风寒。"指出了阳光、空气、风及户外活动对小儿健康的重要性。

（二）衣着、卫生及睡眠

小儿衣着过暖，易生内热，致其筋骨软弱，对外界气候变化的适应能力下降，尤其是耐寒能力降低，因而易致外感疾病发生。因此，应经常训练和锻炼小儿少穿一些，使其肌肤能更好地适应外界气温的变化，增强对寒冷的耐受能力。《诸病源候论·小儿杂病诸候一》提出科学养护观是"不可暖衣"："小儿始生，肌肤未成，不可暖衣，暖衣则令筋骨缓弱。"此后《备急千金要方·少小婴孺方》再次强调："不可令衣过厚……儿衣绵帛特忌厚热，慎之慎之。"经千百年临床实践证明，这些为历代医家重视与推崇的育儿经验，是增强小儿体质的有效办法，值得大力提倡。

南宋医家陈文中在总结前人经验，结合自己临床实践的基础上，充分考虑小儿的生理、病理特点，提出"养子真诀""养子十法"等较为科学的育儿方法，其中诸如"背暖""肚暖""足暖""脾胃要温"等方法主要是为护阳固阳而设，体现了儿科预防医学思想，对后世儿科护理与保健学术思想的发展，起到了积极的作用。

婴儿衣着尽量选用宽松的纯棉制品，不可紧束而妨碍气血流通，影响骨骼发育；要保持婴儿的清洁卫生，勤洗浴，勤换衣裤，便后清洁臀部等；尽量保证小婴儿所需睡眠时长，并按照婴儿睡眠时间逐渐缩短的生理特点，在哺乳、玩耍等日常安排中，注意培养并逐步形成"夜间以睡眠为主、白天以活动为主"的良好作息习惯。

（三）精神调摄

婴儿期是感觉、知觉发育的重要时期，视觉、听觉及其分辨能力迅速提高，要结合生活的实践，教育、训练他们由近及远认识生活环境，促进感觉、知觉发展，培养他们的观察力，避免暴受惊恐而扰乱心气致病。

三、预防接种

婴儿时期脏腑娇嫩，卫外不固，从母体获得的免疫力在 6 个月以后就逐渐消失，而后天免疫尚未建立，故此期易于发生肺系疾病、脾系疾病和各种传染病，因此，必须切实按照全国计划免疫工作条例规定的计划免疫程序，为 1 岁以内的婴童完成基础免疫。定期进行体格检查，监测生长发育，早期发现生长发育异常、缺铁性贫血、维生素 D 缺乏性佝偻病等疾病，并给予及时的干预和治疗。要合理膳食，使婴儿的脾胃功能逐步增强；注意饮食卫生，降低脾系疾病的发病率。

　　婴儿期是儿童生长发育的第一个飞跃期，生长发育极为迅速，身长、体重日益增加，语言、动作发育，心理活动逐渐丰富，对营养物质的需求量逐渐增多，脾胃却常显不足；同时，来自母体的抗体逐渐减少，自身免疫功能尚未完善，故必须做好此期的喂养、护养和预防接种等各项保健工作，护佑婴儿健康成长。

第四节　幼儿期保健

　　进入幼儿期，小儿的活动范围扩大，体格生长、智力发育，活动能力、语言表达能力和模仿性都逐渐增强，此期生长发育虽不及婴儿期迅速，但是行为及认知功能发育的关键时期。小儿的消化、呼吸功能仍不完善，食物日渐丰富，接触面扩大，对危险的识别能力及自我保护能力差，易出现消化功能紊乱、呼吸道疾病及发生意外伤害和中毒。

一、饮食调养

　　幼儿处于以乳食为主转变为以普通饮食为主的转型期。此期乳牙逐渐出齐，但咀嚼功能仍差，脾胃功能仍较薄弱，食物宜细、软、烂、碎。《小儿病源方论·养子调摄》说："养子若要无病，在乎摄养调和。吃热、吃软、吃少，则不病；吃冷、吃硬、吃多，则生病。"

（一）食物品种应多样化

　　以谷类为主食，同时进鱼、肉、蛋、豆制品、蔬菜、水果等多种食物，荤素搭配。《素问·脏气法时论》说："五谷为养，五果为助，五畜为益，五菜为充，气味合而服之，以补精益气。"

（二）养成良好饮食习惯

　　每日 3 次正餐，正餐间可适当给予 2 ~ 3 次以奶类、水果及其他稀软面食为主的加餐。进餐需定时、定量、有规律，不挑食，不偏食。《景岳全书·小儿则》说："小儿饮食有任意偏好者，无不致病。"零食的添加当以坚果、水果、乳制品等营养丰富的食物为主，数量和时机以不影响幼儿主餐食欲为宜。适当控制如糖类、碳酸饮料等含糖高的食物。此外，要训练幼儿正确使用餐具和独立进餐的能力。注意给小儿创造一个良好的进餐环境，避免喧嚣吵闹，以培养其集中精力进食的良好习惯。

　　这一时期，不但要保证充足的营养供给，以满足小儿生长发育仍然较快的需要，还要防止食伤致病。因此，此期的饮食调养仍需由家长掌握，正如《万氏家藏育婴秘诀·鞠养以慎其疾四》说："小儿无知，见物即爱，岂能节之？节之者，父母也。父母不知，纵其所欲，如甜腻粑饼、瓜果生冷之类，无不与之，任其无度，以致生疾。虽曰爱之，其实害之。"

二、起居活动

　　幼儿 1 ~ 1.5 岁学会走路，2 岁以后能够并且喜欢跑、跳、爬高。与此同时，手指的精细动作也发展起来，学用匙，乱涂画；初步学会用玩具做游戏。幼儿学走路时需由成人陪护，防止跌跤，但是又要给孩子保留一定的自主活动空间，引导孩子的动作发育。

幼儿期是习惯养成的良好时期。每日睡眠时间从 14 小时逐渐减至 12 小时，以夜间为主，日间午休 1.5 ~ 2.5 小时为宜。睡眠时需环境安静、空气清新、光线暗淡，注意纠正吮手指、含奶头等不良习惯。1 岁左右让孩子坐盆排尿，1.5 岁不兜尿布，夜间按时唤醒小儿坐盆排便，2 ~ 3 岁后夜间可不排尿。平时注意观察小儿欲解大小便时的表情，使小儿早日能够自主控制排便。2 岁开始培养其睡前及晨起漱口刷牙的卫生习惯，逐渐教孩子学会自己洗手洗脚、穿脱衣服。重视与幼儿的语言交流，通过对话、讲故事、唱歌、游戏等，促进幼儿语言发育与运动能力的发展，还应注意培养幼儿与人交往的能力，鼓励其交朋友。对幼儿进行早期教育，通过有目的、有计划、系统地对其感知能力的训练和培养，引导、发掘其潜能，提高其接受外界事物的能力，为以后的智力发育打下良好的基础。关于衣着保暖，《小儿病源方论·养子十法》提出了"一要背暖……二要肚暖……三要足暖……四要头凉……"的护养原则。《小儿卫生总微论方·慎护论》说："凡儿常令薄衣……薄衣之法，当从秋习之；若至来春稍暖，须渐减其衣，不可便行卒减，恐令儿伤中风寒。"《活幼口议·小儿常安》说："四时欲得小儿安，常要一分饥与寒。"这些都是我国古代总结出的有效育儿经验。

三、疾病预防

随着幼儿生活范围逐步扩大，患感染性疾病的机会也相应增加。为此，应注意培养其养成良好的卫生习惯。生活中家长要耐心教育，纠正其不良习惯，如吮手、脏手抓食品、坐在地上玩耍等，饭前便后要洗手，腐败污染的食品不能吃，出外玩耍时尽量不穿开裆裤，衣被经常换洗。幼儿的肺系疾病、脾系疾病发病率高，要防外感、慎起居、调饮食、讲卫生，才能减少发病。还要继续按计划免疫程序做好预防接种，以预防传染病。幼儿好奇好动，但识别危险的能力差，应注意防止异物吸入、烫伤、触电、外伤、中毒等意外事故的发生，如《万氏家藏育婴秘诀·鞠养以慎其疾四》所说："小儿玩弄嬉戏……但勿使之弄刀剑，衔铜铁，近水火。"

第五节　学龄前期保健

学龄前期儿童较之婴幼儿时期生长发育速度进一步减慢，但活动能力增强，智识已开，求知欲旺盛。虽然随着体质增强发病率逐渐下降，但也要根据这一时期的特点，做好保健工作，保障儿童身心健康成长。

一、体格锻炼

学龄前期小儿一般进入了幼儿园，也可能散居。要加强体格锻炼，以增强小儿体质。要有室内外活动场所，幼儿园要添置活动设备，如摇船、摇马、滑梯、跷跷板、转椅，做操用的地毯、垫子，以及各种电子活动设备，有条件的还有戏水池、小型游泳池、运动场等。安排适合该年龄特点的锻炼项目，如跳绳、跳舞、踢毽子、保健操，以及小型竞赛项目等。各种活动和锻炼方法轮换安排，要使小儿在游戏和锻炼中学会与人交往，培养集体主义精神和荣誉感。要保证每天有一定时间的户外活动，接受日光照射，呼吸新鲜空气。正如《诸病源候论·小儿杂病诸候一》说："数见风日，则血凝气刚，肌肉硬密，堪耐风寒，不致疾病。"

二、早期教育

根据此期儿童的年龄及心智，采用多样的形式教以各种常识，以启发其智慧，使之在与人接触、游玩中增长见识，提高理解和思维能力。孔子曾说过："少成若天性，习惯如自然。"《颜氏家训·慕贤》注重周围环境对于儿童的影响，指出这种"无言之教"能使小儿"潜移暗化，自然似之"。该期儿童好学好问，家长与保育人员应因势利导，耐心地回答孩子的提问，尽可能给予解答。托幼机构、家庭均可通过讲故事，看学前电视节目，接触周围的人和物，到植物园、动物园游览等多种多样的形式使孩子增长知识。明代医家万全曾提出了"遇物则教之"的学习方法，《万氏家藏育婴秘诀·鞠养以慎其疾四》说："小儿能言，必教之以正言，如鄙俚之言勿语也；能食，则教以恭敬，如亵慢之习勿作也……言语问答，教以诚实，勿使欺妄也；宾客往来，教以拜揖迎送，勿使退避也；衣服、器用、五谷、六畜之类，遇物则教之，使其知之也；或教以方隅，或教以岁月时日之类。如此，则不但无疾，而知识亦早也。"家长、老师要循循善诱，耐心仔细，不可偏袒溺爱，不要打骂恐吓，以免影响儿童身心健康。值得注意的是，不能强迫孩子过早地接受正规的文化学习，违背早期教育的规律，犯拔苗助长的错误。

三、疾病预防

虽然这一时期的儿童体质增强，发病率下降，但仍应定期进行体格检查，加强免疫接种；同时加强锻炼，增强体质。此外，要调摄寒温，《格致余论·慈幼论》说："童子不衣裘帛，前哲格言俱在人耳。"就是强调不要给孩子衣着过暖，否则会降低小儿对气候变化的适应能力。此期还要调节饮食、讲究卫生、避免意外。根据患儿体质，辨证调护，改善体质，减少如反复呼吸道感染、哮喘等疾病的反复发作；对厌食患儿调节饮食，调脾助运，增进食欲；对疳证患儿食治、药治兼施，健脾开胃，促进生长发育等。

第六节　学龄期保健

学龄期开始入学读书，儿童的生活规律和各方面需求都发生了较大的变化。保障身心健康，促进儿童的全面发展是学龄期保健的主要目标。

一、全面发展

学龄期儿童处于发育成长的重要阶段，学校和家庭的共同教育是使孩子健康成长的必要条件。家长和教师要言传身教，通过自己的言行举止引导孩子，实施正确的教育方法，既不能娇生惯养姑息放纵，也不能操之过急打骂逼迫，要养成良好的习惯，循序渐进。

此期儿童求知欲强，是获取知识的重要时期，应注意提供适宜的学习条件，培养良好的学习习惯，让孩子在轻松的环境下主动地学习，促进其创造性思维的发展。要减轻过重的学习负担，给孩子留下自主学习的空间和必要的活动时间。加强素质教育，坚持体育锻炼，把儿童培养成为身心健康的有用人才。

二、疾病预防

虽学龄期儿童发病率进一步降低，但也有这一时期的好发疾病，须注意防治。近年来，小学生中屈光不正、龋齿发病增多，有必要加强眼睛、口腔健康教育，根治慢性病灶，端正坐、立、行姿势；养成餐后漱口、早晚刷牙、睡前不进食的习惯；配合眼保健操等锻炼方法，加以防治。一些免疫性疾病如哮喘、风湿热、过敏性紫癜、肾病综合征等在这一时期发病率高，要预防和及时治疗各种感染、避开污染环境、避免过敏原，减少发病。应保证孩子有充足的营养和休息，重视早餐，课间适量加餐，日常饮食注意选择富含铁和维生素的食物，并注意适当的户外活动和体育锻炼。此外，还应注意此期小儿的情绪和行为变化，避免思想过度紧张，减少精神行为障碍疾病的发生。进行法制教育，学习交通规则，防范意外事故的发生。值得注意的是，近年来性早熟的发病率显著增加，已成为目前最常见的小儿内分泌疾病之一，应引起家长、医疗工作者和社会各界的关注。

第七节　青春期保健

青春期是一个特殊时期，小儿进入第二个生长发育的高峰，生理、心理变化很大，保健工作也就有其专门的要求。做好青春期保健，对于顺利完成从儿童向成人的过渡，并能身心健康地走向社会，有着重要的意义。

一、生理保健

《素问·至真要大论》说：女子"二七而天癸至，任脉通，太冲脉盛，月事以时下……"男子"二八肾气盛，天癸至，精气溢泻……"青春期肾气充盛，小儿生殖系统发育趋于成熟，体重、身高增长显著。女孩乳房发育，月经来潮；男孩精气溢泻，发生遗精。要进行青春期生理卫生知识的教育，使其认识自身的正常生理变化。家长要教孩子学会正确处理青春期的生理变化情况，保证充足的营养、足够的休息和必要的锻炼。既要学好知识，也要提高动手能力，手脑并用，劳逸结合，全面发展。这一时期的好发疾病主要有甲状腺肿、痛经、月经不调、乳腺发育不良、痤疮等，也要注意青春期肥胖症的发生。为避免疾病的发生，此期尤应注意引导孩子养成良好的卫生习惯，如每日清洗外阴；内裤用纯棉制品；衣物及各种洗具当个人专用，切忌交叉；如发现不适要及时就医等。

二、心理保健

青春期儿童在心理、行为、精神等多方面都不稳定，可能会引发各种各样的心理（精神）疾病，同时，生理方面的不断变化可能造成内心的不安或易于冲动，环境改变及与人和社会接触增多也会带来适应社会的心理问题。要根据其生理、心理、精神等方面的特点，加强教育与引导。向他们普及青春期保健知识，包括性生理知识，使之认识自我，正确对待和处理青春期的生理变化，避免过分紧张。要注意正确引导其认识社会，适应社会，与人团结协作；增强识别能力，抵御社会不良风气的损害。在学好科学文化知识的同时，正确适当应用网络工具资源，使之能够顺利地融入社会，发展成对社会有用的人。

第三章
新生儿疾病

扫一扫，查阅本章数字资源，含PPT、音视频、图片等

新生儿期发生的疾病称为新生儿疾病。新生儿初离母体，生活环境发生改变，脏腑尤为娇嫩，气血未及充盛。因此，该时期发病率高，死亡率高，病种也与其他年龄段的小儿有诸多不同。先天畸形、产伤、窒息、感染、早产和宫内生长发育障碍等病证较多见。本章主要病证包括胎怯、硬肿症、胎黄、脐部疾患。

新生儿疾病的病因不外先天、后天两方面因素。先天因素主要为禀赋因素，如胎禀不足、胎热、胎寒等；后天因素包括生产不顺、断脐不慎或调护失宜等。治疗以培补先后天，补肾健脾为主，辅以清热、化瘀、利湿等。新生儿疾病的发病尚与母亲妊娠期生活及新生儿护理有关。目前大力提倡的养胎、护胎、胎教方法，可以预防诸多新生儿疾病的发生。

新生儿疾病的诊治要注意对母亲妊娠史、生产史等的问诊，并运用四诊合参，结合现代诊疗方法综合分析，辨病与辨证相结合，避免漏诊误诊。

第一节 胎 怯

胎怯，是指新生儿体重低下，身材矮小，脏腑形气均未充实的一种病证。又称"胎弱"。临床以出生时低体重为主要特点，西医学中低出生体重儿可参照本病诊疗。

低出生体重儿指出生体重小于2500g的新生儿，大多数是早产儿，也有足月小于胎龄儿。低出生体重儿死亡率随着出生体重的减少而急剧上升。此外，出生时的低体重不仅对小儿体格发育有很大影响，还可能影响其智能发育。

【病因病机】

胎怯的病因为各种原因导致的先天禀赋不足，病变脏腑主要在肾与脾，其病机为化源未充，濡养不足，肾脾两虚。因肾藏精，为生长发育之本，而先天之精又需赖后天之精不断滋养才得以充实。若胎儿禀受于其母之气血充养不足，则形成肾脾两虚之体，导致胎怯的发生。

1. 肾精薄弱 生命的原始物质是精，胎儿先天禀受于父母之精而成肾精。父母身体强壮，肾精充足，精神愉悦，精力充沛，方具生育能力，形成正常胚胎。故所有影响父母健康的因素，都可以影响胚胎的形成与发育，而产生胎怯。此即《幼科发挥·胎疾》所说："夫男女之生，受气于父，成形于母。故父母强者，生子亦强；父母弱者，生子亦弱。"胎儿在母体内的生长发育，除以肾精为物质基础外，还需不断摄取来自母体的营养，母孕期各种疾病的影响，如其母孕期脾胃失调，未能充分吸收水谷精微化生气血以充养胎儿，或胞宫功能不全使胎儿禀受怯弱，均可致肾精薄弱，胎萎不长形成胎怯，以早产儿多见。

2. 脾肾两虚 肾藏精，是人体生命活动的物质基础，其中先天之精受之于父母，既是生命

之源，又是生长发育之本。先天之精需赖后天之精不断滋养得以充实，后天之精须先天之精蒸化而吸收和转输。胎怯儿成胎之际肾精不充，胎中脾胃未能充盛而形小气弱。出生之后，肾精薄无以助脾胃之生化，脾气虚无以运乳食之精微，以致脾肾两虚，各脏腑无以滋生化育，其形态、功能均不成熟，五脏禀气未充，全身失于涵养而形成胎怯，以足月小于胎龄儿为多见。

3. 五脏亏虚 胎儿禀受母体之气血不足，五脏皆失营养而发育不良，可造成其所主功能失职的种种病变。肺禀不足则呼吸弱、皮薄；心禀不足则精神萎靡、血虚；肝禀不足则目无神、筋弛；脾禀不足则形体瘦、纳差；肾禀不足则身材矮、骨弱。以上五类病变，以肾、脾两虚为胎怯患儿共有，肺虚、心虚、肝虚则在不同患儿可有轻重不同之表现。

总之，胎怯是多种原因所致的先天禀赋不足，小儿五脏皆虚，而病机关键在肾脾两虚。胎怯患儿之重证者，气阳虚衰，生机微弱，常产生危重变证。如肺气虚衰，则呼吸微弱无力，若发展至肺气衰竭，则有气脱而亡之虞；元阳衰微，则全身失于温煦，生机垂危，随时可因亡阳而夭。

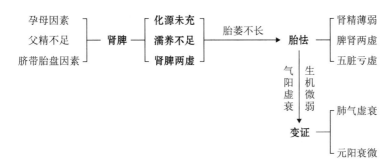

图 3 - 1 胎怯病因病机示意图

【临床诊断】

（一）诊断要点

1. 病史 有早产、多胎，孕妇体弱、疾病、胎养不周等造成先天不足的各种病因，及胎盘、脐带异常等。

2. 临床表现 新生儿出生时有形体瘦小，肌肉瘠薄，面色无华，精神萎靡，气弱声低，吮乳无力，筋弛肢软等。

3. 体征 出生体重低于 2500g 为低出生体重儿，其中出生体重低于 1500g 为极低出生体重儿，出生体重低于 1000g 为超低出生体重儿。早产儿可见水肿、毳毛多，头发细而乱，耳壳软，耳舟不清，指（趾）甲软，多未达指（趾）端，足底纹理少，男婴睾丸未降或未全降，女婴大阴唇不能遮盖小阴唇。

4. 辅助检查

（1）血常规 外周血血细胞比容（HCT）≥0.65（65%），血黏度 >18cps，可考虑为红细胞增多症 - 高黏滞度综合征。白细胞总数降低或增多者，需考虑细菌感染。

（2）血糖 血糖 <2.2mmol/L 可诊断为新生儿低血糖，持续性低血糖患儿需检测血胰岛素、T_3、T_4、促甲状腺激素（TSH）、生长激素、皮质醇，血、尿氨基酸及有机酸等。

（3）血钙 血清总钙 <1.75mmol/L，血清游离钙小于 1.0mmol/L，考虑低钙血症。

（4）细菌培养 疑有感染者，需进行血液或分泌物的细菌培养。

（5）腹部 X 线平片 腹胀、呕吐和血便者需行腹部 X 线平片检查，对诊断新生儿坏死性小肠结肠炎具有重要意义。

（6）其他　心脏彩超、凝血功能等，必要时行染色体、全外显子等基因检查。

（二）鉴别诊断

胎怯多为低出生体重儿，常见小于胎龄儿（SGA），小于胎龄儿有早产、足月、过期产小于胎龄之分。两者鉴别要点主要在于胎龄，还可以从皮肤、头发、耳壳等外型特点鉴别，鉴别要点见表3-1。

表 3-1　早产 SGA 与足月 SGA 鉴别要点

鉴别点	早产 SGA	足月 SGA
体重	低于同胎龄儿平均出生体重的第 10 百分位	低于同胎龄儿平均出生体重的第 10 百分位
胎龄	<37 周	≥37 周，<42 周
皮肤	水肿、毳毛多	毳毛少，胎脂少
头发	细而乱	细丝状清晰可数
耳	耳壳软，缺乏软骨，耳舟不清	耳软骨已发育，耳周形成
指（趾）甲	指（趾）甲软，多未达到指（趾）端	指（趾）甲软，已达到指（趾）端

【辨证论治】

（一）辨证思路

胎怯以脏腑辨证为纲，有五脏禀受不足之别及轻重之分。其肺虚者气弱声低，皮肤薄嫩，胎毛细软；心虚者神萎面黄，唇爪淡白，虚里动疾；肝虚者筋弛肢软，目无光彩，易作瘈疭；脾虚者肌肉瘠薄，痿软无力，吮乳量少，呛乳溢乳，便下稀薄，目肤黄疸；肾虚者形体矮小，肌肤欠温，耳郭软，指甲软短，骨弱肢柔，睾丸不降。胎怯变证，肺气虚衰者以呼吸气息微弱为主症；元阳衰微者以全身冰冷反应低下为主症。

（二）治疗原则

本病的治疗以补肾健脾为基本法则。正如《景岳全书·小儿则》所提出的：治疗本病"宜专培脾肾为主"。临证还应根据其不同证型，分别采取益肾充髓、补肾温阳、补气养血、温运脾阳等治法。亦可根据证情需要，给予肾脾并补，或分别按五脏所虚施补，发生变证则需急予益气回阳、救逆固脱，并同时使用西医抢救措施急救。胎怯小儿脾胃薄弱，补益时当佐以助运，以防呆滞。在药物治疗的同时应加强护理，以提高疗效。胎怯患儿已有合并症者，应遵从急则治其标、缓则治其本的原则；合并症较重时，先治合并症，同时要顾及小儿体质薄弱、正气亏虚的特点；合并症好转后，再及时转以培元治本为主。

（三）分证论治

1. 常证

（1）肾精薄弱

证候：身材短小，形体瘦弱，哭声低微，气息微弱，头大，囟门开大，头发稀黄，耳壳薄软，耳舟不清，肌肤不温，骨弱肢柔，指甲菲薄，指（趾）甲未达指（趾）端，足纹浅少，睾丸不降，阴囊淡白或松弛，或大阴唇未覆盖小阴唇，或有先天性畸形，指纹淡。

证候分析：本证为胎怯最常见的证型，多见于早产儿，以肾精薄弱，元阳未充为特征。肾主胞胎，主骨，开窍于耳，其华在发，故本证在形体、肢体、骨骼、耳郭等方面不足之象明显。

辨证要点：身形瘦小，囟门开大，头发稀黄，耳壳薄软，耳舟不清，骨弱肢柔。

治法：益精充髓，补肾温阳。

主方：补肾地黄丸（《医宗金鉴》）加减。

常用药：紫河车、地黄、枸杞子、杜仲、肉桂、肉苁蓉、鹿角霜、茯苓、山药、陈皮。

加减：不思乳食者，加麦芽、谷芽、砂仁；兼见气虚者，加黄芪、党参；肢体不温者，加附子、巴戟天；唇甲青紫者，加红花、桂枝。

（2）脾肾两虚

证候：形体瘦弱，身材偏短，精神萎靡，啼哭无力，面色无华，口唇色淡，指甲淡白，皮肤薄嫩，肌肉瘠薄，手足如削，多卧少动，吮乳乏力，纳乳量少，呛乳、溢乳、吐奶，嗳气多哕，四肢欠温，大便稀溏，便次增多，腹胀，面目黄染，甚至水肿，指纹淡。

证候分析：本证多见于足月小于胎龄儿、双胎儿或高龄产妇所育胎儿，以脾肾两虚而脾胃虚弱证候显著为特征。脾主肌肉四肢，开窍于口，故本证的肌肉瘠薄、脾胃运化升降功能失调之象明显。

辨证要点：身形瘦小，精神萎靡，肌肉瘠薄，多卧少动，纳乳量少，嗳气多哕，四肢欠温。

治法：健脾益肾，温运脾阳。

主方：保元汤（《博爱心鉴》）加减。

常用药：黄芪、人参、白术、茯苓、陈皮、甘草、肉桂、干姜。

加减：呕吐者，加半夏，干姜易生姜；泄泻者，加苍术、山药；腹胀者，加木香、枳壳；喉中痰多者，加法半夏、川贝母；气息微弱者，加蛤蚧。

（3）五脏亏虚

证候：形体瘦弱，身材短小，精神萎靡，气弱声低，目无神采，皮肤薄嫩，肌肤不温，胎毛细软，面色无华，唇甲淡白，肌肉瘠薄，萎软无力，筋弛肢软，虚里动疾，时有惊惕，吮乳量少，指甲软或短，指纹淡。

证候分析：本证除有肾、脾虚弱证候外，分别或兼有肺、心、肝亏虚的明显表现。其肺虚者以气弱声低，皮肤薄嫩为主；心虚者以神萎唇淡，虚里动疾为主；肝虚者以目无神采，筋弛惊惕为主。

辨证要点：身形瘦小，神萎唇淡，虚里动疾，气弱声低，肌肉瘠薄，筋弛惊惕。

治法：培元补虚，益气养阴。

主方：十全大补汤（《太平惠民和剂局方》）加减。

常用药：人参、白术、茯苓、黄芪、当归、川芎、白芍、地黄、肉桂、淫羊藿。

加减：偏肺虚者，重用黄芪、白术，加黄精，少佐防风；偏心虚者，加当归、麦冬、龙骨；偏肝虚者，加枸杞子、龟甲、牡蛎。

2. 变证

（1）肺气虚衰

证候：形体瘦弱，身材短小，多为早产，哭声低弱，反应低下，口唇紫绀或全身青紫，面色苍白或青灰，胎毛多或细软，皮肤薄嫩，呼吸浅促或不匀，甚至呼吸困难或暂停，咳嗽无力，四肢厥冷，哺喂困难，指纹紫滞。

证候分析：本证见于胎怯重症患儿，脾肾不足，故形体瘦弱、身材短小；阳气虚衰，无力推动血脉，气虚血瘀，可见口唇紫绀或全身青紫；肺气虚衰，肾不纳气，则呼吸微弱无力，若发展至肺气衰竭，则气脱而亡。

辨证要点：呼吸气息微弱，面色苍白，口唇紫绀。

治法：补肺益气固脱。

主方：独参汤（《十药神书》）加味。

常用药：人参、黄芪、附子、红花。

加减：口吐白沫，呼吸不匀者，加僵蚕、石菖蒲、制天南星；气弱声低，胎毛细软者，重用黄芪，加白术、黄精、防风。

（2）元阳衰微

证候：身材短小，形体瘦弱，反应极差，面色苍白或青灰，唇淡，气息微弱，哭声低怯，全身冰冷，肌肤板硬而肿，范围波及全身，皮肤暗红，僵卧少动，吸吮困难，尿少或无尿，指纹淡红或不显。

证候分析：本证见于胎怯重证患儿，五脏元气衰败，气滞寒凝血瘀，故见反应差，面色青灰，全身冰冷，肌肤板硬等衰败之象。

辨证要点：全身冰冷，反应极差，僵卧少动。

治法：温补脾肾回阳。

主方：参附汤（《济生续方》）加味。

常用药：人参、黄芪、附子、巴戟天、桂枝、细辛、红花、当归。

加减：肾阳虚衰者，加鹿茸；紫绀血瘀者，加桃仁、赤芍、三七；肌肤硬肿者，加郁金、鸡血藤；尿少或无尿者，加茯苓、薏苡仁、姜皮。

【其他疗法】

（一）常规疗法

1. 保暖　采取各种方式，保证婴儿体温稳定。

2. 喂养　喂养方式包括经口喂养、管饲喂养，喂养方式的选择取决于吸吮、吞咽、呼吸和三者间协调的发育成熟度。首选母乳喂养，生长缓慢者需添加母乳强化剂；无母乳或奶量不足者，可使用早产儿配方奶粉。

3. 补充营养素　根据患儿病情，给予静脉输入部分或全部营养素，并注意补充足够的蛋白质、多种维生素及电解质等，保持血糖稳定。

（二）西医治疗

1. 呼吸管理　一般吸氧，包括头罩给氧、鼻导管给氧和暖箱给氧。根据病情需要，选择持续气道正压通气、机械通气、应用肺表面活性物质等，防治呼吸暂停。

2. 危重症抢救　多器官功能衰竭［如休克、弥散性血管内凝血（DIC）、肺出血、心力衰竭、肾衰竭等］者，给予相应抢救措施。

3. 并发症治疗

（1）低血糖　凡血糖低于 2.2mmol/L（40mg/dL）不论有无症状，应给 10% 葡萄糖 6~8mg/（kg·min）静脉滴注，如血糖低于 1.7mmol/L（30mg/dL），应给 10% 葡萄糖 8~10mg/（kg·min）静脉滴注，维持血糖在正常范围。对反复发生的低血糖以及顽固低血糖患儿，需寻找病因，对因治疗。

（2）低血钙惊厥 10%葡萄糖酸钙溶液 1 ~ 2mL/kg 缓慢推注（10 ~ 15 分钟），必要时间隔 6 ~ 8 小时再给药 1 次，每日最大剂量 6mg/kg。惊厥停止后可口服补充元素钙 50 ~ 60mg，以维持血钙在 2 ~ 2.3mmol/L 为宜。

（3）坏死性小肠结肠炎 禁食，必要时胃肠减压，根据病情防治感染、改善循环功能，必要时行外科手术治疗。

（4）继发感染 合并吸入性肺炎或其他感染时，根据病原特点和药敏结果选用抗感染药物。

【预防调护】

1. 孕妇年龄不宜过大或过小。有慢性心、肝、肾等疾患的妇女，需要在妊娠前进行遗传学咨询。

2. 孕妇必须注意营养，不可吸烟及饮酒。若有较严重的妊娠反应，应及时治疗。

3. 孕期要保持心情愉悦，注意休息，妊娠后期不宜劳力过度。

4. 孕期应注意预防及积极治疗各种急性传染病和妊娠高血压综合征等。

5. 胎儿期发现胎萎不长者，可由孕母服药补肾培元，促进胎儿宫内发育。

6. 胎怯儿阳气不足，应注意保暖，根据不同情况及条件采用各种保温措施。

7. 按体重、日龄计算热量，尽量母乳喂养，喂足奶量。吞咽功能差者需静脉补充营养，也可采用鼻饲喂养。

8. 保持居室空气新鲜，一切用品均应消毒后使用，接触患儿者应戴口罩、帽子，防止患儿继发感染。

9. 密切观察患儿病情变化，及时发现合并症并加以处理。

10. 对重症之极低出生体重儿（体重＜1500g）应置于新生儿重症监护室进行监护与管理。

【案例分析】

陈某，男，3 天，10 月 24 日母婴出院前初诊。

主诉：出生怯弱。

现病史：其母妊娠 38 周产下该儿。出生时该儿形体瘦弱，多寐少动，啼哭无力，吮乳力弱量少，时吐乳液，目珠迟滞，发细黄，毳毛多，耳郭软，甲软短，四肢欠温，舌苔薄。

体检：体重 2.45kg，身长 49cm。

诊断：中医诊断：胎怯（脾肾两虚证）；西医诊断：低出生体重儿。

辨证论治：患儿初生，未满足月，形瘦体弱，多寐少动，啼哭无力，吮乳力弱量少，时吐乳液，目珠迟滞，发细黄，毳毛多，耳郭软，甲软短，四肢欠温，一派禀赋未充，脾肾两虚之象，从健脾补肾治之。

处方：鹿角 20g，肉苁蓉 20g，紫河车 30g，麦芽 30g，人参 5g，砂仁 5g。

上药煎煮浓缩至 45mL，冷藏。每服 1.5mL，1 日 3 次，温服。连服 1 个月。

11 月 20 日二诊：服药期间患儿未见并发症，精神、活动渐转佳，食欲增进，形体渐丰。继服前药。

12 月 1 日三诊：测体重 3.8kg，身长 50cm。此后停药观察，患儿食欲好，二便调。

1993 年 2 月 4 日随访：体重 7.5kg，已达正常同龄儿童中上水平，诸证消失，一切如常。

按语：本例患儿未足月而生，形体消瘦、肌肉瘠薄、吮吸力弱为脾虚之象，身长偏短、耳郭薄软、四肢欠温为肾虚之征，乃先天禀赋不足，脾肾两虚，故从健脾补肾治之。患儿出生体轻，用药宜量少而精，故以人参、砂仁、麦芽健脾助运，紫河车、肉苁蓉、鹿角补肾培元。制为糖浆小剂量服用，使患儿后天生长发育加快，终至追赶上正常儿童水平。胎怯一证，中医药治疗确有优势，余另有 100 例临床研究小结，可资佐证。

（汪受传医案——摘自《汪受传儿科临证医论医案精选》）

【古籍选录】

《小儿药证直诀·卷上脉证治法》："生下面色无精光，肌肉薄，大便白水，身无血色，时时咳气多哕，目无精彩，当浴体法主之。"

《妇人大全良方·妊娠胎不长养方论》："夫妊娠之人，有宿疴挟疾而后有娠，或有娠时，节适乖理，致生疾病，并令脏腑衰损，气力衰赢，令胎不长。"

《冯氏锦囊秘录·杂症大小合参》："有生下面无精光，肌肉瘦薄，大便白而身无血色，目无精彩，时时咳气多哕者，此即胎怯也。非育于父母之暮年，即生于产多之孕妇，成胎之际，元气即已浇漓。受胎之后，气血复难长养，以致生下怯弱。"

《幼科发挥·胎疾》："胎弱者，禀受于气之不足也。子于父母，一体而分。如受肺之气为皮毛，肺气不足，则皮脆薄怯寒，毛发不生。受心之气为血脉，心气不足，则血不华色，面无光彩。受脾之气为肉，脾气不足，则肌肉不生，手足如削。受肝之气为筋，肝气不足，则筋不束骨，机关不利。受肾之气为骨，肾气不足，则骨软……此胎禀之病，当随其脏气求之。肝肾心气不足，宜六味地黄丸主之。脾肺不足者，宜参苓白术丸主之。"

第二节　硬肿症

硬肿症是新生儿时期特有的一种严重疾病，是由多种原因引起的局部甚至全身皮肤和皮下脂肪硬化及水肿，常伴有低体温及多器官功能低下的综合征。其中只硬不肿者称新生儿皮脂硬化症；由于受寒所致者亦称新生儿寒冷损伤综合征。本病可归属于中医胎寒、五硬等范畴。

该病多发生于寒冷地区和寒冬季节，以生后 7 ~ 10 天的新生儿尤其胎怯患儿多见，受寒、早产、感染、窒息等原因都可引起发病。本病重症预后较差，病变过程中可并发肺炎、败血症等疾病，严重者常合并肺出血等引起死亡。

【病因病机】

硬肿症的发生有内因和外因之分，内因多为先天禀赋不足，阳气虚弱；外因多由环境温度过低，保温不足，感受寒邪，或罹患他病所致。亦有少数患儿由于感受温热之邪而发病。本病的病变脏腑在脾肾，阳气虚衰，寒凝血涩是本病的主要病机。

1. 感受寒邪　寒为阴邪，最易伤人阳气。先天禀赋不足之小儿，或先天中寒，或后天感寒，寒邪直中脏腑，伤脾肾之阳；或者生后感受他病，阳气受损，致虚寒内生。寒凝则气滞，气滞则血凝血瘀，产生肌肤硬肿。脾阳不振，水湿不化，则见水肿。

2. 肾阳虚衰　先天禀赋不足，阳气虚弱；或寒邪直中脏腑，脾肾阳气损伤。阳气虚衰，不能温煦肌肤，营于四末，故身冷肢厥。阳虚则内寒，寒凝则气滞血瘀，致肌肤僵硬，肤色紫暗。严重者血络瘀滞，血不循经而外溢，出现皮下瘀斑。脾肾阳虚，水湿无以温化，则见水肿。阳气虚极，正气不支，直至阳气衰亡，可见气息微弱，全身冰冷，脉微欲绝之危证。

少数患儿因感受温热之邪，毒热蕴结，耗气伤津，阴液不足，血脉不充，血受煎熬，运行涩滞，气血不畅，亦可致肌肤硬肿。

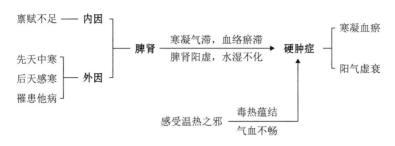

图 3-2 硬肿症病因病机示意图

【临床诊断】

（一）诊断要点

1. 病史 寒冷季节，环境温度过低和保温不足；低出生体重儿或极低出生体重儿多见；窒息、产伤等所致的能量摄入不足或供给低下；有严重感染史。

2. 临床表现

（1）一般情况 多于生后 1 周内发病；早期哺乳差，哭声低，反应低下。

（2）低体温 体温 <35℃，轻症为 30~35℃，重症 <30℃，可出现四肢甚或全身冰冷，低体温时常伴心率减慢；感染或夏季发病者可不出现低体温。

（3）硬肿 硬肿包括皮脂硬化和水肿。皮脂硬化处皮肤变硬，皮肤紧贴皮下组织，不易提起，严重时肢体僵硬，不能活动，触之如硬橡皮感，皮肤呈紫红或苍黄色。水肿则指压呈凹陷性，主要出现在皮肤或皮下脂肪硬化部位。硬肿为对称性，累及的多发部位顺序依次为双下肢、臀部、面颊、两上肢、背、腹、胸部等。严重者可出现多器官功能损害，早期心率减慢、微循环障碍，严重时休克、心力衰竭、DIC、肺出血、肾衰竭等。

3. 体征 根据体温、硬肿范围、器官功能改变评分，分轻、中、重度（见表 3-2）。

表 3-2 新生儿硬肿症诊断分度标准

评分	体温（肛温）	体温（腋-肛温差）	硬肿范围	器官功能改变
0	≥35℃	正值	<20%	无明显改变
1	<35℃	正值或 0	20%~50%	明显功能损害
4	<30℃	负值	>50%	功能衰竭

注：体温、硬肿范围和器官功能改变每项分别评分，总分为 0 分者属轻度，1~3 分为中度，4 分以上为重度。硬肿范围估算：头颈部 20%，双上肢 18%，前胸及腹部 14%，背部及腰骶部 14%，臀部 8%，双下肢 26%。器官功能低下：包括不吃、不哭、反应低下、心率慢或心电图及血生化异常。器官功能衰竭指休克、心力衰竭、DIC、肺出血、肾衰竭等。

4. 辅助检查

（1）血常规 血白细胞总数升高或减少，中性粒细胞增高，血小板减少。

（2）血气分析 缺氧与酸中毒者，可有血 pH 值降低、PaO_2 降低、$PaCO_2$ 增高。

（3）心电图 心肌损害者，可表现为 Q-T 延长、低电压、T 波低平或 S-T 段下移。

（4）其他 有 DIC 表现者，需检测凝血功能以及 D-二聚体等。

（二）鉴别诊断

与新生儿水肿、新生儿皮下坏疽相鉴别 鉴别要点见表 3-3。

表 3-3 硬肿症与新生儿水肿、新生儿皮下坏疽鉴别要点

鉴别点	硬肿症	新生儿水肿	新生儿皮下坏疽
病史	环境温度过低和保温不足；窒息、产伤等所致的能量摄入不足或供给低下；有严重感染史	产道挤压史；先天性心脏病、心功能不全、新生儿溶血、低蛋白血症、肾功能障碍、维生素 B_1 或维生素 E 缺乏	难产或产钳助产史
临床表现	低体温；早期哺乳差，哭声低，反应低下	体温正常；相应疾病表现	体温正常
好发部位	对称性，依次为双下肢、臀部、面颊、两上肢、背、腹、胸部等	全身或局部水肿	身体受压部位（枕、背、臀）以及受损部位
体征	硬肿，按之似硬橡皮样感，伴有水肿者压之有轻度凹陷，皮肤呈暗红色或青紫色，重者有多器官受累表现	水肿，但不硬，皮肤不红	皮肤发硬，略红肿，迅速蔓延；病变中央转为软化，呈暗红色，逐渐坏死，形成溃疡，可融合成大片坏疽

【辨证论治】

（一）辨证思路

本病主要从虚、实、寒、瘀辨证。

1. 辨虚实 实证以外感寒邪为主，有保温不当病史，体温下降较少，硬肿范围较小；虚证以阳气虚衰为主，常伴胎怯，体温常不升，硬肿范围大。

2. 辨寒瘀 寒证全身欠温，僵卧少动，肌肤硬肿，是多数患儿共同的临床表现；血瘀证在本病普遍存在，症见肌肤质硬颜色紫暗。

本病轻证多属寒凝血瘀证，重证多属阳气虚衰证。

（二）治疗原则

本病治疗原则是温阳散寒，活血化瘀。治疗中可采取多种途径给药，内服外治并用。复温是治疗本病的重要措施。病情危重时须中西医结合治疗。

（三）分证论治

1. 寒凝血瘀

证候：全身欠温，四肢发凉，反应尚可，哭声较低，肌肤硬肿，难以捏起，硬肿多局限于臀、小腿、臂、面颊等部位，色暗红、青紫，或红肿如冻伤，指纹红滞。

证候分析：本证为轻证，常发生于冬季，系体弱小儿中寒而致。小儿稚阳未充，若中寒，阳气被遏，温煦失职，则全身欠温，四肢发凉；寒凝气滞，血行不畅，瘀血内生，则面色紫暗、皮肤暗红或青紫、红肿。

辨证要点：全身欠温，反应尚可，哭声较低，硬肿部位比较局限。

治法：温经散寒，活血通络。

主方：当归四逆汤（《伤寒论》）加减。

常用药：当归、红花、川芎、桃仁、丹参、白芍、桂枝、细辛。

加减：硬肿甚者，加郁金、鸡血藤；四肢发凉者，加附子、干姜；气息微弱者，加人参、黄芪；面色苍白、舌质紫暗或有瘀斑者，加黄芪、地龙、郁金。

2. 阳气虚衰

证候：全身冰冷，僵卧少动，反应极差，气息微弱，哭声低怯，吸吮困难，面色苍白，肌肤板硬而肿，范围波及全身，皮肤暗红，尿少或无，唇舌色淡，指纹淡红不显。

证候分析：本证病情危重，多发生于胎怯患儿。感受寒邪，伤及脾肾阳气，元阳不振，则面色苍白，全身冰凉，僵卧少动；阳气虚衰，血脉瘀滞，硬肿范围大，全身症状重。若阳气无力御邪可致肺气郁闭发生肺炎，或因虚寒而血脉失于统摄导致肺出血之危症。

辨证要点：全身冰冷，僵卧少动，反应极差，气息微弱，硬肿范围波及全身。

治法：益气温阳，通经活血。

主方：参附汤（《济生续方》）加减。

常用药：人参、黄芪、附子、巴戟天、桂枝、丹参、当归。

加减：血瘀明显者，加桃仁、红花、赤芍；肌肤肿胀，小便不利者，加茯苓、猪苓；肾阳虚衰者，加鹿茸0.3g（另吞服）；口吐白沫，呼吸不匀者，加僵蚕、石菖蒲、胆南星。

【其他疗法】

（一）药物外治

1. 葱白30g，生姜30g，淡豆豉30g。捣碎混匀，酒炒，待温热时敷于局部。1日1次。用于寒凝血瘀证。

2. 当归15g，红花15g，川芎15g，赤芍15g，透骨草15g，丁香9g，川乌7.5g，草乌7.5g，乳香7.5g，没药7.5g，肉桂6g。研末，加羊毛脂100g，凡士林900g，拌匀成膏。油膏均匀涂于纱布上，加温后，敷于患处。1日1次。用于阳气虚衰证。

（二）推拿疗法

万花油推拿法：万花油含红花、独活、三棱等20味药，功效为消肿散瘀，舒筋活络。抚法、摩法、搓法可理气和中，舒筋活血，散寒化瘀，兴奋皮肤末梢神经，扩张毛细血管，使血液向周身流动，改善皮肤温度。其中，双下肢硬肿明显者，用抚、摩法；整个双下肢似硬橡皮状伴有水肿者，用抚、搓两法。

（三）西医治疗

1. 常规治疗　①复温：是治疗本病的重要措施之一，方法多种。轻者可放在26～28℃室温中，置热水袋，使其逐渐复温。重者先置26～28℃室温中，1小时后置于28℃暖箱中，每1小时提高箱温1℃，直至体温达36.5℃，继续保持箱温。轻、中度患儿于6～12小时内、重度患儿于12～24小时内恢复正常体温。如入院前低体温已久，复温不宜过快。②供给足够能量和液体。

2. 对症治疗　①微循环障碍、休克：应纠酸扩容。②DIC：用肝素，并予新鲜全血或血浆。③急性肾衰竭：严格控制输液量。给予速尿，无效时加用氨茶碱或多巴胺。④肺出血：一经确定，即给予气管内插管，进行正压呼吸治疗。⑤缺氧：及早给氧，维生素E口服。⑥感染：选择有效抗生素静脉滴入。慎用对肾脏有毒副作用的药物。

【预防调护】

1. 加强孕妇保健工作，避免早产，同时防止产伤、窒息、保温不当；注意消毒隔离，防止或减少新生儿感染的发生。

2. 做好新生儿的保暖工作，尤其对寒冷季节出生的早产儿及低体重儿应加强保暖，调节产房温度在20℃左右，保持室温在20~26℃。

3. 出生后1周内的新生儿，应经常检查皮肤及皮下脂肪的软硬情况，及早发现病情，及时治疗。

4. 尽早开乳，保证充足的热量供给。

5. 加强消毒隔离，防止交叉感染。

6. 加强喂养，供给足够热量，促进疾病恢复。对吸吮能力差的新生儿，可用滴管喂奶，必要时鼻饲。

【案例分析】

朱某，男，4天，1976年1月22日初诊。

患儿四肢肿硬，生后哭少，偶有啼叫，声音低微，于1月20日入院。入院后曾用"青抗"2mL，"丹参针"2mL，50%葡萄糖加维生素C等，一日两次静脉滴注，药后上肢硬肿稍见减轻，下肢反见加重，舌红脉细。此乃初离母腹，肌肤柔嫩，骤遇冬令寒冷之气，气血瘀阻，阳气被遏，而内热炽盛。治以活血化瘀，清热解毒。

处方：川芎6g，车前子6g，丹参6g，牡丹皮6g，赤芍6g，鸡血藤9g，当归6g，连翘6g。2剂，每日1剂，水煎服。

新生儿硬肿膏外敷（本院制）（由丁香、肉桂、干姜、川乌、草乌、当归、红花、川芎、乳香、没药等组成）。

二诊：硬肿渐趋好转，上肢明显消退，下肢依然未减，舌脉同前，气血未和，再宗前法。原方4剂。输血30mL，停用葡萄糖，维生素C等，于1月28日病愈出院。

按语：《血证论·肿胀》："肿胀者，水病也，气病也。""又有瘀血流注，亦发肿胀者，乃血变成水之证。""盖以血之与气，水之与火，互相倚伏。"

婴儿初生，稚嫩质薄，肌肉柔脆不耐风寒，冬令严寒，阴寒之邪伤及肌表，气血凝聚，运行失利，骤成瘀血，瘀血流注，则成肿胀。阳郁于里，故舌红苔少，寒邪致瘀，故口唇发绀，皮肤肿硬而四肢冰冷，因气血互为倚伏，血瘀可导致气阻，故神差不纳，啼哭无声等症，相继而起。此类现象与《血证论》所述颇属一致。因此在治疗本病时，考虑从祛瘀着手，盖瘀血不去，则新血不安，必易导致出血。

本案具有外寒里热之特征，因此应用中药时，根据辨证使用清热解毒，活血化瘀之法，同时参考古人所用浴体方法（可以开发腠理，疏泄阳气）改进成为温阳活血之外敷药膏。内外同治，促使营卫调和，温凉并进，应用6剂，霍然而愈，说明本病与瘀血有一定的关系，值得进一步探讨。

（徐迪三医案——摘自《上海老中医经验选编·徐迪三医案》）

【古籍选录】

《普济方·卷三百六十一》："凡小儿胎中受寒于脏，伤动胞胎，生下不能将护，再伤风外。其候面色青白，四肢逆冷，手足颤动，似大人寒疟，或口噤不开，乃胎寒之候也。"

《活幼心书·卷中明本论》："孩儿初生百日内，觉口冷腹痛，身起寒粟，时发战栗，曲足握拳，昼夜啼哭不已，或口噤不开，名曰胎寒。其证在胎时，母因腹痛而致。《产经》云：胎寒多腹痛。亦有产妇喜啖甘肥生冷时果，皆致胎寒；或胎前外感风寒暑湿，治以凉药，内伤胎气，则孩儿生后昏昏多睡，间或呃乳泻白。"

《幼幼集成·卷四》："五硬者，手硬、脚硬、腰硬、肉硬、颈硬也。仰头取气，难以动摇，气壅疼痛，连于胸膈，手心、脚心冰冷而硬，此阳气不荣四末也，为独阴无阳，难治。若肚筋青急，乃木乘土位，俱宜六君子汤加姜、桂、升麻、柴胡，以补脾平肝。若面青而小腹硬满者，不治。"

第三节 胎 黄

胎黄以婴儿出生后皮肤面目出现黄疸为主要特征，因产生原因与胎禀有关，故称"胎黄"或"胎疸"。

胎黄相当于西医学中的新生儿黄疸，包括新生儿生理性黄疸与病理性黄疸两大类。本节主要讨论新生儿病理性黄疸，又称为新生儿高胆红素血症。未结合胆红素增高是新生儿黄疸最常见的表现形式，重者可引起胆红素脑病，造成神经系统永久性损伤，甚至死亡。

【病因病机】

引起新生儿病理性黄疸的原因，有内因和外因两大类。内因为胎儿禀受孕母内蕴湿热之毒或阳虚寒湿之邪；外因主要为婴儿在胎产之时或出生之后，感受湿热或寒湿之邪，以湿热之邪较为多见。其病变脏腑在肝胆、脾胃。病机关键为湿蕴肝胆，肝失疏泄，胆汁外溢。

1. 湿热郁蒸 由于孕母素体湿盛或内蕴湿热之毒，遗于胎儿；或因胎产之时，出生之后，婴儿感受湿热邪毒，湿从热化，湿热郁蒸，而致发黄。热为阳邪，故黄色鲜明如橘皮，属于阳黄。热毒炽盛，黄疸可迅速加深。若湿热化火，邪陷厥阴，则会出现神昏、抽搐之险象。若正气不足，气阳虚衰，可成虚脱危证。

2. 寒湿阻滞 小儿先天禀赋不足，脾阳虚弱，湿浊内生；或生后为湿邪所侵，湿从寒化，寒湿阻滞，肝失疏泄，胆汁外溢而致发黄。寒为阴邪，故黄色晦暗如烟熏，属于阴黄。

3. 气滞血瘀 部分小儿禀赋不足，脉络阻滞，或湿热、寒湿蕴结肝经日久，气血郁阻，可致气滞血瘀而发黄。此因气机不畅，肝胆疏泄失常，络脉瘀积而致，故黄色晦暗，伴肚腹胀满，右胁下结成痞块，简称瘀黄。

此外，尚有因先天缺陷，胆道闭锁，胆液不能从常道疏泄，横溢肌肤而发黄者。

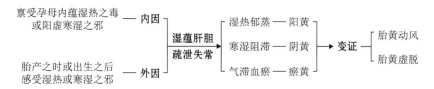

图 3-3 胎黄病因病机示意图

【临床诊断】

（一）诊断要点

1. 病史 孕母可有内蕴湿热之毒或阳虚寒湿，或滥用药物病史，或患儿胎产之时有感受湿热或寒湿病史。

2. 临床表现 黄疸出现早（出生 24 小时内），发展快，黄色明显，也可消退后再次出现，或黄疸出现迟，持续不退，日渐加重。精神倦怠，不欲吮乳，大便或呈灰白色。

3. 体征 皮肤、巩膜黄染，部分患儿肝脾可见肿大。

4. 辅助检查

（1）血清总胆红素、未结合胆红素增高；结合胆红素增高为病理性黄疸。

（2）尿胆红素阳性，尿胆原试验阳性或阴性。

（3）母子血型测定，可检测因 ABO 或 Rh 血型不合引起的溶血性黄疸。

（4）肝功能可正常。

（5）肝炎综合征患儿需进行相关病原检测。

（6）疑甲状腺功能低下者，需检测 TSH、T_4、T_3。

（二）鉴别诊断

1. 需要鉴别生理性黄疸和病理性黄疸。鉴别要点见表 3 -4。

表 3 -4　生理性黄疸与病理性黄疸鉴别要点

鉴别点	生理性黄疸	病理性黄疸
出现时间	足月儿生后 2 ~3 天出现，4 ~5 天达高峰；早产儿生后 3 ~5 天出现，5 ~7 天达高峰	24 小时内出现或出现过迟
消退时间	足月儿 <2 周 早产儿 3 ~4 周	足月儿 >2 周 早产儿 >4 周 或退而复现
血清胆红素	日升高 <85μmol/L（5mg/dL） 或每小时 <0.5mg/dL 未超过 Bhutani 曲线*的第 95 百分位数 未达到相应日龄、胎龄及相关危险因素下的光疗干预标准**	日升高 >85μmol/L（5mg/dL） 或每小时 >0.5mg/dL 超过 Bhutani 曲线*的第 95 百分位数 达到相应日龄、胎龄及相关危险因素下的光疗干预标准**
结合胆红素		>34μmol/L（2mg/dL）
伴随症状	无其他临床症状	有其他症状，如精神倦怠、不欲吮乳，大便或呈灰白色等；有原发疾病表现

注：*Bhutani 曲线见图 3 -4，**光疗干预标准见图 3 -5。

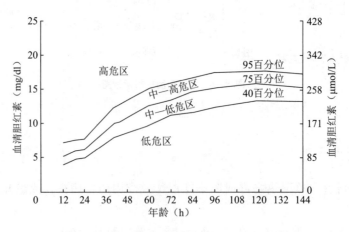

图 3 -4　生后时龄胆红素评估曲线（Bhutani 曲线）

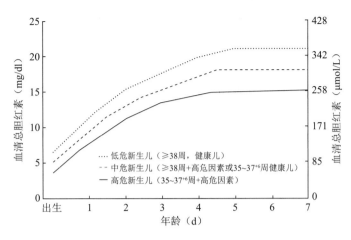

图 3 - 5　胎龄≥35 周新生儿光疗参考曲线

注：高危因素包括：同族免疫性溶血，葡萄糖-6-磷酸脱氢酶缺乏，窒息、显著的嗜睡、体温不稳定、败血症、代谢性酸中毒、低白蛋白血症。图 3 - 4、图 3 - 5 摘自《新生儿高胆红素血症诊断和治疗专家共识》。

2. 病理性黄疸产生的原因较多，需要详细询问病史、进行全面体格检查以及必要的实验室检查，影像学、超声学检查等明确病因。

【辨证论治】

（一）辨证思路

本病辨证应首分生理性与病理性，继辨阴阳、识轻重。

1. 辨性质　从黄疸出现的时间、程度、消退的情况，结合全身症状区别生理性黄疸、病理性黄疸。①生理性黄疸是指婴儿出生后 2~3 天出现黄疸，足月儿于生后 10~14 天自行消退，早产儿可延迟至 3~4 周消失，食欲良好，睡眠正常，一般无其他症状；②病理性黄疸出现时间或迟或早，有在生后 24 小时内出现，也有生后 2~3 周出现，消退时间延长，或消退后又复现，或黄疸程度较重，伴有精神萎靡，嗜睡或睡眠不宁，纳呆等。

2. 辨阴阳　对病理性黄疸辨其阴阳。若病程短，肤黄色泽鲜明，舌苔黄腻者，为阳黄；若黄疸日久不退，色泽晦暗，便溏色白，舌淡苔腻者，为阴黄。

3. 辨轻重　轻者仅见面目、皮肤发黄，精神饮食尚可；重者肝脾明显肿大，腹壁青筋显露，为瘀积发黄。若黄疸急剧加深，四肢厥冷，脉微欲绝，为胎黄虚脱证；黄疸显著，伴有尖叫抽搐，角弓反张，为胎黄动风证。

（二）治疗原则

生理性黄疸可自行消退，不需治疗。病理性黄疸以利湿退黄为基本治疗法则。初生儿脾胃薄弱，治疗过程中尚须顾护后天脾胃之气，不可过用苦寒之剂，以防苦寒败胃，克伐正气。

（三）分证论治

1. 常证

（1）湿热郁蒸

证候：面目皮肤发黄，色泽鲜明如橘，哭声响亮，不欲吮乳，口渴唇干，或有发热，大便秘结，小便深黄，舌质红，舌苔黄腻，指纹滞。

证候分析：本证起病急，为阳黄证。湿热蕴结脾胃，肝胆疏泄失常，胆汁外溢，则面目皮肤发黄，色泽鲜明如橘；热扰心神则哭声响亮；邪困脾胃，升降失常，故不欲吮乳；湿热蕴结，津液不布，则口渴唇干。舌红苔黄腻均为湿热之象。新生儿溶血性黄疸、肝细胞性黄疸多表现为此证。本证重证易发生黄疸动风和黄疸虚脱之变证。

辨证要点：面目皮肤色黄，色泽鲜明如橘，哭声响亮，尿黄，舌红苔黄腻。

治法：清热利湿退黄。

主方：茵陈蒿汤（《伤寒论》）加减。

常用药：茵陈、栀子、大黄、泽泻、车前子、黄芩、金钱草。

加减：热重者，加虎杖、龙胆；湿重者，加猪苓、茯苓、滑石；呕吐者，加半夏、竹茹；腹胀者，加厚朴、枳实。

（2）寒湿阻滞

证候：面目皮肤发黄，色泽晦暗，持久不退，精神萎靡，四肢欠温，纳呆，大便溏薄色灰白，小便短少，舌质淡，舌苔白腻，指纹淡红。

证候分析：本证起病缓慢，病程较长，为阴黄证。寒湿内阻，肝胆疏泄失常，则皮肤面目发黄；湿从寒化，寒为阴邪，故面目皮肤色泽晦暗；脾肾阳虚，运化、温煦失职则纳呆神疲，四肢欠温。舌质淡、苔白腻均属寒湿之象。

辨证要点：面目皮肤色黄，色泽晦暗，精神萎靡，四肢欠温，纳呆便溏，舌淡苔白腻。

治法：温中化湿退黄。

主方：茵陈理中汤（《张氏医通》）加减。

常用药：茵陈、干姜、白术、党参、甘草、薏苡仁、茯苓。

加减：寒重者，加附子；肝脾肿大，络脉瘀阻者，加三棱、莪术；食少纳呆者，加六神曲、砂仁。

（3）气滞血瘀

证候：面目皮肤发黄，颜色逐渐加深，晦暗无华，右胁下痞块质硬，肚腹膨胀，青筋显露，或见瘀斑、衄血，唇色暗红，舌见瘀点，舌苔黄，指纹紫滞。

证候分析：湿热内蕴，气机郁滞，血行不畅，湿瘀交阻，肝胆疏泄失常，胆汁不循常道而横溢肌肤，故黄疸病程较长，逐渐加重，面目皮肤晦暗无华；肝藏血，血瘀不行，故右胁下痞块；瘀血内阻，血不循经则见瘀点瘀斑、衄血；唇舌暗红、舌见瘀点均为瘀积之证。

辨证要点：面目皮肤发黄，晦暗无华，右胁下痞块质硬，肚腹膨胀，青筋显露，瘀斑，舌见瘀点。

治法：行气化瘀消积。

主方：血府逐瘀汤（《医林改错》）加减。

常用药：柴胡、郁金、枳壳、桃仁、当归、赤芍、丹参。

加减：大便干结者，加大黄；皮肤瘀斑、便血者，加牡丹皮、仙鹤草；腹胀者，加木香、香橼；胁下癥块质硬者，加水蛭。

2. 变证

（1）胎黄动风

证候：黄疸迅速加重，嗜睡，神昏，抽搐，舌质红，舌苔黄腻，指纹淡紫。

证候分析：此证往往在阳黄基础上发生。病情危重，来势急骤，极低出生体重儿容易发生此证。湿热内蕴，郁而化火，邪愈盛则面目黄疸愈重；邪陷厥阴，蒙蔽心包，引动肝风，则神昏、抽搐。

辨证要点：黄疸迅速加重，嗜睡，神昏，抽搐。

治法：平肝息风退黄。

主方：茵陈蒿汤（《伤寒论》）合羚角钩藤汤（《通俗伤寒论》）加减。

常用药：羚羊角、钩藤、天麻、茵陈、大黄、车前子、石决明、川牛膝、僵蚕、栀子、黄芩。

（2）胎黄虚脱

证候：黄疸迅速加重，伴面色苍黄、浮肿、气促、神昏、四肢厥冷、胸腹欠温，舌淡苔白，指纹淡。

证候分析：本证为黄疸危证，多见于溶血性黄疸，关键在于阳气虚衰，而非邪气亢盛。阳虚水泛则面色苍黄、浮肿；水凌心肺则气促；阳虚至极，无以温煦则四肢厥冷、胸腹欠温；阳气虚脱，神无所依故神昏。

辨证要点：黄疸迅速加重，面色苍黄，气促浮肿，神昏肢冷。

治法：温阳益气固脱。

主方：参附汤（《济生续方》）合生脉散（《医学启源》）加减。

常用药：人参、附子、干姜、五味子、麦冬、茵陈、金钱草。

【其他疗法】

（一）中成药

1. 茵栀黄口服液　用于湿热郁蒸证。

2. 小儿肝炎颗粒　用于湿热郁蒸证。

3. 紫雪散　用于胎黄动风证。

（二）滴肠疗法

茵陈 10g，栀子 4g，大黄 3g，黄芩 4g，薏苡仁 10g，郁金 4g。水煎 2 次，浓缩过滤成 25mL，每日 1 剂，直肠滴注，连用 7 日。用于湿热郁蒸证。

（三）推拿疗法

胆红素脑病后遗症见肢体瘫痪，肌肉萎缩者，可用推拿疗法，每日或隔日 1 次。方法：在瘫痪肢体上以㨰法来回滚 5～10 分钟，按揉松弛关节 3～5 分钟，局部可用搓法搓热，并在相应的脊柱部位搓滚 5～10 分钟。

（四）针灸疗法

胆红素脑病后遗症患儿可配合针刺疗法，每日 1 次，补法为主，捻转提插后不留针。3 个月为 1 个疗程。取穴如下：百会、风池、四神聪、通里，用于智力低下；哑门、廉泉、涌泉、神门，用于语言障碍；肩髃、曲池、外关、合谷，用于上肢瘫痪；环跳、足三里、解溪、昆仑，用于下肢瘫痪；手三里、支正，用于肘关节拘急；合谷透后溪，用于指关节屈伸不利；大椎、间使、手三里、阳陵泉，用于手足抽动。

（五）西医治疗

1. 病因治疗

（1）生理性黄疸不需治疗，但需要对新生儿胆红素水平进行风险评估和系统管理，根据小时胆红素风险评估曲线进行随访。

（2）病理性黄疸，应针对病因进行治疗。①感染性黄疸：选用有效抗生素。②肝细胞性黄疸：选用保肝利胆药。③溶血性黄疸：光照疗法、肝酶诱导剂、白蛋白、免疫球蛋白，可减少胆红素脑病的发生，病情严重者应及早给予换血疗法。④先天性胆道闭锁：及早诊断、及早手术治疗。

2. 光照疗法　用蓝光、绿光或白光照射，是降低血清未结合胆红素简单而有效的方法。

3. 其他治疗　纠正酸中毒，防止低血糖，补充维生素。

【预防调护】

1. 妊娠期注意饮食卫生，忌酒和辛热之品。不可滥用药物。

2. 有肝炎病史的妇女应在治愈后再妊娠，如妊娠后发现有肝炎应及时治疗。既往所生新生儿有重度黄疸和贫血或有死胎史的孕妇及其丈夫均应做 ABO 和 Rh 血型检查，测定血中抗体及其动态变化。

3. 避免新生儿口腔黏膜、脐部、臀部和皮肤损伤，防止感染。

4. 新生儿应注意保暖，尽早开奶，促进胎粪排出。

5. 婴儿出生后密切观察皮肤颜色的变化，及时了解黄疸的出现时间及消退时间。

6. 注意观察患儿的全身证候，有无精神萎靡、嗜睡、吸吮困难、惊惕不安、两目直视、四肢强直或抽搐，及早发现重症患儿并及时治疗。

【案例分析】

吴某，男，55 天。成都某厂职工之子。1957 年 7 月初诊。

患儿足月顺产，初生即周身发黄。现已 55 天，体重 1.5kg，身长 30cm。身面长满黄色细绒毛，长约 1cm，皮肤晦黄不退。精神萎靡，四肢不温，皮肤干涩，头发稀疏、黄糙，生殖器肿大。虽值炎暑，还须棉花厚裹。稍受微风或惊动，皆易引起呕吐。某医院诊为"先天不足"，未予治疗。范老认为临床罕见，殊难入手。其母再三恳求，方同意试治。询其妊娠期间身体状况，得知怀孕后，嗜饮大量浓茶，每日 5 至 6 磅，连茶叶均嚼食之。故脾阳受伤，湿从内生，湿邪久羁，遗于胞胎。致新生儿先天亏损，脾肾阳气衰微，气亏血败，经隧受阻，胆液浸淫，溢于全身肌肤，故发为胎黄，日久不退。精神萎靡，四肢不温，头发稀疏而黄糙，亦显为少阴阴盛阳微之征。法宜破阴回阳，以通脉四逆汤加味主之，配以针砂散，祛脾胃之湿浊。

处方一：附子 15g（先煎），干姜 15g，甘草 10g，细辛 1g，葱白 30g。

处方二：针砂散。每日晨用米汤灌服 0.6g，连服 20 日。

月余后，患儿身黄退，体重略增，逗之能笑。遂停药，嘱其细心调养，此后逐渐健康成长。1978 年 12 月 18 日追访：患儿已长成人，参加工作。体重 110 斤，身高 1.64m。喜爱体育运动，在中学时为业余足球运动员。

按语：此例虽属罕见，但按六经辨证，其主证既属少阴，并兼太阴寒湿；因此，病在何经，即可用其法其方施治。本案之获效，初看之，似某方某药之功，实则六经辨证生命力之所在。进而剖析，婴儿脾肾阳气不振，寒湿郁滞运化失常，胆汁被阻溢于肌肤；参之肢体不温，发育不良等，应属少阴阴黄。故投以通脉四逆，以助先天之元阳，配以针砂散除脾胃之湿浊。阳旺湿消，气机通畅，则邪去自安。

（范中林医案——摘自《范中林六经辨证医案》）

【古籍选录】

《金匮要略方论·黄疸病脉证并治第十五》："然黄家所得，从湿得之。"

《证治准绳·幼科》："小儿生下遍身面目皆黄，状如金色，身上壮热，大便不通，小便如栀汁，乳食不思，啼哭不止，此胎黄之候，皆因乳母受湿热而敷于胎也，凡有此证，母子皆宜服地黄汤及地黄饮子。"

《婴童百问·黄疸第五十九问》："又有初生而面身黄者，胎疸也。诸疸皆热、色深黄者是也。若淡黄兼白者，胃怯不和也。茵陈汤、栀子柏皮汤、犀角散、连翘赤小豆汤主之。通治黄疸，茵陈五苓散尤为稳也。又有脾弱痿黄，小便清者，治以温剂，当归丸散主之，小半夏汤亦可用也。"

《保婴撮要·胎症》："胎黄者，体目俱黄，小便秘涩，不乳啼叫，或腹膨泄泻，此在胎母过食炙煿辛辣，致生湿热，宜用生地黄汤之类，热盛者，泻黄散之类。"

《医宗金鉴·幼科杂病心法要诀》："阴黄多缘转属成，脾湿肾寒两亏生，温脾茵陈理中治，温肾茵陈四逆灵。"

第四节　脐部疾病（脐湿、脐疮、脐血、脐突）

脐部疾病是小儿出生后断脐结扎护理不善，或先天脐部发育异常而发生的脐部病证。其中脐部湿润不干者称为脐湿；脐部红肿热痛，流出脓水者称为脐疮；血从脐中溢出者称为脐血；脐部凸起者称为脐突。

西医学称脐湿、脐疮为新生儿脐炎，称脐血为脐带出血。脐湿、脐疮、脐血的发病与接生断脐、护脐不当有密切关系。脐突包括西医学脐疝、脐膨出，与先天因素有关。

脐部疾病发生在新生儿期，一般预后良好。但是，脐疮处置不当亦可酿成败血症等重症；脐血若与血液系统疾病有关，则病情较重；脐突患儿多预后良好。

【病因病机】

本病主要由脐部护理不当，或先天脐部发育缺陷所致。

1. 脐湿、脐疮　主要是由断脐后护理不当，感受外邪所致。婴儿洗浴时，脐部为水湿所侵，或为尿液浸渍，或脐带未干脱落过早，或为衣服摩擦损伤等，湿浊浸淫皮肤，久而不干者，则为脐湿。若湿郁化热，或污秽化毒，湿热之邪蕴郁，营卫失和、气滞血瘀，而致脐部红、肿、热、痛，进而湿热酿毒化火，毒聚成疮，致脐部溃烂化腐，则为脐疮。

2. 脐血　为断脐结扎失宜所致，亦有因胎热内盛或中气不足所致。断脐时，脐带结扎过松，可致血渗脉外；结扎过紧，伤及血脉，亦可致血渗于外。或因胎热内盛，迫血妄行，以致断脐不久，血从脐溢。部分患儿先天禀赋不足，中气虚弱，脾不统血，亦可致脐血不止。

3. 脐突　主要分为内因与外因。内因是由于初生儿先天发育不全，脐孔未全闭合，留有脐环，或腹壁部分缺损，腹壁肌肉嫩薄松弛。外因为啼哭叫扰，屏气所致。啼哭叫扰过多，小肠脂膜突入脐中，成为脐突，偶见肿物凸起久不回纳，致外邪侵入，邪毒化热化火，可致高热、腹胀、腹痛等症。

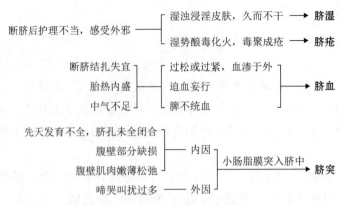

图 3 - 6　脐部疾病病因病机示意图

【临床诊断】

（一）诊断要点

1. 病史　有脐带处理不洁，尿液及水湿浸渍脐部或脐带根痂撕伤等病史。

2. 临床表现

（1）脐带根部或脱落后的根部轻微发红，肿胀、渗液为脐湿；有脓性分泌物渗出，气味臭秽者为脐疮。

（2）断脐后，血从脐孔渗出为脐血。

（3）脐部呈半球状或半囊状凸出，虚大光亮，大小不一，以手按之，肿块可以回纳为脐突。

3. 辅助检查

脐湿、脐疮：脓液分泌物涂片可见细菌、中性粒细胞数量增加，脓液培养阳性率较高。

（二）鉴别诊断

1. 脐湿、脐疮、脐血、脐突相鉴别　鉴别要点见表 3 - 5。

表 3 - 5　脐湿、脐疮、脐血、脐突鉴别要点

鉴别点	脐湿	脐疮	脐血	脐突
病因	断脐后护理不当，感受外邪	断脐后护理不当，感受外邪	断脐结扎失宜，胎热内盛或中气不足	先天发育不全，脐孔未闭合；腹壁部分缺损；啼哭叫扰过多，小肠脂膜突入脐中
主症	脐部创面渗出脂水，浸渍不干	脐部红肿热痛，甚则糜烂，脓水流溢	脐部有血渗出，经久不止	脐部膨出，手按肿物可回腹内。临床以局部表现为主，精神、食欲等一般无明显改变
预后	一般预后良好，处置不当可发展为脐疮	脐疮处置不当亦可酿成败血症等重症	若与血液系统疾病有关，则病情较重	大多预后良好，可治愈

2. 与脐肠瘘、脐尿道管瘘、脐窦相鉴别　鉴别要点见表 3 - 6。

表 3 - 6　新生儿脐炎与脐肠瘘、脐尿道管瘘、脐窦鉴别要点

鉴别点	新生儿脐炎	脐肠瘘	脐尿道管瘘	脐窦
病因	断脐时或出生后处理不当，脐残端被细菌侵入，引起脐部炎症	卵黄管未闭	脐尿管未闭	卵黄管脐端未闭

续表

鉴别点	新生儿脐炎	脐肠瘘	脐尿道管瘘	脐窦
临床表现	轻者脐轮与脐周皮肤红肿，或伴有少量脓性分泌物；重者脐部和脐周明显红肿发硬，脓性分泌物量多，可向周围皮肤或组织扩散，引起腹壁蜂窝组织炎、皮下坏死、腹膜炎、败血症等	脐部可见鲜红黏膜，经常有气体及肠液排出，肠液刺激周围皮肤，而产生糜烂、湿疹及疮疡	外形同脐肠瘘，排出尿液有尿臭	脐部常有较小圆形红色黏膜凸出，用探针检查可发现窦道，常有黏液分泌
辅助检查	脓液分泌物涂片可见细菌、中性粒细胞数量增加，脓液培养阳性率较高	注射造影剂摄 X 线片可见造影剂进入回肠	注射造影剂摄 X 线片可见造影剂进入膀胱	注射造影剂摄 X 线片可见脐窦的长度及方向，不与肠管相通

【辨证论治】

（一）辨证思路

1. 脐湿、脐疮　临床上应辨常证与变证。仅见脐部发红，创面肿胀，有脓水渗出，全身情况尚好为常证；若脐部红肿，有脓性或血性渗出，伴烦躁不宁，甚则昏迷抽风为变证。

2. 脐血　辨轻证、重证。轻证仅有少量渗血，患儿精神、吮乳俱佳，无明显全身不适症状；重证则出血量较多，烦躁不安或萎靡不振，拒乳，甚至同时吐血、便血。

3. 脐突　包括西医学脐疝与脐膨出。脐疝是肠管自脐部凸出至皮下，形成球形软囊，易于压回。脐膨出是部分腹腔脏器通过前腹壁正中的先天性皮肤缺损，突入脐带的根部，上覆薄而透明的囊膜，是较少见的先天性畸形。

（二）治疗原则

1. 脐湿、脐疮　以祛湿生肌、清热解毒为原则。若热毒炽盛，邪陷心肝则凉血清营，息风镇惊。轻证单用外治法便有效，重证则需内外合治。

2. 脐血　应辨清原因，对症治疗。因脐带结扎失宜所致者，应重新结扎；因胎热内蕴，迫血妄行者宜凉血止血；中气不足，气不摄血者应益气摄血。

3. 脐突　采用压脐法外治或手术疗法。

（三）分证论治

1. 脐湿

证候：脐带脱落以后，脐部创面渗出脂水，浸渍不干，或见微红，舌质红，苔薄黄。

证候分析：水湿或秽毒之邪浸渍脐部，邪滞肌肤，故脐部有渗出，浸渍不干；舌质红、苔薄黄、指纹淡红为水湿浸渍之象。

辨证要点：脐部创面渗出脂水，浸渍不干。

治法：收敛固涩。

主方：龙骨散（《杂病源流犀烛》）。

常用药：龙骨、白矾。外用，研粉，撒脐。

若局部红肿热痛者，按脐疮处理。

2. 脐疮

证候：脐部红肿热痛，甚则糜烂，脓水流溢，恶寒发热，啼哭烦躁，口干欲饮，唇红舌燥，舌质红，苔黄腻，指纹紫。

证候分析：本症为脐湿的进一步发展，秽毒之邪壅于肌肤，阻滞经络，气血凝滞，则局部红、肿、热、痛，渐为糜烂化脓，溃则脓水流溢；邪热内攻，正邪交争则恶寒发热；邪热扰神则啼哭烦躁；热毒伤津则口干欲饮，唇红舌燥。

辨证要点：脐部红肿热痛，甚则糜烂，脓水流溢。

治法：清热解毒，佐以外治。

主方：犀角消毒饮（《张氏医通》）加减。

常用药：金银花、水牛角、甘草、防风、荆芥、牛蒡子、黄连、连翘、蒲公英。

加减：大便秘结，舌苔黄燥者，加大黄；脐部渗出混有血液者，加景天三七、紫草；伴神昏、抽搐者，加安宫牛黄丸或紫雪散。

3. 脐血

证候：断脐后，脐部有血渗出，经久不止。或见发热、面赤唇焦、舌红口干，甚则吐衄、便血、肌肤紫斑。或见精神萎靡，手足欠温，舌淡苔薄，指纹淡。

证候分析：断脐后，如脐带结扎过松，可致血溢外出，啼哭时出血加重，静止时稍止。如胎热内蕴，迫血妄行，血循脐带创口外溢，可见脐血鲜红渗泄。脾虚气不摄血，可见脐血色淡，缓渗不止。

辨证要点：脐部有血渗出，经久不止。

治法：结扎松脱者重新结扎脐带。胎热内盛者清热凉血止血，气不摄血者健脾益气摄血。

主方：胎热内盛者用茜根散（《景岳全书》）加减；气不摄血者用归脾汤（《正体类要》）加减。

常用药：胎热内盛者方用茜草根、黄芩、阿胶、侧柏叶、地黄、甘草；气不摄血者方用党参、黄芪、白术、甘草、山药、大枣、当归、血余炭、藕节炭。

加减：尿血者，加大蓟、小蓟；便血者，加槐花、地榆；形寒肢冷者，加炮姜炭。

4. 脐突

证候：脐部呈半球状或囊状凸起，虚大光浮，大如胡桃，以指按之，肿物可推回腹内，啼哭叫闹时，又可重复凸出。一般脐部皮色如常，精神、食欲无明显改变，亦无其他症状表现。但脐膨出可并发其他先天性畸形，如肛门闭锁、膀胱外翻等。

证候分析：初生儿腹部肌肉嫩薄松弛，或先天脐部发育不全，脐孔未闭，留有脐环，加之患儿啼哭努挣，致使小肠脂膜突入脐中。

辨证要点：脐部膨出，手按肿物可回腹内。临床以局部表现为主，精神、食欲等一般无明显改变。

治法：压脐法外治。先将突出脐部的小肠脂膜推回腹内，再以纱布包裹光滑质硬的薄片，垫压脐部，外用绷带扎紧。

若脂膜突出过大，或不能回纳，并见哭闹不安，或年龄已逾2岁仍未痊愈者，应考虑手术治疗。脐膨出的囊膜薄而透明，应及早手术治疗。

【其他疗法】

（一）中成药

1. 小儿化毒散　用于脐疮。

2. 云南白药　用于脐血。

3. 三七片　用于脐血。

（二）药物外治

1. 如意金黄散　外用适量调敷脐部，每日 1~3 次，用于脐疮。

2. 冰硼散　吹、搽脐部，每日 2~3 次，用于脐湿、脐疮。

【预防调护】

1. 新生儿断脐时要严格无菌操作，脐部残端让其自然脱落。

2. 进行脐带结扎操作时，松紧度应适中，结扎部位离脐带根部应有 1.5~2cm 的距离。

3. 新生儿断脐后，应注意脐部残端的保护，保持清洁干燥，防止尿、便及洗浴浸渍，新生儿内衣和尿布应清洁、干燥、柔软，如有污染，及时更换。

4. 脐湿、脐疮者在脐部换药时要注意局部的消毒，若有干痂形成，切不可强剥，以免发生出血和伤及肉芽。

5. 脐血者应密切观察脐带结扎部位及全身的病情变化，如伴有皮肤出血，甚至其他部位出血，应考虑新生儿出血症，加用维生素 K_1 静脉滴注治疗。

6. 脐突者应减少婴儿啼哭叫扰，避免腹压增高。

【案例分析】

唐某，3 个月。

患儿出生后即常啼闹心烦不安，近 3 天来因感冒咳嗽不已，脐部高凸，虚大光浮，压之可缩回，啼哭时则增大变硬，心、肺正常。因痰热内羁，气郁冲脐以致脐突。治法当以清化痰热，佐以利气解郁。

处方：柴胡 5g，枳壳 3g，大白芍 5g，炙甘草 3g，陈皮 3g，半夏 3g，桔梗 3g，荔枝核 10g，黄连 1g。并外用丁字袋压脐，不使啼哭。3 剂而愈。

按语：中医认为，脐突是小儿蕴蓄胎热，无所发泄，致手足频频伸引，睡卧不宁。由于用力努张，气入脐间而脐部肿赤突出，多有积热内蕴的表现。治以理气为主，亦可随症酌加解热之剂，也可配合外敷。但外敷药不可太过寒凉，以免热毒不散而生他变。病案中除加陈皮、木香等理气药外，尚有疝气专药荔枝核，疗效较好。治疗不离"理气"二字，且均收效，此病病因病性可探一斑。西医称脐凸为脐疝，成因有二：一是脐部未发育完全，二是腹内压增高致脐部有物凸出，多以压迫复位法治之。

（刘弼臣医案——摘自《幼科金鉴刘氏临证发挥》）

【古籍选录】

《医宗金鉴·幼科心法》："婴儿热在腹中，无所发泄，故频频伸引，睡卧不宁，努胀，其气冲入脐间，所以脐忽肿赤，虚大光浮，名曰脐突。"

《诸病源候论·小儿杂病诸候六》："脐疮，由初生断脐，洗浴不即拭燥，湿气在脐中，因解脱遇风，风湿相搏，故脐疮久不瘥也。"

《太平圣惠方·小儿脐肿湿久不瘥诸方》："夫小儿脐湿者，亦由断脐之后，洗浴伤于湿气，水入脐口，致令肿湿经久不干也。"

第四章
肺系病证

扫一扫，查阅本章数字资源，含PPT、音视频、图片等

肺系病证主要由于感受外邪，邪从口鼻或皮毛而入，影响肺的宣发肃降功能而引起的病证，病位主要在肺。肺为华盖，居于胸中，上连气管、喉咙，开窍于鼻，外合皮毛。肺的生理功能为主气、司呼吸、主治节、朝百脉、通调水道等，且与脾肾诸脏密切相关。肺与手阳明大肠经互为表里，对人体水道通调及百脉运行起着十分重要的作用。肺宣发肃降功能的正常发挥是维持其生理功能正常的必要条件，肺系病证的发生主要由于肺的宣肃功能失常而致，故宣降肺气为小儿肺系病证的基本治疗原则。

肺系病证为儿科最常见的病证，主要表现在呼吸功能活动障碍或减退、肺气宣肃不利、水道通调失常、大肠传导失司，以及卫外机能失职等方面。临证有热证多、兼证多、变证多、易耗气伤阴等特点，治疗时应在宣肺解表、止咳化痰、降气平喘的基础上，注意适时清热泻肺、养阴润肺，重视肺与其他脏腑的关系，分辨邪正虚实，积极防治兼证、变证的发生。

第一节　感　冒

感冒是以发热、恶寒、鼻塞、流涕、喷嚏、咳嗽、头痛、全身酸痛等肺卫表证为主要临床表现的肺系外感疾病。俗称"伤风"。西医学急性上呼吸道感染可参考本病诊疗。

本病一年四季均可发生，冬春季节及气候骤变时发病率较高。任何年龄均可发病。小儿肺常不足，卫外不固，寒温不知自调，易感受外邪；且易出现夹痰、夹滞、夹惊的兼证。本病一般预后良好，如表邪不解，内传入里，可发展为咳嗽、肺炎喘嗽，或邪毒内传，发生邪毒侵心等变证。

【病因病机】

小儿感冒发生的病因，以感受风邪为主，风为百病之长，常夹寒、热、暑、湿、燥邪及时邪疫毒等致病。若小儿正气不足，并遇气候变化、寒温交替、调护失宜等诱因，六淫之邪均可乘虚而入，发为感冒。感冒的病位在卫表，病机为外邪犯表，卫阳被遏，肺卫失宣。

1. 感受风寒　风寒之邪，由皮毛而入，束于肌表，郁于腠理。寒主收引，致使肌肤闭郁，卫阳不得宣发，导致恶寒、发热、无汗；寒邪束肺，肺气失宣，则鼻塞、流涕、咳嗽；寒邪郁于太阳经脉，经脉拘急收引，气血流通不畅，则致头痛、身痛、肢节酸痛等症。

2. 感受风热　风热之邪，由口鼻而入，侵犯肺卫，肺气失宣，卫气不畅，则致发热较重、恶风、微有汗出；上扰清窍则头痛；热邪客肺，肺气失宣，则鼻塞、流涕、喷嚏、咳嗽；咽喉为肺胃之门户，风热上乘咽喉，则致咽喉肿痛等症。小儿肌肤薄，藩篱疏，感邪之后易于传变，外感风寒，寒易化热，形成表寒里热证。

3. 感受暑湿 夏季暑湿当令，暑为阳邪，其性开泄，易致发热、汗出；湿为阴邪，黏腻重浊，遏于肌表，则身重困倦；上蒙清窍，则头晕头痛；困于中焦，阻碍气机，脾胃升降失司，则致胸闷、泛恶、食欲不振，甚至呕吐、泄泻。

4. 感受时邪 外感时疫毒邪，侵犯肺胃二经。疫毒性烈，易于传变，故起病急，病情重；邪犯肺卫，郁于肌表，则初起发热、恶寒、肌肉酸痛；毒热上炎，则目赤咽红；邪毒犯脾，升降失司，则见恶心、呕吐、泄泻等症。

由于小儿肺脏娇嫩，感邪之后，失于宣肃，气机不畅，津液输布不利而内生痰液，痰壅气道，则咳嗽加剧，喉间痰鸣，为感冒夹痰；小儿脾常不足，乳食不知自节，感邪之后，脾胃纳运失司，乳食停滞，则脘腹胀满，不思乳食，甚或呕吐、大便稀薄，为感冒夹滞；小儿神气怯弱，肝气未充，筋脉未盛，感邪之后，化热化火，热盛生风，内扰心肝，易致心神不宁，睡卧不安，惊惕齘齿，甚则动风抽搐，为感冒夹惊。

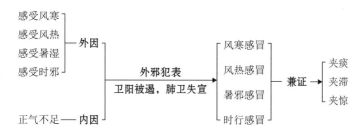

图 4-1 感冒病因病机示意图

【临床诊断】

（一）诊断要点

1. 病史 气候骤变，冷暖失调，感受外邪，或与感冒病人接触。

2. 临床表现

（1）临床以发热、恶寒、鼻塞流涕、喷嚏、微咳、头痛、全身酸痛为主症。

（2）感冒伴兼夹证者，可见咳嗽加剧，喉间痰鸣；或脘腹胀满，不思饮食，呕吐酸腐，大便失调；或睡卧不宁，惊惕抽搐。

3. 辅助检查

（1）血常规 病毒感染者，白细胞总数正常或偏低；合并细菌感染者，白细胞总数及中性粒细胞增高。

（2）病原学检查 鼻咽部分泌物病毒分离或桥联酶标法检测，可做病毒学诊断。咽拭子培养可有病原菌生长；链球菌感染者，血中抗链球菌溶血素"O"（ASO）滴度增高。

（二）鉴别诊断

1. 与急喉喑相鉴别 鉴别要点见表 4-1。

表 4-1 感冒与急喉喑鉴别要点

鉴别点	感冒	急喉喑
病因	正气不足，感受外邪	感受风热或风寒，凝聚于喉，经脉阻塞
起病	不急	急
主症	发热、鼻塞流涕、微咳	发热、咳嗽、声音嘶哑

续表

鉴别点	感冒	急喉喑
吸气性喉鸣	无	可有
吸气性呼吸困难	无	可有
肺部听诊	无明显异常	喉传导音或管状呼吸音

2. 与急性传染病早期相鉴别　多种急性传染病早期都有类似感冒的症状，如麻疹、水痘、手足口病、幼儿急疹、百日咳、流行性脑脊髓膜炎等，应根据流行病学史、临床表现、实验室检查等加以鉴别。

【辨证论治】

（一）辨证思路

本病辨证，重在辨风寒、风热、暑湿、表里、虚实。

1. 辨寒热　冬春两季多为风寒、风热感冒。有发热、恶寒无汗、鼻塞流涕、喷嚏、咳嗽等肺卫表证，伴唇、舌、咽不红，苔薄白者，多为风寒袭表；有发热、恶风、微汗、鼻塞流涕、喷嚏、咳嗽等肺卫表证，伴唇、舌、咽红，苔薄黄者，多为风热犯表。

2. 辨暑湿　夏季多为暑邪感冒。发热较高，持续时间较长，或常有微汗出而热不解，并伴身重困倦、食少纳呆、口渴心烦者多为暑热偏盛之证；若胸闷，泛恶，舌苔腻为暑湿偏盛之证。

3. 辨虚实　感冒多为实证，病在肌表肺卫，属表证；若反复感冒，体质虚弱，汗多，畏寒，多为虚实夹杂证。

4. 辨四时感冒与时行感冒　主要依据临床症状和是否有流行趋势辨识。四时感冒一般症状较轻，无流行趋势；时行感冒一般症状较重，有流行病学史。

5. 辨兼证　感冒病程中，若咳嗽较剧，咳声重浊，喉中痰鸣，舌苔白腻，脉浮滑，为感冒夹痰；若脘腹胀满，不思乳食，呕吐酸腐，口气秽浊，大便酸臭，为感冒夹滞；若惊惕啼叫，睡卧不宁，甚或惊厥，舌尖红，脉弦数，为感冒夹惊。

（二）治疗原则

感冒以疏风解表为基本治疗原则。根据辨证，分别采用辛温解表、辛凉解表、清暑解表、清瘟解毒等治法。

根据小儿的特点，在小儿感冒的治疗用药方面要注意：需兼顾兼夹证的治疗，应在解表基础上，分别佐以化痰、消滞、镇惊之法。治疗中宜轻清疏解为主，不宜过汗，防止耗伤津液；慎用下法，以防苦寒伤伐脾胃；体质虚弱者可采用扶正解表法，益气、养阴以助正气祛邪外泄。本病除内服汤药外，还常使用中药成药、针灸、刮痧等方法治疗。

（三）分证论治

1. 风寒感冒

证候：恶寒，发热，无汗，头痛，身痛，鼻流清涕，喷嚏，咳嗽，口不渴，咽无红肿及疼痛，舌淡红，苔薄白，脉浮紧，指纹浮红。

证候分析：风寒之邪，由皮毛而入，束于肌表，郁于腠理，卫阳不得宣发，导致恶寒、发热、无汗；寒邪束肺，肺气失宣，则致鼻塞、流涕、咳嗽；寒邪郁于太阳经脉，气血流通不畅，则致头痛、身痛、肢节酸痛等症。

辨证要点：发热，恶寒重，无汗，鼻流清涕，咽不红。

治法：辛温解表。

主方：荆防败毒散（《摄生众妙方》）加减。

常用药：荆芥、防风、羌活、紫苏叶、桔梗、前胡、甘草。

加减：发热、汗出、恶风者，可用桂枝汤；发热、头痛、微恶寒、恶心欲吐者，可用柴胡桂枝汤；头痛明显者，加葛根、白芷。

2. 风热感冒

证候：发热重，恶风，有汗或少汗，头痛，鼻塞流浊涕，喷嚏，咳嗽，痰稠色白或黄，咽红肿痛，口干渴，舌质红，苔薄黄，脉浮数，指纹浮紫。

证候分析：风热侵犯肺卫，卫表失和则发热较重、恶风、微有汗出；上扰清窍则头痛；肺气失宣则致鼻塞、流涕、喷嚏、咳嗽；风热上乘咽喉，则致咽喉肿痛等症。小儿肌肤薄，藩篱疏，感邪之后易于传变，外感风寒，寒易化热，形成表寒里热证。

辨证要点：发热重，恶风，少汗，鼻流浊涕，咽红肿痛。

治法：辛凉解表。

主方：银翘散（《温病条辨》）加减。

常用药：金银花、连翘、薄荷、桔梗、牛蒡子、大青叶、荆芥、淡豆豉、芦根、淡竹叶。

加减：高热者，加重楼、绵马贯众；高热汗出者，加石膏；咳嗽重，痰稠色黄者，加桑叶、瓜蒌、浙贝母；咽红肿痛者，加虎杖、蒲公英、玄参；大便秘结者，加大黄、枳实。

3. 暑邪感冒

证候：发热，无汗或汗出热不解，头晕、头痛，鼻塞，身重困倦，胸闷，呕恶，口渴心烦，食欲不振，或有呕吐、泄泻，小便短黄，舌质红，苔黄腻，脉滑数，指纹紫滞。

证候分析：夏季暑湿当令，暑为阳邪，其性开泄，易致发热、汗出；湿为阴邪，黏腻重浊，遏于肌表，则身重困倦；上蒙清窍，则头晕头痛；困于中焦，阻碍气机，脾胃升降失司，则致胸闷、泛恶、食欲不振，甚至呕吐、泄泻。

辨证要点：病发夏季，发热持续无汗，身重困倦，食欲不振。

治法：清暑解表。

主方：新加香薷饮（《温病条辨》）加减。

常用药：香薷、金银花、连翘、厚朴、白扁豆。

加减：偏热重者，加黄连、栀子；偏湿重者，加藿香正气散；呕吐者，加竹茹、半夏；泄泻者，加黄连、苍术。

4. 时行感冒

证候：起病急骤，高热，恶寒，无汗或汗出热不解，头痛，心烦，目赤咽红，肌肉酸痛，腹痛，或有恶心、呕吐、大便稀薄，舌质红，舌苔黄，脉数，指纹紫。

证候分析：外感时疫毒邪，犯于肺胃二经。疫毒性烈，易于传变，故起病急，病情重。邪犯肺卫，郁于肌表，则初起发热、恶寒、肌肉酸痛；毒热上炎，则目赤咽红；邪毒犯脾，升降失司，则见恶心、呕吐、泄泻。

辨证要点：一方多人发病，症状相似，起病急骤，全身症状重，发热恶寒，无汗或汗出热不解，目赤咽红，全身肌肉酸痛。

治法：清瘟解毒。

主方：银翘散（《温病条辨》）合普济消毒饮（《东垣试效方》）加减。

常用药：金银花、连翘、荆芥、羌活、绵马贯众、栀子、黄芩、板蓝根、桔梗、牛蒡子、薄荷。

加减：高热者，加柴胡、重楼；发热、肌肉酸痛者，可用柴葛解肌汤；恶心、呕吐者，加竹茹、半夏；泄泻者，加葛根、黄连、地锦草；腹痛者，加延胡索、白芍。

5. 兼证

（1）夹痰

证候：感冒兼见咳嗽较剧，痰多，喉间痰鸣。

证候分析：风寒束肺，肺失宣肃，津液失布则痰白清稀；外感风热，灼津为痰，故痰稠色白或黄。

辨证要点：在感冒病程中兼有咳嗽加剧，痰多，喉间痰鸣。

治法：辛温解表，宣肺化痰；辛凉解表，清肺化痰。

常用药：在疏风解表的基础上，风寒夹痰证加用三拗汤、二陈汤，常用麻黄、苦杏仁、半夏、陈皮。风热夹痰证加用桑菊饮加减，常用桑叶、菊花、鱼腥草、瓜蒌皮、浙贝母等。

（2）夹滞

证候：感冒兼见脘腹胀满，不思饮食，呕吐酸腐，口气秽浊，大便酸臭，或腹痛泄泻，或大便秘结，小便短黄，舌苔厚腻，脉滑，指纹紫滞。

证候分析：食滞中焦则脘腹胀满，不思饮食，呕吐或泄泻；食积化腐，浊气上升则口气秽浊，大便酸臭。

辨证要点：在感冒病程中兼有脘腹胀满，不思饮食，大便不调。

治法：解表兼以消食导滞。

常用药：在疏风解表的基础上，加用保和丸加减。常加用山楂、六神曲、鸡内金、莱菔子、枳壳。若大便秘结，小便短黄者，加大黄、枳实。

（3）夹惊

证候：感冒兼见惊惕，哭闹不安，睡卧不宁，甚至骤然抽搐，舌质红，脉浮弦，指纹青滞。

证候分析：小儿神气怯弱，肝气未充，筋脉未盛，感邪之后，化热化火，热盛生风，内扰心肝，易致心神不宁，睡卧不安，惊惕龅齿，甚则动风抽搐。

辨证要点：在感冒病程中兼有惊惕哭闹，睡卧不宁，甚至抽搐。

治法：解表兼以清热镇惊。

常用药：在疏风解表的基础上，加用镇惊丸加减。常加用钩藤、僵蚕、蝉蜕、珍珠母。另可服小儿回春丹、琥珀抱龙丸或小儿金丹片。

【其他疗法】

（一）中成药

1. 小儿柴桂退热颗粒　用于风热感冒。

2. 双黄连口服液　用于风热感冒。

3. 藿香正气水　用于暑湿感冒。

4. 连花清瘟胶囊　用于时行感冒。

5. 清宣止咳颗粒　用于风热感冒夹痰。

6. 小儿豉翘清热颗粒　用于风热感冒夹滞。

7. 小儿金丹片　用于感冒夹惊。

（二）针灸疗法

1. 针法取大椎、曲池、外关、合谷。头痛加太阳，咽喉痛加少商。用泻法，1 日 1～2 次。用于风热感冒。

2. 灸法取大椎、风门、肺俞。用艾炷 1～2 壮，依次灸治，每穴 5～10 分钟，以表面皮肤潮热为宜，1 日 1～2 次。用于风寒感冒。

3. 耳尖、少商点刺放血疗法。用于高热不退。

【预防调护】

1. 经常户外活动，呼吸新鲜空气，多晒太阳，加强锻炼。

2. 随气候变化，及时增减衣服。

3. 避免与感冒病人接触，感冒流行期间少去公共场所。

4. 居室保持空气流通、新鲜。每天可用食醋加水熏蒸 1 次，进行空气消毒。

5. 饮食宜清淡、易消化，忌食辛辣、冷饮、肥甘厚味。

6. 注意观察病情变化。

【案例分析】

刘某，女，4 岁，2006 年 4 月 20 日初诊。

主诉：喷嚏、流涕 2 天。

病史：患儿于两天前无明显诱因出现打喷嚏、流涕，家人遂带来就诊。刻下症见：喷嚏、流涕，咽红，无恶寒发热，饮食二便尚可，舌边尖红，苔薄白，脉浮数。

西医诊断：上呼吸道感染。

中医诊断：感冒（风热犯肺证）。

治法：疏风清热，宣肺解表。

处方：银翘散加减。金银花 6g，连翘 6g，板蓝根 6g，菊花 4g，薄荷 4g，荆芥 4g，防风 4g，桔梗 4g，牛蒡子 4g，紫苏叶 4g，贝母 4g，射干 6g，沙参 6g，牡丹皮 4g。4 剂。水煎服，日 1 剂，分温 3 服。

复诊：服用前方后患儿诸症消失，疾病痊愈。

按语：风热感冒系风热内犯，肺失宣降。治当疏风清热，宣肺解表。银翘散为辛凉平剂，其中辛温药与辛凉药并用，主治风热犯表，以卫表证候为主者。本例根据外邪袭肺症状明显，特于其中加大辛温药的运用，以助宣肺除邪。

（周信有医案——摘自《当代名老中医典型医案集儿科分册》）

【古籍选录】

《医宗金鉴·感冒风寒总括》："小儿肌肤最柔脆，偶触风寒病荣卫，轻为感冒病易瘥，重为伤寒证难退，夹食夹热或夹惊，疏散和解宜体会。"

《幼幼集成·小儿伤寒类治》："寒郁皮毛，是为在表。脉浮紧无汗为伤寒，麻黄汤发之，得汗而解；脉浮缓有汗为伤风，以桂枝汤散之，汗止而解。"

《景岳全书·论证》："伤风之病，本由外感，但邪甚而深者，遍传经络，即为伤寒；邪轻而浅者，止犯皮毛，即为伤风。"

《温病条辨·儿科总论》："且其脏腑薄，藩篱疏，易于传变；肌肤嫩，神气怯，易于感触。"

第二节　鼻　鼽

　　小儿鼻鼽是小儿时期常见的鼻部疾病。临床以突然和反复发作的鼻痒、喷嚏、清水样涕、鼻塞等为特征。常伴发过敏性结膜炎、湿疹、哮喘、腺样体肥大、鼻窦炎、鼻出血、中耳炎及睡眠呼吸障碍等疾病。本病相当于西医学的变应性鼻炎、血管运动性鼻炎、嗜酸性粒细胞增多性非变应性鼻炎等疾病。

　　本病可常年发病，亦可呈季节性发作，春、秋、冬三季多发。具有反复发作的病史，部分患儿可有荨麻疹、湿疹、支气管哮喘等过敏性疾病史或家族史。若积极治疗，可以控制症状，但极易反复发作。

【病因病机】

　　小儿鼻鼽的病因有内因和外因之分，内因责之于先天禀赋有异，肺、脾、肾等脏腑虚损，卫外不固，外因责之于风、寒、异气之邪侵犯鼻窍。

（一）内因

　　1. 肺气虚寒，卫表不固　患儿胎禀不足，肺气虚寒，卫表不固，风寒乘虚而入，邪聚鼻窍，肺气不宣，津液停聚，遂致喷嚏、流清涕、鼻塞等，发为鼻鼽。

　　2. 肺脾气虚，清阳不升　小儿喂养不当，脾胃运化力弱，化生不足，脏腑功能失健，鼻窍失养，肺脾气虚，易遭受外邪或异气侵袭，邪聚鼻窍而发为鼻鼽。

　　3. 肺肾两虚，温煦失职　先天禀赋不足，肾阳式微，摄纳无权，气不归原，温煦失职，腠理、鼻窍失于温煦，加之肺气虚弱，则外邪、异气易侵，发为鼻鼽。

　　4. 肺经伏热，上犯鼻窍　小儿乳食不节，食积化热，郁火内伏于肺经，燥热引动而发作，肃降失职，邪热上犯鼻窍，亦可发为鼻鼽。

（二）外因

　　异气所触，引动伏风　先天禀赋有异，体内素有伏风，外风、异味或异物触发，伏风则随之引动，发为本病。

　　肺开窍于鼻，本病虽表现在肺系，但与脾、肾亦有关。病机关键为邪聚鼻窍，肺气不宣，津液骤停。

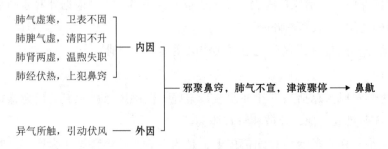

图4-2　小儿鼻鼽病因病机示意图

【临床诊断】

（一）诊断要点

1. 病史 本病可常年发病，亦可呈季节性发作，春、秋、冬三季多发。具有反复发作的病史，部分患儿可有荨麻疹、湿疹、支气管哮喘等过敏性疾病史或家族史。

2. 临床表现 以鼻痒、喷嚏、清水样涕、鼻塞等症状出现2项及2项以上，每日症状持续或累计1小时以上为诊断依据。可伴有眼痒、结膜充血等眼部症状。症状严重的患儿可有所谓"变应性敬礼"动作，即为减轻鼻痒和使鼻腔通畅而用手掌或手指向上揉鼻。

3. 体征 发作期常见鼻黏膜苍白、灰白或浅蓝色，水肿，少数鼻黏膜充血，鼻甲肿大，鼻腔水样分泌物。症状严重的患儿可出现变应性黑眼圈、变应性皱褶。在间歇期以上特征不明显。

4. 辅助检查

（1）血常规　白细胞总数正常，嗜酸性粒细胞可增高。

（2）鼻腔分泌物检测　嗜酸性粒细胞检查可呈阳性，肥大细胞（嗜碱粒细胞）检查可呈阳性。

（3）皮肤点刺试验、血清总IgE检测、血清特异性IgE检测、血清学过敏原抗体检测　这些检测均有助于本病的诊断。

（二）鉴别诊断

与急慢性鼻炎、鼻窦炎、鼻息肉相鉴别　鉴别要点见表4-2。

表4-2　变应性鼻炎与急慢性鼻炎、鼻窦炎、鼻息肉的鉴别要点

鉴别点	变应性鼻炎	急性鼻炎	慢性鼻炎	鼻窦炎	鼻息肉
发病情况	常年发病，亦可呈季节性发作，反复发作	无反复发作病史，病程较短，数日后可痊愈	病程较长	常继发于上感或急性鼻炎	病史可长可短
主症	鼻痒、喷嚏、清水样涕、鼻塞伴眼痒、结膜充血等，有所谓"变应性敬礼"动作	鼻塞流涕，可有恶寒发热症状	鼻塞多呈间歇性、交替性、位置性，甚至持续性	鼻涕量多，颜色浑浊，呈黏脓性或脓性，可有腥臭气味，伴头昏痛或发热	进行性鼻塞为主，随息肉体积增大逐渐成为持续性鼻塞。常伴有鼻窦炎，鼻腔分泌物增多。可伴有嗅觉障碍及头痛等症状。
体征	鼻黏膜苍白、灰白或浅蓝色，水肿，少数充血，鼻甲肿大，鼻腔水样分泌物。变应性黑眼圈、变应性皱褶	鼻黏膜淡红	鼻黏膜暗红，鼻甲肿大或肥大，其质较硬	鼻腔黏膜充血水肿，鼻窦区可有压痛	鼻镜检查可见鼻腔内有一个或多个表面光滑、灰白色、淡黄色或淡红色的如荔枝肉状半透明肿物。触之柔软，不痛，不易出血。

【辨证论治】

（一）辨证思路

通过主要症状，首先辨别疾病的寒、热、虚、实，再结合全身兼症，辨别病位归属于何脏腑。鼻黏膜色淡，鼻甲肿胀，多属气虚或阳虚；鼻黏膜色红，鼻甲肿胀多属热证。肺气虚寒，卫表不固，则症见鼻痒、喷嚏连作、流清涕、鼻塞遇风冷加重、畏寒怕风、自汗等，体征见鼻黏膜色淡、鼻甲肿胀。脾气虚弱，清阳不升，则症见鼻痒、喷嚏频作、流清涕、鼻塞，劳累后加重，

纳呆、便溏等，体征见鼻黏膜色淡，鼻甲肿胀。肾阳不足，温煦失职，则症见鼻痒、喷嚏连作、流清涕量甚多、腰膝酸软、四肢不温、怕冷，鼻道可见水样分泌物、下鼻甲肿胀苍白等。肺经伏热，上犯鼻窍，则症见鼻痒、喷嚏连连、流清涕、鼻塞，症状多在遇热或闷热天气发作，伴口干、烦热等，体征可见鼻黏膜色红、鼻甲肿胀。

（二）治疗原则

本病治疗多从肺入手，兼顾脾、肾。发作期当消风通窍，攻邪以治其标，间歇期应补虚固表，扶正以治其本，坚持较长时期的治疗。根据辨证分别治以温肺散寒，益气固表；益气健脾，升阳通窍；温肺补肾，通利鼻窍；清宣肺气，通利鼻窍。

（三）分证论治

1. 肺气虚寒

证候：鼻痒，喷嚏频频突发，流清涕，鼻塞，嗅觉减退，畏风怕冷，自汗，气短懒言，语声低怯，面色苍白，或见咳嗽痰稀，鼻黏膜淡红或苍白，下鼻甲肿大，鼻道水样分泌物。舌质偏淡或淡红，苔薄白，脉虚弱，指纹淡红。

证候分析：本证多发于寒冷季节，肺气虚损，卫表不固，风寒异气乘虚而入，故鼻痒遇寒而发；邪正相搏，则喷嚏频频；肺失通调，气不摄津，则涕清如水；肺气虚弱，则气短懒言、语声低怯；肺卫不固，腠理疏松，故畏风怕冷，自汗；面色苍白、舌质淡、苔薄白、脉虚弱为肺气虚寒之征。

辨证要点：鼻痒、喷嚏频发、流清涕、鼻塞、畏风怕冷、自汗，或见鼻黏膜淡红或苍白、下鼻甲肿大、鼻道水样分泌物。

治法：温肺散寒，益气固表。

主方：温肺止流丹（《辨证录》）加减。

常用药：党参、黄芪、白术、防风、桂枝、荆芥、细辛、苍耳子、辛夷、白芷、甘草。

加减：鼻痒甚者，加蝉蜕、乌梅；喷嚏多者，加蒺藜、五味子；流涕多者，加苍术、鱼脑石；畏风寒者，加麻黄、干姜；多汗者，加龙骨、牡蛎。

2. 肺脾气虚

证候：鼻痒，喷嚏频频突发，流清涕，鼻塞，嗅觉减退，面色萎黄，食少纳呆，消瘦，腹胀，大便溏薄，四肢倦怠乏力，鼻黏膜淡红或苍白，下鼻甲肿大，鼻道水样分泌物。舌淡胖，苔薄白，脉弱，指纹淡。

证候分析：脾气虚弱，化生不足，鼻窍失养，风寒异气乘虚而入，则鼻痒；正气格邪外出，则喷嚏频频；脾不运湿，停聚鼻窍，故鼻塞、流清涕；脾失健运，输布失职，则脘腹胀满，大便溏薄，食少纳呆；四肢倦怠、舌淡胖、脉弱均为气虚之征。

辨证要点：鼻痒、喷嚏频发、流清涕、鼻塞、鼻黏膜淡红或苍白、下鼻甲肿大、鼻道水样分泌物，伴见纳呆、便溏等脾气虚表现。

治法：益气健脾，升阳通窍。

主方：补中益气汤（《内外伤辨惑论》）加减。

常用药：黄芪、白术、防风、党参、茯苓、甘草、升麻、陈皮、柴胡、辛夷、白芷。

加减：大便溏薄者，加葛根、芡实；畏风恶寒者，加桂枝、川芎；清涕如水量多者，加苍术、干姜；脘腹饱胀者，加砂仁、木香；食欲不振者，加山楂、谷芽。

3. 肺肾两虚

证候：鼻痒，喷嚏频频突发，流清涕，鼻塞，嗅觉减退，面色㿠白，形寒肢冷，腰膝酸软，神疲倦怠，小便清长，鼻黏膜苍白，鼻道水样分泌物。舌质淡，苔白，脉沉细，指纹沉淡。

证候分析：肾阳不足，温煦失职，风寒异气易从口鼻、肌表入侵，则发鼻痒；正邪相争，故喷嚏频频；肾阳虚弱，气化失职，寒水上泛，津停鼻窍，故鼻塞，清涕如水；面色㿠白、形寒肢冷、神疲倦怠、腰膝酸软、小便清长、舌质淡、苔白、脉沉细等均为肾阳虚之征。

辨证要点：鼻痒、喷嚏频发、流清涕、鼻黏膜苍白、鼻道可见水样分泌物，伴见形寒肢冷、腰膝酸软等肾阳不足表现。

治法：温肺补肾，通利鼻窍。

主方：肾气丸（《金匮要略》）加减。

常用药：地黄、山药、山茱萸、茯苓、泽泻、牡丹皮、肉桂、附子、细辛、苍耳子、辛夷。

加减：大便溏薄者，加肉豆蔻、补骨脂；小便清长者，加益智、乌药；鼻痒多嚏者，加乌梅、五味子；清涕长流者，加苍术、桂枝；畏风易感者，加黄芪、白术、防风；多汗者，加龙骨、牡蛎。

4. 肺经伏热

证候：鼻痒，喷嚏频频突发，流清涕或黏稠涕，鼻塞，嗅觉减退，可伴有咳嗽、咽痒、口干烦热，或见鼻衄，鼻黏膜色红，鼻甲肿胀，鼻腔干燥。咽红。舌质红，苔黄，脉数，指纹淡紫。

证候分析：邪热久郁肺经，肺失清肃，又复感温热邪气，两邪相搏则发为鼻痒、喷嚏；邪热迫津外泄则流清涕或黏稠涕；邪热煎熬津液，故口干烦热；舌质红、苔黄、脉数为肺热之征。

辨证要点：鼻痒、喷嚏频发、流清涕或黏稠涕、鼻塞，伴口干烦热，或见鼻衄、鼻黏膜色红、鼻甲肿胀、鼻腔干燥。

治法：清宣肺气，通利鼻窍。

主方：辛夷清肺饮（《医宗金鉴》）加减。

常用药：辛夷、黄芩、栀子、麦冬、百合、石膏、知母、甘草、枇杷叶、菊花、薄荷。

加减：外感风邪者，加防风、白芷；鼻痒喷嚏者，加蒺藜、徐长卿；鼻流浊涕者，加黛蛤散、苍术；鼻流脓涕者，加胆南星、鱼腥草、龙胆；鼻干无涕者，去石膏、知母，加南沙参、黄精、乌梅、五味子；咽痒者，加蝉蜕、牛蒡子；咽红肿者，加金银花、败酱草；咳嗽者，加桔梗、前胡。

【其他疗法】

（一）中成药

1. 辛芩颗粒 用于肺气虚寒证。

2. 通窍鼻炎颗粒（片） 用于肺气虚寒证。

3. 玉屏风颗粒 用于肺脾气虚证。

4. 辛夷鼻炎丸 用于肺经伏热证。

（二）药物外治

选用芥子、细辛、辛夷、甘遂、冰片（比例5：5：5：5：1）等药物研粉，在夏季三伏中分3次用生姜汁调成膏状，敷贴于大椎、迎香、肺俞等穴位，每次贴30～60分钟。3年为1个疗程。

（三）针灸疗法

1. 体针 选迎香、印堂、风池、风府、合谷等为主穴，以上星、足三里、禾髎、肺俞、脾俞、肾俞、三阴交等为配穴。每次主穴、配穴各选 1~2 穴，用补法，留针 20 分钟。

2. 灸法 用督灸在患儿督脉的上星穴、神庭穴、囟会穴、前顶穴灸治。每次 2~4 小时，每日 1 次，4 日为 1 个疗程，治疗 3~4 个疗程，每疗程之间停 1 日。

3. 耳穴贴压 选神门、内分泌、内鼻、肺、脾、肾、肾上腺、皮质下等穴。王不留行籽贴压，两耳交替，每次取 3~5 穴。

（四）西医治疗

治疗上有特异性治疗和非特异性治疗两大类：特异性治疗包括避免疗法及免疫疗法；非特异性治疗包括药物治疗（糖皮质激素、抗组胺药、肥大细胞膜稳定剂、减充血药、抗胆碱药等）和手术治疗（如筛前神经切断、翼管神经切断术等）。目前药物治疗是变应性鼻炎的首选方法。

【预防调护】

1. 锻炼身体，增强免疫能力，防止受凉。

2. 注意室内卫生，经常除尘去霉，勤晒被褥，避免与宠物接触。

3. 注意观察，寻找诱发因素，若有发现，应尽量避免。

4. 在寒冷、扬花季节及雾霾等不良天气时，出门戴口罩，减少和避免各种尘埃、花粉、污染物的刺激。

5. 避免接触或进食易引起机体过敏之物，如羽毛、兽毛、鱼虾、海鲜等，忌辛辣刺激食物。

6. 按揉迎香穴，每次 100 下，每日 1~2 次。

【案例分析】

患儿金某，男，2 岁 6 个月，2013 年 4 月 8 日初诊。

主诉：流清涕 2 月余。

患儿 2 个月前受凉后出现流清涕，量多，晨起明显，喷嚏，鼻痒，无鼻塞，无咳嗽，无发热，无呕吐腹泻，胃纳欠振，大便正常。舌淡红，苔薄白，指纹淡紫。曾自服感冒药，未见明显好转，五官科诊断为过敏性鼻炎，予鼻喷剂治疗，家长考虑为激素类药物未用，转诊中医。中医诊断为鼻鼽（肺脾气虚，风邪恋肺）。治以益气固表，健脾升清。

处方：生黄芪 9g，炒白术 9g，防风 6g，升麻 3g，柴胡 6g，陈皮 6g，太子参 9g，茯苓 9g，桂枝 3g，甘草 6g，生麦芽 12g，五味子 6g。7 剂。

二诊：流涕明显减少，仍未尽，清涕，无咳嗽，无发热，服药后易呕吐，大便偏烂，日解 1~2 次，胃纳欠振，咽部不红，舌淡红，苔薄腻。指纹淡紫。治以益肺健脾，和胃助运。处方：姜半夏 6g，茯苓 9g，陈皮 6g，甘草 6g，炒白术 9g，太子参 6g，炒谷芽 10g，炒麦芽 10g，防风 3g，生黄芪 9g，炙枇杷叶 9g。7 剂。

按语：患儿肺脾气虚，风邪恋肺，在益肺健脾的同时，配伍风药升麻引甘温之药上行，柴胡引少阳之气助脾升运，药证相符，标本兼治。

（盛丽先医案——摘自《名老中医师承工作室系列丛书·盛丽先儿科临证经验》）

【古籍选录】

《刘河间医学六书·素问玄机原病式》："鼽者，鼻出清涕也。""嚏，鼻中因痒而气喷作于声也。"

《医法圆通·卷一》："按鼻流清涕一证……从内伤而得者，由心肺之阳不足，不能统摄津液，而清涕出……肾络于肺，肾阳衰则阴寒生，不可收束津液，故而清涕出，其人定无外感之证。"

《景岳全书·杂证谟》："凡由风寒而鼻塞者，以寒闭腠理，则经络壅闭而多嚏嚏，此证多在太阳经，宜用辛散解表自愈。"

第三节 乳 蛾

乳蛾是指因邪客咽喉，喉核（腭扁桃体）肿大，或伴红肿疼痛，甚至化脓溃烂为主症的儿科常见肺系疾病。因喉核肿大，状如乳头或蚕蛾，故名乳蛾。发生于一侧者，名单乳蛾；发生于双侧者，名双乳蛾；喉核溃烂者，名烂乳蛾。本病相当于西医学的扁桃体炎，通常由链球菌感染引起，也可由病毒感染引起。

本病一年四季均可发病，较多见于 4 岁以上的小儿。小儿患者症状较成人重，常伴有高热。多数经积极治疗可获痊愈，但婴幼儿病程较长，也可迁延不愈或反复发作。如不及时治疗，容易出现鼻窦炎、中耳炎、颈淋巴结炎等并发症，偶可伴发急性肾小球肾炎、风湿性关节炎和风湿性心脏病。

【病因病机】

咽喉为肺胃之门户，乳蛾的病因，责之于风热邪毒从口鼻而入，侵袭咽喉；或素体肺胃热炽，复感外邪，邪毒上攻咽喉；或邪热伤阴、素体阴虚，虚火上炎；或肺脾气虚，卫表不固，反复不愈。乳蛾的病位主要在肺胃，可累及于肾。病理因素为热毒，病机为热毒壅结咽喉，气血壅滞，肌膜灼伤受损。

1. 风热犯咽 咽喉为肺胃之门户，风热邪毒从口鼻而入，咽喉首当其冲，热毒结于咽喉，气血壅滞，脉络受阻，肌膜受灼，而发为乳蛾。

2. 肺胃热炽 小儿因嗜食辛辣炙煿之品，胃腑积热，或先天禀受母体胃热，均可造成胃火内炽，上熏咽喉。若复感外邪，或风热犯肺失治，邪热入里，循经上攻咽喉，搏结于喉核，灼腐肌膜，故可见喉核溃烂化脓，咽喉肿痛，发为乳蛾。

3. 肺肾阴虚 乳蛾缠绵日久邪热伤阴，或温热病后阴液亏损、余邪未清，或素体肺肾阴虚、虚火上炎，搏结喉核，则喉核肿大，日久不消。

4. 肺脾气虚 患儿素体气虚，卫表不固，反复外感，屡发乳蛾，损脾伤气。肺脾气虚，引起乳蛾反复急性发作，而发作后又不能收敛复原，肥大而不收。

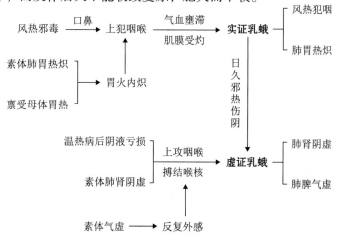

图 4-3 乳蛾病因病机示意图

【临床诊断】

（一）诊断要点

1. 病史 常有受凉、外感病史或咽痛反复发作史。

2. 临床表现 喉核肿大或伴红肿疼痛、咽痒不适为主症，重者喉核溃烂化脓；轻者可无全身症状，重者出现发热恶寒、头身疼痛、咳嗽等症。

3. 体征 扁桃体红肿，表面可有黄白色脓点，重者腐脓成片，下颌角淋巴结可肿大。

4. 辅助检查 血常规检查白细胞总数及中性粒细胞增高者，提示细菌感染。

（二）鉴别诊断

与鹅口疮、白喉相鉴别 鉴别要点见表4-3。

表4-3 乳蛾与鹅口疮、白喉鉴别要点

鉴别点	乳蛾	鹅口疮	白喉
病原体	链球菌为主	白色念珠菌	白喉杆菌
主症	发热、咽痛	口腔白屑	发热、咽部灰白色假膜
口腔检查	扁桃体肿大充血，或化脓	舌、两颊内侧黏膜、软腭、咽喉见白屑、不易清除	咽部、扁桃体见白色假膜，不易擦去，强行擦去易出血

【辨证论治】

（一）辨证思路

本病辨证，重在辨表里、虚实，同时还有轻重的辨别。急性乳蛾起病急，病程短，属实热证，一般有表证者为风热犯咽，表证不明显者多为肺胃热炽。慢性乳蛾病程迁延不愈，喉核肥大不收，多属虚证。肺肾阴虚证者多喉核暗红，为阴虚喉核夹热毒未清；肺脾气虚证者多喉核淡白，以气虚为主，卫表不固证为多见。起病急骤，喉核赤肿甚，溃烂化脓，壮热不退，全身症状重，则病重；起病缓慢，喉核赤肿不甚，无溃烂化脓，发热不甚，全身症状不明显，则病轻。反复发作或经久不愈者当注意观察和辨别是否有毒侵心肾变证（如风湿热、急性肾炎等）。

（二）治疗原则

治疗以清热解毒、利咽散结为基本原则。根据表里、虚实的不同，风热犯咽者治以疏风清热，消肿散结；肺胃热炽者治以清热解毒，泻火利咽；肺肾阴虚者治以滋阴降火，清利咽喉；肺脾气虚者治以补肺固表，健脾益气。本病在内服药物治疗的同时，还可行局部外喷散剂等综合治疗。

（三）分证论治

1. 风热犯咽

证候：发热，恶风，咽喉疼痛逐渐加重，吞咽不利，单侧或双侧喉核赤肿，咽痒不适，鼻塞流涕，头痛身痛，舌质红，苔薄白或黄，脉浮数，指纹青紫。

证候分析：本证见于乳蛾初起，风热犯肺，攻于咽喉，搏结于喉核，则咽痛渐重，吞咽不利，喉核红肿，尚未化脓。风热犯肺，肺卫失宣，则见发热重，恶寒轻，鼻塞流涕等风热表证；

舌质红、苔薄白或黄、脉浮数或指纹青紫皆为风热之象。

　　辨证要点：喉核赤肿疼痛，兼有风热表证。

　　治法：疏风清热，消肿散结。

　　主方：银翘马勃散（《温病条辨》）加减。

　　常用药：金银花、连翘、马勃、射干、牛蒡子。

　　加减：热重者，加黄芩、石膏、栀子；喉核赤肿者，加桔梗、山豆根、板蓝根；声音嘶哑者，加木蝴蝶、玄参、芦根；咳甚痰多者，加前胡、瓜蒌皮、竹沥。

2. 肺胃热炽

　　证候：壮热不退，喉核色赤肿大，溃烂化脓，咽痛剧烈，吞咽困难，烦躁不安，口干口臭，大便干燥，小便黄少，舌质红，苔黄厚，脉数，指纹青紫。

　　证候分析：本证因风热犯肺失治，邪热入里；或素体肺胃热盛，复感外邪，循经上攻喉关，郁结于喉核，热邪炽盛，血败肉腐而成脓，故见喉核肿甚化脓，咽痛剧烈等局部症状。热毒炽盛，充斥气分，则壮热不退，烦躁，口干口臭，大便干燥，小便黄少；舌红苔黄厚、脉数或指纹青紫为热盛之象。

　　辨证要点：喉核赤肿明显，溃烂化脓，壮热不退，舌红苔黄厚。

　　治法：清热解毒，泻火利咽。

　　主方：牛蒡甘桔汤（《麻症集成》）加减。

　　常用药：桔梗、玄参、连翘、黄芩、黄连、栀子、甘草。

　　加减：壮热烦渴者，加石膏、知母、大黄；溃烂化脓明显者，加黄连、蒲公英、紫花地丁、鱼腥草、虎杖；喉核、舌质红绛者，加地黄、赤芍、牡丹皮。

3. 肺肾阴虚

　　证候：喉核暗红肿大或有少许脓液附着，咽干灼热，咽痒微痛，有异物感，日久不愈，手足心热，神疲乏力，或午后低热，颧红，腰膝酸软，虚烦失眠，耳鸣，大便干燥，舌红少苔，脉细数，指纹青紫。

　　证候分析：本证为乳蛾日久不愈，邪热伤阴；或素体肺肾阴虚，虚火上炎，搏结喉核，故见喉核暗红肿大或有少许脓液附着，咽干灼热，咽痒微痛，日久不愈。肺阴不足，则干咳少痰，大便干燥；日久及肾，则神疲乏力，或午后低热，颧红；舌红少苔、脉细数或指纹青紫均为阴虚之象。

　　辨证要点：喉核肿大焮红，咽喉干燥，舌红少苔。

　　治法：滋阴降火，清利咽喉。

　　主方：养阴清肺汤（《重楼玉钥》）加减。

　　常用药：地黄、麦冬、玄参、牡丹皮、赤芍、贝母、甘草、薄荷。

　　加减：喉核肿大明显者，加夏枯草、海藻、板蓝根；干咳无痰者，加天冬、桔梗、紫菀、芦根；低热起伏者，加地骨皮、胡黄连。

4. 肺脾气虚

　　证候：喉核肥大，色泽淡白，经久不消，反复外感，引起乳蛾屡发，面黄少华，常自汗出，疲乏少力，食欲不振，唇口色淡，舌质淡红，苔薄白，脉无力，指纹淡。

　　证候分析：本证见于平素气虚，乳蛾屡发之小儿。由于小儿肺脾两虚，日久生化乏源，宗气不足，卫外不固，以致乳蛾反复发作，而急性症状缓解后喉核肥大淡白经久不消。其肺虚为主者屡感外邪，喉核淡白肥大，多汗；脾虚为主者面黄少华，疲乏少力，食欲不振；舌质淡红、苔薄白、脉无力、指纹淡为气虚之象。

辨证要点：肺虚为主者屡感外邪，喉核淡白肥大，多汗；脾虚为主者面黄少华，疲乏少力，食欲不振。

治法：补肺固表，健脾益气。

主方：玉屏风散（《究原方》）合异功散（《小儿药证直诀》）加减。

常用药：黄芪、白术、防风、茯苓、陈皮。

加减：余邪未清者，可加板蓝根、黄芩、玄参、浙贝母；汗多者，加麻黄根、龙骨、浮小麦；食欲不振者，加山楂、鸡内金、谷芽；大便溏薄者，加炒薏苡仁、芡实、山药。

【其他疗法】

（一）中成药

1. 清开灵口服液　用于风热犯咽证。

2. 双黄连口服液　用于风热犯咽证。

3. 小儿咽扁冲剂/颗粒　用于肺胃热炽证。

4. 金果饮　用于肺肾阴虚型。

5. 开喉剑喷雾剂　用于肺胃热炽证。

（二）药物外治

药物外治乳蛾红肿化脓者，先漱净口腔，用冰硼散或锡类散少许吹在扁桃体上。

（三）针灸疗法

1. 实热乳蛾　主穴：合谷、内庭、少商。配穴：天突、少泽、鱼际，少商点刺出血，高热配合谷、曲池。每次选2~3穴，中强刺激，每日1次。

2. 虚火乳蛾　主穴：大杼、风门、百劳、身柱、肝俞。配穴：合谷、曲池、足三里、颊车。每次选2~3穴，中度刺激，每日1次。

（四）西医治疗

对合并细菌感染者，可选用青霉素或红霉素治疗。

【预防调护】

1. 积极锻炼身体，多做户外活动，增强体质，预防外感。

2. 注意口腔卫生，积极防治龋齿。

3. 饮食宜清淡，忌辛辣香燥之品。

4. 及时彻底治愈本病，防止病情迁延或并发他症。

【案例分析】

董某，女，6岁。1979年3月1日就诊。

病史：诊前一天夜间起病。症见：寒冷之后发热39.2℃，头痛，咽痛，咽下困难，食纳减少，有时恶心、大便干，小便黄。未经任何治疗来诊。

查体：神烦、面赤。扁桃体红肿有脓、颈部及颌下淋巴结肿大，舌苔白厚，舌质红。心肺、腹部未见异常。脉数有力。

诊断：急性化脓性扁桃体炎。辨证：乳蛾（肺胃郁热）。治用解毒泻火，清热利咽。处方：

黄芩 10g，柴胡 10g，石膏 20g，射干 10g，山豆根 10g，地黄 10g，挂金灯 10g，大黄 3g，重楼 10g，山慈菇 5g。水煎服，2 日 1 剂。合用清热散院内制剂（黄芩、栀子、郁金、连翘、黄连、雄黄、牛黄、珍珠等），每次服 1g，1 日 3 次。服药 2 日热降，咽肿减轻，大便调。经治 4 日痊愈。

讨论：本病虽非重症，但是急症，在未用抗生素情况下，仅服 4 日汤剂和散剂，不但退热，而且化脓及肿痛消失亦快。扁桃体为肺胃之上口，乃咽喉要塞，素有内热，感受外邪，内外热郁，上攻咽喉而病；因此山豆根、挂金灯、山慈菇、重楼合专解毒；大黄泻火；射干利咽；石膏、黄芩、柴胡、生地清肺胃之热，退表里之邪。

（王烈医案——摘自《王烈国医大师婴童系列丛书·婴童医案》）

【古籍选录】

《诸病源候论·咽喉心胸病诸候》："喉咽者，脾胃之候，气所上下。脾胃有热，热气上冲，则喉咽肿痛。夫生肿痛者，皆挟热则为之。若风热毒结于喉间，其热盛，则肿塞不通，而水浆不入，便能杀人。脏气微热，其气冲喉，亦能肿痛，但不过重也。"

《重订囊秘喉书·乳蛾》："有单有双，有连珠……初起，一日疼，二日红肿，三日有形，如有细白星者，若发寒热，即飞蛾之凶症也。四日凶势定，治之，四五日可愈。其症生于喉旁。"

《小儿卫生总微论方·卷十九》："小儿咽喉生病者，由风毒湿热搏于气血，随其经络虚处所着，则生其病。若发于咽喉者，或为喉痹，或为缠喉风，或为乳蛾。"

《儒门事亲·卷三》："《内经》之言喉痹，则咽与舌在其间耳，以其病同是火，故不分也。后之医者，各详其状，强立八名，曰单乳蛾、双乳蛾、单闭喉、双闭喉、子舌胀、木舌胀、缠喉风、走马喉闭。热气上行，结薄于喉之两旁，近外肿作，以其形似，是谓乳蛾。一为单，二为双也。"

第四节 咳 嗽

咳嗽是小儿常见的肺系病证，临床以咳嗽为主症。咳以声言，嗽以痰名，有声有痰谓之咳嗽。咳嗽可分为外感咳嗽与内伤咳嗽，由于小儿肺常不足，卫外不固，很容易感受外邪引起发病，故临床上以外感咳嗽为多见。西医学的气管炎、支气管炎可参考本病诊疗。

本病一年四季均可发生，冬春季多见。年龄越小，患病率越高。大多预后良好，部分可反复发作、迁延难愈；病情加重，可发展为肺炎喘嗽。

【病因病机】

咳嗽的病因分外感与内伤，常见病因有外邪犯肺、痰浊内生、脏腑失调等。小儿因肺脏娇嫩，卫外不固，易为外邪所侵，故以外感咳嗽为多见。病位在肺，常涉及脾，病机为肺失宣肃，肺气上逆。

1. 外邪犯肺 小儿肺常不足、卫外不固，多寒暖不能自调，最易感受六淫之邪。风邪为百病之长，常夹他邪入侵，外邪从皮毛或口鼻而入，肺卫受邪，肺失宣肃，肺气上逆而发为咳嗽。小儿为稚阴稚阳及纯阳之体，感邪后易化热，可见热性咳嗽。

2. 痰浊内生 小儿脾常不足，若饮食喂养不当，致脾失健运，水湿内停，则酿生痰湿；小儿肺常不足，外邪犯肺，肺津失布，聚而为痰，上贮于肺，肺失宣肃而为咳嗽。此即"脾为生痰之源，肺为贮痰之器"。

3. 脏腑失调 肺为娇脏，感受外邪，日久耗伤肺气，或正虚邪恋，肺气不足，肺失宣肃，气逆于上，发为气虚咳嗽；肺热伤津，燥热耗液，肺阴受损，致阴虚咳嗽。咳嗽一症虽为肺脏所主，但与其他脏腑功能失调也密切相关，故《素问·咳论》云"五脏六腑皆令人咳，非独肺也"。

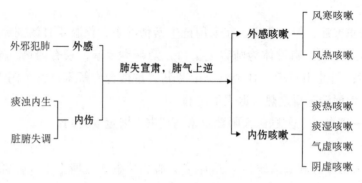

图4-4 咳嗽病因病机示意图

【临床诊断】

（一）诊断要点

1. 病史   好发于冬春二季，常因气候变化而发病，病前多有感冒病史。

2. 临床表现   以咳嗽为主症，可有咯痰。

3. 体征   肺部听诊两肺呼吸音粗糙，可闻及干啰音或不固定的粗湿啰音。

4. 辅助检查

（1）X线检查   胸片显示肺纹理增粗模糊，肺门阴影增深。

（2）血常规   病毒感染者血白细胞总数正常或偏低；细菌感染者血白细胞总数及中性粒细胞增高。

（3）病原学检查   取鼻咽或气管分泌物标本做病毒分离或桥联酶标法检测，有助于病毒学的诊断。血肺炎支原体抗体 IgG、IgM 检测用于肺炎支原体感染诊断。痰细菌培养，可作为细菌学诊断依据。

（二）鉴别诊断

与肺炎喘嗽、原发性肺结核、支气管异物相鉴别   鉴别要点见表4-4。

表4-4 咳嗽与肺炎喘嗽、原发性肺结核、支气管异物鉴别要点

鉴别点	咳嗽	肺炎喘嗽	原发性肺结核	支气管异物
病因	外邪犯肺，痰浊内生，脏腑失调	正气不足，感受外邪	正气虚弱，感染痨虫，侵蚀肺脏	吸入异物
主症	咳嗽，可有咯痰	发热、咳嗽、痰壅、喘促	低热，咳嗽，盗汗	突然呛咳
肺部体征	两肺呼吸音粗糙，可闻及干啰音或不固定的粗湿啰音	可闻及固定的中细湿啰音	病灶部位呼吸音减弱或闻及支气管呼吸音及湿啰音	呼吸音减弱或闻及喘鸣音
X线检查	肺纹理增粗模糊，无斑点状阴影	肺可见小片状、斑片状或不均匀的大片状阴影	显示肺结核改变	可有纵隔摆动征

【辨证论治】

（一）辨证思路

本病辨证，根据病程的长短和表证的有无辨外感、内伤；并结合咳嗽的声音、咳痰性状辨寒热、虚实。

1. 辨外感与内伤　起病急，病程短，伴发热、鼻塞流涕等表证者为外感咳嗽；起病缓，病程较长，伴不同程度的脏腑功能失调者为内伤咳嗽。

2. 辨咳嗽声音　咳声洪亮有力，多为实证；咳而声低气怯，多为虚证；咳嗽声重频作，多为风寒咳嗽；咳声高亢，或声浊不爽，多为风热咳嗽；咳嗽痰鸣辘辘，多为痰湿咳嗽；咳声重浊，喉间痰鸣，多为痰热咳嗽；咳声无力，多为气虚咳嗽；咳声嘶哑，气短声低，多为肺阴不足。

3. 辨咳痰性状　痰白稀薄易咯，多属风寒或痰湿；痰稠色黄，多为风热或痰热；痰白清稀，多为气虚；干咳无痰，或痰少而黏，多为肺阴不足。

（二）治疗原则

本病以宣肃肺气为基本治则。外感咳嗽者，佐以疏风解表；内伤咳嗽者，佐以燥湿化痰，或清热化湿，或益气健脾，或养阴润肺等法随证施治。本病除内服汤药外，还可应用中成药、针灸、推拿等疗法。

（三）分证论治

1. 外感咳嗽

（1）风寒咳嗽

证候：咳嗽频作，咽痒声重，痰白清稀，鼻塞流清涕，恶寒无汗，发热头痛，全身酸痛，舌质淡红，舌苔薄白，脉浮紧，指纹浮红。

证候分析：本证多见于冬春季节，起病较急，病程相对较短。风寒之邪犯肺则咳嗽频作，痰白清稀，鼻流清涕，舌苔薄白，脉浮紧，指纹浮红。小儿风寒犯肺易从热化，若风寒夹热者，症见声音嘶哑，恶寒，鼻塞，咽红，口渴；若转风热证，则咳嗽痰黄，口渴咽痛，鼻流浊涕。

辨证要点：咳嗽痰稀，鼻流清涕，舌苔薄白，脉浮紧。

治法：疏风散寒，宣肃肺气。

主方：杏苏散（《温病条辨》）加减。

常用药：苦杏仁、紫苏叶、陈皮、茯苓、法半夏、桔梗、甘草。

加减：外寒重者，加麻黄；痰多清稀者，加金沸草、紫苏子；若咽喉肿痛，声音嘶哑，舌质红，风寒化热者，加鱼腥草、黄芩、枇杷叶。

（2）风热咳嗽

证候：咳嗽不爽，咳声高亢或声浊，痰黄黏稠、不易咯出，口渴咽痛，鼻流浊涕，或伴发热恶风，头痛，微汗出，舌质红，苔薄黄，脉浮数，指纹浮紫。

证候分析：本证可由风热犯肺所致，或由风寒犯肺转化而来。肺热重者，痰黄黏稠，不易咯出，口渴咽痛；风热表证重者，发热恶风，头痛微汗出。若风热夹燥，症见干咳频作，无痰或痰少黄稠难咯，咳剧胁痛，甚则咯痰带血，口干欲饮，舌质红干，舌苔黄，脉细数，指纹紫滞；若风热夹湿，症见咳嗽痰多，胸闷汗出，纳呆，舌质红，苔黄腻，脉濡数，指纹紫滞。

辨证要点：咳嗽不爽，痰黄，鼻流黄涕，咽红。

治法：疏风清热，宣肃肺气。

主方：桑菊饮（《温病条辨》）加减。

常用药：桑叶、菊花、薄荷、连翘、苦杏仁、桔梗、黛蛤散、浙贝母、大青叶、牛蒡子、芦根、甘草。

加减：咳嗽重者，合麻杏石甘汤；风热夹燥，用桑杏汤；发热甚者，加石膏、鱼腥草、黄芩；咳甚痰多者，加瓜蒌皮、天竺黄、葶苈子；喉核赤肿甚者，加射干。

2. 内伤咳嗽

（1）痰热咳嗽

证候：咳嗽痰多，色黄黏稠，咯吐不爽，咳剧气促，喉间痰鸣，发热口渴，烦躁不宁，尿少色黄，大便干结，舌质红，苔黄腻，脉滑数，指纹紫滞。

证候分析：本证多由邪热灼津炼痰，痰热结于气道而致，也可由脾胃积热，或心肝火旺，炼液为痰上贮于肺而成。以咳嗽痰多，色黄黏稠，难以咯出为特征。热重者发热口渴，烦躁不宁，尿少色黄，大便干结；痰重者喉间痰鸣，甚则喘促，舌苔黄腻，脉滑数或指纹紫滞。

辨证要点：咳嗽痰多，色黄黏稠，喉间痰鸣，舌质红、苔黄腻。

治法：清热泻肺，宣肃肺气。

主方：清金化痰汤（《医学统旨》）加减。

常用药：黄芩、栀子、桑白皮、前胡、款冬花、鱼腥草、浙贝母、天竺黄、桔梗、麦冬、甘草。

加减：高热者，加石膏、知母；咳痰多者，加鱼腥草、葶苈子、竹沥；痰中带血，烦躁易怒者，加黛蛤散、夏枯草；口渴甚者，加芦根、天花粉；大便干结者，加瓜蒌、大黄。

（2）痰湿咳嗽

证候：咳嗽重浊，痰多壅盛，色白而稀，喉间痰声辘辘，胸闷纳呆，神乏困倦，形体虚胖，舌淡红，苔白腻，脉滑，指纹沉滞。

证候分析：本证多见于素体脾虚湿盛患儿，由脾虚湿盛，聚生痰液，壅阻气道而致。以咳嗽痰壅，色白而稀为特征。湿盛者胸闷纳呆，舌苔白腻；脾虚者神乏困倦，形体虚胖，纳食呆滞。

辨证要点：咳痰清稀，色白量多，纳呆困倦，舌质淡红，苔白腻。

治法：燥湿化痰，宣肃肺气。

主方：二陈汤（《太平惠民和剂局方》）加减。

常用药：陈皮、法半夏、茯苓、甘草、麻黄、苦杏仁、白前。

加减：胸闷不适，咳痰不爽者，加枳壳、桔梗；寒湿较重，痰白清稀，舌苔白滑者，加干姜、细辛；纳呆困倦者，加广藿香、薏苡仁。

（3）气虚咳嗽

证候：咳嗽无力，痰白清稀，面色㿠白，气短乏力，胃纳不振，自汗畏寒，舌淡嫩，边有齿痕，脉细无力，指纹淡。

证候分析：本证常为久咳，多由痰湿咳嗽转化而来。以咳嗽无力，痰白清稀为特征。偏肺气虚者，气短乏力，自汗畏寒；偏脾气虚者，胃纳不振，舌淡嫩，边有齿痕。

辨证要点：久咳不愈，咳嗽无力，痰白清稀，气短自汗，舌淡嫩，边有齿痕。

治法：益气健脾，化痰止咳。

主方：六君子汤（《太平惠民和剂局方》）加减。

常用药：党参、茯苓、白术、甘草、半夏、陈皮、五味子。

加减：气虚重者，加黄芪、太子参；咳重痰多者，加苦杏仁、紫菀、款冬花；自汗者，加麻黄根、煅牡蛎。

（4）阴虚咳嗽

证候：干咳无痰，或痰少而黏，或痰中带血，不易咯出，口渴咽干，喉痒声嘶，午后潮热或手足心热，舌质红，舌苔少，脉细数，指纹紫。

证候分析：本证常为久咳，多由痰热壅肺转化而来。肺阴不足，金破不鸣，故干咳无痰，喉痒声嘶；热伤肺络者，咯痰带血；阴津不足，津不上承，故口渴咽干，阴虚生内热，故午后潮热，或手足心热；舌红少苔、脉细数乃阴虚之征。

辨证要点：久咳不愈，干咳少痰，舌质红，苔少或花剥，脉细数。

治法：养阴润肺，化痰止咳。

主方：沙参麦冬汤（《温病条辨》）加减。

常用药：南沙参、麦冬、地黄、玉竹、天花粉、甘草、桑白皮、款冬花、枇杷叶。

加减：咳嗽、咽喉不利者，用麦门冬汤；低热不退者，加青蒿、地骨皮、胡黄连；久咳痰黏者，重用麦冬，合泻白散；兼胃阴不足，食少纳差者，加山楂、谷芽、石斛；咳痰带血丝者，加白茅根、地黄。

【其他疗法】

（一）中成药

1. 杏苏止咳颗粒 用于风寒咳嗽。

2. 清宣止咳颗粒 用于风热咳嗽。

3. 金振口服液 用于痰热咳嗽。

4. 橘红痰咳液 用于痰湿咳嗽。

5. 养阴清肺糖浆 用于阴虚咳嗽。

（二）推拿疗法

揉小天心，补肾水，揉二马，揉板门，逆运内八卦，清肺经，推四横纹，揉小横纹，清天河水。咳喘轻者，1日2次；咳喘严重者，1日4~6次。咳喘以夜间为重者，停推四横纹，分推肩胛各50次，以平喘止咳。高热者，揉小天心后加揉一窝风。

（三）针灸疗法

针刺取穴 ①天突、内关、曲池、丰隆。②肺俞、尺泽、太白、太冲。每日取1组，两组交替使用，1日1次，10~15次为1疗程，中等刺激，或针后加灸。

【预防调护】

1. 适当到户外活动，加强体格锻炼，增加小儿抗病能力。

2. 注意休息，保持环境安静，保持室内空气新鲜、流通，室温以20~24℃为宜，相对湿度约60%。

3. 饮食宜清淡、易消化、富含营养；忌辛辣刺激、过甜过咸饮食。

4. 咳嗽时防止食物呛入气管引起窒息。

5. 经常变换体位及轻拍背部，有助于排出痰液。

【案例分析】

田某，女，6 岁。因咳嗽 1 周来诊。

患儿 1 周前起流涕，咳嗽，次日发热咽痛，经某医院诊为"急性咽炎"，予静脉滴注丁胺卡那霉素（阿米卡星）及病毒唑（利巴韦林）两天，热退而咳不止。继服阿莫西林及清开灵口服液 4 天，未见好转。现症咳嗽阵作，遇风则咳甚，咳声重浊，痰黄难咯，咽痒微痛，大便干结，舌红，苔黄，脉浮数。察其咽红，咽后壁淋巴滤泡（淋巴小结）增生，双肺未闻干湿啰音。

诊断：风热咳嗽。

治法：疏风清热化痰，佐以利咽通便。

方药：防风、胆南星、僵蚕、甘草各 6g，北杏、桔梗、胖大海各 8g，天竺黄 5g，牛蒡子、连翘各 10g，毛冬青 15g，2 剂，复煎，分 3 次服。嘱停用阿莫西林及清开灵口服液。

复诊：咳嗽明显减少，痰色转淡黄、易咳出，大便略干结。咽痒咽红减轻，舌红而干，舌苔略黄，中有剥苔。此为热渐去而阴津不足之象，治方佐用润肺之品。拟方：麦冬、连翘各 10g，川贝母、胆南星、甘草各 6g，牛蒡子、北杏仁、桔梗各 8g，毛冬青、冬瓜仁各 15g。3 剂。煎服法同前。经随访，服药后咳止，诸症悉瘥。

按语：本病例的特点，是病初热盛，经用大量抗生素及大寒之中成药后，热势挫减而风邪犹盛、阴津不足，故方用防风、胆南星、僵蚕、天竺黄以祛风化痰，配胖大海、牛蒡子以清咽润肠通便，投毛冬青、连翘清解余热，伍以北杏仁、桔梗、甘草以化痰止咳。药中病机，使风热得除，肺气宣通，腑气能降，故咳嗽能日见减轻。复诊抓住风热渐去而阴津不足的特点，酌加润肺化痰之品而收全功。

（黎炳南医案——摘自《黎炳南儿科经验集》）

【古籍选录】

《幼幼集成·咳嗽证治》："凡有声无痰谓之咳，肺气伤也；有痰无声谓之嗽，脾湿动也；有声有痰谓之咳嗽，初伤于肺，继动脾湿也。在小儿由风寒乳食不慎而致病者，尤多矣。"

《景岳全书·杂证谟》："咳嗽之要，止惟二证。何为二证？一曰外感，一曰内伤而尽之矣。"

《小儿药证直诀·咳嗽》："夫嗽者，肺感微寒。八九月间，肺气大旺，病嗽者，其病必实，非久病也。其证面赤、痰盛、身热，法当以葶苈丸下之。若久者，不可下也。十一月、十二月嗽者，乃伤风嗽也，风从背脊第三椎肺俞穴入也，当以麻黄汤汗之。"

第五节 肺炎喘嗽

肺炎喘嗽是小儿时期常见的肺系疾病之一，以发热、咳嗽、气促、痰鸣等为主要临床特征。俗称"马脾风"。西医学的小儿肺炎以上述症状为主要临床表现者可参考本病论治。

本病一年四季均可发生，但多见于冬春季节；任何年龄均可患病，年龄越小，发病率越高，病情越重。本病若治疗及时得当，一般预后良好，若发生变证者则病情危重。

【病因病机】

肺炎喘嗽的病因包括外因和内因两方面。外因责之于感受风邪，或由其他疾病传变而来；内因责之于小儿形气未充，肺脏娇嫩，卫外不固。病位在肺，常累及于脾，重者可内窜心肝。病机关键为肺气郁闭。

1. 风寒闭肺 风寒之邪外侵，寒邪束肺，肺气郁闭，失于宣降，肺气上逆，则致呛咳气急；卫阳为寒邪所遏，阳气不得敷布全身，则见恶寒发热而无汗；肺气郁闭，水液输化无权，凝而为痰，则见痰涎色白而清稀。

2. 风热闭肺 风热之邪外侵，热邪闭肺，肺气郁阻，失于宣肃，则致发热，咳嗽；热邪闭肺，水液输化无权，凝聚为痰，加之温热之邪，灼津炼液为痰，痰阻气道，壅盛于肺，则见咳嗽剧烈，喉间痰鸣，气急鼻扇。

3. 痰热闭肺 邪热闭阻于肺，导致肺失于宣肃，肺津因之熏灼凝聚，痰热胶结，闭阻于肺，则致咳嗽，气急鼻扇，喉间痰鸣；痰堵胸宇，胃失和降，则胸闷胀满，泛吐痰涎；肺热壅盛，充斥内外，则见发热，面赤口渴；肺气郁闭不解，气滞则血瘀，致口唇紫绀。

4. 毒热闭肺 肺热炽盛，郁滞不解，蕴生毒热，热深毒亦深，闭阻于肺，则出现高热、咳剧、烦躁、喘憋等本脏重证的表现；毒热耗灼阴津，津不上承，清窍不利则见涕泪俱无，鼻孔干燥如煤烟。

5. 肺阴亏虚 小儿肺脏娇嫩，久热久咳，邪热耗伤肺阴，则见干咳、无痰，舌红乏津。余邪留恋不去，则致低热盗汗，舌苔黄，脉细数。

6. 肺脾气虚 体质虚弱儿或伴有其他疾病者，感受外邪后易累及于脾，导致病情迁延不愈。若病程中肺气耗伤太过，正虚未复，余邪留恋，则发热起伏不定；肺虚气无所主，则致咳嗽无力；肺气虚弱，营卫失和，卫表失固，则动辄汗出；脾虚运化不健，痰湿内生，则致喉中痰鸣，食欲不振，大便溏；肺脾气虚，气血生化乏源，则见面色无华，神疲乏力，舌淡苔薄，脉细无力。

肺主气而朝百脉。小儿肺脏娇嫩，或素体虚弱，感邪之后，病情进展，由肺而涉及其他脏腑。如肺为邪闭，气机不利，气滞血瘀，血行不畅，心失所养，心气不足，心阳不能运行敷布全身，则出现心阳虚衰之变证。小儿感受风温之邪，易化热化火，内陷厥阴，出现邪陷厥阴之变证。

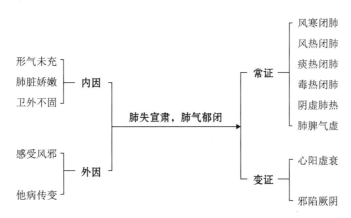

图 4-5 肺炎喘嗽病因病机示意图

【临床诊断】

（一）诊断要点

1. 病史 病前常有感冒、咳嗽，或麻疹、水痘等病史。

2. 临床表现

（1）起病较急，常见发热、咳嗽、气急、鼻扇、痰鸣等症。

（2）新生儿常以不乳、精神萎靡、口吐白沫等症状为主，而无上述典型表现。

（3）肺炎合并心力衰竭的表现为：①呼吸突然加快，超过60次/分；②心率突然加快，婴儿超过 180 次/分，幼儿 > 160 次/分；③突然极度烦躁不安，明显发绀，面色苍白或发灰，指（趾）甲微血管再充盈时间延长；以上三项不能用发热、肺炎本身和其他合并症解释者；④心音低钝，奔马律，颈静脉怒张；⑤肝脏进行性增大；⑥尿少或无尿，颜面眼睑或双下肢水肿。具有前 5 项者即可诊断为心力衰竭。

（4）肺炎合并中毒性脑病的表现为：①烦躁、嗜睡，眼球上窜、凝视；②球结膜水肿，前囟隆起；③昏睡、昏迷、惊厥；④瞳孔改变：对光反应迟钝或消失；⑤呼吸节律不整；⑥有脑膜刺激征。

3. 体征　肺部听诊可闻及较固定的中细湿啰音，常伴干性啰音，如病灶融合，可闻及支气管呼吸音。

4. 辅助检查

（1）外周血检查　①血白细胞检查：细菌性肺炎白细胞总数和中性粒细胞多增高，甚至可见核左移，胞浆有中毒颗粒；病毒性肺炎白细胞总数正常或降低，淋巴细胞增高，有时可见异型淋巴细胞。②C 反应蛋白（CRP）：细菌感染时，CRP 浓度上升；非细菌感染时则上升不明显。

（2）病原学检查　①细菌培养：采取咽拭子、痰液、气管吸出物、血液、支气管肺泡灌洗液、胸腔穿刺液、肺穿刺液、肺活组织等进行细菌培养，可进行药物敏感试验。②病毒分离：应于起病 7 日内取鼻咽或气管分泌物标本做病毒分离。③病原特异性抗体检测：急性期与恢复期双份血清特异性 IgG 有 4 倍升高，有诊断意义。急性期特异性 IgM 测定有早期诊断价值。④聚合酶链反应（PCR）或特异性基因探针检测病原体 DNA。

（3）影像学检查　①胸部 X 线：肺纹理增多模糊，可见点状、小片状、斑片状阴影，或见不均匀的大片阴影。②胸部 CT：支气管肺炎的病变以累及终末细支气管为中心，向周围扩散至小气道和肺泡，如病变以小气道为中心，可见多发病灶和沿支气管分布的渗出性病变，同时局部的肺不张、肺气肿和马赛克样灌注。间质性肺炎改变可见弥漫性磨玻璃样阴影和小叶间隔增宽，小叶内间质增厚，中央性间质增厚的特点。

（二）鉴别诊断

1. 与咳嗽相鉴别　鉴别要点见表 4 – 5。

表 4 – 5　肺炎喘嗽与咳嗽鉴别要点

鉴别点	肺炎喘嗽	咳嗽
病因	正气不足，感受外邪	外邪犯肺、痰浊内生、脏腑失调
主症	发热、咳嗽、痰壅、气促、鼻扇	咳嗽频繁，可见发热
喘	气急、气促	无气促
肺部体征	较固定的中细湿啰音	干啰音或不固定的粗湿啰音
X 线检查	肺可见小片状、斑片状阴影，或见不均匀的大片状阴影	肺纹理增粗模糊

2. 与哮喘相鉴别　鉴别要点见表 4 – 6。

【辨证论治】

（一）辨证思路

本病辨证，首辨轻重，次风寒、风热、痰热、毒热及阴伤气伤。

1. 辨轻重　肺炎喘嗽轻证表现为发热、咳嗽、气急，如兼见鼻翼扇动、高热稽留不退、喘憋为本脏重证。若病情进一步进展，出现面色苍白、口唇青紫、四肢厥冷，或神昏谵语、四肢抽搐、口噤项强为危重证，他脏变证。

2. 辨风寒风热 肺炎喘嗽初起，应分清风寒及风热。感受风寒者多表现为恶寒无汗，咳声不扬，痰多清稀，舌不红苔薄白，脉浮紧；感受风热者多表现为发热微汗，咳声响亮，痰黄黏稠，咽红疼痛，舌红苔薄黄，脉浮数。

3. 辨痰热毒热 肺炎喘嗽极期，应区分痰热及毒热。若发热，咳嗽喘促，气急鼻扇，喉间痰鸣，泛吐痰涎，舌质红苔黄腻，脉滑数，多以痰热为主；若高热持续，咳嗽剧烈，喘憋，涕泪俱无，鼻孔干燥，舌红而干苔黄燥，脉洪数，多以毒热为主。

4. 辨阴伤与气伤 肺炎喘嗽后期，应辨别阴伤与气伤。干咳少痰，低热盗汗，舌质红乏津，舌苔花剥、少苔或无苔，脉细数为阴伤；咳嗽无力，面白少华，多汗便溏，舌质偏淡，舌苔薄白，脉细无力多为气伤表现。

（二）治疗原则

肺炎喘嗽的治疗应分标本虚实，实证治标为主，以宣肺开闭，化痰平喘为基本法则。开肺以恢复肺气宣发肃降功能为要务，宣肃如常则咳喘自平。若痰多壅盛者，治以降气涤痰；喘憋严重者，治以平喘降气；气滞血瘀者，配以活血化瘀；肺与大肠相表里，壮热炽盛时可加通下药以通腑泄热。出现变证者，宜中西医结合治疗，或温补心阳，或平肝息风，随证施治。疾病后期，正虚或邪恋，治疗以扶正为主，兼清解余热。

（三）分证论治

1. 常证

（1）风寒闭肺

证候：恶寒发热，无汗，呛咳气急，痰白而稀，口不渴，咽不红，舌质不红，舌苔薄白或白腻，脉浮紧，指纹浮红。

证候分析：风寒之邪外袭，由皮毛而入，首先犯肺，肺失肃降，其气上逆，则呛咳气急；卫阳为寒邪所遏，阳气不能敷布周身，故恶寒发热、无汗；肺气闭塞，水液输化无权，凝而为痰，故痰白而稀；舌质不红、舌苔薄白或白腻、脉浮紧、指纹浮红均为风寒犯肺，邪在表分之象。

辨证要点：恶寒发热，呛咳气急，痰白而稀。

治法：辛温宣肺，化痰降逆。

主方：华盖散（《太平惠民和剂局方》）加减。

常用药：麻黄、苦杏仁、甘草、桑白皮、紫苏子、茯苓、陈皮。

加减：痰多，苔白腻者，加半夏、莱菔子；若寒邪外束，内有郁热，症见发热口渴，面赤心烦，苔白，脉数者，则宜用大青龙汤。

（2）风热闭肺

证候：发热恶风，微有汗出，咳嗽气急，痰多，痰黏稠或黄，口渴咽红，舌红，苔薄白或黄，脉浮数，指纹浮紫或紫滞。

证候分析：风热之邪外侵，肺气郁阻，失于宣肃，则致发热咳嗽；邪闭肺络，水液输化无权，留滞肺络，凝聚为痰，故见痰多，黏稠或黄；舌红、苔薄白或黄、脉浮数均为风热犯肺，邪在表分之象。

辨证要点：发热恶风，咳嗽气急，痰黄黏稠。

治法：辛凉宣肺，降逆化痰。

主方：银翘散（《温病条辨》）合麻黄杏仁甘草石膏汤（《伤寒论》）加减。

常用药：金银花、连翘、淡豆豉、牛蒡子、薄荷、荆芥、桔梗、甘草、淡竹叶、芦根、麻黄、苦杏仁、石膏。

加减：咳剧痰多者，加川贝母、瓜蒌皮、天竺黄；热重者，加黄芩、栀子、板蓝根、鱼腥草；热重便秘者，加桑白皮、大黄；热甚伤阴者，加北沙参、石斛、地黄。

（3）痰热闭肺

证候：发热，烦躁，咳嗽喘促，气急鼻扇，喉间痰鸣，口唇青紫，面赤口渴，胸闷胀满，泛吐痰涎，舌质红，舌苔黄腻，脉滑数，指纹紫滞。

证候分析：痰热胶结，闭阻于肺，则致发热咳嗽，气急鼻扇，喉间痰鸣；痰堵胸宇，胃失和降，则胸闷胀满，泛吐痰涎；肺热壅盛，则见面赤口渴；肺气郁闭，气滞血瘀，血流不畅，则致口唇紫绀；舌质红、舌苔黄腻、脉滑数皆为痰热内盛之象。

辨证要点：发热面赤，咳嗽痰壅，气急鼻扇，舌质红，舌苔黄腻。

治法：清热涤痰，开肺定喘。

主方：五虎汤（《仁斋直指方》）合葶苈大枣泻肺汤（《金匮要略》）加减。

常用药：麻黄、苦杏仁、石膏、甘草、细茶、生姜、葶苈子、大枣。

加减：痰盛者，加浙贝母、天竺黄、竹沥；热甚者，加黄芩、连翘；热盛便秘，痰壅喘急者，加大黄，或用牛黄夺命散；面唇青紫者，加丹参、赤芍。

（4）毒热闭肺

证候：高热持续，咳嗽剧烈，气急鼻扇，喘憋，涕泪俱无，鼻孔干燥，面赤唇红，烦躁口渴，小便短黄，大便秘结，舌红而干，舌苔黄燥，脉洪数，指纹紫滞。

证候分析：毒热内闭肺气，熏灼肺金，则致高热持续，咳嗽剧烈，气急喘憋，烦躁口渴，面赤唇红，小便短黄，大便干结；毒热耗灼阴津，津不上承，清窍不利则见涕泪俱无，鼻孔干燥如煤烟；舌红而干、舌苔黄燥、脉洪数皆为毒热内盛之象。

辨证要点：高热不退，咳嗽喘憋，烦躁口渴，舌红而干，舌苔黄燥。

治法：清热解毒，泻肺开闭。

主方：黄连解毒汤（《崔氏方》）合麻黄杏仁甘草石膏汤（《伤寒论》）加减。

常用药：黄芩、黄连、黄柏、栀子、麻黄、石膏、苦杏仁、甘草。

加减：热重者，加虎杖、蒲公英、败酱草；腹胀大便秘结者，加大黄、玄明粉；口干鼻燥，涕泪俱无者，加地黄、玄参、麦冬；咳嗽重者，加前胡、款冬花；烦躁不宁者，加白芍、钩藤。

（5）阴虚肺热

证候：病程较长，干咳少痰，低热盗汗，面色潮红，五心烦热，舌质红乏津，舌苔花剥、少苔或无苔，脉细数，指纹淡红。

证候分析：小儿肺脏娇嫩，久热久咳，耗伤肺阴，则见干咳、无痰，舌红乏津。余邪留恋不去，则致低热盗汗，舌苔黄，脉细数。

辨证要点：干咳少痰，低热盗汗，舌红少津。

治法：养阴清肺，润肺止咳。

主方：沙参麦冬汤（《温病条辨》）加减。

常用药：沙参、麦冬、玉竹、甘草、桑叶、白扁豆、天花粉。

加减：余邪留恋，低热起伏者，加地骨皮、鳖甲、青蒿；久咳者，加百部、枇杷叶、诃子；

汗多者，加龙骨、牡蛎、五味子。

（6）肺脾气虚

证候：咳嗽无力，喉中痰鸣，低热起伏不定，面白少华，动辄汗出，食欲不振，大便溏，舌质偏淡，舌苔薄白，脉细无力，指纹淡。

证候分析：体质虚弱儿或伴有其他疾病者，感受外邪后易累及于脾，导致病情迁延不愈。若病程中肺气耗伤太过，正虚未复，余邪留恋，则发热起伏不定；肺虚气无所主，则致咳嗽无力；肺气虚弱，营卫失和，卫表失固，则动辄汗出；脾虚运化不健，痰湿内生，则致喉中痰鸣，食欲不振，大便溏；肺脾气虚，气血生化乏源，则见面色无华，神疲乏力，舌淡苔薄，脉细无力。

辨证要点：病程迁延，咳嗽无力，动辄汗出，面白少华。

治法：补肺健脾，益气化痰。

主方：人参五味子汤（《幼幼集成》）加减。

常用药：人参、白术、茯苓、五味子、麦冬、甘草、生姜、大枣。

加减：咳嗽痰多者，去五味子，加半夏、陈皮、苦杏仁；咳嗽重者，加紫菀、款冬花；动则汗出重者，加黄芪、龙骨、牡蛎；汗出不温者，加桂枝、白芍；食欲不振者，加山楂、六神曲、麦芽。

2. 变证

（1）心阳虚衰

证候：突然面色苍白，口唇青紫，呼吸困难，或呼吸浅促，额汗不温，四肢厥冷，烦躁不安，或神萎淡漠，肝脏迅速增大，舌质略紫，苔薄白，脉细弱而数，指纹青紫，可达命关。

证候分析：肺为邪闭，气机不利，气为血之帅，气滞则血瘀，心血运行不畅，可致心失所养，心气不足，心阳不能运行敷布全身，则致面色苍白，口唇青紫，四肢厥冷；肝为藏血之脏，右胁为肝脏之位，肝血瘀阻，故右胁下出现痞块；脉通于心，心阳虚，运血无力，则脉微弱而数。

辨证要点：突然面色苍白，四肢厥冷，肝脏迅速增大。

治法：温补心阳，救逆固脱。

主方：参附龙牡救逆汤（经验方）加减。

常用药：人参、附子、龙骨、牡蛎、白芍、甘草。

加减：也可用独参汤或参附汤少量频服以救急；气阴两竭者，加麦冬、西洋参；肝脏增大者，可酌加红花、丹参。

（2）邪陷厥阴

证候：壮热烦躁，神昏谵语，四肢抽搐，口噤项强，两目窜视，舌质红绛，指纹青紫，可达命关，或透关射甲。

证候分析：小儿感受风温之邪，易化热化火，内陷厥阴，邪热内陷手厥阴心包经，则致壮热，烦躁，神志不清；邪热内陷足厥阴肝经，则热盛动风，致四肢抽搐，口噤项强，两目窜视。温热化火伤阴，故舌质红绛。

辨证要点：壮热烦躁，神昏谵语，四肢抽搐，舌质红绛。

治法：平肝息风，清心开窍。

主方：羚角钩藤汤（《通俗伤寒论》）合牛黄清心丸（《痘疹世医心法》）加减。

常用药：羚羊角、桑叶、川贝母、地黄、钩藤、菊花、茯神、白芍、甘草、竹茹、牛黄、黄芩、黄连、栀子、郁金、朱砂。

加减：若昏迷痰多者，加石菖蒲、胆南星、竹沥；高热神昏抽搐者，可选加紫雪散、安宫牛黄丸和至宝丹。

【其他疗法】

（一）中成药

1. 通宣理肺颗粒　用于风寒闭肺证。

2. 小儿咳喘灵口服液　用于风热闭肺证。

3. 小儿清肺化痰口服液　用于痰热闭肺证。

4. 养阴清肺口服液　用于阴虚肺热证。

5. 玉屏风口服液　用于肺脾气虚证。

（二）药物外治

主要采用敷贴疗法，用于肺炎后期迁延不愈或痰多、两肺湿啰音经久不消失者。

1. 白芥子末、面粉各30g，加水调和，用纱布包后，敷贴背部，每日1次，每次约15分钟，出现皮肤发红为止，连敷3日。

2. 大黄、芒硝、大蒜各15～30g，调成膏状，纱布包，敷贴背部，如皮肤未出现刺激反应，可连用3～5日。

（三）拔罐疗法

取双侧肩胛下部，拔火罐。每次5～10分钟，每日1次，5日为1个疗程。适用于3岁以上儿童肺炎湿啰音久不消退者。

（四）西医治疗

西医治疗主要是病因治疗、对症治疗、糖皮质激素的应用，肺炎合并心力衰竭及肺炎合并中毒性脑病的治疗等，应根据患儿的临床表现、辅助检查等合理选择应用。治疗原则如下：

1. 病因治疗

根据不同病原选择药物。细菌感染者根据病原菌选择抗生素，如青霉素、羟氨苄青霉素、头孢曲松、头孢噻肟等。肺炎支原体、衣原体感染选用大环内酯类抗生素，如红霉素、阿奇霉素。

2. 对症治疗

（1）氧疗　凡有呼吸困难、喘憋、口唇发绀、面色苍白等低氧血症表现者，应立即给氧。

（2）保持呼吸道通畅　及时清除鼻咽分泌物和吸痰，使用祛痰剂；喘憋严重者雾化吸入布地奈德或丙酸氟替卡松，联合 β_2 受体激动剂和抗胆碱药；保证液体摄入量，有利于痰液排除。

3. 糖皮质激素治疗　可减少炎性渗出，解除支气管痉挛。适用于中毒症状明显、严重喘憋或胸膜有渗出者。可用甲泼尼龙每日1～2mg/kg或琥珀酸氢化可的松每日5～10mg/kg静脉点滴，疗程3～5天。

4. 肺炎合并心力衰竭的治疗　主要镇静、给氧，增强心肌收缩力；减慢心率，增加心搏出量；减轻心脏负荷。①强心：毛花苷丙（西地兰），洋地黄化总量 <2岁，0.03～0.04mg/kg；>2岁，0.02～0.03mg/kg，静脉注射，首次给洋地黄化总量的1/2，余量分两次，每隔4～6小时用1/4量。②利尿：常用呋塞米（速尿），每次1mg/kg，稀释成2mg/mL，5～10分钟缓慢静脉推注，必要时8～12小时可重复。③血管活性药物：心力衰竭伴有血压下降时可用多巴胺每分钟5～10μg/kg静脉滴注。

5. 肺炎合并中毒性脑病的治疗　①一般治疗：吸氧、改善通气、止惊、纠正水、电解质平衡紊乱、保护和维持脑代谢功能。②脱水疗法：20%甘露醇，每次0.5~1g/kg，根据病情需要每4~8小时1次；甘露醇效果不佳，可用高渗氯化钠，3%高渗生理盐水5~10mL/kg，5~10分钟内给予。③肾上腺皮质激素：地塞米松，每次0.1~0.2mg/kg，每6小时重复1次。④利尿剂：呋塞米每次0.5~1mg/kg，静脉注射，每日2~4次。

【预防调护】

1. 积极锻炼身体，预防急性呼吸道感染。

2. 加强营养，防止佝偻病及营养不良是预防重症肺炎的关键。

3. 保持室内空气流通，室温以18~20℃为宜，相对湿度60%。

4. 呼吸急促时，应保持气道通畅，随时吸痰。

5. 咳嗽剧烈时可抱起小儿轻拍其背部，伴呕吐时应防止呕吐物吸入气管。

6. 重症肺炎患儿要加强巡视，监测呼吸、心率等，密切观察病情变化。

【案例分析】

程某，女，7岁，2008年12月12日初诊。

患"支原体肺炎"住北京某医院治疗2周出院，现在咳嗽，有痰，夜咳不重，喉间痰鸣，大便不干。查体：咽充血，舌质红、苔白。心肺检查未见异常。辨证属余邪未尽，痰热未清。处方：麻黄5g（炙），杏仁10g，知母6g，黄芩10g，桑白皮10g，地骨皮10g，葶苈子6g，紫苏子6g，五味子6g，芦根、白茅根各10g，仙鹤草10g，百部10g，4剂。2008年12月16日复诊，诉服药后咳嗽减少，阵咳，痰仍多，夜间喉中痰鸣，偶诉腹痛，大便不干。查体：咽红，舌红、苔白腻，心肺检查未见异常。处方：黄芩10g，鱼腥草10g，桑白皮10g，地骨皮10g，杏仁10g，前胡10g，葶苈子6g，紫苏子6g，青黛、海蛤壳（粉）各6g，胆南星6g，仙鹤草10g，百部10g，山药15g。服药5剂后诸症全消。

按语：本例支原体肺炎患儿，已在外院住院治疗2周，属肺炎恢复期。表现为体温正常，仍咳嗽，有痰，查体可见咽红，舌质红，热象较明显，提示肺中余邪未尽；仍有痰热，无乏力、口渴及大便干，说明无气阴虚及里热证。遂用麻杏石甘汤合泻白散、苏葶丸加减，以宣肺清热，降气化痰。同时考虑患儿患病时间已有两周，易耗伤气阴，故加五味子收敛肺气，化痰止咳，亦可防麻黄宣发太过。久病入血伤络易成瘀，芦根、白茅根可清肺胃热养阴，同时入血分，可清血分热。服4剂后患儿咳嗽减少，呈阵咳，痰仍多，喉中痰鸣，大便不干，偶有腹痛。查体仍咽红，舌质红、苔白腻。阵咳提示肝经有热，"木火刑金"致肺有余热，舌苔白腻提示患儿痰湿盛，故安老师加黛蛤散继续清肝肺余热同时健脾化痰，加胆南星化顽痰，山药健脾利湿，杜绝生痰之源。

（安效先医案——摘自《安效先治疗小儿支原体肺炎经验》）

【古籍选录】

《诸病源候论·气病诸候》："肺主于气，邪乘于肺则肺胀，胀则肺管不利，不利则气道涩，故气上喘逆，鸣息不通。"

《小儿卫生总微论方·五脏生病论》："肺主喘，肺病实则身温闷乱，气促喘急，治当泻之……肺气盛而热，又复有风冷者，则胸满短气、闷乱、喘嗽上气。"

《婴童百问·伤寒咳嗽伤风第五十四问》："小儿感于风寒，客于皮肤，入伤肺经，微者咳嗽，重者喘急。肺伤于寒，则嗽多痰涎，喉中鸣急。肺伤于暖，则嗽声不通壅滞。伤于寒者，必散寒邪。伤于暖者，必泄壅滞。"

《幼科发挥·急惊风类证》："马脾风者，肺胀也。上气喘急，两胁扇动，鼻张闷乱，喘喝声嘎，痰涎壅塞，其证危恶。"

《麻科活人全书·气促发喘鼻扇胸高第五十一篇》："气促之症，多缘肺热不清所致……喘症乃属痰火之候，热邪壅遏肺窍，气道阻塞而然也……如肺炎喘嗽，以加味泻白散去人参甘草主之。"

第六节 哮 喘

哮喘是小儿时期常见的一种反复发作的哮鸣气喘性肺系疾病。哮指声响言，喘指气息言，哮必兼喘，故通称哮喘。临床以反复发作的喘促气急，喉间哮鸣，呼气延长，严重者不能平卧，张口抬肩，摇身撷肚，唇口青紫为特征。常在凌晨和/或夜间发作或加剧。西医学支气管哮喘、喘息性支气管炎等可参考本病诊治。

哮喘有明显的遗传倾向，初发年龄以 1~6 岁多见。发作有较明显的季节性，秋冬季或换季时发作或加剧。多数患儿经规范治疗后病情可缓解或自行缓解，随年龄增长，大都可以临床治愈。但若失于防治，喘息持续，或反复发作，迁延不愈，可延及成年，甚至遗患终身。

【病因病机】

哮喘的发病，内因责之于素体肺、脾、肾不足，痰饮留伏，以及先天禀赋异常，成为哮喘反复发作之夙根；感受外邪、接触异物、饮食不慎、情志失调以及劳倦过度等，是哮喘的诱发因素。

（一）内在因素

1. 正虚痰伏 痰饮的产生与素体肺、脾、肾三脏功能失常有关。小儿时期，若素体肺气不足，津液不能正常宣散敷布，通调水道功能失常，酿湿成痰；脾气不足，水湿不化，则聚湿生痰；肾气不足，不能温煦蒸腾水液，肾阳虚，水泛为痰；肾阴虚，炼津为痰。因此，素体肺、脾、肾不足，导致津液调节失常，水湿停聚，则聚湿生痰，痰饮内伏，俟时而泛肺发病。

2. 禀赋因素 哮喘患儿多为特禀质，常有家族史，既往多有奶癣、瘾疹、鼻鼽等病史。

（二）诱发因素

1. 外感六淫 气候突变，感受外邪，肺卫失宣，肺气上逆，触动伏痰，痰气交阻于气道，则发为哮喘。小儿时期感受六淫之邪是诱导哮喘发作的主要原因。

2. 接触异物 吸入花粉、螨虫、灰尘、烟尘、煤气、油漆、异味，以及动物毛屑、杀虫粉、棉花籽等。这些异物可由气道或肌肤而入，内犯于肺，触动伏痰，阻于气道，影响肺气的宣降，导致肺气上逆，发为哮喘。

3. 饮食不慎 过食生冷酸咸常使肺脾受损，即"形寒饮冷则伤肺"；过食肥甘，常积热蒸痰，使肺气壅塞不利，每能诱发哮喘。

4. 劳倦所伤 哮喘每于过劳或游玩过度而发。劳倦过度耗伤正气，或汗出当风，触冒外邪，引动伏痰，肺气不利而发为哮喘。

5. 情志失调 小儿暴受惊恐，情绪紧张，过度悲伤，所欲不遂，气郁不舒，则气机不畅，升降失常，气逆于上，引动伏痰，发为哮喘。

以上各种诱因可单独引发哮喘，亦可几种因素相合致病。

（三）发病机制

本病发病机制是外因诱发，触动伏痰，痰随气升，气因痰阻，相互搏结，阻塞气道，宣肃失常，气逆而上，出现咳嗽、气喘哮鸣、呼吸困难。正如《证治汇补·哮病》曰："哮即痰喘之久而常发者，因内有壅塞之气，外有非时之感，膈有胶固之痰，三者相合，闭拒气道，搏击有声，发为哮病。"

因于外感风寒，或内伤生冷，或素体阳虚、寒痰内伏者，发为寒性哮喘；因外感风热，或风寒化热，或素体阴虚、痰热内伏者，发为热性哮喘；若外寒未解，内热已起，可见外寒内热之证；若咳喘虽减而未平，动则气喘，时静时止，迁延发作，为正虚邪恋、虚实夹杂之证，风痰壅肺未消而兼见肺脾肾气阴阳不足，偏于肺脾气虚为气虚痰恋证，偏于肾不纳气为肾虚痰恋证；哮喘患儿本为禀赋异常、肺脾肾三脏不足之体质，哮喘反复发作，常导致肺之气阴耗伤、脾之气阳受损、肾之阴阳亏虚，因而形成缓解期痰饮留伏，表现为肺脾气虚、脾肾阳虚、肺肾阴虚的不同证候。发作期以邪实为主，迁延期邪实正虚，缓解期以正虚为主，形成三期邪正虚实演变转化的复杂证候。

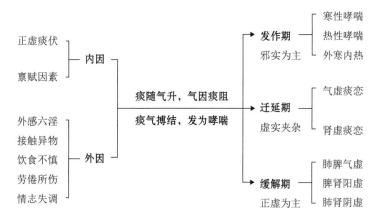

图 4-6　哮喘病因病机示意图

【临床诊断】

（一）诊断要点

1. 病史　多有婴儿期湿疹等过敏性疾病史，家族哮喘史。有反复发作的病史，发作多与某些诱发因素有关，如气候骤变、受凉受热、接触或进食某些致敏物质等。

2. 临床表现　常突然发作，发作之前，多有喷嚏、咳嗽、胸闷等先兆症状。发作时喘促，气急，哮鸣，咳嗽，甚者不能平卧、烦躁不安、口唇青紫。

3. 体征　哮喘发作时两肺可闻及哮鸣音，以呼气时明显，呼气延长；严重发作时，哮鸣音减弱甚至完全消失，是病情危重的表现，称为沉默肺。如有肺部继发感染，可闻及中细湿啰音。

4. 辅助检查

（1）血常规　白细胞总数正常，嗜酸性粒细胞可增高；伴肺部细菌感染时，白细胞总数及中性粒细胞均可增高。

（2）肺功能检查　主要用于5岁以上儿童。可存在可逆性阻塞性通气功能障碍；支气管舒张试验阳性，或 PEF（呼气峰流速）日间变异率≥13% 有助于诊断。

（3）过敏原测试　目前常用变应原皮肤点刺试验或血清变应原特异性 IgE 测定，血清总 IgE

测定只能反映是否存在特应质。

（二）鉴别诊断

与肺炎喘嗽相鉴别 鉴别要点见表4-6。

表4-6 哮喘与肺炎喘嗽鉴别要点

鉴别点	哮喘	肺炎喘嗽
病因	肺脾肾不足，痰饮内伏，外邪引发	正气不足，感受外邪
主症	哮鸣、气喘、咳嗽为主，多无发热	发热、咳嗽、痰壅、气促、鼻扇
咳喘	喘症为主，常有喉中哮鸣音，伴见咳嗽	咳嗽、气喘，无哮鸣
肺部体征	以呼气相为主的哮鸣音	中细湿啰音
X线检查	可见肺纹理增多或透亮度增加	肺可见小片状、斑片状阴影，或见不均匀的大片状阴影
反复发作	是	否
过敏史	多有	一般无

【辨证论治】

（一）辨证思路

1. 发作期辨寒热 发作期以邪实为主，重点辨寒热。若哮喘发时痰白清稀或泡沫痰，伴形寒肢冷，或伴风寒表证者，多属寒性哮喘；若哮喘发时痰黄质稠难咯，伴心烦便秘，面赤唇红者，多属热性哮喘；若发时咳嗽痰鸣，咳痰黏稠色黄，但见流清涕，或恶寒发热，为寒热错杂之外寒内热证。

2. 迁延期辨邪正虚实 迁延期哮喘症状虽有所减轻但尚未完全平息，时作时止。若静时不发，活动则喘鸣发作，汗多易感，纳呆便溏为气虚痰恋证；若咳喘痰鸣久作未止，动则喘甚，喘息无力，畏寒肢冷为肾虚痰恋证。

3. 缓解期辨脏腑 重点辨肺、脾、肾。若自汗出，反复感冒，痰多、便溏，属肺脾气虚；若食少便溏，动则气短，面色㿠白，形寒肢冷，则属脾肾阳虚；若面色潮红，消瘦气短，干咳少痰，舌红少苔，脉细数，属肺肾阴虚。

4. 辨轻重险逆 发时哮鸣喘息气促，短期内即逐渐平复，其证为轻。哮喘持续不平，咳嗽喘鸣气促，呼吸困难，不能平卧，则属重证。若哮发急剧，张口抬肩，面色青灰，面目浮肿，肢静身冷，则为险逆之候。

（二）治疗原则

哮喘应坚持长期、规范、个体化的治疗原则，按发作期、迁延期和缓解期分别施治。发作期当攻邪以治其标，分辨寒热虚实而随证施治。如寒邪应温，热邪应清，痰浊宜涤，表邪宜散，气逆宜降等。迁延期祛邪兼顾扶正，祛邪不宜攻伐太过，扶正需辨别本虚脏腑，补其不足。缓解期当扶正以治其本，以补肺固表，补脾益肾为主，调整脏腑功能，祛除生痰之因。

哮喘属于顽疾，宜采用多种疗法综合治疗，除口服药外，雾化吸入、敷贴、针灸疗法，以及配合环境疗法、心身疗法可增强疗效。本病应重视缓解期的治疗，以图不发。

（三）分证论治

1. 发作期

（1）寒性哮喘

证候：咳嗽气喘，喉间哮鸣，痰稀色白，多泡沫，形寒肢冷，鼻塞，流清涕，面色淡白，唇青，恶寒无汗，舌质淡红，舌苔白滑或薄白，脉浮紧，指纹红。

证候分析：风寒犯肺，引动伏痰，痰气交阻，阻塞气道，故见喉间痰鸣，呼吸急促，痰白清稀；风寒犯肺，肺气失宣，则见鼻流清涕，形寒无汗，舌质淡红，苔白，脉浮紧，指纹浮红。

辨证要点：咳嗽气喘，喉间哮鸣，痰白清稀，形寒无汗，脉浮紧。

治法：温肺散寒，涤痰定喘。

主方：小青龙汤（《伤寒论》）合三子养亲汤（《皆效方》）加减。

常用药：麻黄、桂枝、细辛、干姜、半夏、白芍、五味子、白芥子、紫苏子、莱菔子。

加减：咳嗽甚者，加紫菀、款冬花、旋覆花；哮吼甚者，加射干、地龙、僵蚕。若外寒不甚，寒饮阻肺者，可用射干麻黄汤加减。

（2）热性哮喘

证候：咳嗽喘息，声高息涌，喉间哮吼痰鸣，痰稠黄难咳，胸膈满闷，身热，面赤，鼻塞流黄稠涕，口干，咽红，尿黄，便秘，舌质红，舌苔黄，脉滑数，指纹紫。

证候分析：本证多为外感风热，或风寒化热，引动伏痰，痰热相结，阻于气道，故咳喘哮鸣、痰黄黏稠，胸膈满闷，鼻塞流黄稠涕。痰热壅盛是本证的关键，外感风热之象，可轻可重。

辨证要点：咳嗽喘急，声高息涌，咯痰稠黄，身热咽红。

治法：清肺涤痰，止咳平喘。

主方：麻黄杏仁甘草石膏汤（《伤寒论》）合苏葶丸（《医宗金鉴》）加减。

常用药：麻黄、苦杏仁、前胡、石膏、黄芩、葶苈子、紫苏子、桑白皮、射干、虎杖。

加减：喘急者，加地龙；痰多者，加胆南星、竹沥；咳甚者，加百部、款冬花；热重者，加栀子、虎杖、鱼腥草；咽喉红肿者，加重楼、山豆根、板蓝根；便秘者，加瓜蒌、枳实、大黄。若表证不著，喘息咳嗽，痰鸣，痰色微黄者，可选定喘汤加减。

（3）外寒内热

证候：喘促气急，咳嗽痰鸣，咯痰黏稠色黄，胸闷，鼻塞喷嚏，流清涕，或恶寒无汗发热，面赤口渴，夜卧不安，小便黄赤，大便干结，舌质红，舌苔薄白或黄，脉滑数或浮紧，指纹浮红或沉紫。

证候分析：外有风寒束表，内有痰热内蕴，外寒引动体内伏痰，痰气搏结，故见喘促气急，咳嗽哮鸣，恶寒无汗，鼻塞清涕；里有痰热则咯痰黏稠色黄，口渴，小便黄赤，大便干结。

辨证要点：喘促哮鸣，恶寒无汗，鼻塞清涕，但咯痰黏稠色黄，尿赤便秘。

治法：散寒清热，降气平喘。

主方：大青龙汤（《伤寒论》）加减。

常用药：麻黄、细辛、五味子、半夏、苦杏仁、石膏、黄芩、甘草、紫苏子、紫菀。

加减：热重者，加栀子；咳喘哮吼甚者，加射干、桑白皮、葶苈子；痰热明显者，加地龙、黛蛤散、竹沥。

2. 迁延期

（1）气虚痰恋

证候：咳喘减而未平，静时不发，活动则喘鸣发作，面色少华，形体偏瘦，平素易感，易于出汗，晨起喷嚏、流涕时作，神疲乏力，纳呆便溏，舌质淡，苔薄白或白腻，脉弱，指纹淡滞。

证候分析：本证多为素体肺脾气虚、咳喘迁延不愈，正虚邪恋，虚实夹杂。风痰恋肺未消，故见咳喘虽有减轻而未能平息，静时不发，活动则喘鸣发作；素体肺脾气虚，故平素汗多易感，神疲乏力，纳呆便溏等。

辨证要点：咳喘减而未平，静时不发，活动则喘鸣发作，平素易感，神疲纳呆，便溏。

治法：消风化痰，补益肺脾。

主方：射干麻黄汤（《金匮要略》）合人参五味子汤（《幼幼集成》）加减。

常用药：麻黄、细辛、紫菀、款冬花、半夏、五味子、人参、白术、茯苓、炙甘草。

加减：喘鸣时作者，加葶苈子、胆南星；喷嚏频作者，加紫苏叶、辛夷、苍耳子；痰多色黄者，加浙贝母、胆南星、黄芩、虎杖；汗多者，加黄芪、煅牡蛎、浮小麦；纳呆者，加山楂、六神曲、鸡内金；便溏者，加白扁豆、山药、芡实。

（2）肾虚痰恋

证候：喘息气促、喉间哮鸣久作未止，动则喘甚，咳嗽胸满，痰质多稀、色白，易咯，面色欠华，畏寒肢冷，神疲纳呆，小便清长，舌质淡，苔薄白或白腻，脉细弱或沉迟，指纹淡。

证候分析：本证多为先天禀赋不足，哮喘迁延日久不愈，表现为正虚邪恋、上盛下虚之证。上盛肺实故见喘促胸满、咳嗽痰鸣；下虚肾亏则咳嗽喘息无力、动则尤甚、形寒肢冷、纳呆神疲。

辨证要点：喘促胸满、咳嗽痰鸣，伴喘息无力、动则尤甚、形寒肢冷。

治法：泻肺祛痰，补肾纳气。

主方：偏于上实者用苏子降气汤（《丹溪心法》）加减；偏于下虚者用都气丸（《症因脉治》）合射干麻黄汤（《金匮要略》）加减。

常用药：偏于上实者方用紫苏子、紫苏叶、半夏、厚朴、当归、肉桂、生姜、大枣、甘草；偏于下虚者用山药、山茱萸、地黄、牡丹皮、茯苓、五味子、麻黄、细辛、紫菀、附子。

加减：偏于上实，痰液不多者，可加党参，配伍五味子。偏于下虚，动则气短难续者，加核桃仁、诃子、紫石英、蛤蚧；形寒肢冷者，加核桃仁、淫羊藿；胃寒腹满者，加厚朴、枳壳；痰多色白，咯吐不绝者，加白果、芡实；咯痰黄稠者，加黄芩、冬瓜子、虎杖。

3. 缓解期

（1）肺脾气虚

证候：咳嗽无力，反复感冒，气短自汗，神疲懒言，形瘦纳差，面白少华或萎黄，便溏，舌质淡胖，舌苔薄白，脉细软，指纹淡。

证候分析：肺主表，表卫不固故多汗，易感冒；肺主气，肺虚则气短，咳嗽无力；脾主运化，脾气虚运化失健故纳差，便溏，形体失于充养则形瘦。

辨证要点：反复感冒，气短自汗，咳而无力，面白少华，纳差便溏。

治法：健脾益气，补肺固表。

主方：人参五味子汤（《幼幼集成》）合玉屏风散（《究原方》）加减。

常用药：人参、五味子、茯苓、白术、甘草、黄芪、防风、半夏、橘红。

加减：汗出甚者，加煅龙骨、煅牡蛎；常有喷嚏流涕者，加辛夷、乌梅、白芍；咽痒者，加蝉蜕、僵蚕；痰多者，加浙贝母；纳谷不香者，加六神曲、谷芽、山楂；腹胀者，加莱菔子、枳壳、槟榔；便溏者，加山药、白扁豆。

（2）脾肾阳虚

证候：动则喘促，咳嗽无力，气短心悸，面色苍白，形寒肢冷，脚软无力，腹胀纳差，大便溏泄，夜尿多，发育迟缓，舌质淡，舌苔薄白，脉细弱，指纹淡。

证候分析：肾阳虚，摄纳无权，故动则喘促咳嗽，面色苍白，形寒肢冷，脚软无力；脾阳虚，运化失司，则腹胀纳差，大便溏薄。较大儿童可有腰酸膝软，畏寒，四肢欠温，夜尿多等表现。

辨证要点：咳嗽无力，动则喘促，气短心悸，面色苍白，肢冷脚软，腹胀纳差，大便溏泄，夜尿多，发育迟缓。

治法：健脾温肾，固摄纳气。

主方：肾气丸（《金匮要略》）加减。

常用药：附子、肉桂、淫羊藿、地黄、山茱萸、山药、茯苓、核桃仁、五味子、白果。

加减：虚喘明显者，加蛤蚧、冬虫夏草；咳嗽者，加款冬花、紫菀；夜尿多者，加益智、菟丝子、补骨脂。

（3）肺肾阴虚

证候：喘促乏力，咳嗽时作，干咳或咳痰不爽，面色潮红，形体消瘦，潮热盗汗，口咽干燥，手足心热，便秘，舌红少津，舌苔花剥，脉细数，指纹淡红。

证候分析：素体阴虚，或热性哮喘日久不愈，或用药过于温燥，伤及肺肾之阴，肺阴虚则干咳少痰；肾阴虚则喘促乏力；面色潮红、手足心热、形体消瘦、夜间盗汗、舌质红、苔花剥、脉细数均为阴虚内热之象。

辨证要点：干咳少痰，夜间盗汗，形体消瘦，舌质红，苔花剥，脉细数。

治法：补肾敛肺，养阴纳气。

主方：麦味地黄丸（《体仁汇编》）加减。

常用药：麦冬、百合、山茱萸、地黄、枸杞子、山药、紫河车、五味子、茯苓。

加减：盗汗甚者，加知母、黄柏；呛咳不爽者，加百部、南沙参、款冬花；潮热者，加鳖甲、地骨皮。

【其他疗法】

（一）中成药

1. 三拗片 用于寒性哮喘。

2. 小青龙颗粒 用于寒性哮喘。

3. 哮喘宁颗粒 用于热性哮喘。

4. 止喘灵口服液 用于外寒内热证。

5. 玉屏风颗粒 用于肺脾气虚证。

6. 槐杞黄颗粒 用于肺肾阴虚证。

（二）药物外治

白芥子21g，延胡索21g，甘遂12g，细辛12g。共研细末，分成3份，每隔10天使用1份。用时取药末1份，加生姜汁调稠如1分硬币大药饼7枚，分别贴在肺俞、心俞、膈俞、膻中穴，1~2小时揭去。若贴后皮肤发红，局部出现小疱疹，可提前揭去。贴药时间为每年夏天的三伏及冬季的三九，连用3年。

（三）针灸疗法

1. 发作期 取定喘、天突、内关。咳嗽痰多者，加膻中、丰隆。针刺，每日1次。

2. 缓解期　取大椎、肺俞、足三里、肾俞、关元、脾俞。每次取 3～4 穴，轻刺加灸，隔日 1 次。在好发季节前做预防性治疗。

（四）西医治疗

坚持长期、持续、规范和个体化的治疗原则。急性发作期主要根据急性发作的严重程度及对初始治疗措施的反应，在原基础上进行个体化治疗，快速缓解症状，以平喘、抗炎治疗为主，常用吸入型糖皮质激素、速效 β_2 受体激动剂等。如哮喘急性发作经合理应用支气管舒张剂和糖皮质激素等药物治疗后，仍有严重或进行性呼吸困难者，称为哮喘危重状态（哮喘持续状态），经氧疗及全身应用糖皮质激素、β_2 受体激动剂等治疗后病情继续恶化者，应及时给予辅助机械通气治疗。慢性持续期和临床缓解期，可选用吸入糖皮质激素、口服白三烯受体拮抗剂等抗炎，降低气道高反应性，防止气道重塑。

【预防调护】

1. 积极治疗和清除感染病灶，避免各种诱发因素，如海鲜发物，冰冷饮料，咸、甜等食物及尘螨、花粉、烟雾、漆味等刺激性气味等。

2. 注意气候变化，做好防寒保暖工作，冬季外出防止受寒。尤其气候转变、换季时或流感流行时，要预防外感诱发哮喘。

3. 发病季节避免活动过度和情绪激动，以防诱发哮喘。

4. 普及防治知识，加强自我管理教育，调动患儿及家长的抗病积极性，鼓励患儿参加日常活动和适当体育锻炼以增强体质。

5. 居室宜空气流通，阳光充足。冬季要保暖，夏季要凉爽通风。避免接触特殊气味。

6. 食宜清淡而富有营养，忌进生冷油腻、辛辣酸甜以及海鲜鱼虾等可能引起过敏的食物。

7. 哮喘发作期注意呼吸、心率等变化，及时发现病情变化，给予相应处置。

【案例分析】

张某，男，4 岁。2015 年 10 月 12 日初诊。

主诉：咳喘 1 周。

患儿 1 周前受凉，咳嗽阵作，喉间有痰，咯痰黄黏，鼻塞，流清涕，偶有喷嚏，可闻喘鸣，运动后明显。晨起有口气，纳差，夜寐不实，大便尚可，小便色黄，肢冷，性情急躁。咽红，两肺听诊满布哮鸣音。舌质红，苔薄黄。既往有多次哮喘发作史。诊断为哮喘，辨证为风寒束表，痰热内蕴（外寒内热证）。治以解表清里，定喘止咳。

处方：炙麻黄 4g，桂枝 6g，杏仁 10g，前胡 10g，葶苈子 10g，紫苏子 10g，白芥子 5g，细辛 3g，广地龙 6g，石膏 15g（先煎），黄芩 10g，甘草 3g。4 剂，每日 1 剂，水煎服。

10 月 16 日二诊：药后症状缓解，咳喘减轻，前方去白芥子、石膏，再进 7 剂。每日 1 剂，水煎服。

10 月 23 日三诊：喘息症状消失，咳嗽偶作。改迁延期证治，症状完全缓解后再以扶正固本为主，共治疗 2 个月。

5 个月后因他病就诊，诉哮喘未发。

按语：大青龙汤原为仲景治疗太阳中风而兼热中者设，柯韵伯认为风盛于表，非发汗不解；阳郁于内，非大寒不除。本案证属外感后表寒未解，痰热内蕴，肺失宣肃。以炙麻黄、桂枝、细辛消风祛寒，杏仁、前胡、白芥子降气化痰，止咳平喘。葶苈子、紫苏子、广地龙、胆南星泻肺涤痰，消风平喘，石膏、黄芩清泄肺热，甘草调和诸药。全方共奏解表清里、定喘止咳之功。哮喘患儿往往屡次发作，外感风寒引发为常见，但在病程中又常有外寒未解、里热已生，寒热并见者，仲景大青龙汤用之合拍，而哮鸣喘促，加诸子有加速降逆平喘之功。

（汪受传医案——摘自《审思斋幼幼论丛·汪受传儿科医案》）

【古籍选录】

《丹溪心法·喘论》："哮证已发攻邪为主，未发则以扶正为要。"

《伤寒论·第四十条》："伤寒表不解，心下有水气，干呕，发热而咳，或渴，或利，或噎，或小便不利，少腹满，或喘者，小青龙汤主之。"

《金匮要略·肺痿肺痈咳嗽上气病》："咳而上气，喉中水鸡声，射干麻黄汤主之。"

《幼科发挥·喘嗽》："或有喘病，遭寒冷而发，发则连绵不已。发过如常，有时复发，此为宿疾，不可除也。"

第七节　反复呼吸道感染

反复呼吸道感染是指一年内发生呼吸道感染次数过于频繁，超过一定的范围。根据部位可分为反复上呼吸道感染（鼻炎、咽炎、扁桃体炎）和反复下呼吸道感染（支气管炎、毛细支气管炎及肺炎等）。古代医籍中所述的"自汗易感"与本病接近，此类患儿亦被称为"易感儿"或"复感儿"。

本病多见于6个月~6岁的小儿，其中1~3岁的幼儿发病率最高，学龄期前后发病次数明显减少。冬春季节气温变化剧烈时易反复不已，夏季有自然缓解趋势。反复呼吸道感染迁延不愈，常并发咳喘、心悸、水肿、痹证等病证，甚则影响小儿生长发育与身心健康。

【病因病机】

本病病因包括禀赋不足、喂养不当、顾护失宜、素禀体热等。病机责之于虚实两端：虚者正气不足，卫外不固；实者邪热内伏，遇感乃发。病位主要在肺，常涉及脾胃。

1. 禀赋不足，体质柔弱　父母体弱多病或妊娠时患病，或早产、多胎、胎气屡弱，生后肌肤薄弱，腠理疏松，不耐四时邪气，感邪即病。

2. 喂养不当，脾胃受损　母乳不足或人工喂养，换乳不慎，辅食添加不当，或偏食、挑食，饮食精微摄取不足，脾胃虚弱，母病及子，土不生金，易遭外邪侵袭；或恣食生冷寒凉、肥甘厚腻之品，损伤脾胃，致外邪易侵。

3. 顾护失宜，不耐寒热　户外活动缺乏，日照不足，肌肤柔弱，卫外不固，加之小儿寒热不知自调，若气候突变，冷热失常，而增减衣被不及时，极易致外感。素禀体热，遇感乃发。平素嗜食肥甘厚腻、辛辣炙煿之品致肺胃蕴热或胃肠积热，或热病后余邪未清，亦有久居湿地，湿热内蕴者。患儿素体热盛，一旦外邪侵袭，新感易受，留邪内发。

若反复呼吸道感染久病不愈，正气愈损，患儿抵抗力更加下降，则易变生他病。

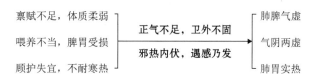

图4-7　反复呼吸道感染病因病机示意图

【临床诊断】

（一）诊断要点

根据 2007 年中华医学会儿科学分会呼吸学组对反复呼吸道感染的临床概念及判断条件的修订结果，本病判断条件见表 4 - 7。

表 4 - 7　反复呼吸道感染判断条件

年龄（岁）	反复上呼吸道感染（次/年）	反复下呼吸道感染（次/年）	
		反复气管支气管炎	反复肺炎
0 ~ 2	7	3	2
2⁺ ~ 5	6	2	2
5⁺ ~ 14	5	2	2

注：①两次感染间隔时间至少 7 天以上；②若上呼吸道感染次数不够，可以将上、下呼吸道感染次数相加，反之则不能，但若反复感染是以下呼吸道为主，则应定义为反复下呼吸道感染；③确定次数需连续观察 1 年；④反复肺炎是指 1 年内反复患肺炎两次，肺炎需由肺部体征和影像学证实，两次肺炎诊断期间肺炎体征和影像学改变应完全消失。

（二）鉴别诊断

与鼻鼽相鉴别　鉴别要点见表 4 - 8。

表 4 - 8　反复呼吸道感染与鼻鼽鉴别要点

鉴别点	反复呼吸道感染	鼻鼽
病因	感染引起	接触过敏原
相似症状	可有鼻塞、流涕、喷嚏等症	反复发作鼻痒、喷嚏频频、流清涕、鼻塞
不同症状	有发热、咳嗽等症	伴眼痒等眼部过敏现象
鼻黏膜	充血水肿	苍白水肿
过敏史	一般无	多有

【辨证论治】

（一）辨证思路

本病辨证，应首分虚实，继辨脏腑。

1. 辨虚实　患儿形体瘦弱，常见多汗、气短、倦怠乏力、纳差、生长发育迟缓等症者，多属虚证。其中面色苍白，气短懒言，语声低微，舌淡嫩，边有齿痕，脉细无力者属气虚；手足心热或低热，盗汗，咽干，舌红，少苔，脉细数者属阴虚。体质壮实，平素嗜食肥甘厚腻，常见咽微红、口臭或口舌易生疮、大便偏干者，多属实证。

2. 辨脏腑　自汗、气弱、气短懒言者多为肺虚；面黄少华、厌食少食、倦怠乏力者多属脾虚。咽微红，口臭或口舌易生疮，大便干者属肺胃实热；口臭、便干、腹胀、苔厚者为胃肠积热。

（二）治疗原则

本病以虚证为主，故治疗以补虚为要，关键要抓住用药的时机，或健脾补肺，或益气养阴，使"正气存内，邪不可干"。若属实证者，以清泻肺胃为主。

（三）分证论治

1. 肺脾气虚

证候：反复外感，少气懒言，动则多汗，面黄少华，唇口色淡，食少纳呆，大便不调，舌质淡红，脉细无力，指纹淡。

证候分析：本证多见于先天禀赋不足，后天喂养不当、顾护失宜之小儿。肺气虚弱，宗气不足，卫外不固，故反复外感，动则多汗，少气懒言；脾虚生化乏源，运化失常，故面黄少华，唇口色淡，食少纳呆，大便不调。

辨证要点：反复外感，多汗，少气懒言，纳呆食少。

治法：健脾补肺。

主方：玉屏风散（《究原方》）加减。

常用药：黄芪、白术、防风、党参、山药、煅牡蛎、陈皮。

加减：汗多者，加五味子、浮小麦；纳呆加鸡内金、麦芽、山楂；大便溏薄者，加薏苡仁、茯苓。

2. 气阴两虚

证候：反复外感，手足心热，或低热，盗汗，口干，神疲乏力，纳呆食少，大便偏干，舌质红，苔少或花剥，脉细无力，指纹淡红。

证候分析：本证多因素体阴虚或疾病后期，邪去正伤，气虚卫表不固，故容易外感，气虚不足则神疲乏力，气虚运化无力则纳呆；阴虚内热则手足心热或低热，口干，舌质红，苔少或花剥。

辨证要点：反复外感，手足心热，盗汗神疲，纳呆便干，舌质红，苔少或花剥。

治法：益气养阴。

主方：生脉散（《医学启源》）加减。

常用药：太子参、麦冬、五味子、白术、茯苓、牡蛎、鸡内金。

加减：偏气虚者，加黄芪；纳呆加山楂、麦芽；汗多者，加浮小麦、糯稻根；口干者，加天花粉、石斛；手足心热或低热者，加地骨皮、牡丹皮；大便偏干者，加柏子仁、火麻仁。

3. 肺胃实热

证候：反复外感，咽微红，口臭，口舌易生疮，汗多而黏，夜寐欠安，大便干，舌质红，苔黄，脉滑数。

证候分析：本证多见于平素嗜食肥甘辛辣或素体内热者。蕴热迫津故汗多而黏；多汗腠理失密，外邪易侵；热蕴于胃则口臭口干、口舌易生疮；肺热上行则咽微红，下移大肠则便干。

辨证要点：反复外感，汗多而黏，咽微红，口臭，大便干，舌质红。

治法：清泻肺胃。

主方：凉膈散（《太平惠民和剂局方》）加减。

常用药：连翘、淡豆豉、黄芩、牛蒡子、薄荷、石膏、大黄、淡竹叶、芦根、甘草。

加减：咽易红者，加胖大海、金果榄；扁桃体易肿大者，加僵蚕、玄参；口舌易生疮者，加栀子、通草；舌苔厚者，加山楂、鸡内金。

【其他疗法】

（一）中成药

1. 童康片 用于肺脾两虚证。

2. 槐杞黄颗粒 用于气阴两虚证。

3. 清降片 用于肺胃实热证。

（二）药物外治

每年三伏、三九期间，采用甘遂、细辛、白芥子、延胡索、生姜等药研末，用姜汁（或凡士林）调膏，以无菌敷料贴敷于肺俞、膏肓、膻中、天突等穴，每次贴敷 2~4 小时。

（三）捏脊疗法

本法具有调阴阳、理气血、和脏腑、通经络的作用，可提高患儿免疫力，增强体质，防治反复呼吸道感染。每天 1 次，每周治疗 5 天，4 周为 1 个疗程。

【预防调护】

1. 注意环境卫生，保持室内空气新鲜流通。感冒流行期间不去公共场所。

2. 经常进行户外活动或体育锻炼，多晒太阳，增强体质；避免雾霾天气外出运动，必要时佩戴口罩。

3. 根据气温变化及时增减衣服，避免过冷过热；出汗较多时，用干毛巾擦干，勿吹风着凉，洗澡时尤应注意。

4. 养成良好的生活习惯，保证充足的睡眠。

5. 保证膳食营养均衡，不贪凉，不偏食辛辣油腻，不过食。

6. 积极防治各种慢性病，如维生素 D 缺乏性佝偻病、营养不良、贫血等。

【案例分析】

患者男，3 岁，2009 年 1 月 7 日初诊。

反复呼吸道感染 2 年，每月感冒 1 次以上，近 2 个月来反复发热，时有咳嗽，迁延不愈，流涕，喷嚏频频，纳食不佳，身热时恶寒少汗，热退后动辄汗出，咽红而肿，舌红苔薄白，脉浮数无力。西医诊断：反复呼吸道感染。中医诊断：感冒。为表邪未尽而正气已虚，枢机失利，病在少阳，治当和解表里，疏利枢机。处方：柴胡 6g，黄芩 6g，太子参 6g，杏仁 6g，浙贝母 6g，制半夏 6g，丹参 6g，辛夷花 6g，白芍 6g，生山楂 9g，山海螺 12g，蝉蜕 3g，桂枝 3g，炙甘草 3g。7 剂，水煎服，日 1 剂。

服药 1 周后，咳嗽渐愈，无发热，恶寒好转，咽红肿渐消，流涕、喷嚏好转。原方去山海螺、杏仁，加茯苓 9g，陈皮 6g，红枣 12g，继服药 2 周后，流涕、喷嚏消失，纳食渐增，动辄汗出好转，经守方加减治疗 2 周后，再以玉屏风散合六君子汤加减益气固表以培其本、扶其正。共治疗 10 周后呼吸道感染明显减少，随访 1 年仅感冒 1 次。

按语：小儿反复呼吸道感染以旧感初已、新感又起、迁延不愈、证候错综为临床特点。在其迁延期或恢复期期间，往往会出现病情时缓时著，往来不已的征象，此乃寒热并见、虚实夹杂、营卫失和、表里并病，为少阳枢机失利之证。此阶段若单一解表则易复虚其表，一味固本则有碍其邪之虑，故应采用和解少阳法，调和营卫，斡旋枢机。本例患儿为反复呼吸道感染迁延期，临床表现反复发热近 2 个月，流涕、咳嗽时轻时重迁延不愈，喷嚏频频，身热时恶寒少汗，热退后动则易汗，一派虚实夹杂、寒热错综之征，治疗予以柴胡桂枝汤加减和解表里，疏利枢机。以达寒热并用、消补兼施、表里同治之功。病情缓解后进入恢复期，当以固本为要，本例患儿以肺脾气虚，表虚不固为本，故后期当以玉屏风散合六君子汤加减益气固表，培土生金。

（俞景茂医案——摘自《俞景茂教授和解少阳法治疗小儿反复呼吸道感染验案拾萃》）

【古籍选录】

《诸病源候论·七十四伤寒病后令不复候》："复者，谓复病如初也。此由经络尚虚，血气未实，更致于病耳。"

《幼科释谜·感冒》："感冒之原，由卫气虚，元府不闭，腠理常疏，虚邪贼风，卫阳受摅。"

《幼科直言·伤寒感冒》："病后表虚而易得伤风者。"

《古今名医方论·卷四》："邪之所凑，其气必虚。故治风者，不患无以祛之，而患无以御之，不畏风之不去，而畏风之复来，何则？发散太过，玄府不闭故也。昧者不知托里固表之法，遍试风药以祛之。去者自去，来者自来，邪气流连，终无解期矣。"

第五章

脾系病证

扫一扫，查阅本
章数字资源，含
PPT、音视频、
图片等

脾系病证是由于饮食因素、感受外邪、情志所伤、体弱久病等，影响脾的运化、胃的腐熟功能而引起的病证，病位主要在脾胃。脾胃位于中焦，脾主运化水谷精微，以升为健，喜燥恶湿；胃主受纳腐熟水谷，以降为和，喜润恶燥。脾与胃相互络属，共同完成水谷的受纳与运化功能，而纳运功能的正常发挥，又取决于脾胃是否升降相合、燥湿相济。脾系病证的发生主要由于脾胃的纳运功能失常所致，故使脾胃燥湿相宜、升降相和，恢复脾胃纳运功能为小儿脾系病证的基本治疗原则。

脾系病证为儿科常见病证，常表现为水谷受纳运化失常，生化无源，气血亏虚，水湿留滞，痰浊内生，乳食积滞，血失统摄等相应证候。临床常分虚实，虚在气、血、阴、阳，实在湿、食、寒、热。小儿脾常不足，虚实相兼见。治疗时不宜轻用攻伐，也不可骤补。补虚时必须补中寓运，消积时又需消中兼补，燥湿时必须燥中寓濡，滋阴时又当滋中潜化。

第一节　鹅口疮

鹅口疮是以口腔黏膜、舌上散在或满布白屑为主要临床特征的一种口腔疾病，因其白屑状如鹅口故称鹅口疮，又因其屑色白如雪，故名雪口。西医学亦称为鹅口疮，由白色念珠菌感染所致。

本病一年四季均可发生，常见于新生儿，以及久病体弱、营养不良、腹泻、长期使用广谱抗生素或糖皮质激素或免疫抑制剂的小儿。轻证预后良好；少数重证患者，白屑蔓延鼻道、咽喉或气管，甚至波及肺，影响呼吸和吮乳，则可危及生命。

【病因病机】

本病的发生可由胎热内蕴，或体质虚弱，久病久泻，或调护不当，口腔不洁，感受秽毒之邪所致。其主要病变部位在心、脾、肾，病机关键是火热之邪循经上炎，熏灼口舌。

1. 心脾积热　孕母平素喜食辛辣炙煿之品，热留脾胃，遗患胎儿，致胎儿心脾积热；或出生时产道秽毒侵入儿口；或喂养不当，嗜食肥甘厚味，脾胃蕴热；或出生后护理不当，口腔不洁，黏膜破损，秽毒之邪乘虚而入。因口为脾之窍，舌为心之苗，脾脉又络于舌，若心脾积热，热邪循经上行，内外合邪，熏灼口舌，发为鹅口疮。

2. 虚火上浮　多由胎禀不足，素体阴虚；或因病后失调，腹泻、久泻久利津液大伤；或患其他热性病后，灼伤阴津致肾阴亏虚，水不制火，虚火上浮，熏蒸口腔，发为鹅口疮。

若邪盛正虚，病情发展蔓延，火热之邪可致上下壅塞，肺气闭塞，引起呼吸不利，吞咽困难等危重证候。

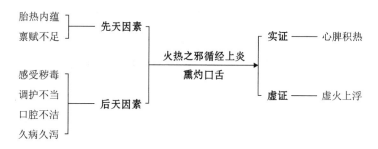

图 5 - 1 鹅口疮病因病机示意图

【临床诊断】

（一）诊断要点

1. 病史 多见于新生儿，或久病体虚、久泻儿，或有长期使用广谱抗生素或糖皮质激素或免疫抑制剂史。

2. 临床表现 口腔黏膜上出现乳白色斑膜，形似奶块。常见于颊黏膜、舌、齿龈、上腭及唇内黏膜，可蔓延至咽部。初起呈点状和小片状，逐渐融合成大片状，擦去斑膜后，可见红色创面。婴幼儿常表现为拒食，吮乳时啼哭。本病累及食管、肠道、喉、气管、肺等，可出现呕吐、吞咽困难、声音嘶哑、呼吸困难而危及生命。

3. 辅助检查 取白屑少许涂片，加 10% 氢氧化钠液，于显微镜下镜检，可见白色念珠菌芽孢及菌丝。

（二）鉴别诊断

1. 本病需与白喉鉴别 见表 4 - 3；**与口疮鉴别** 见表 5 - 1。

2. 残留奶块 其状与鹅口疮相似，但以棉签蘸温开水轻拭，即可除去奶块，易于鉴别。

【辨证论治】

（一）辨证思路

本病以八纲辨证为主，重在辨虚实及轻重。

1. 辨虚实 实证一般起病急，病程短，口腔白屑堆积，周围焮红，可伴发热、面赤、心烦口渴、疼痛哭闹，尿赤便秘，舌苔厚腻等症；虚证起病缓慢，病程较长，常迁延反复，口腔白屑较少，周围焮红不显，可伴消瘦、神疲虚烦、颧红等症状。

2. 辨轻重 轻证白屑较少，范围局限，全身症状轻微或无，饮食、睡眠正常；重证白屑堆积，甚或蔓延到鼻腔、咽喉、气道、胃肠，可伴高热、烦躁、哭闹、吐泻、气促及吮吸困难等，极重者可危及生命。

（二）治疗原则

本病实证宜清泻心脾积热；虚证宜滋肾养阴降火。

（三）分证论治

1. 心脾积热

证候：口腔、舌面满布白屑，周围焮红较甚，面赤唇红，烦躁不宁，吮乳啼哭，大便秘结，小便短赤，舌红，苔白厚腻，指纹紫滞，脉滑或滑数。

证候分析：胎毒内蕴，或口腔不洁，感受秽毒，或久病余邪未清，内积心脾，郁而化热，熏灼口舌，故见口腔白屑满布，状如鹅口；心脾热盛则面赤唇红；积热上扰心神则烦躁不宁；积热下移则便秘尿赤。

辨证要点：口腔、舌面白屑多，周围焮红，面红唇赤。

治法：清心泻脾。

主方：清热泻脾散（《医宗金鉴》）加减。

常用药：栀子、石膏、黄连、黄芩、地黄、赤茯苓、灯心草。

加减：大便秘结者，加大黄；舌苔厚腻者，加广藿香、佩兰、滑石；口干喜饮者，加石斛、芦根、麦冬；腹胀纳呆者，加山楂、麦芽、槟榔。

2. 虚火上浮

证候：口腔舌面白屑散在，周围焮红不重，形体怯弱，面白颧红，手足心热，口干不渴，或低热盗汗等，舌质红，少苔，指纹淡紫，脉细数无力。

证候分析：先天禀赋不足，或生后喂养调护不当，或久病体质虚弱，津液耗伤，阴虚阳亢，水不制火，虚火上浮，熏蒸口舌，故口舌白屑散在，焮红不甚；面白颧红，手足心热，低热盗汗，舌红少苔，脉细数均为虚火上浮之象。

辨证要点：口、舌白屑散在，周围焮红不重，舌质红，少苔。

治法：滋阴降火。

主方：知柏地黄丸（《医宗金鉴》）加减。

常用药：地黄、山茱萸、山药、茯苓、泽泻、牡丹皮、知母、黄柏。

加减：口干欲饮者，加石斛、玉竹；低热者，加地骨皮、白薇；食欲不振者，加乌梅、木瓜、麦芽；大便秘结者，加火麻仁；久病反复，虚火上炎者，少佐肉桂。

【其他疗法】

（一）中成药

1. 导赤丸 用于心脾积热证。

2. 知柏地黄丸 用于虚火上浮证。

（二）药物外治

1. 冰硼散、珠黄散、青黛散涂敷患处。用于心脾积热证。

2. 西瓜霜喷剂、开喉剑喷雾剂，每次适量，喷敷患处。用于心脾积热证。

3. 吴茱萸10g，研为细末，以陈醋适量调成糊状，敷于两足涌泉穴。用于虚火上浮证。

（三）西医治疗

1. 用弱碱性溶液，如2%～5%碳酸氢钠溶液清洗口腔。

2. 制霉菌素混悬液（每毫升含10万～20万单位）涂拭患处，1日3次。

【预防调护】

1. 加强孕期卫生保健，及时治疗阴道霉菌病。

2. 注意口腔清洁，喂奶后给予少量温开水，哺乳婴儿的奶瓶、奶嘴要消毒，母乳乳头应保持清洁。

3. 避免过烫、过硬或刺激性食物及不必要的口腔擦拭，防止损伤口腔黏膜。

4. 注意婴儿营养，提倡母乳喂养，及时添加辅食，适当补充维生素 B_2 和维生素 C。

5. 积极治疗原发病，避免长期使用广谱抗生素或肾上腺皮质激素。

6. 保持大便通畅，大便干结者，适当食用水果。

7. 注意观察口腔黏膜白屑变化，如发现患儿吞咽或呼吸困难，应立即处理。

【案例分析】

金某，男，6 个月。1990 年 4 月 6 日就诊。

病史：患儿于诊前 6 天起病。症见：发热、少咳，流涕。用抗生素治疗 4 天热降，但患儿进乳不宁，舌口出现白色乳块样物。大便不消化，小便黄少。

查体：神烦，面赤，唇干，涎多，口腔内膜、舌边布满白屑。舌苔白厚，舌质红。心、肺、腹部未见异常。脉数，纹红。

检验：白细胞数 10.0×10^9/L，中性粒细胞 0.56，淋巴细胞 0.44。

诊治：诊为鹅口疮。

辨证：心脾积热，邪秽化热，上熏口舌化腐生屑。治用清心泻脾之法。

处方：黄芩 4g，黄连 1g，生地黄 5g，淡竹叶 5g，灯心草 3g，白芍 4g，蝉蜕 4g。水煎服。合用 1% 龙胆紫药水涂患处，1 日 1~2 次。经治 3 天白屑消退。

按语：鹅口疮，一般治疗均可痊愈，但营养状态不佳者，易迁延日久，恢复较慢。经本组处方治疗者一般均愈。方中黄连清心；黄芩清脾；生地黄去内积热；淡竹叶、灯心草导赤去热；白芍、蝉蜕宁神。加 1% 龙胆紫局部泻火。多数 3~5 天而愈。

（王烈医案——摘自《王烈国医大师婴童系列丛书·婴童医案》）

【古籍选录】

《诸病源候论·鹅口候》："小儿初生口里白屑起，乃至舌上生疮，如鹅口里，世谓之鹅口，此由在胎时受谷气盛，心脾热气，熏发于口故也。"

《外科正宗·鹅口疮》："鹅口疮皆心脾二经胎热上攻，致满口皆生白斑雪片；甚至咽间叠叠肿起，致难乳哺，多生啼叫。以青纱一条裹箸头上，蘸新汲水揩去白胎，以净为度、重手出血不妨，随以冰硼散搽之，内服凉膈之药。"

《医门补要·鹅口疮》："脾胃郁热上蒸，口舌白腐，叠如雪片，在小儿名鹅口疮。先以牛桔汤升发其火（牛蒡子、桔梗、薄荷、葛根、象贝、柴胡、甘草、枳壳）。若苦寒药用早，则冰伏火势，有喉烂气喘声嘎之危。"

第二节　口　疮

口疮是小儿较为常见的口腔疾患，以口腔黏膜、舌体及齿龈等处出现大小不等淡黄色或灰白色溃疡，局部灼热疼痛，或伴发热、流涎为特征。若溃疡面积较大，甚至满口糜烂，称为口糜；若溃疡发生在口唇两侧，称为燕口疮。西医学的口角炎、疱疹性口炎、疱疹性咽峡炎、卡他性口炎、溃疡性口炎、复发性口腔溃疡等疾病可参考中医学口疮辨证施治。

本病以 2~4 岁的小儿多见，一年四季均可发病，无明显的季节性，临床上既可单独发生，也可伴发于其他疾病如急性感染、腹泻、久病体弱和维生素 B、维生素 C 等缺乏时。预后多良好，少数体质虚弱者，口疮可反复发生，迁延难愈。

【病因病机】

本病病因包括内因和外因两个方面。内因责之于素体积热或阴虚火旺；外因主要是感受外邪，风热乘脾；或调护不当，秽毒内侵，心脾积热。病位主要在心、脾、肾，病机关键为心脾肾三经素蕴积热，或阴虚火旺，复感邪毒熏蒸口舌所致。

1. 风热乘脾 外感风热之邪，由口鼻侵入，犯于肺卫，内乘于脾胃。风热夹毒，循经上攻，熏灼口舌齿龈，发为口疮。

2. 心火上炎 心开窍于舌，心经之别系舌本，外感风热，传里化火，或饮食不当，阳热内生，心火循经上炎，熏灼口舌齿龈，发为口疮。

3. 脾胃积热 调护失宜，喂养不当，嗜食肥甘厚腻，辛辣炙煿，蕴而生热，积于心脾，郁久化火，循经上行，熏蒸口舌齿龈，若口腔不洁或黏膜损伤，秽毒入侵，则可内外合邪，上炎熏灼口舌齿龈，腐蚀肌膜，而致溃烂生疮。

4. 虚火上浮 小儿禀赋不足，素体阴虚，或患热病，或久泻不止，阴液亏耗，水不制火，虚火上炎而发口疮。

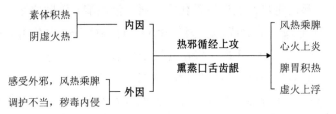

图 5-2 口疮病因病机示意图

【临床诊断】

（一）诊断要点

1. 病史 有护养过温或喂养不当，过食炙煿厚味，或外感发热病史。

2. 临床表现 常见齿龈、舌体、两颊、上腭等黏膜处出现黄白色溃疡，大小不等，甚则满口糜腐，疼痛流涎，进食困难，可伴发热、咽痛，婴幼儿则常表现为啼哭烦躁、流涎。

3. 辅助检查

血常规：白细胞总数及中性粒细胞比例升高提示细菌感染；白细胞总数正常或降低，中性粒细胞比例降低，淋巴细胞比例升高则通常提示病毒感染。

（二）鉴别诊断

需与鹅口疮、手足口病相鉴别 鉴别要点见表 5-1。

表 5-1 口疮与鹅口疮、手足口病鉴别要点

鉴别点	口疮	鹅口疮	手足口病
病因病机	心脾肾三经素蕴积热，或阴虚火旺，复感邪毒熏蒸口舌	火热之邪循经上炎，熏灼口舌	时邪蕴郁肺脾，外透肌表
临床主症	口腔黏膜、舌体及齿龈等处可见大小不等淡黄色或灰白色溃疡，局部灼热疼痛，周围红赤，不能拭去，强行拭去易出血	口腔黏膜、舌上散在或布满白屑，周围有红晕，可拭去，基底见红色创面	手掌、足跖、口腔、臀部等部位可见斑丘疹、疱疹

续表

鉴别点	口疮	鹅口疮	手足口病
发病季节	四季均可发病，无明显季节性	四季均可发病，无明显季节性	为时行疾病，夏秋季流行
好发人群	2～4 岁婴幼儿多见	常见于新生儿，以及体质虚弱、营养不良、久病久泻、长期使用广谱抗生素或糖皮质激素或免疫抑制剂的小儿	好发于学龄儿童，以 3 岁以下发病率最高

【辨证论治】

（一）辨证思路

本病辨证以八纲辨证结合脏腑辨证，应首辨虚实，再分脏腑。

1. 辨虚实　起病急，病程短，口腔溃烂数目多，疼痛较重，局部黏膜红赤，有灼热感，口臭流涎，或伴发热烦躁，多为实证；起病缓，病程长，反复发作，口腔周围黏膜淡红，溃烂及疼痛较轻，或伴低热、颧红盗汗，多为虚证。

2. 分脏腑　实证病位多在心脾，虚证病位多在肝肾。若口疮见于舌尖、舌边并伴烦躁啼哭，夜寐不安、尿赤，多属心；口颊部、上颚、齿龈、口角溃烂为主，伴口臭流涎，脘腹胀满，大便秘结，多在脾胃。

（二）治疗原则

口疮的治疗，实证治以清热解毒，清心泻脾；虚证治以滋阴降火，引火归原。

（三）分证论治

1. 风热乘脾

证候：唇、舌、口颊、上腭、齿龈溃烂，也可先见疱疹，继则破溃形成溃烂，周围焮红，灼热疼痛，流涎拒食，伴发热，咽喉红肿疼痛，小便短赤，大便秘结，舌质红，苔薄黄，脉浮数，指纹浮紫。

证候分析：外感风热邪毒，内应脾胃，上熏口舌，发为口疮；火热熏灼，故灼热疼痛，拒食；热灼肠胃，津液耗伤，故小便短赤，大便秘结。

辨证要点：多为外感引起，疱疹溃烂，灼热疼痛，流涎拒食。

治法：疏风散火，清热解毒。

主方：银翘散（《温病条辨》）加减。

常用药：金银花、连翘、板蓝根、薄荷、牛蒡子、淡竹叶、芦根、甘草。

加减：发热不退者，加柴胡、石膏、黄芩；大便秘结者，加大黄、玄明粉；疮面色黄糜烂者，加广藿香、佩兰、槟榔。

2. 心火上炎

证候：疱疹、溃疡以舌面、舌边尖为多，红肿灼热，疼痛明显，进食困难，面赤唇红，心烦尿赤，舌边尖红，苔薄黄，脉细数，指纹紫滞。

证候分析：心开窍于舌，故舌边尖疱疹溃疡为多，色赤疼痛；热扰心神，则心烦不安；小便短黄、舌边尖红、苔薄黄均为心火内炽之征。

辨证要点：舌面、舌边尖溃烂，色赤疼痛，心烦尿赤。

治法：清心凉血，泻火解毒。

主方：泻心导赤散（《医宗金鉴》）加减。

常用药：黄连、地黄、淡竹叶、通草、甘草。

加减：尿少者，加车前子，滑石；口渴甚者，加芦根、天花粉；大便秘结者，加大黄、厚朴；热重者，加栀子、石膏、黄芩。

3. 脾胃积热

证候：唇、口颊、上腭、齿龈溃疡糜烂，色白或黄，溃疡较深，大小不一，有的融合成片，甚则满口糜烂，边缘鲜红，疼痛拒食，口臭流涎，或伴发热，面赤口渴，大便秘结，小便短赤，舌红，苔黄，脉数，指纹紫滞。

证候分析：脾开窍于口，脾胃实火上攻，故溃疡以唇、口颊、上腭、齿龈处为多，甚则满口糜烂；脾胃积热故见周围黏膜红赤灼热，疼痛拒食；火热伤津，则小便短赤，大便干结；舌红、苔黄、脉数、指纹紫滞均为实热之象。

辨证要点：口腔内溃疡较多，红肿疼痛，口臭流涎，大便秘结。

治法：清热解毒，通腑泻火。

主方：凉膈散（《太平惠民和剂局方》）加减。

常用药：黄芩、连翘、栀子、大黄、玄明粉、淡竹叶、薄荷、甘草。

加减：溃疡渗出物色黄者，加金银花、蒲公英；尿少者，加车前子、淡竹叶；口渴甚者，加芦根、天花粉、北沙参；疼痛较甚者，加地黄、牡丹皮；烦躁者，加石膏、郁金。

4. 虚火上浮

证候：口腔溃烂点少，表面黄白色，周围色不红或微红，疼痛不甚，反复发作或迁延不愈，神疲颧红，手足心热，口干不渴，舌红少苔或花剥，脉细数，指纹淡紫。

证候分析：为虚证口疮，多见于体禀虚弱，肝肾不足者。肾阴亏虚，水不制火，虚火上浮，熏灼口舌，故口腔溃烂；虚火内炽，故见神疲颧红，手足心热，口干不渴，舌红苔少或花剥。

辨证要点：反复发作，口舌溃疡稀疏色淡，神疲颧红，舌红少苔。

治法：滋阴降火，引火归原。

主方：知柏地黄丸（《医宗金鉴》）加减。

常用药：熟地黄、山药、山茱萸、茯苓、泽泻、牡丹皮、知母、黄柏。

加减：颧红手足心热者，加地骨皮、白薇；大便秘结者，加生地黄、玄参、桑椹；气阴两虚，神气困乏者，加党参、白术、白扁豆。

若久病吐泻，或过服寒凉，脾阳亏虚之后患口疮，治宜气阴双补，可用七味白术散，重用葛根，加乌梅、儿茶。若脾肾大虚，无根之火上浮而见口舌生疮，神疲面白，大便溏薄，舌淡苔白者，可用理中汤加肉桂。

【其他疗法】

（一）中成药

1. 小儿豉翘清热颗粒　用于风热乘脾证。

2. 蒲地蓝消炎口服液　用于风热乘脾证。

3. 牛黄解毒片　用于心火上炎证。

4. 清降片　用于脾胃积热证。

5. 知柏地黄丸　用于虚火上浮证。

（二）药物外治

1. 冰硼散、青黛散、西瓜霜、珠黄散取适量涂敷患处。用于实证。
2. 开喉剑喷雾剂，每次适量，喷敷患处。用于心火上炎证、脾胃积热证。
3. 锡类散取适量涂敷患处。用于虚火上浮证。
4. 吴茱萸粉适量，陈醋调，外敷涌泉穴。用于虚火上浮证。

（三）推拿疗法

1. 推天柱骨，揉天突，清胃，清板门。发热加退六腑、水底捞月、二扇门。用于风热乘脾证。
2. 清心平肝，清天河水，清小肠，捣小天心。用于心火上炎证。
3. 清胃，清板门，退六腑，清大肠，清天河水。用于脾胃积热证。
4. 补肾，揉二马，分手阴阳，清天河水，推涌泉穴。用于虚火上浮证。

（四）西医治疗

首先要保持口腔卫生，进食后以淡盐水漱口，以防止继发感染；进流食或软食；同时对患儿应适当隔离，暂时不要上学或去幼儿园，以减少该病流行的可能。

1. 全身抗病毒治疗　阿昔洛韦是目前认为抗单纯疱疹病毒最有效的药物之一，也可用利巴韦林，用量应斟酌。

2. 局部用药　①漱口液：用0.1%～0.2%葡萄糖酸氯己定溶液、复方硼砂溶液（多贝尔漱口液）漱口，有消毒杀菌作用。②软膏：3%阿昔洛韦软膏或酞丁安软膏，用于治疗唇疱疹。③含片：葡萄糖酸氯己定片、溶菌酶片、西地碘含片等。④抗生素糊剂：5%金霉素甘油糊剂或5%四环素甘油糊剂。⑤生理盐水、0.1%～0.2%葡萄糖酸氯己定溶液或0.01%硫酸锌液湿敷。

【预防调护】

1. 保持口腔清洁，注意饮食卫生，避免不必要的口腔擦拭，以免损伤口腔黏膜。
2. 保证足够充足的营养，平素多食新鲜蔬菜和水果，保持大便通畅，不宜过食肥甘厚腻之品。
3. 保持口腔外周皮肤干燥卫生。
4. 加强身体锻炼，增强体质，避免感染。

【案例分析】

云某，女，14个月。门诊号：30262。

1978年1月20日初诊：发热6天，39℃上下，内热熏蒸，口疮溃疡，牙龈红肿，舌红，苔薄腻，躁烦不安，便下干结，小溲黄赤。心胃火热上炎，亟须清热泻火。

处方：川连2.4g，生石膏24g（先入），芦根30g，生大黄6g，淡竹叶6g，木通3g，生甘草3g，连翘9g，碧玉散包12g。3剂。

1月23日二诊：药后大便即下，热度已退，口疮亦平，安静入睡，小溲尚赤，舌红苔薄。续清余火，原方去石膏、生大黄，加天花粉9g。3剂。

药后病愈而安。

按语：本例之病机为心胃里热，实火上炎，故治以导赤散加减。因舌为心苗，龈有胃络，若心胃实热蕴结，则火腾上灼于口。导赤散原能清泻心火下行，本例苔腻而去生地黄，兼有阳明实热，故加石膏、生大黄，又以连翘、碧玉散一以疏散解热，一以清利湿火也。

（董廷瑶医案——摘自《幼科刍言》）

【古籍选录】

《诸病源候论·小儿杂病六》："小儿口疮，由血气盛，兼将养过温，心有客热，熏上焦，令口生疮也。"

《幼幼集成·口病证治》："口疮者，满口赤烂。此因胎禀本厚，养育过温，心脾积热，熏蒸于上，以成口疮。"

《素问·气交变大论》："岁金不及，炎火乃行，生气乃用，长气专胜，庶物在茂，燥烁以行……民病口疮，甚则心痛。"

第三节　呕　吐

呕吐是因胃失和降，气逆于上，胃中乳食上逆经口而出的一种病证。古人将有声有物谓之呕，有物无声谓之吐，有声无物谓之哕。因呕与吐常同时出现，故称呕吐。

本病发病无年龄及季节限制，但临床以婴幼儿多见，好发于夏秋季节。本病经积极治疗，一般预后良好；但若呕吐严重则可致津液耗伤，日久可致脾胃虚损，气血化源不足而影响生长发育。

呕吐可见于西医学多种疾病过程中，如消化功能紊乱、急慢性胃肠炎、胰腺炎、胆囊炎、阑尾炎、消化道溃疡、肠梗阻、肠套叠、先天性肥厚性幽门狭窄及其他消化道畸形等消化系统疾病；或颅脑疾患、肾炎、尿毒症；以及中暑、食物、药物影响等。本节所述者，主要是消化功能紊乱所致呕吐，由其他原因所致者，应详查病因，明确诊断，积极治疗原发病，以免贻误病情。

【病因病机】

小儿呕吐的病因有外邪犯胃、乳食积滞、胃中积热、脾胃虚寒、肝气犯胃等，病变部位主要在胃，亦与肝脾相关。基本病机为胃失和降，气逆于上。

1. 外邪犯胃　小儿脏腑娇嫩，肌肤薄弱，若调护失宜，感受风、寒、暑、湿、燥、火六淫邪气，客于胃肠，扰动气机，胃失和降，胃气上逆而呕吐。由于季节不同，感受的邪气亦会不同，但一般以寒邪犯胃居多。

2. 乳食积滞　小儿乳食不知自节，若喂养不当，乳食过多，或进食过急，或恣食肥甘厚味、生冷难化食物，使乳食停留，蓄积中焦，脾胃失健，气机升降失调，胃气上逆则生呕吐。

3. 胃中积热　胃为阳土，性喜清凉，如乳母喜食辛辣炙煿之品，乳汁蕴热，儿食母乳，致热积于胃；或小儿过食辛热、膏粱厚味，或乳食积滞化热，热积胃中；或感受暑热、湿热之邪，邪热蕴结。热积胃中，胃热气逆而呕吐。

4. 脾胃虚寒　先天禀赋不足，脾胃素虚，中阳不振；或乳母平时喜食寒凉生冷之品，乳汁寒薄，儿食其乳，脾胃受寒；或小儿恣食生冷瓜果，寒积于胃；或患病后寒凉克伐太过，损伤脾胃，皆可致脾胃虚寒，中阳不运，胃气失于和降而呕吐。

5. 肝气犯胃　较大儿童情志失和，如环境不适、所欲不遂，或被打骂，均可致情志怫郁，肝气不舒，横逆犯胃，气机上逆而呕吐。

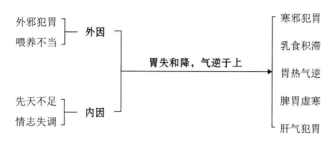

图 5 - 3 呕吐病因病机示意图

【临床诊断】

（一）诊断要点

1. 病史 患儿有乳食不节、饮食不洁、情志不畅、外邪犯胃等病史。

2. 临床表现

（1）乳食等从胃中上涌，经口而出。

（2）有嗳腐食臭，恶心纳呆，胃脘胀闷等症。

（3）重证呕吐者，有阴伤液竭之象，如饮食难进，形体消瘦，神萎烦渴，皮肤干瘪，囟门及目眶下陷，啼哭无泪，口唇干红，呼吸深长，甚至尿少或无尿，神昏抽搐，脉微细欲绝等症。

3. 体征 可有胃胀满，肠鸣音活跃或亢进等。

4. 辅助检查

（1）血常规 绝大多数正常，少部分患儿可有白细胞总数和中性粒细胞比例偏高。

（2）电解质 呕吐严重者，常伴有电解质紊乱，低钠、低钾等。

（3）血气分析 可有代谢性酸中毒改变。

（4）腹部超声 胃肠功能紊乱所致的呕吐，腹部超声正常。

（5）胃镜检查 正常，该检查可鉴别胃炎、胃溃疡等疾病所致的呕吐。

（二）鉴别诊断

与溢乳相鉴别 鉴别要点见表 5 - 2。

表 5 - 2 呕吐与溢乳鉴别要点

鉴别点	呕吐	溢乳
性质	病理性	生理性
原因	乳食不节、饮食不洁、情志不畅、外邪犯胃	小婴儿胃小且发育不健全，贲门括约肌松弛，哺乳过量、过急，吞咽过多空气所致
呕吐物	乳食，伴不消化食物残渣，从胃中上涌，经口而出	乳汁，自口角溢出
其他症状	有嗳腐食臭，恶心纳呆，胃脘胀闷等症	无其他症状
预后	本病经积极治疗，一般预后良好；若呕吐严重，津液耗伤，日久可致脾胃虚损，气血化源不足而影响生长发育	指导乳母正确的哺乳方法，或随着小儿年龄的增长，可逐渐自愈

此外小儿呕吐要注意排除各种急腹症、颅脑疾病、感染性疾病、药物与食物中毒等，需结合病史、临床症状、腹部体征、实验室检查等明确诊断。

【辨证论治】

（一）辨证思路

本病辨证，以八纲辨证为主，结合脏腑辨证，根据病史、病程、呕吐特点及伴随症状，以分清虚、实、寒、热、食积、气郁、外感、内伤等。

1. 辨病因 感受外邪，多有寒热表证；食伤则有饮食不节、不洁及暴饮暴食的病史，同时可有呕吐酸馊、胃脘作痛的症状；肝气犯胃则常有情志不畅史，多伴胁痛、嗳气等症状。

2. 辨寒热 寒吐多朝食暮吐，暮食朝吐，吐物清冷淡白，伴不消化食物残渣，同时兼有里寒证；热吐则食入即吐，吐物酸馊腐败，兼有里热证。

3. 辨虚实 实证呕吐，多因外邪、饮食、情志因素所致，起病急，病程较短，呕吐量较多，脉实有力；虚证呕吐，常为体质虚弱、脾胃虚寒所致，起病缓慢，病程较长，呕吐无力，时作时止，常伴精神不振，脉弱无力。

（二）治疗原则

呕吐治疗以和胃降逆为主要法则，同时，应辨明病因，审因论治以治本。诊断不明者，及时请外科会诊。

（三）分证论治

1. 寒邪犯胃

证候：起病急，突发呕吐，吐物清冷，胃脘不适或疼痛，伴发热恶寒，鼻塞流涕，全身不适，舌淡红，苔白，脉浮紧，指纹红。

证候分析：外感风寒之邪侵犯胃腑，胃失和降，水谷随逆气上出，故见呕吐；寒伤胃阳，水谷不化，随胃气上逆，则吐物清冷；寒邪侵犯胃肠，凝滞气机，故胃脘不适或疼痛；风寒犯表，卫阳被遏，不能温煦肌表，故见恶寒；卫阳抗邪，阳气浮郁在表，故见发热；肺气失宣，鼻咽不利，则鼻塞流涕；风寒犯表，经气不利，故全身不适；舌淡红、苔白、脉浮紧、指纹红为寒邪犯胃之象。

辨证要点：突发呕吐，吐物清冷，伴发热恶寒，鼻塞流涕。

治法：疏风散寒，化湿和中。

主方：藿香正气散（《太平惠民和剂局方》）加减。

常用药：广藿香、紫苏叶、白芷、生姜、半夏、陈皮、丁香、厚朴、茯苓、白术、大枣、甘草。

加减：风寒偏重者，加荆芥、防风、羌活；夹有食滞，腹胀嗳腐者，加山楂、木香、枳壳；发热口苦咽干者，加柴胡、黄芩。

2. 乳食积滞

证候：呕吐酸臭乳块或不消化食物，不思乳食，口气臭秽，脘腹胀满，吐后觉舒，大便秘结或泻下酸臭，舌质红，苔厚腻，脉滑数有力，指纹紫滞。

证候分析：乳食不节，可致食滞不化，物盛满而上溢；或饮食不洁，致清浊混杂，胃失通降，上逆为呕吐；食积于内，腐熟不及，则呕吐酸臭乳块或不消化食物；胃拒受纳，故不思乳食；胃中未消化之食物夹腐浊之气上逆，则口气臭秽；食积胃肠，气失和降，阻滞不通，则脘腹胀满；食滞蕴而化热，则大便秘结；腐败食物下注，则泻下酸臭；舌质红、苔厚腻、脉滑数有力、指纹紫滞为乳食积滞之象。

辨证要点：有伤乳伤食病史，吐物为乳块或不消化物，吐后得舒，苔厚腻。

治法：消乳化食，和胃降逆。

主方：伤乳用消乳丸（《证治准绳》）加减；伤食用保和丸（《丹溪心法》）加减。

常用药：麦芽、六神曲、山楂、香附、砂仁、陈皮、半夏、谷芽、鸡内金、莱菔子、连翘。

加减：呕吐较频者，可加少许生姜汁；大便秘结者，加大黄、枳实；兼胃寒者，去连翘，加丁香、广藿香、豆蔻；食滞化热者，加竹茹、黄连；若浊气犯胃呕吐而见胸闷恶心，苔浊垢腻者，加玉枢丹；因食鱼、蟹而吐者，加紫苏梗；因食肉而吐者，重用山楂。

3. 胃热气逆

证候：食入即吐，呕吐频繁，呕秽声洪，吐物酸臭，口渴多饮，面赤唇红，烦躁少寐，舌红苔黄，脉滑数，指纹紫滞。

证候分析：乳食不消蕴而化热，热积胃中，胃热气逆而食入即吐，呕吐频繁，呕秽声洪；胃中未消化之食物夹腐浊之气上逆，则吐物酸臭；热盛伤津，则口渴多饮，面赤唇红；热扰心神则烦躁少寐；舌红苔黄、脉滑数、指纹紫滞为胃热气逆之象。

辨证要点：呕吐频繁，食入即吐，呕吐物热臭气秽。

治法：清热泻火，和胃降逆。

主方：黄连温胆汤（《六因条辨》）加减。

常用药：黄连、黄芩、陈皮、枳实、竹茹、半夏、茯苓、甘草。

加减：兼食积者，加六神曲、山楂、麦芽；大便不通者，加大黄；口渴者，加天花粉、麦冬；吐甚者，加赭石；虚热上犯，气逆不降而呕吐者，可选橘皮竹茹汤或竹叶石膏汤。

4. 脾胃虚寒

证候：食后良久方吐，或朝食暮吐，暮食朝吐，吐物多为清稀痰水或不消化乳食残渣，伴面色苍白，精神疲倦，四肢欠温，食少不化，腹痛便溏，舌淡苔白，脉迟缓无力，指纹淡。

证候分析：患儿通常病程较长，素体脾胃素虚，或贪食生冷，寒凝中脘，胃失和降则呕吐，脾阳不振，通降无力，则食后良久方吐；阳虚气弱，全身失于温养，则四肢欠温，腹痛便溏；面色苍白、精神疲倦、舌淡苔白、脉迟缓无力、指纹淡为脾胃虚寒之象。

辨证要点：食后良久方吐，吐物不化，清稀而不臭，舌淡苔白。

治法：温中散寒，和胃降逆。

主方：丁萸理中汤（《医宗金鉴》）加减。

常用药：党参、白术、甘草、干姜、丁香、吴茱萸。

加减：若呕吐清水，大便稀溏，四肢欠温者，加附子、高良姜、肉桂；腹痛绵绵者，加香附、陈皮、柿蒂。

5. 肝气犯胃

证候：呕吐酸苦，或嗳气频频，每因情志刺激加重，胸胁胀痛，精神郁闷，易怒易哭，舌边红，苔薄腻，脉弦，指纹紫。

证候分析：情志怫郁，肝气不舒，横逆犯胃，气机上逆而呕吐酸苦，或嗳气频频；情志不遂，肝失疏泄，气机不利则胸胁胀痛，易怒易哭；舌边红、苔薄腻、脉弦、指纹紫为肝气犯胃之象。

辨证要点：嗳气吐酸，遇情志刺激加重，舌边红，苔薄腻，脉弦。

治法：疏肝理气，和胃降逆。

主方：解肝煎（《景岳全书》）加减。

常用药：白芍、紫苏叶、紫苏梗、砂仁、厚朴、陈皮、法半夏。

加减：肝火内亢，烦躁面赤者，加栀子、黄连；呕吐频急者，加旋覆花、赭石；呕吐黄苦水者，加柴胡、黄芩；火郁伤阴，口舌干燥者，加北沙参、石斛。

【其他疗法】

（一）中成药

1. 藿香正气水　用于暑湿呕吐。

2. 香砂养胃丸　用于脾胃虚寒证。

3. 午时茶　用于寒邪犯胃证。

4. 保和丸　用于乳食积滞证。

（二）药物外治

1. 鲜地龙数条，捣烂敷双足心，用布包扎，1 日 1 次。用于胃热气逆证。

2. 大蒜 5 个，吴茱萸（研末）10g，外敷双足心，1 日 1 次。用于脾胃虚寒证。

3. 鲜生姜，切成厚 0.1～0.3cm，直径 1cm 的姜片。以胶布固定于双侧太渊穴上，压于桡动脉处。5 分钟后让病人口服用药。可预防服药呕吐及晕车晕船呕吐。

（三）推拿疗法

1. 掐合谷，泻大肠，分阴阳，清补脾经，清胃，揉板门，清天河水，运内八卦，平肝，按揉足三里。用于乳食积滞证。

2. 清脾胃，清大肠，掐合谷，退六腑，运内八卦，清天河水，平肝，分阴阳。用于胃热气逆证。

3. 补脾经，揉外劳宫，推三关，揉中脘，分阴阳，运内八卦。用于脾胃虚寒证。

（四）针灸疗法

1. 体针　取中脘、足三里、内关。热盛加合谷；寒盛加上脘、大椎；食积加下脘；肝郁加阳陵泉、太冲。实证用泻法，虚证用补法。1 日 1 次。

2. 耳针　取胃、肝、交感、皮质下、神门。每次 2～3 穴，强刺激，留针 15 分钟。1 日 1 次。

3. 艾灸　取天枢、关元、气海。用于脾胃虚寒证。

（五）西医治疗

1. 寻找病因，治疗原发病。

2. 有脱水及电解质、酸碱平衡紊乱者，按小儿液体疗法治疗。

【预防调护】

1. 哺乳时不宜过急，以防空气吞入；哺乳后，将小儿竖抱，轻拍背部，使吸入的空气排出，然后再让其平卧。

2. 喂养小儿时，食物宜清淡而富有营养，不进辛辣、炙煿和有腥臊膻臭异味的食物、饮料等。

3. 饮食清洁卫生，不吃腐败变质食品，不恣食生冷。防止食物及药物中毒。

4. 专人护理，安静休息，消除恐惧心理，抱患儿取坐位，头向前倾，用手托扶前额，使呕吐物吐出畅通，不呛入气管。

5. 呕吐较轻者，可进少量易消化流质或半流质食物，较重者应暂禁食，用生姜汁少许滴入口中，再用米汁内服。必要时补液。

6. 服用中药时要少量多次频服。药液冷热适中。热性呕吐者药液宜冷服；寒性呕吐者药液宜热服，避免病邪与药物格拒加重呕吐。

【案例分析】

赵某，女，12 岁。许昌禹州市人，2005 年 4 月 11 日初诊。

主诉：反复呕吐 4 年余。

病史：4 年前患儿出现呕吐，为胃内容物，非喷射状，一日多次，伴有发热，当地诊断为"急性胃炎"，予抗生素、止吐及对症等处理后发热呕吐均缓解。1 周后患儿复出现呕吐，症状同前，不伴有发热，经抗感染及对症处理后缓解。后反复多次，每周必发。曾至郑州某医院及北京某大学附属医院，诊断为"周期性呕吐"，经暗示治疗无效。脑电图未见异常，曾试用抗癫痫治疗半年无效。针灸、埋线、心理疏导等亦无效。诊见：反复呕吐，最长间隔 2～3 周，呕吐为胃内容物，非喷射状，有时呕吐胆汁或黏液痰涎，饮食不减，身体消瘦，面色青黄，性情急躁，大便偏干，每日一行，量不多。舌质红，苔厚，脉滑数。

中医诊断：呕吐。西医诊断：周期性呕吐。

辨证：脾胃积热，升降失常。

治法：清热止呕，升清降浊。

方药：升降散合黄连温胆汤。

处方：蝉蜕 6g，炒僵蚕 10g，姜黄 6g，生大黄 6g，姜半夏 6g，枳实 6g，竹茹 6g，陈皮 6g，甘草 3g，黄连 3g，生姜 6g。3 剂，日 1 剂，水煎，分两次服。

二诊（4 月 14 日）：呕吐明显减少，效不更方，上方再进 3 剂。

三诊（4 月 17 日）：时有轻呕，吐物甚少，自觉胃有气上冲，大便溏，日 2 次，舌淡红苔白，脉平缓。调方如下：柴胡 6g，白芍 10g，代赭石 15g，旋覆花 6g（包煎），党参 10g，姜半夏 6g，公丁香 3g，生姜 3g。7 剂，日 1 剂，水煎，分两次服。诸症消失而愈。

随访 1 年未见复发。

按语：呕吐之症，临床常见，但反复呕吐数年则较少见到。呕吐多为胃气不和所致，胃为六腑之一，其特点为"以通为用，以降为顺"，胃气不降则致呕吐不已。胃气不降的原因很多，有肝气犯胃、脾胃不和、饮食积滞、外邪犯胃等诸多原因。因此，临床上必须治病求本。该患儿反复呕吐，《素问·至真要大论》曰："诸呕吐酸，暴注下迫，皆属于热。"考虑本案为热性呕吐，其热一在胃，二在肝，故治疗上当清热止呕，疏肝和胃，以黄连温胆汤疏肝和胃，升降散条畅气机，升清降浊。最后以四逆散合旋覆代赭汤而收功。

（郑启仲医案——摘自《郑启仲儿科经验撷粹》）

【古籍选录】

《素问·举痛论》："寒气客于肠胃，厥逆上出，故痛而呕也。"

《诸病源候论·呕吐逆候》云："儿啼未定，气息未调，乳母忽遽以乳饮之，其气尚逆，乳不得下，停滞胸膈，则胸满气急，令儿呕逆变吐；又，乳母将息取冷，冷气入乳，乳变坏，不捻除之，仍以饮儿，冷乳入腹，与胃气相逆，则腹胀痛，气息喘急，亦令呕吐；又，解脱换易衣裳及洗浴，露儿身体，不避风冷，风冷因客肤腠，搏血气则冷，入于胃则腹胀痛，而呕逆吐也。"

《幼幼集成·呕吐证治》："夫呕吐者，阳明胃气下行则顺，今逆而上行，故作呕吐。其证有声有物谓之呕；有物无声谓之吐；有声无物谓之哕，又曰干呕，久病见此者死。盖小儿呕吐，有寒有热有伤食，然寒吐热吐，未有不因于伤食者，其病总属于胃。"

《医宗金鉴·辨太阳病脉证并治上篇》："卫阳为风邪所干，不能敷布，则气上逆而为干呕矣。"

第四节　腹　痛

腹痛指胃脘以下、脐之两旁及耻骨以上部位的疼痛。根据疼痛的部位分为大腹痛、脐腹痛、少腹痛和小腹痛。发生在胃脘以下，脐部以上部位的疼痛称为大腹痛；发生在脐周部位的疼痛，称为脐腹痛；发生在小腹两侧或一侧部位的疼痛，称为少腹痛；发生在下腹部正中部位的疼痛，称为小腹痛。

腹痛可见于任何年龄儿童，6岁以内高发。发病无明显季节性。临床中，腹痛只是一个症状，可引起腹痛的原因很多，但由于婴幼儿不能诉说或表述不清，啼哭是最主要的临床表现，因此必须尽可能详细检查，以免贻误病情。儿科腹痛大体上分为功能性与器质性两种。功能性腹痛占儿科腹痛总数的比例为50%～70%。本节主要论述功能性腹痛（亦称再发性腹痛）的证治，包括肠系膜淋巴结炎引起的腹痛。

【病因病机】

小儿腹痛的发病主要与腹部中寒、乳食积滞、胃肠积热、脾胃虚寒和气滞血瘀有关，多属不通之痛。病位主要在脾、胃、大肠，亦与肝有关。病机关键为脾胃、肠腑气滞。

1. 腹部中寒　小儿脏腑娇嫩，形气未充，寒温不知自调，若因衣被单薄，腹部受寒；或过食生冷寒凉之品，邪客胃肠，导致寒邪凝滞，气机不畅，经络不通，不通则痛，发为腹痛。

2. 乳食积滞　小儿脾常不足，易为乳食所伤，加之乳食不知自节，若喂养不当，或暴饮暴食，或过食不易消化之品，导致脾胃运化失常，乳食积于中焦，气机壅塞不通而出现腹胀、腹痛。

3. 胃肠积热　乳食停滞，日久化热；恣食肥甘、辛热之品，胃肠积滞；或感受外邪，入里化热，均可导致热结阳明，腑气不通而发腹痛。

4. 脾胃虚寒　小儿稚阳未充，若先天禀赋不足素体阳虚，或过用寒凉攻伐之品，损伤脾阳，或病后体虚，中阳不振，则寒自内生，脏腑、经脉失于温煦，阳气不展，血脉凝滞，发为腹痛。

5. 气滞血瘀　所欲不遂，情志不畅，气机郁滞引起血行迟滞；或因跌打损伤，或者是手术后腹内气血经脉受损，瘀血内留；或于感受外邪后，久病不愈，瘀阻脉络，积聚成癥瘕包块，均可致气滞血瘀，发为腹痛。

本病病初多以实证为主，若素体虚弱或迁延日久，亦可呈现虚实夹杂或虚多实少之证。

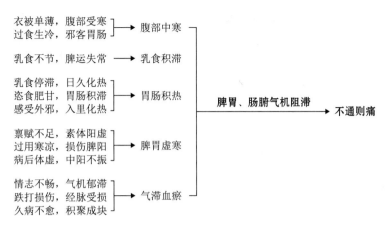

图 5-4　腹痛病因病机示意图

【临床诊断】

（一）诊断要点

1. 病史　患儿可有外感寒邪、伤于乳食、脾胃虚寒、情志不畅等病史或诱因。

2. 临床表现

（1）疼痛部位主要集中在胃脘以下，或脐周部位，或小腹两侧或一侧部位及下腹部正中部位。

（2）腹痛时作时止、时轻时重，常有反复发作、发作可自行缓解的特点。

（3）疼痛的性质有隐痛、钝痛、胀痛、刺痛。

（4）伴随腹痛出现的症状可有啼哭不宁、拒食、恶心、呕吐、腹胀等。

3. 体征　腹软，一般无肌紧张，无反跳痛。部分患儿可有压痛。

4. 辅助检查

血、尿、粪检查，腹部 X 线检查以及 B 超检查等有助于临床诊断及鉴别诊断。腹腔穿刺、胃镜、腹腔镜、CT 等，根据病情及临床需要选择。

（二）鉴别诊断

腹痛首先应鉴别内科腹痛和外科急性腹痛，见表 5-3；其次鉴别腹痛属功能性还是器质性病变，见表 5-4。

表 5-3　外科急腹痛与内科腹痛鉴别要点

鉴别点	外科急性腹痛	内科腹痛
起病	起病急骤	起病较缓
前驱症状	无	多有
腹痛特点	腹痛由轻到重、由局限到弥漫，多为持续性；先有腹痛，后见全身症状，体征多局限于腹部，可有放射痛。肠梗阻、肠套叠多为持续性剧痛、绞痛；胃肠道穿孔可伴腹膜刺激征；小儿腹部外伤，内脏破裂出血可发生失血性休克	腹痛时作时止、时轻时重，反复发作、可自行缓解。部位可不固定，患儿常难以定位。疼痛的性质可有隐痛、钝痛、胀痛、刺痛，可伴啼哭不宁、腹胀

表 5 - 4　功能性腹痛与器质性腹痛鉴别要点

鉴别点	功能性腹痛	器质性腹痛
病因	无明显诱因，多有饮食不节病史	可有原发病病史
症状	疼痛多突然发作无明显的伴随症状	疼痛多伴有原发病的特征
特点	反复发作，且每次发作症状相似	疼痛与原发病有密切联系
腹部体征	脐周痛，无明显体征	不一致
B 超检查	多无阳性体征，少数有肠系膜淋巴结肿大	不一致

【辨证论治】

（一）辨证思路

1. 辨病位　通常脐周疼痛多与虫、积、瘀有关；胃脘及脐部以上疼痛多由乳食积滞引起；右侧少腹痛以肠痈为多见；脐下腹痛多由脾胃虚寒所致。

2. 辨寒热　感受寒邪，或过食生冷，或素体阳虚而腹痛者，得温痛减，遇寒加重，属于寒性腹痛；过食辛辣香燥或膏粱厚味形成积滞，热结阳明而腹痛者，腹满拒按，口渴引饮，属于热性腹痛。

3. 辨虚实　虚证腹痛，隐隐作痛，反复发作，痛无定处，痛缓喜按；实证腹痛，疼痛剧烈，痛有定处，腹胀拒按，按之痛剧。急性发作腹痛，因寒、热、食、积等损伤所致者，多属实证，慢性发作腹痛，因脏腑虚弱所致者，多属虚证。

4. 分轻重　隐隐作痛，反复发作，痛无定处，喜揉按，多属轻证；若骤然发作，疼痛剧烈，腹满拒按，伴有意识模糊，则属重证。

腹痛证候，由于小儿体质有别，常常寒热、虚实相互转化，互相兼夹，病情演变。实证未得到及时治疗，可以转为虚证；虚证复感寒邪或伤于乳食，又可形成虚实夹杂之证。气滞可以导致血瘀，血瘀可使气机不畅，从而出现因果转化的错杂之证。

（二）治疗原则

本病以调理气机，疏通经脉为基本治则。根据不同病因病机分别治以温经散寒、消食导滞、通腑泄热、温中补虚、活血化瘀等法。在内治法基础上，还可配合针灸、推拿、敷贴等外治方法。

（三）分证论治

1. 腹部中寒

证候：腹部疼痛，甚者拘急蜷伏，得温则舒，遇寒痛甚，痛处喜暖，面色苍白，痛甚者额现冷汗，唇色紫暗，肢冷不温，或兼吐泻，小便清长，舌淡，苔白滑，脉沉弦紧，指纹红。

证候分析：有外感寒邪或饮食生冷病史。寒为阴邪，主收引，故其腹痛得温则缓，遇冷痛甚。脾阳不振，升降失常，阳气不达四末，则见呕吐、泄泻、面色苍白、额冷汗出、肢冷不温。患儿素日常有类似发作病史。

辨证要点：腹痛较剧，痛处喜暖，得温则舒，遇寒痛甚，舌淡，苔白滑。

治法：温中散寒，理气止痛。

主方：养脏汤（《医宗金鉴》）加减。

常用药：木香、丁香、香附、当归、川芎、肉桂。

加减：寒痛甚者，加附子；呕吐者，加干姜、半夏；泄泻者，加炮姜、煨肉豆蔻；腹胀者，加砂仁、枳壳、厚朴、大腹皮；拘急疼痛者，加小茴香、延胡索。

2. 乳食积滞

证候：脘腹胀满，按之痛甚，嗳腐吞酸，不思乳食，矢气频作或腹痛欲泻，泻后痛减，或有呕吐，吐物酸馊，矢气频作，大便秽臭，夜卧不安，时时啼哭，舌红，苔厚腻，脉沉滑，指纹紫滞。

证候分析：多有伤乳伤食病史。食滞中焦，宿食腐化，则脘腹胀满，不思乳食，嗳腐吞酸。浊气壅滞，其气上逆，故呕吐酸馊。其气下泄，则矢气频作，腹痛泄泻；苔厚腻、脉沉滑、指纹紫滞为积滞不化之候。

辨证要点：脘腹疼痛拒按，不思乳食，嗳腐吞酸，大便秽臭，舌苔厚腻。

治法：消食导滞，行气止痛。

主方：香砂平胃散（《医宗金鉴》）加减。

常用药：香附、苍术、陈皮、厚朴、砂仁、枳壳、山楂、六神曲、麦芽、白芍、甘草。

加减：大便不通，或泻下不畅、脘腹胀满者，加槟榔、莱菔子、枳实；兼感寒邪者，加广藿香；食滞化热，大便秘结者，去苍术，加大黄、黄连。

3. 胃肠积热

证候：腹痛胀满，疼痛拒按，大便秘结，烦躁口渴，手足心热，口唇舌红，舌苔黄燥，脉滑数或沉实，指纹紫滞。

证候分析：多见于素体热盛，或恣食辛辣肥甘之儿。实热内结则腹痛腹胀拒按；里热炽盛，灼伤津液，故烦躁口渴，手足心热；热结肠腑，津少肠燥，故大便秘结；口唇舌红、舌苔黄燥为热结胃肠之候。

辨证要点：腹痛胀满，疼痛拒按，大便秘结，舌苔黄燥。

治法：通腑泄热，行气止痛。

主方：大承气汤（《伤寒论》）加减。

常用药：大黄、厚朴、枳实、芒硝。

加减：口干，舌红少津者，加玄参、麦冬、地黄；脘腹胀满者，加升麻、黄连、木香。因肝胆失于疏泄、肝热犯胃而实热腹痛者，用大柴胡汤加减。

4. 脾胃虚寒

证候：腹痛绵绵，时作时止，痛处喜按，得温则舒，面色㿠白，精神倦怠，手足清冷，纳食减少，或食后作胀，大便稀溏，舌淡苔白，脉沉细，指纹淡红。

证候分析：因脾胃虚弱，中阳不足，或因消导、攻伐太过，损伤阳气，失于温养，则面色㿠白，手足清冷，腹痛绵绵，时作时止，喜温喜按；脾阳不振运化不力，则纳食减少，食后作胀，大便稀溏；唇舌淡白、脉沉细、指纹淡红为脾胃虚寒，中阳不足之候。

辨证要点：腹痛绵绵，喜按喜温，大便稀溏，舌淡苔白。

治法：温中理脾，缓急止痛。

主方：小建中汤（《伤寒论》）合理中丸（《伤寒论》）加减。

常用药：桂枝、白芍、甘草、大枣、党参、白术、干姜。

加减：面白唇淡者，去干姜，加黄芪、当归；手足逆冷者，加附子、肉桂；脾虚而兼气滞，纳差腹胀者，用厚朴温中汤加减。

5. 气滞血瘀

证候：腹痛经久不愈，痛有定处，痛如针刺，或腹部癥块拒按，肚腹硬胀，青筋显露，舌紫黯或有瘀点，脉涩，指纹紫滞。

证候分析：气血运行不畅，不通则痛，故腹痛经久不愈，痛有定处，痛如针刺；气滞血瘀，结为癥瘕，故腹部癥块拒按，肚腹硬胀，青筋显露；同时血瘀亦可导致气滞，进而出现痛而兼胀，胀无休止；舌紫黯有瘀点、脉涩、指纹紫滞为气滞血瘀之候。

辨证要点：痛有定处，痛如锥刺，拒按或腹部癥块，舌紫黯有瘀点，脉涩。

治法：活血化瘀，行气止痛。

主方：少腹逐瘀汤（《医林改错》）加减。

常用药：肉桂、干姜、小茴香、蒲黄、五灵脂、赤芍、当归、川芎、延胡索、没药。

加减：胀痛严重者，加川楝子、乌药、枳壳；有癥块者，加三棱、莪术、鳖甲、夏枯草。

【其他疗法】

（一）中成药

1. 四磨汤口服液　用于乳食积滞证和胃肠积热证。

2. 藿香正气液　用于腹部中寒证。

3. 保和丸　用于乳食积滞证。

4. 理中丸　用于脾胃虚寒证。

5. 元胡止痛片　用于气滞血瘀证。

（二）药物外治

丁香3g，豆蔻3g，肉桂2g，白胡椒4g，共研细末，过100目筛网，贮瓶备用。取药末1～1.5g，填敷脐中，再外贴万应膏。用于脾胃虚寒证。

（三）推拿疗法

1. 揉一窝风，揉外劳宫，补脾经，推三关，摩腹，拿肚角。用于腹部中寒证。

2. 补脾经，顺运八卦，推四横纹，揉板门，清大肠，揉中脘，揉天枢，分腹阴阳，拿肚角。用于乳食积滞证。

3. 顺运八卦，清胃经，退六腑，推四横纹。用于胃肠积热证。

4. 揉外劳宫，补脾经，顺运八卦，补肾经，推三关，揉中脘，按揉足三里。用于脾胃虚寒证。

（四）针灸疗法

1. 体针　取足三里、合谷、中脘、天枢。虚寒腹痛加灸神阙；食积腹痛加里内庭。一般快速进针，行平补平泻手法，捻转或提插。年龄较大儿童可留针15分钟。

2. 耳穴压豆　选穴：胃、脾、肝、胆。实证加三焦、大肠。便秘加直肠。用生王不留行籽置于胶布中，贴压耳穴，并轻轻按压，1日3～5次，每周换贴2～3次。多用于慢性腹痛。

【预防调护】

1. 注意饮食卫生，避免多食生冷。

2. 注意气候变化，防止感受外邪，避免腹部受凉。

3. 剧烈或持续腹痛者要卧床休息，及时检查腹部体征，并做必要的辅助检查，以利鉴别诊断和及时处理。

4. 根据病因，给予相应饮食调护，保持大便通畅。

5. 虚性寒性腹痛者应温服或热服药液；呕吐者要少量多次分服。

【案例分析】

刁某，女，9 岁，2014 年 3 月 11 日初诊。

主诉：反复腹痛 3 年余。

病史：腹痛反复发作 3 年多，疼痛部位主要为胃脘及脐周，喜温喜按，疼痛无明显规律。余无明显不适，纳可，大便调，舌淡，苔白，脉弦。

诊断：脐寒腹痛。

治法：健脾和胃，理气止痛。

处方：黄芪 10g，炒白芍 15g，桂枝 8g，苍术 10g，厚朴 10g，陈皮 10g，乌药 10g，桔梗 10g，草蔻仁 10g，延胡索 10g，五灵脂 10g，甘草 6g。每日 1 剂，水煎分服。

二诊（2014 年 3 月 17 日）：连用 4 剂后患儿腹痛止，上方加香附 10g，枳壳 10g，白蔻仁 10g。继服 4 剂，随访 2 个月未见发作。

按语：本例患儿腹痛时间较长，部位在胃脘、脐周，喜温喜按，当属脾胃虚寒，治宜健脾温胃，理气止痛。乌药、草蔻仁、桂枝性温散寒，白芍、延胡索、五灵脂缓急止痛，黄芪、苍术、厚朴、陈皮入脾经，健脾燥湿，行气散寒以止腹痛。全方健脾、温散而收止痛之效。二诊加香附、枳壳、白蔻仁加强温散以巩固疗效。

（贾六金医案——摘自《贾六金中医儿科经验集》）

【古籍选录】

《诸病源候论·小儿杂病诸候三》："小儿腹痛，多由冷热不调，冷热之气与脏腑相击，故痛也。其热而痛者，则面赤或壮热，四肢烦，手足心热是也。冷而痛者，面色或青或白，甚者乃至面黑，唇口爪皆青是也。"

《小儿卫生总微论方·心腹痛论》："小儿心腹痛者，由脏虚而寒冷之气所干，邪气与脏相搏，上下冲击，上则为心痛，下则为腹痛，上下俱作，心腹皆痛。更有一证，发则腹中撮痛。干啼无泪，腰曲背弓，上唇干，额上有汗，此名盘肠内吊之痛，亦由冷气入脏所为也。"

《古今医统大全·幼幼汇集》："小儿腹痛之病，诚为急切，凡初生二三个月及一周之内，多有腹痛之患，无故啼哭不已，或夜间啼哭之甚，多是腹痛之故。大都不外寒热二因。"

《幼幼集成·腹痛证治》："凡病心腹痛者，有上中下三焦之别。上焦者痛在膈上，此即胃脘痛也；中焦者痛在中脘，脾胃间病也；下焦者痛在脐下，肝肾病也。然有虚实之分，不可不辨。辨之之法，但察其可按者为虚，拒按者为实；久病者多虚，暴病者多实；得食稍减者为虚，胀满畏食者为实；痛徐而缓莫得其处者为虚，痛剧而坚一定不移者为实。虚实既确，则治有准则。"

第五节　泄　泻

泄泻是以大便次数增多，粪质稀薄或如水样为特征的小儿常见病。本病发病年龄以婴幼儿为主，其中 6 个月 ~2 岁的小儿发病率最高，1 岁以内约占半数。一年四季均可发病，以夏秋季节发病率高。本病轻证治疗得当预后良好；重证则预后较差，可出现气阴两伤，甚至阴竭阳脱；久泻迁延不愈，则易转为慢惊风或疳证。

本病类似于西医学所称的腹泻病，病因分为感染性和非感染性两类。感染性腹泻主要由病毒、细菌、真菌、寄生虫等引起，既往以细菌感染为主，随着卫生条件改善及城市化进程加快，目前多以病毒感染为主，尤其是轮状病毒感染最为常见。非感染性腹泻常因喂养不当、食物过敏、乳糖酶缺乏及消化功能紊乱等引起。

【病因病机】

小儿泄泻的病因，以感受外邪、伤于饮食、脾胃虚弱等多见，病位主要在脾胃。病机关键为脾困湿盛，升降失司，水反为湿，谷反为滞，小肠清浊不分，合污下降，形成泄泻。

1. 感受外邪 小儿脏腑娇嫩，藩篱不密，若调护失宜，易为风、寒、暑、湿等外邪所侵。且因小儿脾胃薄弱，不耐受邪，若脾受邪困，运化失职，升降失调，水谷不分，合污而下，则为泄泻。因脾喜燥而恶湿，湿易困脾土，故有"无湿不成泻""湿多成五泻"之说。由于长夏多湿，湿胜则濡泄，故外感泄泻以夏秋季节多见，其中又以湿热泻最为常见。

2. 伤于饮食 小儿脾常不足，运化力弱，加之饮食不知自节，若调护失宜，过食肥甘厚味或生冷瓜果，以及难以消化或不洁之食物，皆能损伤脾胃。脾伤则运化失职，胃伤则腐熟不能，宿食内停，升降失常，清浊不分，并走大肠而成伤食泻。

3. 脾胃虚弱 小儿素体脾虚，或久病迁延不愈，或用药攻伐太过，导致脾胃虚弱，腐熟健运失司，以致水谷不化，水反为湿，谷反为滞，清阳不升，致合污而下，形成脾虚泄泻。

4. 脾肾阳虚 脾虚致泻，病程迁延，先耗脾气，继损脾阳，日久则脾伤及肾，致脾肾阳虚。肾阳不足，火不暖土，脾失温煦，阴寒内盛，水谷不化，并走肠间，而致澄澈清冷、洞泄而下的脾肾阳虚泻。

由于小儿为稚阴稚阳之体，患病后"易虚易实，易寒易热"，故发生泄泻后易于伤阴伤阳。其中暴泻者多伤阴，久泻者多伤阳。重症泄泻由于泻下过度，伤阴耗气，出现气阴两伤，甚则阴伤及阳，导致阴阳两伤、阴竭阳脱的危重变证。若久泻不止，脾气虚弱，土虚木贼，肝旺而生内风，可成慢惊风；脾虚失运，生化乏源，气血不足以荣养脏腑肌肤，日久则形成疳证。

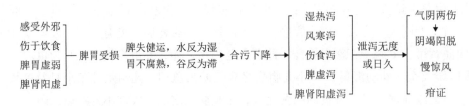

图 5-5 泄泻病因病机示意图

【临床诊断】

（一）诊断要点

1. 病史 有乳食不节、饮食不洁，或感受外邪等病史。

2. 临床表现

（1）大便次数较平时明显增多，每日 3 次以上，严重者达每日 10 次以上。大便性状改变，呈淡黄色稀糊状或清水样；或夹奶块、不消化物，如蛋花汤状；或黄绿稀溏；或色褐而臭，夹少量黏液。可伴有恶心、呕吐、腹痛、纳减、发热、口渴等症。

（2）重证泄泻，可见小便短少，精神烦躁或萎靡，皮肤干瘪，眼窝、囟门凹陷，啼哭无泪等脱水症状，以及口唇樱红、呼吸深长、腹部胀满、四肢逆冷等症。

3. 辅助检查

（1）大便常规检查　可有脂肪球或少量白细胞、红细胞。

（2）大便病原学检查　可有轮状病毒等病毒检测阳性，或致病性大肠埃希菌等细菌培养阳性。

（二）鉴别诊断

与痢疾相鉴别　鉴别要点见表 5－5。

表 5－5　泄泻与痢疾鉴别要点

鉴别点	泄泻	痢疾
病因	感受外邪、伤于饮食、脾胃虚弱等	外感时邪、内伤饮食
病机	脾困湿盛，升降失司，清浊不分，合污下降	邪蕴肠腑，壅滞气血，传导失司，肠道脂膜血络受损
病位	主要在脾	主要在肠
主症	大便次数增多，粪质稀薄或如水样	起病急，全身症状重。大便次频量少，痢下赤白脓血，伴里急后重，腹痛明显
大便常规	可有脂肪球或少量白细胞、红细胞	较多脓细胞、红细胞和吞噬细胞
大便培养	轮状病毒检测阳性或致病性大肠埃希菌等培养阳性	痢疾杆菌阳性

【辨证论治】

（一）辨证思路

本病以八纲辨证为纲，从泄泻的情势、大便的形质气味以及其他兼症以明辨表里、寒热、虚实、阴阳。

1. 辨常证、变证　常证轻者表现为便次不多，大便呈糊状或蛋花汤样，微热或不发热，精神尚好；重者表现为大便量多次频，伴发热、恶心、呕吐，口干尿少；或精神萎靡，大便清稀，面色不华，形寒肢冷。变证表现为泻下不止，神萎或烦躁，目眶及囟门凹陷，皮肤干瘪，尿少或无，口渴唇红；或面色青灰，精神萎靡，四肢厥冷，脉微欲绝。

2. 辨寒热、虚实、阴阳　常证重在辨寒、热、虚、实；变证重在辨阴、阳。常证中便稀如水、粪色淡黄、臭味不甚者多属寒；大便黄褐而臭秽者多属热。暴泻起病急，病程短，泻下急迫，或夹有不消化物，纳呆，腹胀或痛，泻后痛减，邪气盛正未虚，多属实证；久泻病程迁延，反复不愈，食后易泻，或大便澄澈清冷，完谷不化，多属虚证或虚实夹杂证。变证中泻下无度，神萎或烦躁，目眶及囟门凹陷，皮肤干燥，啼哭无泪，小便短少，唇红少津，脉细数，为气阴两伤，属重证；若泻下不止，精神萎靡，尿少或无，四肢厥冷，脉细欲绝，为阴竭阳脱，属危证。

（二）治疗原则

本病以运脾化湿为基本治则。实证以祛邪为主，根据不同的证型分别治以清肠化湿、祛风散寒、消食导滞等；虚证以扶正为主，分别治以健脾益气、温补脾肾等。泄泻变证，属正气大伤，分别治以健脾益气、酸甘化阴，挽阴回阳、救逆固脱。本病除内服药外，还常使用推拿、外治、针灸等法治疗。另外，应注意调整饮食，加强护理，预防和纠正脱水，防止并发症。

（三）分证论治

1. 常证

（1）湿热泻

证候：大便水样，或如蛋花汤样，泻下急迫，量多次频，气味秽臭，或见少许黏液，肛门红赤，腹痛时作，或伴恶心呕吐，或发热烦哭，口渴尿黄，舌质红，苔黄腻，脉滑数，指纹紫。

证候分析：本证常有外感暑湿或饮食不洁史。湿热蕴结，下注大肠，传化失职，则泻下急迫，量多次频；湿热交蒸，壅遏气机，则气味秽臭，伴有黏液，肛门红赤，腹痛恶心呕吐；热重于湿，可见发热、口渴尿黄；舌质红、苔黄腻、脉滑数、指纹紫为湿热蕴结之征。

辨证要点：泻下急迫，量多次频，气味秽臭，舌质红，苔黄腻。

治法：清肠泄热，化湿止泻。

主方：葛根黄芩黄连汤（《伤寒论》）加减。

常用药：葛根、黄芩、黄连、地锦草、甘草。

加减：热重泻频者，加白头翁、马齿苋；湿重水泻者，加苍术、厚朴、车前子；发热口渴者，加石膏、芦根；泛恶苔腻者，加广藿香、佩兰；呕吐者，加竹茹、半夏；腹痛腹胀者，加木香、厚朴；纳差不乳者，加山楂、六神曲、麦芽；小便短赤者，加六一散。

（2）风寒泻

证候：大便清稀，夹有泡沫，臭味不甚，肠鸣腹痛，或伴恶寒发热，鼻流清涕，咳嗽，舌质淡，苔薄白，脉浮紧，指纹淡红。

证候分析：本证常有着凉受寒史。风寒客于肠胃，则大便清稀有泡沫，臭味不甚；外感风寒，寒性收引，气机阻滞，则肠鸣腹痛；风寒束表，肺卫失和，则恶寒发热，咳嗽流涕；舌质淡、苔薄白、脉浮紧、指纹淡红为风寒郁阻之象。

辨证要点：大便清稀有泡沫，臭味不甚，肠鸣腹痛。

治法：疏风散寒，化湿和中。

主方：藿香正气散（《太平惠民和剂局方》）加减。

常用药：广藿香、紫苏叶、白芷、生姜、半夏曲、陈皮、苍术、大腹皮、茯苓、大枣、甘草。

加减：大便质稀色淡，泡沫多者，加防风；腹痛甚，里寒重者，加干姜、木香、砂仁；夹有食滞者，加山楂、鸡内金；小便短少者，加泽泻、车前子；恶寒鼻塞声重者，加荆芥、防风。

（3）伤食泻

证候：大便稀溏，夹有乳凝块或食物残渣，气味酸臭，或如败卵，脘腹胀满，嗳气酸馊，或有呕吐，不思乳食，腹痛拒按，泻后痛减，夜卧不安，舌苔厚腻，或微黄，脉滑实，指纹紫滞。

证候分析：本证常有乳食不节史。乳食内停，壅滞肠胃，则大便稀溏，夹有乳凝块或食物残渣，气味酸臭；乳食内腐，气秽上冲，则嗳气酸馊；不通则痛，故脘腹胀满，泻后痛减；舌苔厚腻或微黄、脉滑实、指纹滞为乳食积滞之征。

辨证要点：便稀夹不消化物，气味酸臭，脘腹胀痛，泻后痛减，舌苔厚腻。

治法：消食化滞，运脾和胃。

主方：保和丸（《丹溪心法》）加减。

常用药：山楂、六神曲、陈皮、半夏、茯苓、连翘。

加减：泻下较剧者，加苍术、车前子、葛根；腹痛者，加木香、槟榔；腹胀者，加厚朴、枳壳；呕吐者，加广藿香、生姜。以乳食停滞为主者可选用消乳丸加减。

（4）脾虚泻

证候：大便稀溏，色淡不臭，多于食后作泻，时轻时重，面色萎黄，神疲倦怠，食欲不振，形体消瘦，舌淡苔白，脉缓弱，指纹淡。

证候分析：本证常由暴泻失治迁延形成。脾虚则清阳不升，运化失职，不能分清别浊，则大便稀溏，色淡不臭；脾胃虚则运纳无权，故多于食后作泻，食欲不振；偏脾气虚者面色萎黄，形体消瘦，神疲倦怠；偏脾阳虚者面白神萎，肢体不温，大便清稀。本证进一步发展，或由脾及肾，转为脾肾阳虚泻，或久泻而成疳证。

辨证要点：反复发作，病程较长，大便稀溏，色淡不臭，食后作泻，以及全身脾虚征象为特征。

治法：健脾益气，助运止泻。

主方：参苓白术散（《太平惠民和剂局方》）加减。

常用药：党参、茯苓、白术、莲子、薏苡仁、砂仁、山药、白扁豆、葛根、甘草。

加减：大便清稀不化，肢冷倦怠者，加炮姜、益智；胃纳呆滞，舌苔腻者，加广藿香、苍术、陈皮、山楂；久泻不止者，加肉豆蔻、石榴皮。

（5）脾肾阳虚泻

证候：久泻不止，食入即泻，大便清稀，澄澈清冷，完谷不化，或见脱肛，或有五更作泻，形寒肢冷，面色㿠白，精神萎靡，寐时露睛，舌淡苔白，脉细弱，指纹色淡。

证候分析：本证见于久泻。脾肾阳虚，命火不足，脾失温煦，水谷不化，并走肠间，则大便澄澈清冷，完谷不化，久泻不止；脾虚气陷则见脱肛；命门火衰，阴寒内盛则形寒肢冷，面色㿠白，精神萎靡，寐时露睛；舌淡苔白、脉细弱、指纹色淡为脾肾阳虚之征。

辨证要点：久泻不愈，大便清冷，完谷不化，形寒肢冷，舌淡苔白。

治法：温补脾肾，固涩止泻。

主方：附子理中汤（《三因极一病证方论》）合四神丸（《内科摘要》）加减。

常用药：党参、白术、炮姜、吴茱萸、附子、补骨脂、肉豆蔻、甘草。

加减：脱肛者，加黄芪、升麻；久泻滑脱不禁者，加诃子、石榴皮、赤石脂、禹余粮，或选用真人养脏汤加减。

2. 变证

（1）气阴两伤

证候：泻下无度，质稀如水，精神萎弱或心烦不安，目眶及囟门凹陷，皮肤干燥，啼哭无泪，口渴引饮，小便短少，甚至无尿，唇红而干，舌红少津，苔少或无苔，脉细数。

证候分析：本证多发生于湿热泻之重证。泻下无度，水液耗损，阴津受劫，津伤液脱，则大便质稀如水，目眶及囟门凹陷，啼哭无泪，小便短少甚至无尿；气随液耗，则神萎乏力；胃阴伤，则口渴引饮。本证若不能及时救治，则很快发展为阴竭阳脱证。

辨证要点：泻下无度，质稀如水，精神萎弱，目眶及囟门凹陷，皮肤干燥，无泪少尿，舌红少津。

治法：健脾益气，酸甘化阴。

主方：人参乌梅汤（《温病条辨》）加减。

常用药：人参、乌梅、茯苓、莲子、山药、木瓜、白芍、甘草。

加减：泻下无度者，加诃子、赤石脂、石榴皮；口渴引饮者，加石斛、玉竹、麦冬、芦根。

（2）阴竭阳脱

证候：泻下不止，次频量多，精神萎靡，表情淡漠，面色青灰或苍白，哭声微弱，啼哭无泪，尿少或无，四肢厥冷，舌淡无津，脉沉细欲绝。

证候分析：本证常由气阴两伤证发展而来，或久泻不止阴阳俱耗而成。脾肾虚衰，阴寒内盛，阳气外脱，则泻下不止，表情淡漠，面色青灰或苍白，少尿或无尿，四肢厥冷；舌淡无津、脉沉细欲绝为阴液耗竭、阳气欲脱之危重征象。

辨证要点：泻下不止，精神萎靡，面色青灰或苍白，四肢厥冷，尿少或无，脉沉细欲绝。

治法：挽阴回阳，救逆固脱。

主方：生脉散（《医学启源》）合参附龙牡救逆汤（经验方）加减。

常用药：人参、麦冬、五味子、附子、龙骨、牡蛎、白芍、甘草。

加减：泻下不止者，加诃子、石榴皮、白术、炮姜。

本证病情重，应中西医结合救治。

【其他疗法】

（一）中成药

1. 保和丸　用于伤食泻。

2. 葛根芩连微丸　用于湿热泻。

3. 苍苓止泻口服液　用于湿热泻。

4. 藿香正气口服液　用于风寒泻。

5. 参苓白术散　用于脾虚泻。

6. 附子理中丸　用于脾肾阳虚泻。

（二）药物外治

1. 五倍子、干姜各10g，吴茱萸、丁香各5g，共研细末，白酒调和，贴敷肚脐，纱布覆盖固定，隔日换药1次。用于虚寒泄泻。

2. 丁香1份、肉桂2份，共研细末，每次1~2g，姜汁调和成糊状，贴敷肚脐，外用胶布固定，每日1次。用于风寒泻、脾虚泻、脾肾阳虚泻。

3. 鬼针草30g，加水适量。煎煮后倒入盆内，先熏蒸，后浸泡双足，每日2~4次，连用3~5日。用于各种泄泻。

（三）推拿疗法

1. 运板门，运内八卦，补脾经，清大肠，揉中脘，摩腹，揉天枢，揉龟尾。用于伤食泻。

2. 补脾经，推三关，补大肠，揉外劳，揉脐，推上七节骨，揉龟尾，按揉足三里。若肠鸣腹痛者，加揉一窝风、拿肚角；体虚，加捏脊；惊惕不安，加掐揉五指节、清肝经、开天门等。用于风寒泻。

3. 清脾经，清大肠，清小肠，退六腑，揉天枢，推上七节骨，揉龟尾。用于湿热泻。

4. 补脾经，补大肠，推三关，摩腹，揉脐，推上七节骨，揉龟尾，捏脊。用于脾虚泻。久泻不止者，加按揉百会；腹胀，加运内八卦；肾阳虚者，加补肾经、揉外劳宫。

（四）针灸疗法

1. 针法　取足三里、中脘、天枢、神阙、大肠俞、上巨虚、三阴交。发热加曲池，呕吐加内关、上脘，腹胀加下脘。实证用泻法，虚证用补法，1 日 1 次。

2. 灸法　取足三里、中脘、神阙。隔姜灸或艾条温和灸。1 日 1 ~ 2 次。用于脾虚泻、脾肾阳虚泻。

（五）西医治疗

1. 急性腹泻　其治疗原则为调整饮食，预防和纠正脱水，合理用药，加强护理，预防并发症。

（1）饮食疗法　根据疾病的特殊病理生理状况、个体消化吸收功能和平时的饮食习惯进行合理调整。适当减轻胃肠道负担，但需尽快逐步恢复营养丰富的适宜饮食，以满足生理需要，补充疾病消耗，利于疾病的恢复。

（2）液体疗法　出现水电解质紊乱及酸碱失衡时需采用液体疗法。包括口服补液和静脉补液治疗，根据患儿的脱水状况、辅助检查等情况合理选择应用。

①口服补液　适用于腹泻脱水的预防及轻度、中度脱水无严重呕吐者。患儿自腹泻开始应口服足够的液体以预防脱水，可予低渗口服补液盐或米汤加盐溶液。

②静脉补液　适用于重度脱水及不能耐受口服补液的中度脱水、休克或意识改变、口服补液脱水无改善或程度加重、肠梗阻等患儿。静脉补液的成分、量和滴注持续时间须根据脱水程度和性质决定。补液原则为"先浓后淡，先盐后糖，先快后慢，见尿补钾"。补液过程中如出现惊厥、手足搐搦，可考虑补钙治疗。补钙治疗无效时应考虑补镁治疗。

（3）药物治疗　主要原则为控制感染、肠道微生态疗法、使用肠黏膜保护剂、抗分泌治疗、补锌治疗及慎用止泻剂等。

2. 迁延性和慢性腹泻　采取综合治疗措施。积极寻找并针对病因进行治疗；切忌滥用抗生素，避免顽固的肠道菌群失调；预防和治疗脱水，纠正电解质及酸碱平衡紊乱；加强营养支持疗法。

【预防调护】

1. 注意饮食卫生，保持饮食、食品清洁，做好奶具、食具和日常接触物品的消毒，饭前、便后要洗手。

2. 合理喂养，提倡母乳喂养，遵守添加辅食的原则，适时断奶。

3. 对感染性腹泻患儿做好消毒隔离工作，防止交叉感染。

4. 注意气候变化，防止感受外邪，避免腹部受凉。

5. 适当控制饮食，减轻脾胃负担，对吐泻严重及伤食泄泻患儿可暂时禁食，随着病情好转，逐渐增加饮食量。忌食油腻、生冷及不易消化的食物。

6. 保持皮肤清洁干燥，勤换尿布。每次大便后，用温水清洗臀部，避免发生红臀。

7. 密切观察病情变化，及早发现泄泻变证。

【案例分析】

刘某，男，18 个月。

主诉：起病已 1 个月。初时突作呕吐、腹泻，住某医院，经输液等治疗，半月后呕吐方止，泄泻仍日有三四次，因来就诊。

诊查：患儿形瘦神萎，两目凹陷，皮肤干燥，四肢阴冷，口渴频饮，烦躁不安；大便日行三四次，为稀水及乳片，色淡黄有热臭，便时肠鸣漉射；卧时露睛，汗出不温，胃纳不振，苔腐质绛，脉细。

辨证：患儿感受暑热，中州升降失司，久利气脾两伤，津液被劫，有内陷猝惊之险。

治法：急以酸甘和阴，佐以清其肠热、温运脾阳，复方图治。

处方：鲜石斛 10g，川黄连 1g，炮姜炭 1.5g，乌附块 2.5g，白术 5g，白芍 6g，碧玉散 12g（包），五味子 1.5g。

药后大便日行一二次、较浓，烦躁转安，唯仍面苍目陷，唇红燥裂出血，口渴索水，皮肤干燥，小便清，舌糜质绛红。仍为气阴兼伤之象，宗前意增损。

处方：洋参 3g，霍石斛 10g，乌梅干 2g，生白芍 10g，乌附块 2.5g，姜川连 1g，炙甘草 1g，另用硼砂 2g，泡汤洗口。

服药 3 剂后，大便日行 2 次，已渐转干，嗜睡减轻，神疲略振，但面色仍苍，唇红，脉细未振。是热毒已清，气阴之伤未复，再以原方去炙甘草，加牡蛎 10g，龙齿 10g。另用谷芽 10g，煎汤代水。服药 2 剂后，患儿痊愈。

按语：泄泻三旬，肠热未清，阴阳已伤，系虚实夹杂之证，邪少而虚多。非清化不能除其肠热；非补益不能安其脾胃，乃取温清兼施。先则护阴益胃，继之补气复阳，佐以清肃余邪，章法分明，方寸有序。

（江育仁医案——摘自《中国现代名中医医案精华》）

【古籍选录】

《幼幼集成·泄泻证治》："夫泄泻之本，无不由于脾胃，盖胃为水谷之海，而脾主运化，使脾健胃和，则水谷腐化，而为气血，以行营卫；若饮食失节，寒温不调，以致脾胃受伤，则水反为湿，谷反为滞，精华之气不能输化，乃致合污下降，而泄泻作矣。"

《幼幼集成·泄泻证治》："凡暴注下迫，属火；水液清澄，属寒。老黄色，属心脾肺实热，宜清解；淡黄色属虚热，宜调补；青色属寒，宜温；白色属脾虚，宜补；酱色属湿气，宜燥湿；馊酸气属伤食，宜消。"

《丹台玉案·泄泻门》："泄者，如水之泄也，势犹舒缓，泻者，势似直下。微有不同，而其为病则一，故总名之曰泄泻。"

《医宗金鉴·幼科心法要诀》："小儿泄泻须认清，伤乳停食冷热惊，脏寒脾虚飧水泻，分消温补治宜精。"

《幼科发挥·脾所生病》："泄泻有三，寒热积也。寒泻者不渴，宜理中丸主之。热泻者有渴，宜五苓散调六一散主之。积泻者面黄，所下酸臭食也，宜丁香脾积丸下之，积不去泻不止也。"

第六节　便　秘

便秘是指大便秘结不通，排便次数减少或间隔时间延长，或大便努挣难解的病证。可单独存在，也可继发于其他疾病的过程中。便秘为小儿常见的临床证候，可见于任何年龄，一年四季均可发病。本病经过合理治疗，一般预后良好，但因大便干秘易并发肛裂，少数迁延不愈者可引起痔疮、脱肛等疾病。

西医学将便秘分为器质性便秘和功能性便秘两大类，功能性便秘是指未发现明显器质病变而以功能性改变为特征的排便障碍，约占儿童便秘的 90% 以上。本节主要论述功能性便秘。

【病因病机】

便秘的病因包括饮食因素、情志因素、正虚因素及热病伤津。主要病位在大肠，病机关键为大肠传导失司，与脾、肝、肾三脏相关。脾胃升降失常，或肝气失疏致胃失和降，或肾气失煦致脾胃升降无力，均可影响大肠传导而形成便秘。

1. 乳食积滞　小儿脾常不足，乳食不知自节，若饮食喂养不当，损伤脾胃，运化失常，停滞中焦，积久化热，耗伤津液，肠道失润，发为便秘。

2. 邪热伤津　小儿易感温热时邪，邪热稽留，或过食肥甘炙煿，灼津伤阴，肠道津少失濡，大便干结，形成便秘。

3. 气机郁滞　小儿因生活环境、习惯改变，所欲不遂，情志不舒；或小儿久坐少动，因排便困难，对排便形成恐惧心理，有便意而不愿排便，使气机郁滞，大便秘结。

4. 气血阴津亏虚　小儿素体气血阴津亏虚，或疾病损伤，或过用汗、吐、利、燥热之剂伤及气血阴津，均可导致气血阴津不足，气虚则传导无力，血阴津亏虚则肠道失润。若病及于肾，耗阴损阳，不能蒸化津液温润肠道，则肠道干涸，大便艰涩排出不畅，便秘由生。

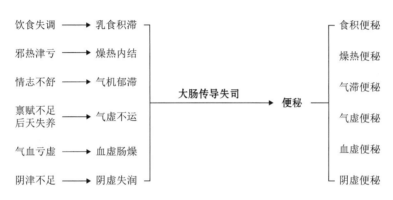

图 5-6　便秘病因病机示意图

【临床诊断】

（一）诊断要点

1. 病史　患儿可有喂养不当、饮食偏嗜、外感时邪、情志不畅、脏腑虚损等病史。

2. 临床表现

（1）不同程度的大便干燥，轻者仅大便前部干硬，重者大便坚硬，状如羊屎，或粪便粗大堵塞马桶。

（2）排便次数减少，间隔时间延长，常 2～3 日排便 1 次，甚者可达 6～7 日 1 次。或虽排便间隔时间如常，但排便艰涩或时间延长，或便意频频，难以排出或排净。持续时间达 1 个月。

（3）伴有腹胀、腹痛、食欲不振、排便哭闹等症。可因便秘而发生肛裂、便血、痔疮，甚至大便失禁。

3. 体征　部分患儿左下腹部可触及粪块。

4. 辅助检查　多无阳性发现。

（二）鉴别诊断

与先天性巨结肠、机械性肠梗阻所致便秘相鉴别　鉴别要点见表 5-6。

表 5 –6　功能性便秘与先天性巨结肠、机械性肠梗阻所致便秘的鉴别要点

鉴别点	功能性便秘	先天性巨结肠	机械性肠梗阻
主症	便秘时轻时重	顽固性便秘，新生儿胎便排出延迟，便秘症状进行性加重	急性便秘
伴随表现	可伴有腹胀、腹痛，排便后缓解，食欲不振、排便哭闹等症	严重腹胀、消瘦、生长发育落后等	阵发性剧烈腹痛腹胀、恶心呕吐、肠鸣音亢进
辅助检查	多无阳性发现	钡剂灌肠检查显示近直肠 – 乙状结肠处狭窄，上段结肠异常扩大	腹部 X 线检查显示多个扩张肠袢及较宽液平面，结肠远端及直肠无气

【辨证论治】

（一）辨证思路

本病辨证，应首辨虚实，继辨寒热。

1. 辨别实证、虚证　实证多因小儿素体阳盛、饮食不当、热病后期及情志不舒致乳食积滞、燥热内结和气机郁滞引起，一般病程短，粪质多干燥坚硬，腹胀拒按。虚证多因小儿素体气血阴津亏虚，或疾病损伤等伤及气血阴津，致肠失濡润，传导乏力，一般病程较长，病情顽固，大便虽不甚干硬，但多欲便不出或便出艰难，腹胀喜按。

2. 分清寒热　热证多身热面赤，口渴尿黄，喜凉恶热；寒证多面白肢冷，小便清长，喜热恶凉。

（二）治疗原则

本证治疗，以润肠通便为基本法则。根据病因不同，采用消食导滞、清热润肠、理气通便、益气养血滋阴等法辨治。用药时应注意通下不可太过，以免损伤正气。

（三）分证论治

1. 食积便秘

证候：大便秘结，脘腹胀满，不思饮食，或恶心呕吐，或有口臭，手足心热，小便黄少；舌质红、苔黄厚、脉沉有力、指纹紫滞。

证候分析：小儿脾胃娇嫩，食积停滞，传导失职，则脘腹胀满，不思饮食，大便秘结；积久化热，则口臭，手足心热，小便黄少；舌质红、苔黄厚、脉沉有力、指纹紫滞均为乳食积滞之象。

辨证要点：有伤食或伤乳史，便秘同时兼见脘腹胀痛、纳呆口臭，手足心热。

治法：消积导滞通便。

主方：枳实导滞丸（《内外伤辨惑论》）加减。

常用药：枳实、六神曲、大黄、黄连、黄芩、茯苓、白术、山楂。

加减：食积重者，加麦芽、谷芽、莱菔子、鸡内金；积滞化热者，加连翘、胡黄连；大便干结甚者，加郁李仁、瓜蒌子。

2. 燥热便秘

证候：大便干结，排便困难，甚则便秘不通，面赤身热，腹胀或痛，小便短赤，或口干口臭，或口舌生疮，舌质红，苔黄燥，脉滑实，指纹紫滞。

证候分析：或因素体热盛，或素喜辛辣炙煿之品，肠道积热，故大便干结，甚至排便困难；腑气不通，秽浊熏蒸于上，则口臭、口舌生疮；热移膀胱故小便短赤；舌质红、苔黄燥、脉滑实、指纹紫滞为燥热内结之征象。

辨证要点：大便干结，面赤口臭，身热溲赤，苔黄燥。

治法：清热润肠通便。

主方：麻子仁丸（《伤寒论》）加减。

常用药：火麻仁、大黄、厚朴、枳实、苦杏仁、白芍、郁李仁、瓜蒌子。

加减：纳差口臭者，加莱菔子、山楂；津伤口干者，加南沙参、玄参、天花粉；腹胀痛者，加木香；身热面赤者，加葛根、黄芩；口舌生疮者，加黄连、栀子。

3. 气滞便秘

证候：大便秘结，欲便不得，甚或胸胁痞满，腹胀疼痛，嗳气频作，舌质红，苔薄白，脉弦，指纹滞。

证候分析：情志不舒，或久坐少动，气机郁滞，则胸胁痞满，腹胀疼痛，嗳气频作；肝脾气滞，传导失职，则大便秘结，欲便不得；舌质红、苔薄白、脉弦、指纹滞为气机郁滞之征象。

辨证要点：欲便不得，胸胁痞满，腹胀嗳气。

治法：理气导滞通便。

主方：六磨汤（《证治准绳》）加减。

常用药：木香、沉香、乌药、大黄、槟榔、枳实。

加减：胸胁痞满甚者，加香附、瓜蒌；嗳气频繁者，加紫苏梗、旋覆花、青皮；口苦咽干，腹胀痛者，加青皮、厚朴。

4. 气虚便秘

证候：时有便意，大便不干，仍努挣难下，排便时汗出气短，便后神疲乏力，面色少华，舌淡苔薄，脉虚弱，指纹淡红。

证候分析：因气虚大肠传导无力，则时有便意，大便不干，努挣难下，排便时汗出气怯；神疲乏力，面色少华为气虚化生乏源；舌淡苔薄、脉虚弱、指纹淡红为气虚之象。

辨证要点：时有便意，大便不干，努挣难下，神疲乏力。

治法：益气润肠通便。

主方：黄芪汤（《金匮翼》）加减。

常用药：黄芪、火麻仁、陈皮、蜂蜜。

加减：汗多气短者，加北沙参、麦冬、五味子；气虚下陷脱肛者，重用黄芪，加升麻、柴胡；肾阳不足，大便不干，排出困难，腹中冷痛，四肢欠温者，加党参、干姜、肉苁蓉。

5. 血虚便秘

证候：大便干结，艰涩难下，面白无华，唇甲色淡，心悸目眩，舌质淡嫩，苔薄白，脉细弱，指纹淡。

证候分析：血虚失养，肠道失润，则大便干结，艰涩难下；心主血脉，血虚无以荣养，则面白无华，唇甲色淡，心悸目眩；舌质淡嫩、苔薄白、脉细弱、指纹淡为血虚之征象。

辨证要点：大便干结，艰涩难下，面白无华，唇甲色淡。

治法：养血润肠通便。

主方：润肠丸（《沈氏尊生方》）加减。

常用药：地黄、当归、火麻仁、桃仁、枳壳。

加减：大便干燥者，加玄参、麦冬、肉苁蓉；心悸者，加酸枣仁、柏子仁；唇甲色淡者，加阿胶；口干心烦者，加玄参、牡丹皮、栀子；兼气虚者，加黄芪、党参。

6. 阴虚便秘

证候：大便干结，形体消瘦，口干渴，盗汗，五心烦热，舌质红，少苔，脉细数，指纹紫滞。

证候分析：本证多见于素体阴虚或病后伤阴的患儿。肾主水而司二便，肾阴不足，肠道失濡，干涸艰涩，则大便干结，排出不畅；胃喜润恶燥，阴虚胃津匮乏，食纳不香，故形体消瘦；阴虚内热，蒸腾津液，则盗汗，口干渴，五心烦热，舌质红，少苔。

辨证要点：大便干结，形体消瘦，口干渴，盗汗，舌质红，少苔。

治法：增液润燥通便。

主方：增液汤（《温病条辨》）合益胃汤（《温病条辨》）加减。

常用药：玄参、地黄、麦冬、沙参、玉竹。

加减：大便干硬状如羊粪者，加大黄、芒硝；兼血虚者，加当归、鸡血藤；盗汗著者，加鳖甲、煅龙骨、煅牡蛎；兼气虚者，加黄芪、白术、太子参。

【其他疗法】

（一）中成药

1. 枳实导滞丸　用于食积便秘。

2. 麻仁丸　用于燥热便秘。

3. 木香槟榔丸　用于气滞便秘。

4. 补中益气丸　用于气虚便秘。

5. 桑椹膏　用于血虚便秘。

6. 槐杞黄颗粒　用于阴虚便秘。

（二）药物外治

大黄研细末，取药末10g，加酒调糊，敷脐，纱布覆盖，胶布固定。用于燥热便秘。

（三）推拿疗法

1. 实证　清大肠，退六腑，推下七节骨。食积证加清胃经，揉板门；燥热证加清天河水，揉膊阳池。气滞证加推肝经，揉膊阳池，推四横纹，推肺经。

2. 虚证　推下七节骨，补脾经，补肾经，推上三关，点揉足三里。气虚证加揉中脘、脾俞、肾俞，摩腹；血虚证加推四横纹；阴虚证加揉膊阳池，揉二人上马。

（四）针灸疗法

1. 体针　常用主穴：大肠俞、天枢、支沟、上巨虚等，实秘用泻法，虚秘用补法。配穴：合谷、曲池，用于燥热便秘；中脘、行间，用于气滞便秘；脾俞、胃俞、足三里，用于气虚便秘。1日1次，针刺，气虚便秘针后加灸。

2. 耳穴压豆　选取大肠、便秘点，用生王不留行籽置于胶布中，贴压耳穴，并轻轻按压，1日3~5次，1日换贴2~3次。

【预防调护】

1. 合理饮食，适当进食蔬菜、水果，尤其是粗纤维类蔬菜，并注意适量多饮水。

2. 经常参加体育活动，避免久坐少动。

3. 对患儿进行排便训练，养成定时、专注排便习惯。

4. 大便干结临时对症处理，可用开塞露塞肛或肥皂条及蜜煎导纳入肛门通便。

【案例分析】

吴某，男，4 岁，2004 年 8 月 10 日初诊。

患儿形体略胖，面白少华。主诉：大便干结反复发作月余，自服清热泻火类药物效不显。大便 4 日一行，头干，便出粪质尚可，伴有腹胀，食欲不振，夜寐不安，舌质淡红，舌苔薄白腻，脉数。

辨证：脾气虚，气机运行不畅，大肠传导障碍。

治法：健脾和胃，行气通便。

处方：人参 6g，炒白术 4g，云苓 4g，陈皮 4g，生地黄 5g，生白芍 4g，香附 4g，广木香 4g，当归 4g，砂仁 4g，荷叶 5g，甘草 3g。3 剂，水煎服，日 1 剂。

二诊：患儿排便较前通畅，2 日一行。头稍干，质可，腹胀盗汗减，纳可，舌质淡红，舌苔薄白，继予上方加入青竹茹 4g，2 剂，水煎服，日 1 剂。兼调理饮食，增加纤维素粗粮饮食，常食山药，多饮水，忌冷饮食而愈。

按语：本案患者面白无华，形体略胖说明素体脾虚，气血生化无源，气虚则大肠动力不足，推动无力可见大便干结，头干后面粪质尚可也说明了这一点。由于糟粕不能正常排出，影响了气机的正常运行，胃气不降脾气不升导致了食欲不振，腹胀，"胃不和则夜不安"出现夜寐不安。方药以四君子汤为主，人参、白术、茯苓甘温益气健脾，陈皮理气燥湿和胃。同时要考虑脾胃与肝木的关系，中土虚弱极易招致肝木的乘袭，故用当归、生白芍养血柔肝润肠，香附辛平疏理肝气，广木香通行脾胃之滞气，又有"补气防壅"之职，砂仁理气行气，醒脾化浊。生地甘寒滋阴养血，防止气虚进一步导致阴虚津亏。荷叶一味独具匠心，清热利湿，升阳降浊。全方补中寓通，脏腑兼顾，相得益彰，取效速捷。

（张珍玉医案——摘自《张珍玉治小儿便秘验案》）

【古籍选录】

《灵枢·杂病》："腹满，食不化，腹向向然，不能大便，取足太阴。"

《金匮要略·五脏风寒积聚病脉证并治》："趺阳脉浮而涩，浮则胃气强，涩则小便数，浮涩相搏，大便则坚，其脾为约，麻子仁丸主之。"

《诸病源候论·小儿杂病诸候五》："小儿大便不通者，腑脏有热，乘于大肠故也。脾胃为水谷之海，水谷之精华，化为血气，其糟粕行于大肠。若三焦五脏不调和，热气归于大肠，热实，故大便燥涩不通也。"

《素问病机气宜保命集·泻痢论》："凡脏腑之秘，不可一例治疗，有虚秘，有实秘。胃实而秘者，能饮食，小便赤，当以麻仁丸、七宣丸之类主之。胃虚而秘者，不能饮食，小便清利，厚朴汤主之……实秘者物也，虚秘者气也。"

《万氏家藏育婴秘诀·治大便》："夫饮食之物，有入必有出也。苟大便不通，宜急下之，使旧谷去而新谷得入也。然有实秘者，有虚秘者，临病之时，最宜详审。"

《幼科铁镜·大便不通》："肺与大肠有热，热则津液少而便闭，治用四顺清凉饮；血虚燥滞不通者，治用四物汤加柏子仁、松子仁、胡桃仁，等分服之。"

《杂病源流犀烛·大便秘结源流》:"大便秘结,肾病也。经曰:北方黑水,入通于肾,开窍于二阴,盖以肾主五液,津液盛,则大便调和。"

第七节　厌　食

厌食是以较长时期厌恶进食、食量减少为特征的一种小儿常见病证。中医古代文献中无小儿厌食的病名,但文献所载"不思食""不嗜食""不饥不纳""恶食"等病证表现与本病相似。西医学"消化功能紊乱"中的厌食症状可参考本病诊疗。

本病可发生于任何季节,但夏季暑湿当令之时,可使症状加重。各年龄儿童均可发病,以1~6岁多见。城市儿童发病率较高。患儿除食欲不振外,一般无其他明显不适,预后良好,但长期不愈者,可使气血生化乏源,抗病能力低下,而易患他病,甚至影响生长发育,转为疳证。

【病因病机】

厌食病因有先天因素及后天因素,病变脏腑主要在脾胃,病机关键为脾胃失健,纳化失和。小儿生机蓬勃,发育迅速,但脏腑娇嫩,脾常不足,若先天禀赋不足,或后天调护失宜,都可影响脾胃的正常纳化功能,致脾胃不和,纳化失健,而成厌食。

1. 先天因素　先天胎禀不足,脾胃薄弱之儿,往往生后即表现不欲吮乳,若后天又失于调养,则脾胃怯弱,长期乳食难以增进。另外小儿有脾常不足的生理特点,后天因素较为容易影响小儿脾胃的纳运功能,厌食较成人更为多见。

2. 后天因素

(1) 喂养不当　小儿乳食不知自节,若家长缺乏育婴保健知识,婴儿期未按期添加辅食;或片面强调高营养饮食,如过食肥甘、煎炸炙煿之品,超越了小儿脾胃的正常纳化能力;或过于溺爱,纵其所好,恣意偏食零食、冷食;或饥饱无度;或滥服滋补之品,均可损伤脾胃,产生厌食。如《素问·痹论》所说:"饮食自倍,肠胃乃伤。"

(2) 病传药害　小儿稚阴稚阳之体,发病容易,传变迅速,若屡患他病,迁延伤脾;或误用攻伐,峻加消导;或过用苦寒损伤脾阳;或过用温燥耗伤胃阴;或病后未能及时调理,均可使受纳运化失常,形成厌食。

(3) 外邪直中　湿为阴邪,脾为至阴之脏,喜燥恶湿,地处潮湿或夏伤暑湿,脾为湿困,可使受纳运化失常,而致厌恶进食。

(4) 情志失调　小儿神气怯弱,易受惊恐。若失于调护,猝受惊吓或打骂,或所欲不遂,或思念压抑,或环境变更等,均可致情志抑郁,肝失条达,气机不畅,乘脾犯胃,形成厌食。

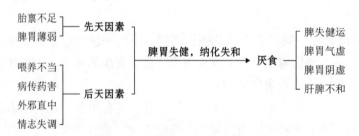

图5-7　厌食病因病机示意图

【临床诊断】

（一）诊断要点

1. 病史　有喂养不当、病后失调、先天不足或情志失调史。

2. 临床表现

（1）长期食欲不振，厌恶进食，食量明显少于同龄正常儿童。

（2）面色少华，形体偏瘦，但精神尚好，活动如常。

（3）除外其他外感、内伤等慢性疾病。

3. 体征　病久可有形体偏瘦，余无明显体征。

4. 辅助检查　一般无明显异常，病久可出现微量元素、维生素的缺乏等。

（二）鉴别诊断

1. 与疰夏相鉴别　鉴别要点见表 5 - 7。

表 5 - 7　厌食与疰夏鉴别要点

鉴别点	厌食	疰夏
发病季节	一年四季，夏季可加重	春末夏初，秋凉后好转
发病地域	城市多见	江南卑湿之地多见
病因病机	脾胃失健，纳化失和	脾胃虚弱，暑湿困脾
症状	食欲不振，一般无其他不适	除食欲不振外，可兼见精神倦怠，大便溏，舌苔厚腻，或有发热等
治则	运脾开胃	醒脾化湿

2. 与积滞、疳证相鉴别　鉴别要点见表 5 - 8。

【辨证论治】

（一）辨证思路

本病以脏腑辨证为纲，主要从脾胃辨证，区别在于以脾主运化功能失健为主，还是以脾胃气阴亏虚为主。凡病程短，仅表现纳呆食少，食而乏味，饮食稍多即感腹胀，形体尚可，舌苔薄腻者为脾失健运；病程长，食而不化，大便溏薄，并伴面色少华，乏力多汗，形体偏瘦，舌质淡，苔薄白者为脾胃气虚；若食少饮多，口舌干燥，大便秘结，舌红少津，苔少或花剥者为脾胃阴虚；厌食伴见嗳气、胁胀、急躁者为肝脾不和。

（二）治疗原则

本病治疗以运脾开胃为基本法则。宜以芳香之剂解脾胃之困，拨清灵脏气以恢复转运之机，使脾胃调和，脾运复健，则胃纳自开。脾运失健者，当以运脾和胃为主；脾胃气虚者，治以健脾益气为先；脾胃阴虚者，施以养胃育阴之法；若属肝脾不和，则当疏肝理气助运。运脾之法，有燥湿助运、消食助运、理气助运、温运脾阳等，在本病中需对证灵活应用。需要注意的是，消导不宜过峻，燥湿不宜过热，补益不宜呆滞，养阴不宜滋腻，以防损脾碍胃，影响纳化。在药物治疗的同时应注意饮食调养，纠正不良的饮食习惯，方能取效。

（三）分证论治

1. 脾失健运

证候：食欲不振，厌恶进食，食而乏味，食量减少，或伴胸脘痞闷，嗳气泛恶，大便不调，偶尔多食后则脘腹饱胀，形体尚可，精神正常，舌淡红，苔薄白或薄腻，脉尚有力。

证候分析：厌食初期表现，脾胃受纳、运化失健，故食欲不振，食量减少，胸脘痞闷，嗳气泛恶，大便不调，多食脾胃负担加重则脘腹饱胀。病属轻浅，尚未影响气血，故精神如常，形体尚可；舌淡红、苔薄白或薄腻、脉尚有力均为脾失健运之征。

辨证要点：除厌恶进食症状外，其他症状不著，精神、形体如常。

治法：调和脾胃，运脾开胃。

主方：不换金正气散（《太平惠民和剂局方》）加减。

常用药：苍术、佩兰、陈皮、半夏、枳壳、广藿香、六神曲、麦芽、山楂。

加减：脘腹胀满者，加木香、莱菔子；暑湿困阻者，加荷叶、扁豆花；大便偏干者，加枳实、莱菔子；大便偏稀者，加山药、薏苡仁。

2. 脾胃气虚

证候：不思进食，食而不化，大便偏稀夹不消化食物，面色少华，形体偏瘦，肢倦乏力，舌质淡，苔薄白，脉缓无力。

证候分析：多见于脾胃素虚，或脾运失健迁延失治者。脾胃气虚，运化失职，故不思进食，食而不化；兼水湿不运，则大便偏稀夹不消化食物。脾主肌肉四肢，脾胃气虚则形体失养，日久可见面色少华、形体偏瘦、肢倦乏力；舌质淡、苔薄白、脉缓无力均为脾胃气虚之征。

辨证要点：不思乳食，面色少华，肢倦乏力，形体偏瘦。

治法：健脾益气，佐以助运。

主方：异功散（《小儿药证直诀》）加减。

常用药：党参、白术、茯苓、甘草、陈皮、佩兰、砂仁、六神曲、鸡内金。

加减：苔腻便稀者，加苍术、薏苡仁；便溏、面白肢冷者，加炮姜、肉豆蔻；饮食不化者，加山楂、谷芽、麦芽；汗多易感者，加黄芪、防风。

3. 脾胃阴虚

证候：不思进食，食少饮多，皮肤失润，大便偏干，小便短黄，甚或烦躁少寐，手足心热，舌红少津，苔少或花剥，脉细数。

证候分析：多见于温热病后或素体阴虚，或嗜食辛辣伤阴者。素体阴虚或热病伤阴，使得脾胃阴液受损，纳化迟滞，胃火偏亢，故不思进食，食少饮多；阴液不足，则皮肤失润，大便偏干，小便短黄。阴虚不能制阳，则烦躁少寐，手足心热；舌红少津、苔少或花剥、脉细数均为脾胃阴虚之征。

辨证要点：食少饮多，大便偏干，舌红少苔。

治法：滋脾养胃，佐以助运。

主方：养胃增液汤（经验方）加减。

常用药：北沙参、麦冬、玉竹、石斛、乌梅、白芍、甘草、山楂、麦芽。

加减：口渴烦躁者，加天花粉、芦根、胡黄连；大便干结者，加火麻仁、郁李仁、瓜蒌子；夜寐不宁、手足心热者，加牡丹皮、莲子心、酸枣仁；食少不化者，加谷芽、六神曲；兼脾气虚弱者，加山药、太子参。

4. 肝脾不和

证候：厌恶进食，嗳气频繁，胸胁痞满，性情急躁，面色少华，神疲肢倦，大便不调，舌质淡，苔薄白，脉弦细。

证候分析：多有情志失调史。小儿肝常有余，脾常不足，若有情志失调，易现肝脾不和之证。木横侮土，脾失运化，故厌恶进食，嗳气频繁，胸胁痞满，大便不调。肝失疏泄，则性情急躁。气血生化乏源，失于濡养，则面色少华，神疲肢倦；舌质淡、苔薄白、脉弦细为肝脾不和之征。

辨证要点：食少嗳气，胸胁痞满，神疲肢倦，情志不遂。

治法：疏肝健脾，理气助运。

主方：逍遥散（《太平惠民和剂局方》）加减。

常用药：柴胡、紫苏梗、当归、白芍、白术、茯苓、麦芽、山楂、六神曲、甘草。

加减：烦躁不宁者，加连翘、钩藤；夜寐不安者，加莲子心、栀子；口苦泛酸者，加黄连、吴茱萸；嗳气呃逆者，加旋覆花、赭石。

【其他疗法】

（一）中成药

1. 保和片（丸）　用于脾失健运证。

2. 山麦健脾口服液　用于脾失健运证。

3. 健胃消食口服液　用于脾胃气虚证。

4. 醒脾养儿颗粒　用于脾胃气虚证。

5. 逍遥颗粒　用于肝脾不和证。

（二）香佩疗法

将中药研成细末装入香囊中，日间将香囊固定于胸前（近膻中穴），夜间不佩戴时置于枕边。主要药物：苍术、肉桂、艾叶、佩兰、菖蒲、广藿香等。用于脾虚失运证。

（三）推拿疗法

1. 脾失健运证　补脾土，运内八卦，清胃经，掐揉掌横纹，摩腹，揉足三里。

2. 脾胃气虚证　补脾土，运内八卦，揉足三里，摩腹，捏脊。

3. 脾胃阴虚证　揉板门，补胃经，运八卦，分手阴阳，揉二马，揉中脘。

4. 肝脾不和证　清肝经，运内八卦，补脾土，揉中脘，揉脾俞，摩腹。

（四）针灸疗法

1. 体针

（1）取脾俞、足三里、阴陵泉、三阴交，用平补平泻法。用于脾失健运证。

（2）取脾俞、胃俞、足三里、三阴交，用补法。用于脾胃气虚证。

（3）取足三里、三阴交、阴陵泉、中脘、内关，用补法。用于脾胃阴虚证。

（4）取肝俞，用泻法；脾俞、胃俞、足三里，用补法。用于肝脾不和证。

以上各证均用中等刺激，不留针，1日1次，10次为1个疗程。

2. 耳针

耳穴取脾、胃、肾、神门、皮质下。用胶布粘王不留行籽贴按于穴位上，隔日1次，双耳轮换，10次为1疗程。每日按压3～5次，每次3～5分钟，以稍感疼痛为度。用于各证。

【预防调护】

1. 母乳喂养的婴儿4个月后应逐步添加辅食。

2. 纠正不良饮食习惯，做到"乳贵有时，食贵有节"，不偏食、挑食，不强迫进食，饮食定时适量，荤素搭配，少食肥甘厚味、生冷坚硬等不易消化食物，鼓励多食蔬菜及粗粮，勿随便服用补品补药。

【案例分析】

尚某，男，7岁。2002年11月14日初诊。

主诉：厌食2月余。

患儿2月前开始上小学后，出现不思饭食，强迫进食则恶心呕吐，面色少华，形体渐瘦，性躁不悦，多夜梦，易哭醒。舌质红，苔薄白罩黄，脉沉弦小细。诊断为厌食，辨证为肝胃不和，治以疏肝解郁，理气养胃。

处方：柴胡9g，赤芍9g，白芍9g，枳壳9g，香附9g，青皮6g，陈皮6g，佛手6g，白术9g，山药15g，扁豆15g，谷芽15g。7剂，每日1剂，水煎服。

同时嘱家长和颜悦色，不强迫进食，以患儿平素喜爱食物诱导开胃。

11月21日二诊：药后情绪好转，餐时已能自动进食，再宗前法，予上方去香附、陈皮，加山楂10g，鸡内金10g，续服7剂而愈。

按语：患儿因上学后，心情抑郁，肝失条达，导致肝胃不和而厌食。小儿"肝常有余"，肝属木，脾属土，木胜克土，肝旺则横逆犯胃克脾，使气机失司，脾胃纳运失常，影响饮食。四逆散出自《伤寒论》，由柴胡、芍药、枳实、甘草组成，功能疏肝解郁，理气和脾，主治肝郁气结，肝脾不和所致诸证。其中柴胡为君，轻清升散，透邪解郁，升阳疏肝理气；芍药为臣，柔肝益肝养血；枳实为佐，下气破结，泄肝气之壅滞，调畅中焦运化之气机；甘草为使，益气健脾，调和诸药。加宽中理气之佛手、陈皮，复诊加芳香开胃消食之药，使患儿肝郁得疏解，胃口复开。

（王霞芳医案——摘自《王霞芳论治小儿脾胃病》）

【古籍选录】

《小儿药证直诀·脉证治法》："面㿠白无精光，口中气冷，不思食，吐水，当补脾，益黄散主之。"

《幼科发挥·脾经兼证》："诸困睡，不嗜食，吐泻，皆脾脏之本病也。"

《诸病源候论·脾胃病诸候》："……胃受谷而脾磨之，二气平调，则谷化而能食。若虚实不等，水谷不消，故令腹内虚胀，或泄，不能饮食，所以谓之脾胃气不和不能饮食也。"

第八节 积 滞

积滞是小儿内伤乳食，停聚中焦，积而不化，气滞不行所形成的一种胃肠疾病。以不思乳食，食而不化，脘腹胀满或疼痛，嗳气酸腐或呕吐，大便酸臭溏薄或秘结为临床特征。西医学的消化功能紊乱、功能性消化不良可参考本病诊疗。

小儿各年龄段均可发病，但以婴幼儿最为多见。禀赋不足，脾胃素虚，人工喂养及病后失调者更易患病。本病可单独出现，亦可兼夹出现于其他疾病如感冒、肺炎、泄泻等病程中。本病一般预后良好，少数患儿可因积滞日久，迁延失治，进一步损伤脾胃，导致气血生化乏源，营养及生长发育障碍，转化为疳证，故前人有"积为疳之母，无积不成疳"之说。

【病因病机】

积滞的主要病因为喂养不当、乳食不节，损伤脾胃，致脾胃运化功能失调，或脾胃虚弱，腐熟运化不及，乳食停滞不化。病位在脾胃，基本病机为乳食停聚不消，积而不化，气滞不行。

1. 乳食内积　小儿脾常不足，乳食不知自节。若调护失宜，喂养不当，则易为乳食所伤。伤于乳者，多因哺乳不节，过频过量，冷热不调；伤于食者，多由饮食喂养不当，偏食嗜食，暴饮暴食，或过食肥甘厚味，煎炸炙煿，或贪食生冷、坚硬难化之物，或添加辅食过多过快等所致。若乳食不节，脾胃受损，受纳运化失职，升降失调，宿食停聚，积而不化，则成积滞。伤于乳者，为乳积；伤于食者，则为食积。

2. 脾虚夹积　若禀赋不足，脾胃素虚；或病后失调，脾气亏虚；或过用寒凉攻伐之品，致脾胃虚寒，腐熟运化不及，乳食稍有增加，即停滞不化，而成积滞。若积久不消，迁延失治，则可进一步损伤脾胃，导致气血生化乏源，营养不足，生长发育障碍，形体日渐消瘦而转为疳证。

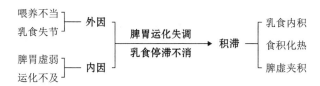

图 5-8　积滞病因病机示意图

【临床诊断】

（一）诊断要点

1. 病史　有伤乳、伤食史。

2. 临床表现　以不思乳食，食而不化，脘腹胀满，大便溏泄，酸臭或臭如败卵，或便秘为特征。可伴有烦躁不安、夜间哭闹或呕吐等症。

3. 体征　腹部触诊可有上腹部及脐周部压痛。

4. 辅助检查　大便常规可见不消化食物残渣、脂肪滴。

（二）鉴别诊断

与厌食、疳证相鉴别　鉴别要点见表 5-8。

【辨证论治】

（一）辨证思路

本病病位主要在脾胃，病属实证，但若患儿素体脾气虚弱，可呈虚实夹杂证。可根据病史、伴随症状以及病程长短以辨别其虚、实、寒、热。初病多实，积久则虚实夹杂，或实多虚少，或实少虚多。由脾胃虚弱所致者，初起即表现虚实夹杂证候。若素体阳盛，喜食肥甘辛辣之品，致不思乳食，脘腹胀满或疼痛，面赤唇红，烦躁易怒，口气臭秽，呕吐酸腐，大便秘结，舌红苔黄厚腻，此系实热证；若素体阳虚，贪食生冷，或过用寒凉药物，致脘腹胀满，面白唇淡，四肢欠温，朝食暮吐，或暮食朝吐，吐物酸腥，大便稀溏，小便清长，舌淡苔白腻，此系虚寒证；若素体脾虚，腐熟运化不及，乳食停留不消，日久形成积滞者为虚中夹实证。

（二）治疗原则

本病治疗以消食化积，理气行滞为基本法则。实证以消食导滞为主，积滞化热者，佐以清解积热；偏寒者，佐以温阳助运。积滞较重，或积热结聚者，当通腑导滞，泻热攻下，但应中病即止，不可过用。虚实夹杂者，宜消补兼施，积重而脾虚轻者，宜消中兼补；积轻而脾虚重者，宜补中兼消，以达养正而积自除之目的。本病治疗，除内服药外，推拿及外治等疗法也常运用。

（三）分证论治

1. 乳食内积

证候：不思乳食，嗳腐酸馊或呕吐食物、乳片，脘腹胀满，疼痛拒按，大便酸臭，哭闹不宁，夜眠不安，舌质淡红，苔白垢腻，脉象弦滑，指纹紫滞。

证候分析：此证常兼见于感冒、泄泻等病证中。乳食内积，脾胃受损，受纳运化失职故不思乳食，脘腹胀满，疼痛拒按，大便酸臭；升降失调，故嗳腐酸馊或呕吐食物、乳片；舌质淡红、苔白垢腻、脉象弦滑、指纹紫滞均为乳食内积之征。

辨证要点：多有乳食不节史，不思乳食，脘腹胀满，嗳吐酸腐，大便酸臭。

治法：消乳化食，和中导滞。

主方：乳积者，消乳丸（《证治准绳》）加减；食积者，保和丸（《丹溪心法》）加减。

常用药：麦芽、砂仁、六神曲、香附、陈皮、谷芽、茯苓、山楂、鸡内金、莱菔子、法半夏、连翘。

加减：腹胀明显者，加木香、厚朴、枳实；腹痛拒按，大便秘结者，加大黄、槟榔；恶心呕吐者，加竹茹、生姜；伤于冷饮寒食腹痛者，加高良姜；大便稀溏者，加白扁豆、薏苡仁。

2. 食积化热

证候：不思乳食，口干，脘腹胀满，腹部灼热，手足心热，心烦易怒，夜寐不安，小便黄，大便臭秽或秘结，舌质红，苔黄腻，脉滑数，指纹紫。

证候分析：乳食积滞日久，化热伤津。饮食积滞，脾失健运，气机不畅，故不思乳食，脘腹胀满。食积化热，耗伤津液，则口干，腹部灼热，手足心热，小便黄，大便臭秽或秘结；内扰心神故心烦易怒，夜寐不安；舌质红、苔黄腻、脉滑数、指纹紫均为食积化热之征。

辨证要点：脘腹胀满，口干心烦，腹部皮肤灼热或手足心热，睡卧不宁。

治法：清热导滞，消积和中。

主方：枳实导滞丸（《内外伤辨惑论》）加减。

常用药：大黄、枳实、六神曲、茯苓、白术、黄芩、黄连。

加减：口渴气虚者，加石斛、糯稻根；盗汗者，加煅龙骨、煅牡蛎；潮热不退者，加白薇、地骨皮；烦躁、夜啼难眠者，加蝉蜕、钩藤；腹部胀痛甚者，加木香、槟榔；腹部胀满甚者，加厚朴、莱菔子；泻下臭秽明显者，加鸡内金、苍术；大便秘结者，加瓜蒌子、槟榔。

3. 脾虚夹积

证候：面色萎黄，形体消瘦，神疲肢倦，不思乳食，食则饱胀，腹满喜按，大便稀溏酸腥，夹有乳片或不消化食物残渣，舌质淡，苔白腻，脉细滑，指纹淡滞。

证候分析：本证因虚致积，脾胃虚弱，气血不充，故面色萎黄，形体消瘦，神疲肢倦。脾失健运，乳食停积，故不思乳食，食则饱胀，腹满喜按，大便稀溏酸腥，夹有乳片或不消化食物残渣；舌质淡、苔白腻、脉细滑、指纹淡滞均为脾虚夹积之征。

辨证要点：面黄神疲，腹满喜按，嗳吐酸腐，大便酸腥稀溏不化。

治法：健脾助运，消食化滞。

主方：健脾丸（《医方集解》）加减。

常用药：党参、白术、茯苓、甘草、麦芽、山楂、六神曲、陈皮、枳实、砂仁。

加减：呕吐者，加生姜、丁香、半夏；大便稀溏者，加山药、薏苡仁、苍术；腹痛喜按者，加干姜、白芍、木香；舌苔白腻者，加广藿香、佩兰。

【其他疗法】

（一）中成药

1. 四磨汤口服液　用于乳食内积证。

2. 化积口服液　用于乳食内积证。

3. 保和丸　用于乳食内积证。

4. 枳实导滞丸　用于食积化热证。

5. 清热化滞颗粒　用于食积化热证。

6. 小儿香橘丸　用于脾虚夹积证。

（二）药物外治

1. 玄明粉3g，胡椒粉0.5g。共研细粉，置于脐中，外盖纱布，胶布固定。每日换药1次。用于乳食内积证。

2. 六神曲、麦芽、山楂各30g，槟榔、大黄各10g，芒硝20g。共研细末，以麻油调上药，敷于中脘、神阙穴，先热敷5分钟后继续保留24小时。隔日1次，3次为1个疗程。用于食积化热证。

（三）推拿疗法

1. 清胃经，揉板门，运内八卦，推四横纹，揉按中脘、足三里，推下七节骨，分腹阴阳。用于乳食内积证。

2. 上述取穴基础上，加清天河水、清大肠，用于食积化热证；烦躁不安时加清心平肝，揉曲池。

3. 补脾经，运内八卦，摩中脘，清补大肠，揉按足三里。用于脾虚夹积证。

以上各证均可配合捏脊法。

（四）针灸疗法

1. 体针　主穴：足三里、中脘、梁门。乳食内积者，加里内庭、天枢；积滞化热者，加曲池、大椎；烦躁加神门；脾虚夹积者，加四缝、脾俞、胃俞、气海。每次取3~5穴，中等刺激，不留针，实证用泻法为主，辅以补法。虚证用补法为主，辅以泻法。

2. 耳针　耳穴取胃、大肠、神门、交感、脾。每次选3~4穴，用王不留行籽贴压，左右交替，每日按压3~4次。上述各型均可应用。

3. 点刺　取穴四缝，常规消毒后，用三棱针或采血针在穴位上快速点刺，挤压出黄白色黏液或血少许，每周2次，1周为1个疗程。用于乳食内积证。

【预防调护】

1. 调节饮食，合理喂养，乳食宜定时定量、富含营养、易于消化，忌暴饮暴食、过食肥甘炙煿、生冷瓜果、偏食零食及妄加滋补。

2. 根据婴儿生长发育需要，按照月龄添加辅食的品种与数量，增进小儿脾胃功能。

3. 积滞患儿应暂时控制乳食，给予药物调理，积滞消除后，逐渐恢复正常饮食。

4. 饮食、起居要有规律，不吃零食，纠正偏食，少进肥甘厚腻之品，更勿乱服滋补品。

【案例分析】

刘某，女，5岁。2008年8月12日初诊。

主诉：上腹胀痛2月余。

现病史：2个月以来上腹胀气，时有腹部隐痛，伴恶心，无呕吐，纳少，大便数日一行，干结、不畅，面色少华，形瘦，腹膨隆，触之尚软，无压痛，舌红，苔薄白，脉浮数。辅助检查：B超示肠腔积气。胃镜示浅表性胃炎。诊断为积滞，辨证属脾虚夹积证，治以消导积滞，理气运脾。

处方：炒枳壳6g，砂仁6g（后下），丹参6g，广木香3g，炒麦芽12g，小青皮3g，炒白术6g，茯苓9g，鸡内金6g，白檀香6g，大腹皮9g，郁金6g，川朴花4.5g，炙甘草3g。14剂，日一剂，水煎服。

9月24日二诊：上腹部胀气好转，腹部隐痛缓解，无恶心、呕吐，纳仍少，大便每日一行，但易秘结。舌淡红，苔薄白，脉浮数。

处方：炒白术9g，茯苓9g，炒枳壳6g，制半夏9g，砂仁6g（后下），鸡内金6g，川厚朴6g，广木香3g，铁皮石斛6g（先煎），炒麦芽12g，生山楂12g，太子参6g，黄芪6g，炙甘草3g。14剂，水煎服。

10月22日三诊：上腹部胀气好转，纳欠佳，大便已调，舌红，苔薄白，脉数无力。

处方：太子参6g，炒白术6g，茯苓9g，小青皮4.5g，炒麦芽12g，生山楂9g，鸡内金6g，炒赤芍6g，砂仁6g（后下），炒枳壳6g，铁皮石斛6g（先煎），黄芩6g，白檀香6g，丹参6g，炙甘草3g。14剂，水煎服。

11月5日四诊：腹胀痛好转，面色转润，胃纳好转，大便已调，舌红，苔薄白，脉浮数。前方加减治疗而痊。

按语：本例患儿纳少，腹胀，面少华、形瘦，大便干结，病程有2个月之久，是因脾胃虚弱，难以消磨食物，而成积滞所致，属脾虚夹积证。初用香砂枳术丸合丹参饮，重在理气消积、通腑导滞；积去后用异功散加味健脾益气助运，使脾运得健，胃纳得启，积滞得去，腹胀得消。俞师认为钱仲阳异功散是治脾常不足的名方，小儿易虚易实，其方补而不滞、温而不燥，屡建奇功而故名，与钱氏的补脾散（益黄散）互参可悟出后世"脾健不在补而在运"之论深意。

（俞景茂医案——摘自《浙江中医临床名家俞景茂》）

【古籍选录】

《幼幼集成·诸疳证治》："谷肉果菜，恣其饮啖，因而停滞中焦，食久成积，积久成疳。"

《幼幼集成·食积证治》："凡用攻下去积之药，必先补其胃气，如六君之类，预服数剂，扶其元神，然后下之，免伤胃气也。"

《活幼心书·伤积》："凡婴孩所患积证，皆因乳哺不节，过餐生冷坚硬之物，脾胃不能克化，积停中脘。"

第九节　疳　证

疳证是由喂养不当或多种疾病影响，导致脾胃受损，气液耗伤，不能濡养脏腑、经脉、筋骨、肌肤而形成的一种慢性消耗性疾病，临床以形体消瘦，面色无华，毛发干枯，精神萎靡或烦躁，饮食异常，大便不调为特征。"疳"之含义，自古有两种解释：其一曰"疳者甘也"，言其病因，是指小儿恣食肥甘厚腻，损伤脾胃，形成疳证；其二曰"疳者干也"，言其病机、主症，是指气液干涸、形体羸瘦。西医学的蛋白质－能量营养不良、维生素营养障碍、微量元素缺乏等疾病可参考本病诊疗。

本病发病无明显季节性，各年龄段均可罹患，临床多见于 5 岁以下小儿。因其起病缓慢，病程迁延，不同程度地影响小儿的生长发育，严重者还可发展至阴竭阳脱，卒然变险，因而被古人视为恶候，列为儿科四大要证之一。近 30 多年来，随着人民生活水平的提高和医疗条件的改善，本病的发病率已明显下降，特别是重证患儿显著减少。本病经恰当治疗，绝大多数患儿均可治愈，仅少数重证或有严重兼证者，预后较差。

【病因病机】

引起疳证的病因较多，临床以饮食不节，喂养不当，营养失调，疾病影响以及先天禀赋不足为常见，其病变部位主要在脾胃，可涉于五脏。病机关键为脾胃亏损，津液耗伤。正如《小儿药证直诀·诸疳》所说："疳皆脾胃病，亡津液之所作也。"

1. 喂养不当　小儿"脾常不足"，乳食不知自节，若喂养不当，辅食添加失宜，乳食太过或不及，均可损伤脾胃，形成疳证。"太过"指乳食无度，过食肥甘厚味、生冷坚硬难化之物，或妄投滋补食品，以致食积内停，积久成疳。正所谓"积为疳之母"也。"不及"指母乳匮乏，代乳品质量低下，未能及时添加辅食，或过早断乳，摄入食物的数量、质量不足，或偏食、挑食，致营养失衡，长期不能满足生长发育需要，气液亏损，形体日渐消瘦而形成疳证。

2. 疾病影响　因小儿久病吐泻，或反复外感，罹患时行热病、肺痨诸虫，失于调治或误用攻伐，致脾胃受损，津液耗伤，气血亏损，肌肉消灼，形体羸瘦，而成疳证。

3. 禀赋不足　先天胎禀不足，或早产、多胎，或孕期久病、药物损伤胎元，致元气虚惫。脾胃功能薄弱，纳化不健，水谷精微摄取不足，气血亏耗，脏腑肌肤失于濡养，形体羸瘦，形成疳证。

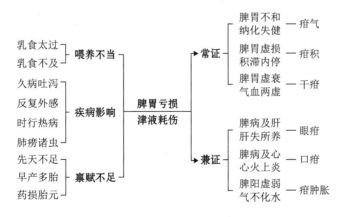

图 5 - 9　疳证病因病机示意图

干疳及疳积重证阶段，因脾胃虚衰，生化乏源，气血亏耗，诸脏失养，必累及其他脏腑，因而易于出现各种兼证。若脾病及肝，肝失所养，肝阴不足，不能上承于目，而见视物不清，夜盲目翳者，称为"眼疳"；脾病及心，心开窍于舌，心火上炎，而见口舌生疮者，称为"口疳"；脾阳虚弱失运，气不化水，水湿泛滥，则出现"疳肿胀"。

【临床诊断】

（一）诊断要点

1. 病史 有先天禀赋不足，长期喂养不当或病后失调等病史。

2. 临床表现 形体消瘦，面色不华，毛发稀疏枯黄，饮食异常，大便不调，或脘腹膨胀，烦躁易怒，或精神不振，或喜揉眉擦眼，或吮指磨牙。

3. 体征 形体消瘦，体重比正常同年龄儿童平均值低15%以上，严重者体重可比正常平均值低40%以上。皮下脂肪减少，皮肤干燥，弹性差，肌肉松弛，严重者可伴有贫血貌，骨骼改变，眼睑及下肢水肿等。

4. 辅助检查 贫血者，血红蛋白及红细胞减少。出现肢体浮肿，属于疳肿胀（营养性水肿）者，血清总蛋白大多在45g/L以下，血清白蛋白约在20g/L以下。

（二）鉴别诊断

与厌食、积滞相鉴别 鉴别要点见表5-8。

表5-8 疳证与厌食、积滞鉴别要点

鉴别点	厌食	积滞	疳证
病因病机	喂养不当，纳化失司	内伤乳食，积聚不消	脾胃虚损，气血津液耗伤
病位	脾胃	脾胃	主在脾胃，常及他脏
病程	较长	较长	长
主症	长期食欲不振，食量减少，厌恶进食	不思乳食，食而不化，脘腹胀满，嗳吐酸腐，大便酸臭，或溏或秘	形体消瘦，面黄发枯，饮食异常，大便不调
兼症	精神尚好	烦躁不安，夜间哭闹	精神萎靡或烦躁易怒，揉眉挖鼻，吮指磨牙
治则	运脾开胃	消积化滞	健运脾胃
预后	一般良好	积久不消可成疳	较差，影响生长发育

此外，疳肿胀需与肾病综合征、心源性等引起的水肿相鉴别。

【辨证论治】

（一）辨证思路

本病有主证、兼证之不同，主证应以八纲辨证为纲，重在辨清虚、实；兼证宜以脏腑辨证为纲。

1. 辨主证 按病程长短、病情轻重、虚实分为疳气、疳积、干疳三种证候。初起面黄发疏，食欲欠佳，形体略瘦，大便不调，精神如常者，谓之疳气，属脾胃失和，病情轻浅之虚证轻证；病情进展，见形体明显消瘦，肚腹膨隆，烦躁多啼，夜卧不宁，善食易饥或嗜食异物者，称为疳积，属脾虚夹积，病情较重之虚实夹杂证；若病程久延失治，而见形体极度消瘦，貌似老人，杳不思食，腹凹如舟，精神萎靡者，谓之干疳，属脾胃衰败，津液消亡之虚证重证。

2. 辨兼证　常在干疳或疳积重证阶段出现，因累及脏腑不同，症状有别。脾病及心则口舌生疮；脾病及肝则目生云翳，干涩夜盲；脾阳虚衰，水湿泛溢则肌肤水肿。

（二）治疗原则

本病治疗原则以健运脾胃为主，通过调理脾胃，助其纳化，以达气血丰盈、津液充盛、脏腑肌肤得养之目的。根据疳气、疳积、干疳的不同阶段，而采取不同的治法。疳气以和为主；疳积以消为主，或消补兼施；干疳以补为要。注意补脾须佐助运，使补不碍滞；消积勿过用攻伐，以免伤正。出现兼证者，应按脾胃本病与他脏兼证合参而随症治之，以平为期。此外，合理补充营养，纠正不良饮食习惯，积极治疗各种原发疾病，对本病康复也至关重要。

（三）分证论治

1. 常证

（1）疳气

证候：形体略瘦，或体重不增，面色萎黄少华，毛发稀疏，不思饮食，腹胀，精神欠佳，性急易怒，大便干稀不调，舌质略淡，苔薄微腻，脉细有力，指纹淡。

证候分析：本证多为病之初起，脾虚健运失司则不思饮食，大便干稀不调；气机不畅则腹胀，性急易怒；脾虚失于濡养则精神欠佳，形体略瘦，或体重不增，面色萎黄少华，毛发稀疏；舌质略淡、苔薄微腻、脉细有力、指纹淡均为疳气之征。

辨证要点：形体略瘦，食欲不振，性急易怒。

治法：调和脾胃，益气助运。

主方：资生健脾丸（缪仲淳方）加减。

常用药：党参、白术、山药、茯苓、薏苡仁、泽泻、广藿香、砂仁、白扁豆、麦芽、六神曲、山楂。

加减：食欲不振，腹胀，苔厚腻者，去党参、白术，加苍术、鸡内金、厚朴；性情急躁，夜卧不宁者，加钩藤、黄连；大便稀溏者，加炮姜、肉豆蔻；大便秘结者，加火麻仁、决明子。

（2）疳积

证候：形体明显消瘦，面色萎黄少华或面白无华，肚腹膨胀，甚则青筋暴露，毛发稀疏结穗，精神烦躁，夜卧不宁，或见揉眉挖鼻，吮指磨牙，动作异常，食欲不振，或善食易饥，或嗜食异物，舌质淡，苔白腻，脉沉细而滑，指纹紫滞。

证候分析：本证多由疳气发展而来，为疳证病情较重者。积滞内停，壅塞气机，故肚腹膨胀，甚则青筋暴露；病久脾虚生化乏源，故形体明显消瘦，面色萎黄少华或面白无华，毛发稀疏结穗；脾失健运、胃有伏热则食欲不振，或善食易饥；心肝之火内扰则精神烦躁，夜卧不宁，或见揉眉挖鼻，吮指磨牙，动作异常；舌质淡、苔白腻、脉沉细而滑、指纹紫滞均为疳积之征。

辨证要点：形体明显消瘦，四肢枯细，肚腹膨胀，烦躁不宁。

治法：消积理脾，和中清热。

主方：肥儿丸（《医宗金鉴》）加减。

常用药：党参、白术、茯苓、六神曲、山楂、麦芽、鸡内金、大腹皮、槟榔、黄连、胡黄连、甘草。

加减：腹胀明显者，加枳实、木香；大便秘结者，加火麻仁、郁李仁；烦躁不安，揉眉挖鼻者，加栀子、莲子心；多饮善饥者，加石斛、天花粉；恶心呕吐者，加竹茹、半夏；胁下痞块者，加丹参、郁金、鳖甲；腹有虫积者，加苦楝皮、使君子、榧子。

（3）干疳

证候：形体极度消瘦，皮肤干瘪起皱，大肉已脱，皮包骨头，貌似老人，毛发干枯，面色白，精神萎靡，懒言少动，啼哭无力，表情冷漠呆滞，夜寐不安，腹凹如舟，杳不思食，大便稀溏或便秘，舌质淡嫩，苔花剥或无，脉沉细弱，指纹色淡隐伏。

证候分析：干疳为疳之重证，多进入病证后期，气血俱虚，脾胃衰败。气阴衰竭，气血精微化源欲绝，无以滋养，故形体极度消瘦，皮肤干瘪起皱，大肉已脱，皮包骨头，貌似老人，毛发干枯，面色白。脾虚气衰，故精神萎靡，懒言少动，啼哭无力，表情冷漠呆滞，夜寐不安；舌质淡嫩、苔花剥或无、脉沉细弱、指纹色淡隐伏均为干疳之征。

辨证要点：形体极度消瘦，精神萎靡，杳不思食。

治法：补脾益气，养血活血。

主方：八珍汤（《正体类要》）加减。

常用药：党参、黄芪、白术、茯苓、甘草、地黄、当归、白芍、川芎、陈皮、白扁豆、砂仁。

加减：四肢欠温，大便稀溏者，去地黄、当归，加肉桂、炮姜；夜寐不安者，加五味子、夜交藤；舌红口干者，加石斛、乌梅。若出现面色苍白，呼吸微弱，四肢厥冷，脉细欲绝，应急施独参汤或参附龙牡救逆汤，并配合西药抢救。

2. 兼证

（1）眼疳

证候：两目干涩，畏光羞明，眼角赤烂，甚则黑睛混浊，白翳遮睛或有夜盲眼痒，舌质红，苔薄白，脉细。

证候分析：脾病及肝，肝阴不足，精血耗损，不能上荣于目，故两目干涩，畏光羞明，眼角赤烂，甚则黑睛混浊，白翳遮睛或有夜盲眼痒。

辨证要点：形体消瘦，两目干涩，畏光羞明，眼角赤烂。

治法：养血柔肝，滋阴明目。

主方：石斛夜光丸（《原机启微》）加减。夜盲选羊肝丸（《审视瑶函》）加减。

常用药：石斛、天冬、地黄、枸杞子、菊花、蒺藜、蝉蜕、木贼草、青葙子、夏枯草、川芎、枳壳。

（2）口疳

证候：口舌生疮，甚或满口糜烂，秽臭难闻，面赤心烦，夜卧不宁，五心烦热，进食时哭闹，小便短黄，或吐舌、弄舌，舌尖红，苔薄黄，脉细数。

证候分析：脾病及心，心开窍于舌，心火上炎，故口舌生疮，甚或满口糜烂，秽臭难闻，面赤；心火扰神，故心烦，夜卧不宁，五心烦热。

辨证要点：形体消瘦，伴口舌生疮。

治法：清心泻火，滋阴生津。

主方：泻心导赤散（《医宗金鉴》）加减。

常用药：黄连、栀子、连翘、灯心草、竹叶、地黄、麦冬、玉竹。

内服药同时，可加外用冰硼散或珠黄散涂搽患处。

（3）疳肿胀

证候：足踝浮肿，眼睑浮肿，甚或颜面及全身浮肿，面色无华，神疲乏力，四肢欠温，小便短少，舌质淡嫩，苔薄白，脉沉迟无力。

证候分析：疳证日久脾阳不振，脾病及肾，气不化水，水湿溢于肌表，故足踝浮肿，眼睑浮肿，甚或颜面及全身浮肿；脾阳不振，故面色无华，神疲乏力，四肢欠温，小便短少。

辨证要点：形体消瘦，伴肢体浮肿，按之凹陷难起。

治法：健脾温阳，利水消肿。

主方：防己黄芪汤（《金匮要略》）合五苓散（《伤寒论》）加减。

常用药：黄芪、白术、甘草、茯苓、猪苓、泽泻、桂枝。

若浮肿明显，腰以下为甚，四肢欠温，偏于肾阳虚者，可用真武汤加减。

【其他疗法】

（一）中成药

1. 健儿素颗粒　用于疳气证。

2. 乐儿康糖浆　用于疳气证。

3. 疳积散　用于疳积证。

4. 化积口服液　用于疳积证。

5. 十全大补丸　用于干疳证。

6. 明目地黄丸　用于眼疳证。

（二）推拿疗法

1. 疳气证　补脾经，补肾经，运八卦，揉板门、足三里，捏脊。1日1次。

2. 疳积证　补脾经，清胃经、心经、肝经，捣小天心，分手阴阳、腹阴阳。1日1次。消瘦者手法宜轻。

3. 干疳证　补脾经、肾经，运八卦，揉二马、足三里。1日1次。过于消瘦者不用。

捏脊疗法可用于疳气证、疳积证，极度消瘦者慎用。

（三）针灸疗法

1. 体针　主穴：合谷、曲池、中脘、气海、足三里、三阴交。配穴：脾俞、胃俞、痞根。中等刺激，不留针。1日1次，7日为1个疗程。用于疳气证、疳积轻证。烦躁不安，夜眠不宁加神门、内关；脾虚夹积，脘腹胀满者，加刺四缝；气血亏虚重者，加关元；大便稀溏者，加天枢、上巨虚。

2. 刺四缝　取穴四缝，常规消毒后，用三棱针或采血针在穴位上快速点刺，挤压出黄白色黏液或血少许，1周3次。用于疳积证。

【预防调护】

1. 提倡母乳喂养，乳食定时定量，按时按序添加辅食，适时断奶，膳食均衡，以满足小儿生长发育的需要。

2. 合理安排小儿生活起居，保证充足睡眠时间，经常户外活动，呼吸新鲜空气，多晒太阳，增强体质。

3. 纠正不良饮食习惯，饮食物要富含营养，易于消化。避免过食肥甘滋补、暴饮暴食、贪吃零食、挑食、饥饱无常等。

4. 发现体重不增或减轻，食欲减退时，要尽快查明原因，及时加以治疗。

5. 保证病室温度适宜，光线充足，空气新鲜；患儿衣着要柔软，注意保暖。

6. 定期测量患儿的体重、身高，及时了解和分析病情，评估治疗效果。

7. 病情较重的患儿要加强全身护理，防止褥疮及眼疳、口疳等兼证的发生。

【案例分析】

姜某，女，13 个月。1984 年 10 月 8 日初诊。

主诉：纳差形瘦半年。

患儿半年来胃纳差，恋乳厌粥食，形体消瘦，肋骨轻度外翻，针刺四缝穴干涩无液，舌质红，苔花剥，脉细小而数。诊断为疳证，辨证为气津亏虚，治以养胃生津，益气健脾。

处方：珠儿参 6g，太子参 9g，川石斛 9g（先煎），炒谷芽 12g，生扁豆 12g，天花粉 10g，怀山药 9g，神曲 9g，炒枳壳 4.5g，佛手 6g。7 剂，每日 1 剂，水煎服。

10 月 15 日二诊：继发口炎，守前方加入导赤散泻心火。前后三诊，服药 23 剂，纳馨汗濈，舌润苔布，气津渐复，疳证向愈。再予参苓白术散加味调养善后。1986 年 10 月 13 日复查，身高体重正常，无肋骨外翻。

按语：此例患儿脾胃虚弱，纳差日久，形体消瘦，肋骨外翻，已成疳证。"疳者干也"，气液耗伤，故见舌质红，苔花剥，针刺四缝穴无液。治疗当养胃生津，益气健脾。方中珠儿参、太子参益气健脾养阴，川石斛、天花粉养胃生津，滋阴清热，山药、扁豆健脾益气，炒谷芽、神曲健脾和中，消食开胃，枳壳、佛手疏肝理气和中。脾病及心，出现口炎，加导赤泻心火，导热下行。疳化后以参苓白术散健脾益气调养而愈。疳证治疗，当视患儿体质之强弱、病情之浅深，使用补、消二法，其初起或虽久而体尚实者，先消后补，对病久体质极虚者，先补后消。还有三补七消，半补半消，或九补一消，当根据患儿体质情况而定。疳消后，仍需健脾益气调理脾胃以善后。

（董廷瑶医案——摘自《中国百年百名中医临床家丛书·董廷瑶》）

【古籍选录】

《小儿药证直诀·诸疳》："疳皆脾胃病，亡津液之所作也。"

《保婴撮要·卷八》："盖疳者干也，因脾胃津液干涸而患。"

《活幼心书·卷中明本论》："大抵疳之为病，皆因过餐饮食，于脾家一脏有积不治，传之余脏而成。五疳之疾，若脾家病去，则余脏皆安；苟失其治，日久必有传变。"

《幼科发挥·疳》："疳证，此小儿科之极病也。虽有五脏之不同，其实皆脾胃之病也……肥热疳，其食多太饱之病乎。瘦冷疳，其食少太饥之病乎。"

《幼幼集成·诸疳证治》："夫疳之为病……皆真元怯弱，气血虚衰之所致也。究其病源，莫不由于脾胃……疳之为病，皆虚所致，即热者，亦虚中之热，寒者，亦虚中之寒，积者，亦虚中之积。故治积不可骤攻，治寒不宜峻温，治热不可过凉。虽积为疳之母，而治疳必先去积……故壮者先去积，而后扶胃气，衰者先扶胃气，而后消之。"

第十节　缺铁性贫血

缺铁性贫血是体内铁缺乏导致血红蛋白合成减少，临床以小细胞低色素性贫血、血清铁蛋白减少和铁剂治疗有效为特点的贫血症。属于中医"血虚""虚劳"范畴。

本病是小儿贫血中最常见的类型，由于小儿 4 月龄后从母体获得的铁逐渐耗尽，加之此期生长发育迅速，而母乳与牛乳的铁含量均较低，不能满足机体需要，故 6 个月~2 岁的小儿缺铁性贫血发生率高。轻度常无自觉症状，中度贫血可见不同程度的面色萎黄或苍白，肢倦纳呆，头晕耳鸣，心悸气短，烦躁不安等；重度贫血可见毛发枯黄、精神萎靡、发育迟缓等症。轻中度贫血一般预后良好，重度贫血或长期贫血者脏腑失养，影响儿童生长发育，并使机体抗病能力下降，易感受外邪。

【病因病机】

缺铁性贫血病因主要与先天禀赋不足、后天喂养不当，脾胃虚弱，或大病之后失于调养，或急慢性失血有关。病位主要在脾胃，涉及心肝肾，病机关键为气血不足，血虚不荣。

1. 禀赋不足　孕母素体体弱或孕期失于调护，饮食摄入不足；或早产、多胎，胎元受损等，致使孕母气血化生不足，影响胎儿生长发育，导致精髓不足，气血内亏而发病。

2. 脾胃虚弱　小儿生机蓬勃，发育迅速，迫切需要营养物质，但小儿脾常不足，运化功能薄弱，若母乳不足，又因喂养不当，不及时添加辅食，或偏食少食，或感染诸虫，或病后失调，以致脾胃受损，受纳、运化功能失常，化生气血不足，而成贫血。常见于轻、中度贫血。

3. 心脾两虚　血虚日久，脾胃虚弱，水谷精微化生不足，气血生化乏源，不能奉心赤化而为血，致使心血不足，血不养心，表现为心脾两虚。多见于中度贫血。

4. 肝肾阴虚　血虚日久，久病伤阴，五脏之伤，穷必及肾，肝肾同源，肝藏血，肾藏精，肾生骨髓，髓生肝，肝肾阴虚则骨髓不充，血无所藏，而出现贫血。常见于中重度贫血。

5. 脾肾阳虚　脾为后天之本，肾为先天之源，脾肾阳虚，精血无以化生，兼之久病耗伤精血，而成贫血。常见于重度贫血。

6. 精血丢失　不良饮食卫生习惯致使感染虫卵，虫卵进入人体后既可耗伤气血，又可盘踞于肠腑直接吮吸血液，皆可导致本病。此外外伤致失血过多或长期小量失血也可致贫血。

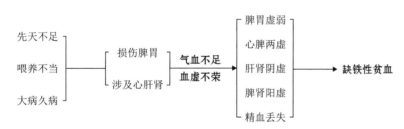

图 5-10　缺铁性贫血病因病机示意图

【临床诊断】

（一）诊断要点

1. 病史　具有导致缺铁危险因素。孕母严重缺铁或胎儿从母体获得的铁不足，导致先天储铁不足；婴幼儿成长迅速，未能及时添加含铁丰富的食物致铁供给不足；慢性腹泻患儿及食物搭配不合理导致铁吸收障碍；长期挑食、偏食导致铁的摄入量不足；慢性失血导致铁丢失过多。

2. 临床表现

轻度贫血者常无自觉症状；中重度贫血者常表现为面色苍白或苍黄，神疲乏力、烦躁不安或萎靡不振，注意力不集中，记忆力减退，理解力降低，对周围环境不感兴趣，食欲减退，不喜活动，呕吐、腹泻、口炎、舌炎，年长儿可诉说头晕、眼前发黑、耳鸣、心悸等症状。病情严重患儿甚则可出现活动受限、心慌、喘憋、下肢浮肿等。

3. 体征　轻度贫血者无明显体征。中重度贫血可见皮肤、黏膜苍白或苍黄，以唇、口腔黏膜、甲床及手掌最为明显；部分患儿可有肝脾及淋巴结肿大，年龄越小、病程越久、贫血越重，肝脾肿大越明显，但一般情况肿大很少超过中度。贫血较重时心率增快，心脏扩大，严重者可出现双肺底湿啰音、颈静脉怒张、双下肢水肿等心力衰竭表现。

4. 辅助检查

（1）血液分析　外周血红细胞呈小细胞低色素性改变，3个月～6岁血红蛋白<110g/L，6岁以上血红蛋白<120g/L；平均红细胞体积（MCV）<80fL；平均血红蛋白含量（MCH）<27pg；平均血红蛋白浓度（MCHC）<310g/L。网织红细胞数正常或轻度减少。血涂片见红细胞大小不等，以小细胞居多，中央淡染区扩大。

（2）骨髓象　红细胞系增生活跃，以中、晚幼红细胞为主，各期红细胞体积均较小，胞质少，染色偏蓝；粒细胞及巨核细胞系一般正常。

（3）铁代谢　血清铁蛋白<15μg/L，红细胞游离原卟啉>0.9μmol/L，血清铁<10.7μmol/L，总铁结合力>62.7μmol/L，转铁蛋白饱和度<15%。骨髓可染色铁显著减少甚至消失，骨髓细胞外铁明显减少，铁粒幼细胞比例<15%被认为是诊断的金标准，一般用于诊断困难，或诊断后铁剂治疗效果不理想的患儿，以明确或排除诊断。

5. 铁剂治疗有效　用铁剂治疗4周后，血红蛋白上升20g/L以上。

6. 病情分度

（1）轻度　血红蛋白6个月～6岁，90～110g/L；6岁以上90～120g/L。红细胞（3～4）×10^{12}/L。

（2）中度　血红蛋白60～90g/L；红细胞（2～3）×10^{12}/L。

（3）重度　血红蛋白30～60g/L；红细胞（1～2）×10^{12}/L。

（4）极重度　血红蛋白<30g/L；红细胞<1×10^{12}/L。

（二）鉴别诊断

与婴儿生理性贫血、营养性巨幼细胞性贫血、地中海贫血、铁粒幼红细胞贫血相鉴别　鉴别要点见表5-9。

表5-9　缺铁性贫血与婴儿生理性贫血、营养性巨幼细胞性贫血、地中海贫血、铁粒幼红细胞贫血鉴别要点

鉴别点	婴儿生理性贫血	缺铁性贫血	营养性巨幼细胞性贫血	地中海贫血	铁粒幼红细胞性贫血
病因	正常生理现象，与婴儿生长发育迅速、循环血量迅速增加有关	先天储铁不足、铁摄入量不足、生长发育迅速、铁吸收障碍、铁丢失过多等导致体内铁缺乏	摄入量不足、生长发育迅速、吸收或代谢障碍导致体内维生素B_{12}和叶酸缺乏	珠蛋白基因缺陷导致一种或几种珠蛋白肽链合成减少或不能合成	铁利用不良导致血红素合成障碍
外周血象	红细胞形态正常，RBC降至3.0×10^{12}/L，Hb降至100g/L左右	Hb降低比RBC数减少明显，呈小细胞低色素性贫血，MCV、MCH、MCHC均减少。网织红细胞正常或轻度减少。白细胞及血小板多数正常	血涂片可见红细胞大小不等，以大细胞为多，MCV、MCH升高，中性粒细胞呈分叶过多现象，网织红细胞、白细胞、血小板计数常减少	呈小细胞低色素性贫血，红细胞大小不等，出现异形、碎片红细胞、点彩红细胞等	外周血呈小细胞低色素性贫血，红细胞大小不等，可见幼稚红细胞。网织红细胞正常或轻度升高。白细胞及血小板多数正常
骨髓象	网织红细胞数减少	增生活跃，以中晚幼红细胞为主，各期红细胞均较小、胞浆少，染色偏蓝，胞浆成熟程度落后于胞核	增生明显活跃，以红系增生为主，粒系、红系均出现巨幼变，表现为胞体变大、核染色质粗而松，中性粒细胞胞浆空泡形成，核分叶过多，巨核细胞有过度分叶现象，巨大血小板	增生活跃，以中晚幼红细胞占多数，渗透脆性降低	骨髓中出现大量环状铁粒幼红细胞，红细胞无效生成

续表

鉴别点	婴儿生理性贫血	缺铁性贫血	营养性巨幼细胞性贫血	地中海贫血	铁粒幼红细胞性贫血
其他化验检查	—	血清铁、转铁蛋白饱和度降低，红细胞游离原卟啉、总铁结合力升高	血清维生素 B_{12} 及叶酸水平明显降低	β 地中海贫血：HbF、HbA2 正常或增高；α 地中海贫血：HbF、HbA2 正常或降低甚至消失	血清铁、转铁蛋白饱和度、红细胞游离原卟啉增高，总铁结合力降低
治疗	呈自限性，无需治疗，3 个月后自行恢复正常	补充铁剂治疗有效	补充维生素 B_{12} 及叶酸治疗有效	中重型可去铁治疗或脾切除、造血干细胞移植、基因活化治疗	大剂量使用维生素 B_6、使用雄性激素、适当使用肾上腺皮质激素等可能有效

【辨证论治】

（一）辨证思路

本病辨证以辨气血阴阳及脏腑为主。明确病因，首分轻重，继辨脏腑。

1. 审病因　先天因素所致者常有早产、多胎、孕母体虚病史。喂养不当、饮食物的缺乏、慢性腹泻、虫积肠道等可导致血的生成不足，急慢性失血可致血的消耗过多而致贫血。

2. 辨轻重　病情轻重与血红蛋白下降速度有关，贫血发生缓慢者症状较轻，急性发生贫血者，临床症状较重。可根据临床表现及实验室检查判断临床轻重。

3. 辨脏腑　病在脾者，除面色萎黄或苍白外，常见食少纳呆，体倦乏力，大便不调；病及心者，伴心悸怔忡，夜寐不安，气短懒言；病在肝者，症见两目干涩，爪甲枯脆，头晕目眩；病及肾者，腰膝酸软，发育迟缓，潮热盗汗，或肢冷畏寒。

（二）治疗原则

本病治疗以健脾开胃，益气养血为基本治疗原则。临证时当注意他脏受损情况，佐以养心安神、滋养肝肾、温补脾肾等法。总以补而不滞、补不碍胃为要。

诊疗时尽量查明病因，积极针对病因治疗。中药与铁剂配合治疗，可提高疗效，并减少铁剂所引起的消化道反应等副作用。重度以上贫血或合并严重感染或急需外科手术者，可输浓缩红细胞或全血。

（三）分证论治

1. 脾胃虚弱

证候：面色萎黄或苍黄，唇甲色淡，形体消瘦，神疲乏力，食欲不振，肌肉松弛，大便不调，舌质淡，苔白，脉细无力，指纹淡红。

证候分析：诸多原因致脾胃虚弱，气血生化不足，肌肤失于濡养，则面色萎黄或苍黄，肌肉松弛，舌质淡，脉细无力；脾胃虚弱，纳运失常，则食欲不振，大便不调。

辨证要点：面色苍黄，唇甲色淡，神疲乏力，肌肉松弛，食欲不振。

治法：健运脾胃，益气养血。

主方：六君子汤（《太平惠民和剂局方》）合当归补血汤（《内外伤辨惑论》）加减。

常用药：党参、白术、茯苓、陈皮、黄芪、当归、大枣、砂仁、甘草。

加减：纳呆者，加鸡内金、山楂、谷芽；口臭、手足心热，积滞化热者，加胡黄连、连翘；

便秘者，加决明子、火麻仁；腹胀者，加槟榔、木香；反复外感者，合玉屏风散。

2. 心脾两虚

证候：面色萎黄或苍白，唇甲色淡，发黄稀疏，心悸怔忡，头晕目眩，夜寐不安，气短懒言，注意力涣散，体倦乏力，食欲不振，舌质淡红，脉细弱，指纹淡红。

证候分析：脾胃虚弱，气血生化不足，继则血不养心，致心脾两虚。脾气虚弱则体倦乏力，食欲不振；脾虚气血生化乏源，肌肤、毛发、爪甲等失于濡养则面色萎黄，唇甲色淡，发黄稀疏；心血不足，血不养心则心悸头晕，夜寐不安，气短懒言，注意力涣散。

辨证要点：面色萎黄或苍白，心悸，夜寐不安，气短懒言，注意力涣散。

治法：补脾养心，益气生血。

主方：归脾汤（《正体类要》）加减。

常用药：黄芪、人参、白术、当归、茯苓、龙眼肉、远志、酸枣仁、木香、甘草。

加减：血虚明显者，加鸡血藤、白芍；纳呆者，加山楂、鸡内金、陈皮；便溏者，去当归或酌情减量，加苍术、薏苡仁；心悸、夜寐不安者，加柏子仁；脾虚肝旺，肢体震颤者，加白芍、钩藤、磁石；活动后多汗者，加浮小麦、煅牡蛎固涩敛汗。

3. 肝肾阴虚

证候：面色苍白，毛发枯黄，爪甲色白易脆，耳鸣目涩，盗汗，面色颧红，腰膝酸软，发育迟缓，口舌干燥，肌肤不泽，甚或皮肤瘀斑，吐血衄血，烦躁失眠，四肢震颤，舌红少津，苔少或光剥，脉细数，指纹淡紫。

证候分析：精血同源，本证由血虚日久，累及肝肾，精血匮乏所致。肝阴不足，筋脉、目失所养，则见爪甲色白易脆，眼干目涩，四肢震颤；肾精不足则发育迟缓；水不济火则烦躁失眠；阴虚火旺，迫血妄行则皮肤瘀斑，吐血衄血；舌红少津、苔少或光剥、脉细数均为肝肾阴虚征象。

辨证要点：面色苍白，爪甲色白质脆，耳鸣目涩，腰膝酸软，烦躁、盗汗，发育迟缓，舌红少津，苔少或光剥。

治法：滋养肝肾，调补精血。

主方：左归丸（《景岳全书》）加减。

常用药：地黄、山药、枸杞子、山茱萸、牛膝、菟丝子、鹿角胶、龟甲胶。

加减：潮热盗汗者，加地骨皮、鳖甲、白薇等；久病精血大虚、发育迟缓者，加紫河车、益智、黄精；目干眼涩者，加石斛、夜明砂；神疲乏力者，加黄芪、太子参；四肢震颤者，加白芍、沙苑子、钩藤。

4. 脾肾阳虚

证候：面色㿠白，唇甲苍白，发黄稀少，精神萎靡，畏寒肢冷，纳呆便溏，或完谷不化，消瘦或浮肿，发育迟缓，舌质淡，苔白，舌体胖嫩，脉沉细无力，指纹淡。

证候分析：久病重病，精血亏虚，则唇甲苍白，发黄稀少，精神萎靡；阴损及阳，脾阳虚则畏寒懒动，纳呆便溏；肾阳虚则畏寒肢冷，发育迟缓。

辨证要点：精神萎靡，面色㿠白，畏寒肢冷，发育迟缓，纳呆便溏。

治法：温补脾肾，填精养血。

主方：右归丸（《景岳全书》）加减。

常用药：地黄、山茱萸、山药、枸杞子、鹿角胶、菟丝子、杜仲、当归、肉桂、附子。

加减：大便溏泄者，减地黄加白术、炮姜、肉豆蔻；下肢浮肿者，加薏苡仁、茯苓、猪苓；

若冷汗肢厥脉数、阳气欲脱者，则急予参附龙牡救逆汤。

【其他疗法】

（一）中成药

1. 健脾生血颗粒　用于脾胃虚弱证、心脾两虚证。

2. 小儿生血糖浆　用于贫血各证。

3. 归芪口服液　用于气血两虚证。

4. 升血颗粒　用于气血两虚证。

5. 复方阿胶浆　用于气血两虚证。

（二）推拿疗法

推补脾经，推三关，补心经，分手阴阳，运内八卦，揉足三里，摩腹，揉血海，捏脊。1 日 1 次，10 天为 1 个疗程，每个疗程后休息 3 ~ 5 天再继续治疗。

（三）针灸疗法

取膈俞、足三里、隐白、三阴交为主穴，配气海、命门。采用补法，每日针 1 次，针后加灸。10 天为 1 个疗程。亦可单用灸法。

（四）西医治疗

1. 一般治疗　合理喂养，增加富含铁质、维生素 C 和蛋白质的食物，重症患儿加强护理，卧床休息，避免感染。

2. 病因治疗　及时查明、祛除病因，纠正不良饮食习惯，大便检查有虫卵者需合并应用驱虫药以消除病因。治疗肠道畸形，控制慢性失血等。

3. 铁剂治疗　铁剂是治疗缺铁性贫血的有效制剂，若无特殊原因，应采用口服法给药，二价铁盐较易吸收，为首选，口服铁剂以元素铁计，一般为 4 ~ 6mg/（kg·d），餐间服用，分 3 次口服。为减少胃肠道反应，可从小剂量开始，若无不良反应，可在 1 ~ 2 日内加至足量。可同时口服维生素 C 以促进铁的吸收。待血红蛋白恢复正常后再继续服用 2 个月以增加铁储存，必要时可同时补充其他维生素和微量元素，如叶酸和维生素 B_{12}。治疗中定期测定血清铁蛋白，以避免铁量过多。如治疗 3 周仍无效，应注意寻找原因，如剂量不足、制剂不良、影响铁吸收因素存在或有继续失血。口服铁剂疗效不满意或不能耐受或存在消化系统症状影响铁吸收时可注射铁剂，但注射铁剂较容易发生不良反应，甚至可发生过敏反应致死，故应慎用。

4. 输血治疗　对重症贫血，尤其是心功能不全或并发严重感染者，可予输血，以尽快改善贫血状态。贫血越重，一次输血量应越小，速度亦越慢，以免引起或加重心功能不全。血红蛋白在 30g/L 以下者，应采用等量换血方法；血红蛋白在 30 ~ 60g/L 者，每次可输注浓缩红细胞 4 ~ 6mL/kg；血红蛋白在 60g/L 以上者，不必输红细胞。

【预防调护】

1. 孕期及哺乳期加强母亲营养和疾病的预防，合理膳食，保证婴儿健康。

2. 提倡母乳喂养，4 ~ 6 月龄就可添加营养丰富、富含铁剂的辅食，早产儿、低体重儿于出生 2 ~ 4 周即可给予铁剂预防。合理膳食结构，纠正不良饮食习惯。

3. 加强患儿生活调理，讲究卫生，注意休息，及时治疗各类传染病、消化道疾病等，谨慎用药，加强病期护理。

4. 重症贫血患儿加强护理，尽量卧床休息，减少活动，密切观察病情变化，早期发现虚脱、出血等危证，以及时抢救。

【案例分析】

陈某，男，5岁。近2年余脸色苍白，日见消瘦，纳差，肢倦乏力，精神萎靡不振，少气懒言，自汗，发稀，唇甲无华，口唇黏膜淡白，畏寒肢冷，便溏薄，完谷不化，发育迟缓，舌淡胖，苔薄白，脉沉细弱。实验室检查：血红细胞 3.1×10^{12}/L，血红蛋白 70g/L。血白细胞 4.4×10^9/L。镜下示红细胞形态大小不均，体积小者居多，中央淡染区扩大。中医辨证为脾肾阳虚，运化失权，气血生化无源。拟方：熟地黄 12g，山药 9g，菟丝子 9g，枸杞子 9g，炒白术 9g，淫羊藿 9g，补骨脂 3g，党参 9g，黄芪 9g，鸡内金 9g，陈皮 3g。每日 1 剂，水煎服。

服药 6 剂后胃纳开。精神转佳，大便好转，前方加当归 9g，鹿角胶 6g（烊化）。服 12 剂后，纳谷转常，夜寐安熟，面转红润，舌淡红苔薄，脉细有力，查血常规示：血红细胞 3.7×10^{12}/L，血红蛋白 92g/L，血白细胞 6.2×10^9/L。继服上药 4 周，血红蛋白 128g/L，血红细胞 4.6×10^{12}/L，乃停药。

按语：本证乃脾肾阳虚，温煦滋养无权，精血不生而成。治当温补脾肾，益气养血。方用熟地黄甘温滋肾以填精，此本阴阳互根，于阴中求阳之意；淫羊藿、补骨脂、菟丝子温补肾阳，党参、黄芪甘温补脾益气，枸杞子、当归养肝补血，山药补脾阴，炒白术、鸡内金健脾健胃止泻，鹿角胶温阳益精，陈皮健脾理气以防腻滞。全方合用，具有温补脾肾、益气养血的作用。

（黎炳南医案——摘自《黎炳南治疗小儿缺铁性贫血经验》）

【古籍选录】

《诸病源候论·小儿杂病诸候四》："夫羸瘦不生肌肤，皆为脾胃不和，不能饮食，故血气衰弱，不能荣于肌肤。"

《幼幼集成·诸血证治》："经曰：营者，水谷之精也，调和于五脏，洒陈于六腑，乃能入于脉也。生化于脾，总统于心，藏受于肝，宣布于肺，施泄于肾，濡润宣通，靡不由此。"

扫一扫，查阅本章数字资源，含PPT、音视频、图片等

心肝系病证以心肝为病变中心。心为君主之官，主血脉，主藏神。肝为将军之官，主疏泄，主藏血。心肝配合，相互为用，共同维持正常的血液运行及精神情志活动。心气充沛，心血充盈，心神健旺，则血行正常，肝有所藏，有助于肝气疏泄，情志调畅；肝藏血充足，疏泄正常，情志舒畅，有利于心神内守及心行血机能的正常发挥。小儿时期心肝有余，易见心热炽盛、肝风内动等心肝病证，在其他病证尤其是热病过程中，也可出现心热易惊、心火易炽、肝风易动之证候特点。近年来，注意缺陷多动障碍、抽动障碍等心肝疾患发病率呈上升趋势。

小儿心肝病证的治疗以宁心平肝为基本治则，临床重视与其他脏腑的密切联系，并注意活血化瘀法的配合使用及精神情志的调护。家庭、学校和社会共同配合，关爱注意缺陷多动障碍、抽动障碍患儿，多一些耐心和爱心，有利于病情的控制和缓解。

第一节 夜 啼

夜啼是指婴儿入夜啼哭不安，时哭时止，或每夜定时啼哭，甚则通宵达旦，但白天如常的一种病证。古代儿科医籍中又称为儿啼。多见于新生儿及6个月内的小婴儿，四季均可发病。

啼哭是新生儿及婴儿的一种正常生理活动，是表达要求或痛苦的方式。如果因为饥饿、惊恐、尿布潮湿、衣被过热或过冷等引起的啼哭，而喂以乳食、安抚亲昵、更换潮湿尿布、调节冷暖后，啼哭即可停止，此时不属病态。

本节主要论述婴儿夜间不明原因的反复啼哭。由于发热、口疮、腹痛或其他疾病引起的啼哭，不属本病范围。

【病因病机】

本病病因有先天因素和后天因素两个方面。先天因素责之于孕母素体虚寒或孕母性情急躁，遗患于胎儿；后天因素包括腹部受寒，体内积热，暴受惊恐。病位主要在心、脾。病机为脾寒，寒则痛而啼；心热，热则烦而啼；惊恐，惊则神不安而啼。寒、热、惊为本病之主要病因。

1. 脾寒气滞 由于孕母素体虚寒、恣食生冷，致小儿胎禀不足，脾寒内生。或因护理不当，腹部中寒，或用冷乳哺食，寒伤中阳，凝滞气机，不通则痛，因痛而啼。由于夜间属阴，脾为至阴之脏，阴盛则脾寒愈甚，寒滞气机，故入夜腹中作痛而啼。

2. 心经积热 若孕母脾气急躁，或平素恣食辛燥炙煿之物，或过服温热药物，蕴蓄之热遗于胎儿；出生后护养过温，受火热之气熏灼，均令体内积热，心火上炎，心神不安而啼哭不止。由于心火过亢，阴不能制阳，故夜间不寐而啼哭不宁。彻夜啼哭之后，阳气耗损而日间精神不

振，故白天入寐，夜间心火复亢，故入夜又啼。周而复始，循环不已。

3. 惊恐伤神　心藏神而主惊，小儿神气怯弱，智慧未充，若见异常之物，或闻特异声响，常致惊恐。惊则伤神，恐则伤志，致使心神不宁，神志不安，寐中惊惕，因惊而啼。

总之，本病因寒、因热、因惊所致，病证属性有虚有实，而以实证居多。

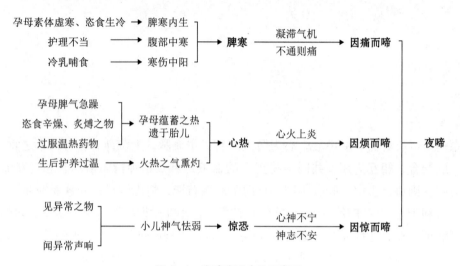

图 6-1　夜啼病因病机示意图

【临床诊断】

（一）诊断要点

1. 病史　有腹部受寒、护养过温、暴受惊恐等病史。

2. 临床表现

（1）多见于新生儿或婴儿，入夜啼哭，不得安睡，时哭时止，或每夜定时啼哭，甚则通宵达旦，而白天如常。

（2）全身一般情况良好，排除因外感发热、口疮、肠套叠、寒疝等疾病引起的啼哭。

3. 体征　各项体征无异常发现。

4. 辅助检查　各项检查无异常发现。

（二）鉴别诊断

生理性啼哭与病理性啼哭相鉴别　鉴别要点见表 6-1。

表 6-1　生理性啼哭与病理性啼哭鉴别要点

鉴别点	生理性啼哭	病理性啼哭
病因	因喂养不当，奶水不足或护理不当引起	多因疾病引起
临床特点	满足诉求后啼声渐止。多哭声响亮、清脆有节奏，面色红润，无其他症状	日夜均可啼哭。若新生儿中枢神经系统感染或颅内出血，常有音调高、哭声急的"脑性尖叫"声；急腹症时（如肠套叠）可引起阵发性哭闹不安，伴面色苍白、出汗等症状；佝偻病及手足搐搦症患儿常烦闹不安、易哭

【分证论治】

（一）辨证思路

小儿夜啼的辨证，以八纲辨证及脏腑辨证为主，重在辨别轻重缓急、寒热虚实。确认夜啼无原发性疾病者，方可按脾寒、心热、惊恐辨治。虚实寒热的辨别要以哭声的强弱、持续时间的长短、兼症的属性来辨别。哭声微弱，时哭时止，四肢不温，便溏，面色白者属虚寒；哭声响亮，啼哭不止，身腹温暖，便秘，尿赤者属实热；惊惕不安，面色青灰，紧偎母怀，大便色青，面色时白时青者属惊啼。

（二）治疗原则

调整脏腑，安和脏气，调匀血脉，是夜啼的治疗原则。因脾寒气滞者，治以温脾行气；因心经积热者，治以清心安神；因惊恐伤神者，治以定惊宁神。

（三）分证论治

1. 脾寒气滞

证候：夜间啼哭，时哭时止，哭声低弱，面色无华，口唇色淡，睡喜蜷卧，腹喜摩按，四肢欠温，吮乳无力，大便溏薄，小便清，舌质淡，苔薄白，指纹淡红。

证候分析：脾为至阴，受寒受冷后，寒凝气滞，气机不利，不通则痛，故啼哭不止；脾脏受寒，阳气不足，则哭声低弱，面色无华，四肢欠温，吮乳无力；虚寒内盛，脾运失健，则睡喜蜷曲，大便溏薄，舌质淡，苔薄白，指纹淡红。

辨证要点：睡喜蜷曲，哭声低弱，腹喜摩按，大便溏薄。

治法：温脾散寒，理气止痛。

主方：匀气散（《医宗金鉴》）合乌药散（《小儿药证直诀》）加减。

常用药：炮姜、砂仁、陈皮、乌药、木香、白芍、桔梗、甘草。

加减：大便溏薄者，加党参、白术、茯苓；时有惊惕者，加蝉蜕、钩藤、龙骨；胎禀怯弱，哭声低弱，形体羸瘦者，酌用附子理中汤温补元阳。

2. 心经积热

证候：夜间啼哭，见灯火尤甚，哭声响亮，面赤唇红，烦躁不安，身腹俱暖，大便干结，小便短赤，舌尖红，苔薄黄，指纹紫滞。

证候分析：本证因心有积热，上扰神明所致。心属火而忌热，见灯则烦热内生，两阳相搏，火热更甚，心神被扰，故哭声较响，见灯尤甚，烦躁不安；心火内蕴，则面赤唇红，大便干结，小便短赤，舌尖红，苔薄黄，指纹紫滞。

辨证要点：哭声响亮，面赤唇红，烦躁不安。

治法：清心导赤，泻火除烦。

主方：导赤散（《医宗金鉴》）加减。

常用药：地黄、淡竹叶、通草、甘草梢、黄连、灯心草。

加减：热盛烦躁，腹胀便秘者，加栀子、大黄；乳食积滞，腹部胀满者，加麦芽、莱菔子、鸡内金。

3. 暴受惊恐

证候：夜间突然啼哭，哭声尖锐，如见异物，表情恐惧，紧偎母怀，面色乍青乍白，哭声时高时低，时急时缓，时作惊惕，指纹青紫。

证候分析：小儿神气怯弱，若胎禀不足，复又暴受惊恐，惊则伤神，恐则伤志，心神不宁，则夜间突然啼哭；乍见异物，突闻异声，心神受惊，神志不安，则表情恐惧，面色乍青乍白，哭声时高时低。

辨证要点：夜间突然啼哭，表情恐惧，时作惊惕，或有暴受惊恐史。

治法：定惊安神，补气养心。

主方：远志丸（《济生方》）加减。

常用药：远志、石菖蒲、茯神、茯苓、龙骨、人参。

加减：睡中时时惊惕者，加钩藤、蝉蜕、菊花；喉有痰鸣者，加僵蚕、郁金；腹痛便溏者，加白芍、木香。本证亦可用朱砂安神丸镇惊安神，但只能短时期少量服用，不宜长服。

蝉蜕、僵蚕动物类药物，水煎加热后可致蛋白凝固影响疗效，故而应研末冲服为宜。

【其他疗法】

（一）中成药

1. 宝宝乐　用于脾寒气滞证。

2. 琥珀抱龙丸　用于暴受惊恐证。

（二）药物外治

1. 干姜粉、艾叶适量，炒热布包，熨小腹，从上至下，反复多次。用于脾虚中寒证。

2. 丁香、肉桂、吴茱萸等量。研细末，置于普通膏药上，贴于脐部。用于脾寒气滞证。新生儿及婴儿用醋调或水调直接敷于脐部，避免膏药损伤皮肤。

（三）推拿疗法

1. 分手阴阳，运八卦，平肝木，揉百会、安眠。寒啼加补脾土，摩腹，揉足三里、关元；热啼加掐总筋，揉小天心，泻小肠；惊啼加掐神门，揉印堂、太冲。

2. 按摩百会、四神聪、脑门、风池（双），由轻到重，交替进行。患儿惊哭停止后，继续按摩 2～3 分钟。用于惊恐伤神夜啼。

（四）针灸疗法

1. 针刺取中冲、百会穴。热啼加大陵、少商；惊啼加神门、行间。用泻法，不留针；中冲穴浅刺出血。

2. 艾灸神阙将艾条燃着后在神阙周围温灸，不能触到皮肤，以皮肤潮红为度。1 日 1 次，连灸 7 日。用于脾虚中寒证。

【预防调护】

1. 孕妇及乳母不宜过食寒凉与辛辣热性食物，孕期适当补充钙剂。

2. 新生儿注意保暖而不过热，腹部保暖。

3. 保持环境安静，睡眠时光线适度。

4. 乳儿喂食以满足需要而不过量为原则。

5. 不要将婴儿抱在怀中睡眠，不通宵开启灯具，逐渐减少夜间哺乳次数，养成良好的睡眠习惯。

6. 啼哭不止时，注意寻找啼哭原因，如饥饿、过饱、闷热、寒冷、虫咬、尿布浸渍、衣被刺激等，并予解决。

【案例分析】

姬某，女，5岁。患儿每夜惊叫已2个月。夜寐后突然大叫，如人将捕捉状，眼瞪口张，惊恐万状，啼哭不止，久治无效。现每夜发作，伴有心悸、头晕、多梦、失眠、面色黄白失润。脉象弦细，舌质红，舌尖绛，苔薄白失润，眼下有失眠弧。心神怯弱，外受惊恐，则心神不安，心肾不交，故夜惊不已。治宜养血安神，滋补心肾之法。

处方：柏子仁、百合、山萸肉、生地黄、熟地黄各9g，炒酸枣仁、朱云苓、钩藤各6g，朱麦冬、当归身、五味子各4.5g，女贞子、石菖蒲各3g。3剂，水煎服。配合针刺"神门"穴（双侧）1次。

二诊：夜惊已止，入寐已安，头晕，心悸均减轻，效不更方，继服3剂。

三诊：梦除寐安，精神已振，头晕、心悸均消失，夜惊未再发作。停药观察3个月，从未发作。

按语：西医学认为：小儿高级神经活动比较脆弱，兴奋与抑制过程易于广泛地在神经系统扩散。因此常由于微小的刺激，呈现泛化倾向而发生强烈反应，如睡中惊惕、惊哭，尤其是神经质的小儿，常睡眠不深，易于中断，而惊醒哭啼不安。此例配合针刺"神门"穴，此穴乃手少阴心经穴，此穴可宁心安神，善治失眠、心悸、多梦、健忘、惊痫。余每遇夜啼症，针刺此穴，往往一次即啼止，成人之神经衰弱、失眠多梦症，针后即有欲睡之感，当夜多能安卧，梦已减少，从临床观察此穴对小儿神经官能症，确有较好的效果。

（马荫笃医案——摘自《儿科病名家医案·妙方解析》）

【古籍选录】

《诸病源候论·小儿杂病诸候三》："小儿夜啼者，脏冷故也。夜阴气盛，与冷相搏则冷动，冷动与脏气相并，或烦或痛，故令小儿夜啼也。"

《圣济总录·小儿门》："经谓合夜至鸡鸣，天之阴，阴中之阴也。夜为阴盛之时，凡病在阴者，至夜则邪气亦甚，婴儿气弱，脏腑有寒，每至昏夜，阴寒与正气相击，则神情不得安静，腹中切痛，故令啼呼于夜，名曰夜啼。"

《万氏家藏育婴秘诀·啼哭》："小儿啼哭，非饥则渴，非痒则痛，为父母者，心诚求之，渴则饮之，饥则哺之，痛则摩之，痒则抓之，其哭止者，中其心也。如哭不止，当以意度。"

《幼幼集成·夜啼证治》："小儿夜啼有数证，有脏寒，有心热，有神不安，有拗哭，此中寒热不同，切宜详辨。脏寒者，阴盛于夜，至夜则阴极发躁，寒甚腹痛，以手按其腹，则啼止，起手又啼，外证面赤手冷，口不吮乳，夜啼不歇，加味当归散。心热烦啼者，面红舌赤，或舌苔白涩，无灯则啼稍息，见灯则啼愈甚，宜导赤散加麦冬、灯心，甚则加川连、胆草。神不安而啼者，睡中惊悸，抱母大哭，面色紫黑，盖神虚惊悸，宜安神丸定其心志。有吐泻后及大病后夜啼，亦由心血不足，治同上。凡夜啼见灯即止者，此为点灯习惯，乃为拗哭，实非病也。夜间切勿燃灯，任彼啼哭二三夜自定。"

《医学入门·胎惊夜啼》："上夜惊啼多痰热，仰身有汗赤面颊；下夜曲腰必虚寒，甚则内钩手足掣；客忤中恶哭黄昏，饮乳方啼烂口舌。"

第二节 汗 证

汗证是指不正常出汗的一种病证。主要表现为患儿在安静状态下依然出汗过多，清醒时可湿贴身衣物, 睡眠时可湿枕巾。多发生于 5 岁以内的小儿。

出汗是正常的生理现象。正常汗出有调节体温、润泽皮肤、调畅气血, 维持阴阳平衡、营卫和谐的作用。小儿由于形气未充、腠理疏薄, 加之生机旺盛、清阳发越, 在日常生活中较成人更容易出现阴阳失调、腠理不固而出汗过多。

小儿的异常出汗按时间分有自汗、盗汗; 按性质分有热汗、冷汗、黏汗之别。本节主要讨论自汗、盗汗。睡中出汗, 醒时汗止者称盗汗; 不分寤寐, 无故汗出者称自汗。至于因温热病引起的出汗, 或于危重证阶段出现阴竭阳脱的亡阳大汗者, 均不属本节所讨论的范畴。

小儿汗证可见于西医学甲状腺功能亢进、自主神经功能紊乱、反复呼吸道感染等疾病过程中。若是在维生素 D 缺乏性佝偻病、结核病、风湿病等疾病过程中见到患儿多汗症状, 治疗应以原发病治疗为主, 临证须注意鉴别, 以免延误治疗。

【病因病机】

本病的发病原因有先天禀赋不足、后天调护失宜、病后失养、用药发散太过等, 上述原因导致小儿卫表不固, 玄府开阖失司, 或汗液不能自藏而外泄, 或热邪迫津外泄而现汗证。

1. 虚汗 多由素体虚弱, 津液外泄所致, 包括表气不固、营卫不和及阴虚火旺。表虚不固, 腠理不密, 汗液漏泄; 汗为心液, 心气不足, 汗失所主; 气虚不能敛阴, 血虚心失所养, 则心液失藏, 汗自外泄; 卫弱营强, 阴不内守, 阳失固密, 阴必乘之, 津液外泄而为自汗; 若卫强营弱, 阳气郁蒸于肌表, 内迫营阴, 津液外越而为盗汗; 心阴不足, 虚火内生, 亦可迫津外泄。

2. 实汗 多由内热煎迫所致。如乳食壅滞而化热、里热蕴蒸、脾胃湿热、心脾积热等, 内热蒸腾、迫津外泄而汗出。

小儿汗证有虚实之分, 而虚实夹杂者居多。《素问·阴阳别论》云"阳加于阴谓之汗", 汗发于阴而出于阳, 其根本由阴中之营气, 而启闭由阳中之卫气, 所以汗证之因, 总由阴阳失衡所致。小儿气血未充, 腠理未固, 故易患此证。虚证中常见表虚不固、营卫不和、气阴两虚; 实证为心脾积热、脾胃湿热; 而且虚实之间每可兼见或相互转化。

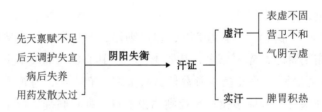

图 6-2 汗证病因病机示意图

【临床诊断】

（一）诊断要点

1. 病史 包括先天禀赋不足, 后天调护失宜, 患儿素体虚弱; 或在热性病后, 或有久病病史, 或长期使用易致汗的药物等。

2. 临床表现

（1）以小儿在正常环境和安静状态下, 全身或局部汗出异常为主要表现。寐则汗出, 醒时汗止者为盗汗; 不分寤寐, 时时汗出者为自汗。出汗量大, 常可湿衣或湿枕。

（2）排除护理不当、气候变化等客观因素及其他疾病因素所引起的大量出汗。

3. 辅助检查　应进行血常规、血沉、抗链球菌溶血素"O"、血清钙磷含量测定以及结核菌素试验、X线胸片及腕骨片等检查，以除外其他疾病。

（二）鉴别诊断

自汗与盗汗相鉴别　鉴别要点见表6–2。

表6–2　自汗与盗汗鉴别要点

鉴别点	自汗	盗汗
病因	气虚、阳虚	阴虚、血虚
时间	白天及清醒状态的异常出汗	夜晚及睡眠状态的异常出汗
伴随症状	气短乏力，懒言声低，面色少华，易反复外感	两颧潮红，咽暗红，手足心热，形瘦
舌脉	舌淡苔薄白或薄腻	舌红少苔或光剥苔

脱汗和战汗属于两种特殊情况。脱汗指发生于病情危笃之时，出现大汗淋漓，或汗出如油，并伴有肢冷、脉微、呼吸微弱，甚至神志不清等症状；战汗指在恶寒发热时全身战栗，随之汗出淋漓，或但热不寒，或汗出身凉，常出现在热病病程中。

【辨证论治】

（一）辨证思路

小儿汗证多属虚证，一般自汗以气虚、阳虚为主，盗汗以阴虚、血虚为主。临床中最常见的是小儿自汗、盗汗同时并存，但饮食不节、食滞化火，或湿热内蕴，或心脾积热，亦可致实汗。本病辨证需从汗出时间、性质、部位、颜色以及伴随症状等方面辨别虚实。

1. 辨汗出时间　白天汗出较多，为自汗，以表气虚为主，临证以头颈部汗出明显、动则尤甚；亦有营卫不和者，临证以遍身汗出或局部汗出为主；尚有实热、积热内蒸，迫津外泄者，临证以头部或四肢汗多，汗出染衣，溲黄便干。夜寐汗多为盗汗，多属阴虚，伴手足心热、潮热、舌苔花剥。自汗久则可以伤阴，盗汗久则伤阳，而出现气阴两虚之证。

2. 辨汗出性质　微汗，多因表虚不固、卫阳不能固摄阴津所致，兼见平素易感、面色淡、舌淡苔白等症；营卫不和者亦可有遍身微微汗出。大汗，兼见面赤、口渴饮冷者，属实热证。热汗，兼见汗出黏腻、面赤烘热、烦躁、小便色黄、舌苔薄黄者，多因脾胃湿热，或心脾积热所致；兼见两颧红赤、五心烦热、舌红少苔等，多因阴虚内热、迫津外泄所致。

3. 辨汗出部位　头汗，既可因表虚不固、津液不藏所致，亦可因中焦湿热蕴结、迫津上越所致，兼见面赤、心烦、口渴、舌尖红、苔薄黄。遍身汗出，或半身汗出，多系营卫不和所致；手足心汗出量多，其病位多责之于脾，兼见胸闷、便溏、肢倦乏力、尿短赤、苔黄腻者，是脾胃湿热、津液郁蒸、旁达外泄所致。

（二）治疗原则

虚则补之，实则泻之。临证应视气血之虚而补之；实证当予疏利。

表虚不固者宜益气固表；气阴两虚宜益气养阴；营卫不和宜调和营卫；阴虚火旺宜滋阴降火。脾胃积热宜疏利脏腑，清利湿热，使邪去正安。注意不可见汗止汗，亦不可过早收敛或一味收敛，以免留邪。

（三）分证论治

1. 表虚不固

证候：以自汗为主，或伴盗汗，汗出部位以头部、肩背明显，动则益甚，伴神疲乏力，面色少华，平素易患伤风感冒，舌质淡，苔薄白，脉虚无力，指纹淡。

证候分析：素体正虚，表虚不固，腠理不密，故见大汗自出；头为诸阳之会，肩背亦属阳之所在，气属阳，气虚不能封藏，故见头及肩背汗出明显；气虚卫外不固，故易感外邪而反复感冒；面色少华、纳呆、神疲乏力、舌质淡均为脾气虚之象。

辨证要点：自汗为主，动辄汗出，易患感冒。

治法：益气扶正，固表敛汗。

主方：玉屏风散（《究原方》）合牡蛎散（《太平惠民和剂局方》）加减。

常用药：黄芪、防风、白术、煅牡蛎、麻黄根、浮小麦。

加减：气短乏力、便溏者，加山药、白扁豆；纳呆者，加山楂、麦芽、炒莱菔子。

2. 营卫不和

证候：以自汗为主、或伴盗汗，汗出遍身、微微汗出、持续性汗出，或半身或局部出汗，微恶风，舌质淡红，苔薄白，脉缓。

证候分析：本证由于卫气不固，营阴不能内守而妄泄于外，卫强营弱所致。营卫不和，营阴不能内守，故津液自泄而见自汗；营卫周行全身，营卫不和，故可遍身汗出；营卫不和，则气血亦运行不畅，血脉失利，经络受阻，故又可见半身汗出，或局部汗出；卫强营弱，营阴不足，则汗出不透、卫气疏泄，故可见轻微怕风；舌质淡红、苔薄白、脉缓，皆为营卫失调、气血失和之象。

辨证要点：汗出遍身，或半身或局部出汗，轻微怕风。

治法：调和营卫，补气止汗。

主方：黄芪桂枝五物汤（《金匮要略》）加减。

常用药：黄芪、桂枝、白芍、生姜、大枣、浮小麦、煅牡蛎。

加减：汗出较多者，加龙骨、麻黄根；卫强者，加生姜、荆芥；精神倦怠、胃纳不振、面色少华者，加党参、山药。

3. 气阴亏虚

证候：以盗汗为主，可伴自汗，汗出较多，湿衣湿枕，神疲乏力，舌质淡红，苔少或见剥苔，脉细弱或细数。

证候分析：热病或久病之后，气阴两伤，气虚不能敛阴，阴虚而生内热，迫津外泄，故盗汗、自汗；汗为心液，汗出则心血暗耗，故心烦少寐，神疲乏力；口渴喜饮、手足心热、舌质淡红、苔少或剥苔、脉细数，均为阴亏之象。

辨证要点：盗汗为主，或兼见自汗，神疲，手足心热，舌质淡红，苔少或剥苔。

治法：益气生津，养阴敛汗。

主方：生脉散（《医学启源》）加减。

常用药：太子参、麦冬、五味子、浮小麦、煅牡蛎、地黄。

加减：面色少华、乏力者，去麦冬，加黄芪、白术、浮小麦；低热、心烦、少寐者，加知母、酸枣仁、柏子仁；汗多不止者，加麻黄根、煅龙骨；低热口干、手足心灼热者，加白芍、地骨皮、牡丹皮。

4. 脾胃积热

证候：自汗或盗汗，以头部或四肢为多，汗液黏稠，口臭或口舌生疮，口渴不欲饮，面赤唇红，小便色黄，舌质红，苔黄或腻，脉滑数，指纹紫滞。

证候分析：汗为心液，心经炽热，迫津外泄而为汗；脾湿内生郁而化热，湿热交蒸，外泄肌表而为汗；心火上炎，脾主四肢，故汗出以头部四肢为主；心开窍于舌，脾开窍于口，心脾积热，故口舌生疮、口气臭秽、面赤唇红、口干渴、溲黄便干。

辨证要点：头部四肢多汗、汗出肤热，汗渍色黄，同时伴有湿热内蕴或心脾积热征象。

治法：清心泻脾，清利湿热。

主方：导赤散（《小儿药证直诀》）合泻黄散（《小儿药证直诀》）加减。

常用药：广藿香、栀子、苍术、石膏、甘草、防风、通草、地黄、麻黄根、淡竹叶。

加减：口臭、舌苔黄腻者，加槟榔、枳实、胡黄连；小便短赤者，加滑石、车前草；汗渍色黄酸臭者，加茵陈、佩兰、龙胆，或合用龙胆泻肝汤；烦躁少寐者，加首乌藤、酸枣仁；自汗、盗汗较甚者，加知母、地骨皮、浮小麦、糯稻根。

【其他疗法】

（一）中成药

1. 玉屏风颗粒　用于表虚不固证。
2. 生脉饮口服液　用于气阴亏虚证。
3. 虚汗停颗粒　用于气阴亏虚证。

（二）药物外治

1. 五倍子方　五倍子粉、煅牡蛎、丁香各适量，温水或醋调成糊状，敷于脐部神阙穴，或足底涌泉穴，用胶布固定，晚敷晨取。用于盗汗。
2. 五倍子散敷脐方　五倍子、郁金各等份，研末，温开水调敷脐部。可用于各种汗证。
3. 药浴疗法　五倍子、乌梅、艾叶。水煎浴足。用于自汗、盗汗。

（三）推拿疗法

自汗者，虚证，补脾经，揉肾顶，推补肾经，揉二人上马；实证，推补肾经，揉二人上马，清板门，清天河水，退六腑。

盗汗者，补肾经，揉肾顶，补脾经，补肺经，推三关，分阴阳，揉小天心。

（四）单方验方

1. 糯稻根 30g，浮小麦、碧桃干各 10g。水煎服。用于自汗。
2. 浮小麦 30g，麻黄根 10g。水煎代茶饮。用于自汗。

【预防调护】
1. 进行适当的户外活动，加强体格锻炼，增强小儿体质。
2. 汗出过多应补充水分，进食易于消化、营养丰富的食物。
3. 积极治疗各种急、慢性疾病，注意病后调护。
4. 汗出衣湿后，应及时用柔软干毛巾拭干皮肤，或扑以滑石粉、龙骨粉、牡蛎粉等。更换干净内衣，避免直接吹风受凉。

【案例分析】

冯某，女，2岁10个月。2005年7月6日（小暑）。

主诉：汗多1年余。

初诊：患儿自1岁多时开始出汗较多，活动后更甚，曾予中西药治疗效果不显。现仍汗多，稍活动即汗湿衣服，纳食尚可，二便正常。精神、面色如常，心肺无异征。舌质红偏暗，苔白，指纹右紫及气关，左淡红。

此由肺气不足、营卫不和，兼有郁热所致，当以扶正为主，益气固表，调和营卫，佐以清肺。

处方：黄芪15g，白术10g，防风10g，桂枝3g，白芍药10g，生甘草5g，煅龙骨12g，煅牡蛎12g，山茱萸肉5g，五味子10g，炙枇杷叶15g，蒲公英10g。4剂，水煎服。

嘱少活动，避免直接吹风或吹空调。

二诊（2005年7月10日）：患儿出汗减少，大便稍臭。舌质红稍偏暗，苔薄白，指纹同前。继守上方加神曲、山楂各10g，消食助运。4剂服尽，汗出正常。

按语：此案属表虚肺热之自汗治例。时值盛夏，暑热相蒸，肺经郁热；其舌红偏暗，指纹右紫及气关，即为其征。小儿素有肺气不足，腠理不密，表虚不固，故经常容易出汗；血汗同源，汗出过多，日久必伤营血，更损卫气，致营阴不能内守而敛藏，卫气不能卫外而固密；加之肺热迫津外泄，故致汗出益甚。对此，治当以益气固表，调和营卫为主，佐以清肺。方用玉屏风散合桂枝龙骨牡蛎汤化裁。方中重用黄芪益气固表止汗；白术健脾化湿，培土生金；防风走表而助黄芪固表之功；桂枝、白芍调和营卫，因无明显恶风表证，且肺有郁热，故桂枝用量宜小；煅龙骨、煅牡蛎、山茱萸肉、五味子止汗敛阴；炙枇杷叶、蒲公英清肺降火；生甘草和中，调和诸药。二诊时见大便稍臭，思其因小儿脾胃薄弱，运化不及，饮食积滞化热所致，故加神曲、山楂以消食助运。全方清补并投，切合病机，是以疗效显著。

夫汗证，包括自汗、盗汗，病因固然多虚，但亦可为实，或虚实夹杂。然而临证实践中，患者往往无明显寒热虚实之偏颇。每于此时，不必囿于诸症悉具，可从小儿生理病理特点入手，谨守疾病基本病机而施治。本案无面色少华、少气乏力、食欲不振、舌淡脉弱及经常感冒等明显肺脾气虚之候；亦无典型恶寒怕风等营卫失和之征。然把握主症，从小儿生理病理特点出发，注重结合舌脉等细微征象，得以确立其病因病机为肺气不足、营卫不和，兼有郁热，并据此用药，故而获效。

（倪珠英医案——摘自《当代名老中医典型医案集·儿科分册》）

【古籍选录】

《医宗必读·汗》："心之所藏，在内者为血，在外者为汗。汗者，心之液也，而肾主五液，故汗症未有不由心肾虚而得者。心阳虚不能卫外而为固，则外伤而自汗；肾阴衰不能内营而退藏，则内伤而盗汗。"

《幼幼集成·诸汗证治》："经曰：阳之汗，以天地之雨名之。又曰：阳加于阴谓之汗。又曰：心为汗。夫心之所藏，在内者为血，在外者为汗。盖汗乃心之液，而自汗之证，未有不由心肾两虚而得者，然阴虚阳必凑之，故发热而自汗，阳虚阴必凑之，故发厥而自汗，是皆阴阳偏胜所致也。"

《张氏医通·汗》："盗汗，盖平人脉虚弱微细，是卫气不能鼓其脉气于外，所以不能约束津液。当卫气行阴，目暝之时，血气无以固其表，腠理开则汗；醒则行阳之气复散于表，则汗止矣。"

第三节　病毒性心肌炎

病毒性心肌炎是由病毒侵犯心脏，引起局限性或弥漫性心肌炎性病变为主的疾病，有的可累及心包或心内膜。临床可见心悸、胸闷、乏力、气短、面色苍白、肢冷、多汗等症。常继发于感冒、麻疹、流行性腮腺炎、腹泻等病毒感染性疾病之后，多数患儿预后良好，但少数可发生心源性休克、心力衰竭，甚则猝死，也有的迁延不愈而形成顽固性心律失常。

本病多见于 3～10 岁儿童，一年四季皆有发病。古代医籍中无本病专门记载，根据本病的主要临床症状，属于中医学风温、心悸、怔忡、胸痹、猝死等范畴。

【病因病机】

小儿病毒性心肌炎的病因既有内因，又有外因。内因责之于素体正气亏虚，外因多由风温、湿热邪毒侵袭所致。

1. 风热犯心　小儿肺常不足，卫外不固，外感风热邪毒多从皮毛而入，首犯肺卫，心肺同居上焦，肺朝百脉，与心脉相通，毒邪由表入里，内舍于心，致心脉痹阻，心失所养。

2. 湿热侵心　小儿脾常不足，饮食不洁或不节，湿热毒邪从口而入，蕴郁于胃肠，邪毒沿脾经从胃入膈，注入心中，导致心脉痹阻，心失所养。

3. 气阴两虚　外感风温、湿热邪毒，热毒之邪灼伤营阴，耗伤心之气阴，则气阴亏虚，心脉失养，心气不足，鼓动无力，而致悸动不安。

4. 痰瘀互结　病情迁延，伤及脾肺，脾不运化则水湿停聚，肺失宣降则水津不布，肺脾两虚而不能布散水津，留而成痰为饮，阻滞血脉、痰瘀互结，心之脉络受阻，致心脉痹阻。

5. 心阳虚衰　素体阳虚，复感毒邪，致心阳虚衰；或感邪日久，正气衰弱，心阳不足；或心阴亏虚，阴损及阳，致心阳虚损。若心阳虚损进一步发展则致心阳暴脱。

总之，正气不足，外感风温、湿热邪毒为本病病因，心脉痹阻，气阴耗伤为主要病理变化，瘀血、痰浊为本病病理产物。病程中或邪实正虚，或以虚为主，或虚中夹实，病机演变多端，可发生心阳暴脱的危证。

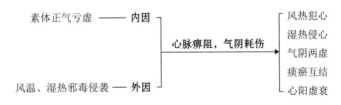

图 6-3　病毒性心肌炎病因病机

【临床诊断】

（一）诊断要点

1. 病史　发病前有感冒、泄泻、出疹等病史。

2. 临床表现　表现轻重不一，取决于年龄和感染的急性或慢性过程。部分患者起病隐匿，有乏力、活动受限、心悸、胸痛等症状，少数重症患者可发生心力衰竭并发严重心律失常、心源性休克，死亡率高。部分患者呈慢性进程，演变为扩张型心肌病。新生儿患病时病情进展快，常见高热、反应低下、呼吸困难和发绀，常有神经、肝和肺的并发症。

3. 体征　心脏有轻度扩大，伴心动过速、心音低钝及奔马律。反复心力衰竭者，心脏明显扩大，肺部出现湿啰音，肝、脾大，呼吸急促和发绀，重症患者可突然发生心源性休克，脉搏细弱，血压下降。

4. 辅助检查

（1）心肌损害的血生化指标磷酸激酶（CPK）　在早期多有增高，其中以来自心肌的同工酶（CK-MB）为主。心肌肌钙蛋白（cTnI 或 cTnT）的变化对心肌炎诊断的特异性更强，但敏感度相对不高。血清乳酸脱氢酶（SLDH）同工酶增高在心肌炎早期诊断有提示意义。

（2）X 线检查　显示心影增大，但无特异性。心力衰竭时可显示肺淤血、水肿征象。

（3）心电图　缺乏特异性，应强调动态观察的重要性。可见严重心律失常，包括各种期前收缩、室上性和室性心动过速、房颤和室颤、高度房室传导阻滞。心肌受累明显时可见 T 波降低、倒置，ST 段下移等。

（4）超声心动图　可显示心房、心室的扩大，心室壁水肿增厚，心室收缩功能受损程度，可探查有无心包积液以及瓣膜功能。

（5）病毒学诊断　疾病早期可从咽拭子、咽冲洗液、粪便、血液中分离出病毒，但需结合血清抗体测定才更有意义。恢复期血清抗体滴度比急性期有 4 倍以上增高，病程早期血中特异性 IgM 抗体滴度在 1∶128 以上。利用聚合酶链反应或病毒核酸探针原位杂交，自血液或心肌组织中查到病毒核酸可作为某一型病毒存在的依据。

（6）心肌活体组织检查　仍被认为是诊断的金标准，但由于取样部位的局限性，及患者的依从性不高，应用十分有限。

（二）鉴别诊断

与风湿性心脏炎相鉴别　鉴别要点见表 6－3。

表 6－3　病毒性心肌炎与风湿性心脏炎鉴别要点

鉴别点	病毒性心肌炎	风湿性心脏炎
病史	病前 1～3 周有病毒感染病史	病前 1～3 周多有链球菌感染史
主症	发热、乏力、活动受限、心悸、胸痛	发热、关节炎、皮下结节、环形红斑
实验室检查	血清乳酸脱氢酶（SLDH）同工酶增高	血沉增快、抗链球菌溶血素 "O" 增高
心电图	无特异性	心电图 P－R 间期延长
X 线检查	心影增大，但无特异性；心力衰竭时可显示肺淤血、水肿征象	心脏扩大

此外，临床上病毒性心肌炎还需与中毒性心肌炎等鉴别。

【辨证论治】

（一）辨证思路

由于临床表现不一，证候错杂，辨证较为复杂。可根据临床表现，首先辨明虚实，其次辨别轻重。

1. 辨虚实　凡病程短暂，见胸闷胸痛，气短多痰，或恶心呕吐，腹痛腹泻，舌红苔黄，属实证；病程长达数月，见心悸气短，神疲乏力，面白多汗，舌淡或偏红，舌光红少苔，属虚证。一般急性期以实证为主，迁延期、慢性期以虚证为主或虚实夹杂。

2. 识轻重　神志清楚，神态自如，面色红润，脉实有力者，病情轻；若面色苍白，气急喘息，四肢厥冷，口唇青紫，烦躁不安，脉微欲绝或频繁结代者，病情危重。

（二）治疗原则

本病以扶正祛邪、养心通脉为基本治则。初期以祛邪、养心通脉为要，"邪去则正安"；后期以扶正、养心通脉为主，祛邪为辅，"养正则邪自祛"。病初邪毒犯心者，治以清热解毒；湿热侵心者，治以清热化湿；后期气阴亏虚者，治以益气养阴；痰瘀互结者，治以活血化瘀，祛痰化浊。心阳虚衰者，治以益气回阳，救逆固脱。

（三）分证论治

1. 风热犯心

证候：发热恶寒，或低热缠绵，或不发热，鼻塞流涕，咽红肿痛，咳嗽有痰，肌痛肢楚，心悸气短，胸闷胸痛，舌红苔薄，脉浮数或结代。

证候分析：风热邪毒客于肺卫，正邪相争，卫阳抗邪而浮盛于外，则发热或低热缠绵；外邪束表，肺失宣畅，鼻窍不利，津液为热邪所灼，故鼻塞流涕；风热袭肺，肺失清肃，肺气上逆，故咽红肿痛，咳嗽；邪气与气血相搏，肌肤失养则肌痛肢楚；痰热内盛，壅塞肺气，气机不畅则胸闷胸痛；邪毒入里，侵及心脉，心失所养，则心悸气短，脉结代。

辨证要点：胸闷胸痛，心悸气短，咽痛，恶寒发热。

治法：疏风清热，解毒护心。

主方：银翘散（《温病条辨》）加减。

常用药：金银花、连翘、淡豆豉、牛蒡子、薄荷、荆芥、桔梗、甘草、淡竹叶、芦根。

加减：邪热炽盛者，加黄芩、栀子；胸闷加枳壳、郁金，胸痛者，加丹参、红花；心悸、脉促者，加五味子、柏子仁；咽痛红肿者，加山豆根、玄参。

2. 湿热侵心

证候：寒热起伏，全身酸痛，恶心呕吐，腹痛腹泻，面色晦暗，倦怠乏力，胸部憋闷，心悸气短，善太息，舌质红，苔黄腻，脉濡数或结代。

证候分析：湿热邪毒束表，卫气被遏，肌表失于温煦，则寒热起伏；湿热侵袭肌肉关节，气血运行不畅，全身肌肉酸痛；湿热阻滞中焦，纳运失健，气机阻滞，故腹痛腹泻，恶心呕吐；湿热内侵心脉，则心悸胸闷，脉结代；舌红、苔黄腻、脉濡数均为湿热之象。

辨证要点：胸闷心悸，寒热起伏，恶心呕吐，腹泻。

治法：清热化湿，宁心通脉。

主方：中焦宣痹汤（《温病条辨》）加减。

常用药：连翘、栀子、蚕沙、赤小豆、薏苡仁、苦杏仁、防己、滑石、半夏。

加减：胸闷气憋者，加瓜蒌皮、薤白；肢体酸痛者，加羌活、木瓜；心悸、脉结代者，加丹参、珍珠母。

3. 气阴两虚

证候：心悸怔忡，胸闷气短，少气懒言，神疲倦怠，头晕目眩，烦热口渴，自汗盗汗，失眠乏力，舌红少津，脉细数或结代。

证候分析：邪毒内舍于心，耗伤心阴，心脉失养，阴不制阳，则心悸不宁，夜寐不安，脉细数或结代；气虚则少气懒言，神疲倦怠；心阴不足，不能上承于头目，脑失充养，故头晕目眩，失眠；阴虚生内热，则烦热口渴，舌红少津。

辨证要点：心悸胸闷，神疲乏力，烦热口渴，舌红少津，脉细数或结代。

治法：益气养阴，宁心安神。

主方：生脉散（《医学启源》）加减。

常用药：人参、麦冬、五味子、太子参、当归、地黄、丹参、酸枣仁、甘草。

加减：若气虚明显者，加黄芪、西洋参；阴虚明显者，加地黄、玉竹；心悸不安者，加首乌藤、柏子仁；胸闷明显者，加郁金、枳壳；自汗盗汗者，加浮小麦、麻黄根；大便偏干者，加火麻仁、瓜蒌子。

4. 痰瘀互结

证候：心悸气短，胸闷憋气或心痛如针刺，脘腹满闷，恶心泛呕，面色晦暗，唇甲青紫，舌质紫暗，舌边尖有瘀点，舌苔腻，脉滑或结代。

证候分析：病程日久，肺脾受损，痰浊内生，阻滞气机，故脘腹满闷，恶心泛呕；痰浊内生，气滞血瘀，痰瘀互结，阻于心脉，故心悸，胸闷憋气或心痛如针刺，面、舌、唇甲紫暗，脉结代。

辨证要点：胸闷憋气，或心痛如针刺，脘腹满闷，唇甲青紫，舌质紫暗。

治法：活血化瘀，豁痰开痹。

主方：瓜蒌薤白半夏汤（《金匮要略》）合失笑散（《太平惠民和剂局方》）加减。

常用药：瓜蒌皮、薤白、半夏、丹参、五灵脂、蒲黄、郁金、枳壳。

加减：心痛明显者，加川芎、红花、降香；痰郁化热者，加黄连、竹茹；夜不能寐者，加合欢花、首乌藤、酸枣仁。

5. 心阳虚衰

证候：心悸怔忡，胸闷不舒，面色苍白，四肢不温，头晕自汗，甚则大汗淋漓，四肢厥冷，口唇及指（趾）发紫，呼吸浅促，舌质淡暗，舌苔薄白，脉细数或脉微欲绝。

证候分析：心阳虚弱，鼓动无力，气血运行不畅，故头晕心悸怔忡；阳虚则自汗；胸阳不振，心血不畅，则胸闷不舒；阳气不达面部四末，则面色苍白，四肢不温；若阳气暴脱，宗气大泄，则见大汗淋漓、四肢厥冷、口唇及指（趾）青紫、呼吸浅促、脉微欲绝。

辨证要点：心悸乏力，面色苍白，四肢不温，自汗，呼吸浅促，脉细欲绝。

治法：益气回阳，救逆固脱。

主方：参附龙牡救逆汤（经验方）加减。

常用药：人参、附子、龙骨、牡蛎、白芍、甘草。

加减：神疲乏力明显者，加黄芪、白术；阳气暴脱者，加西洋参、麦冬、五味子、干姜。

【其他疗法】

（一）中成药

1. 生脉饮　用于气阴两虚证。

2. 玉丹荣心丸　用于气阴两虚证。

3. 丹参注射液　用于痰瘀互结证。

4. 参附注射液　用于心阳虚衰证。

（二）针灸疗法

1. 体针　主穴取心俞、巨阙、间使、神门、血海，配穴取大陵、膏肓、丰隆、内关。用补法，得气后留针。

2. 耳针　取心、交感、神门、皮质下，或用王不留行压穴，用胶布固定，每日按压。

（三）西医治疗

1. 休息　急性期需卧床休息，减轻心脏负担。

2. 抗病毒治疗　对于仍处于病毒血症阶段的早期患儿，可选用抗病毒治疗，但疗效不确切。

3. 营养心肌治疗　改善心肌能量代谢、促进受损细胞修复，可选用 1，6 - 二磷酸果糖，同时选用大剂量维生素 C、辅酶 Q10。其他促进心肌代谢药物，如磷酸肌酸钠、三磷酸腺苷等也可选用。

4. 大剂量丙种球蛋白　通过免疫调节作用以减轻心肌细胞损害。

5. 控制心力衰竭　并发充血性心力衰竭必须及时控制，可选用西地兰或地高辛。急性心力衰竭时可加用利尿剂。

6. 肾上腺皮质激素的应用　通常不使用，对重型患儿合并心源性休克、致死性心律失常、心肌活体组织检查证实慢性自身免疫性心肌炎症反应者应足量、早期应用。一般可选择氢化可的松、泼尼松。

【预防调护】

1. 积极预防呼吸道或肠道病毒感染。

2. 注意锻炼身体，增强体质，避免过度劳累。

3. 注意休息，急性期应卧床休息 3 ~ 6 周，有心功能不全或心脏扩大者应卧床休息 3 ~ 6 个月。待热退后 3 ~ 4 周，心衰控制，心律失常好转，心电图改变好转时，可逐渐增加活动量。

4. 尽量保持安静，以减轻心肌负担，减少耗氧量，必要时可予镇静剂。

5. 饮食宜清淡而富有营养，忌食过于肥甘厚腻或辛辣之品。

6. 密切观察患儿病情变化，一旦发现心率明显增快或减慢、严重心律失常、呼吸急促、面色青紫，应及时抢救。

【案例分析】

吕某，女，5 岁

主诉：发热伴心悸胸痛 2 周

患儿 2 周前有外感史，见发热（体温 38 ~ 39℃），咳嗽咽痛，经治疗症减，但间断发热伴心悸胸痛乏力。面色苍白，神体困倦，心烦易哭，舌体淡，尖红，状如杨梅，舌苔中厚腻，脉细疾数。实验室检查：白细胞 8×10^9/L；心肌酶：LDH 231.6U/L、谷草转氨酶（AST）36.83U/L、CK-MB 18.87U/L、羟丁酸脱氢酶（HBDH）330U/L；胸片：心影呈轻 - 中度增大；心电图：窦性心律，心率 140 次/分。诊断为病毒性心肌炎，证属本虚标实、虚实夹杂之痰瘀阻络，治以清热解毒，健脾化痰，活血通络。

处方：太子参 12g，丹参 8g，胆南星 8g，丹皮 6g，川黄连 3g，麦冬 8g，竹蜂 3g，大青叶 8g，甘草 5g，7 剂。每日 1 剂，水煎服。

复诊：1 周后热退，心悸减，心率 120 次/分，守上方去竹蜂，随症加入石菖蒲、炒谷芽、炒麦芽、炒枳壳、炒酸枣仁。复查心电图：窦性心律，心率 90 次/分；胸片：心影无明显增大；心肌酶：LDH 248U/L、AST 79U/L、CK-MB 23U/L、HBDH 187U/L，病情好转，心悸胸痛消失，纳眠正常，守方再服 1 月而告愈。

按语：本案证属痰瘀阻络。外感风热邪毒，伤及肺脾，痰饮内停，瘀血内阻，阻滞心络所致。治宜清热解毒，健脾化痰，活血通络。处方为自拟方，用胆南星、竹蜂清热化痰；丹参、牡丹皮活血化瘀；川黄连大青叶、甘草清热解毒；太子参、麦冬益气养阴，以防热毒耗伤心之气阴。1 周后热邪渐清，故去竹蜂，加石菖蒲、炒谷芽、炒麦芽、炒枳壳、炒酸枣仁以化痰理气，养心安神。

（石恩权医案——摘自《中华名医名案集成·儿科医案》）

【古籍摘要】

《伤寒论·辨太阳病脉证并治》："伤寒二三日，心中悸而烦者，小建中汤主之。""伤寒脉结代，心动悸，炙甘草汤主之。"

《小儿药证直诀·脉证治法》："心主惊，实则叫哭，发热，饮水而摇，虚则卧而悸动不安。"

《婴童百问·慢惊》："心藏神而恶热。小儿体性多热，若感风邪，则风热搏于脏腑，其气郁膹，内乘于心，令儿神志不宁，故发为惊。若惊甚不已，则悸动不宁，是为惊悸之病。"

《保婴撮要·惊悸》："惊者，心卒动而恐怖也；悸者，心跳动而怔忡也。二者因心虚血少，故健忘之症随之。"

第四节　注意缺陷多动障碍

注意缺陷多动障碍，是一种较常见的儿童时期行为障碍性疾病。临床以与年龄不相应的注意缺陷、多动冲动为主要特征。本病在古代医籍中未见专门记载，根据其多动多语、冲动不安，可归入"脏躁""躁动"中，由于患儿智能接近正常或完全正常，但活动过多，思想不易集中而导致学习成绩下降，故又与"健忘""失聪"有关。

本病多见于学龄期儿童，男孩多于女孩。发病与遗传、环境、教育、产伤等有一定关系。本病预后较好，绝大多数患儿到青春期逐渐好转，活动过多的症状消失，但注意力不集中，性格异常可继续存在。

【病因病机】

本病病因主要为先天禀赋不足，后天失于护养，教育不当，环境影响等。其他如外伤瘀滞、情志失调等也可引起。病位主要在心、肝、脾、肾。病机关键为脏腑阴阳失调，阴失内守、阳躁于外。

1. 心肝火旺　小儿"心常有余""肝常有余"，若教育不当，心理失和；或情志失调，五志化火；或素体热盛，喜食油煎辛辣之品，助热生火，扰动心肝，而见多动冲动，烦躁不安。

2. 痰火内扰　素体肥胖小儿，痰湿之体，平素喜食肥甘厚味之品，或偏食辛辣香燥之物，导致痰火内生，扰动心神，则见多动多语，冲动任性。

3. 肝肾阴虚　小儿稚阴稚阳之体，若先天禀赋不足，肾阴不足，水不涵木，肝阳亢盛，则表现为多动难静，神思涣散。

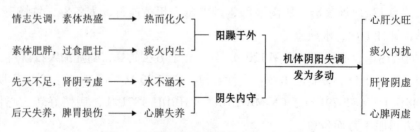

图 6-4　注意缺陷多动障碍病因病机示意图

4. 心脾两虚　若心气不足，心失所养可致心神失守而精神涣散，注意力不集中。脾虚失养则静谧不足，兴趣多变，言语冒失，健忘；心脾两虚则神思不定，反复无常不能自制。

【临床诊断】

（一）诊断要点

1. 病史　可有产伤史，或后天失于护养、教育不当、环境影响以及外伤瘀滞、情志失调等病史。

2. 临床表现　参考《精神障碍诊断和统计手册》第五版（DSM-5）的标准，本病判断条件如下：

（1）多动/冲动下列症状存在6项以上，持续6个月以上：①多动难静，不能自控；②坐立不安，常离座位；③玩耍时过于兴奋，不能安静；④不分场合，跑来跑去；⑤时常忙碌不停；⑥多言多语，自言自语；⑦抢话抢答；⑧难以按序排队；⑨干扰他人，擅动他人物品。

（2）注意缺陷下列症状存在6项以上，持续6个月以上：①做事粗心，马虎大意，时常出错；②思维涣散，难以集中；③似听非听，心不在焉；④兴趣多变，无法按要求完成任务；⑤工作凌乱，没有条理，做事拖延；⑥懒散懈怠，没有恒心；⑦丢三落四，有头无尾；⑧不耐干扰，易于分心；⑨记忆力差，容易忘事。

（3）多动/冲动、注意缺陷的症状与同龄儿童发育水平不相称，且存在于两种或两种以上的场合（如在家中、学校及工作场所，与亲朋相处、从事其他活动时）。

（4）有明确的证据显示症状干扰或损害了患者的社会、学业或职业功能。

（5）这些症状不是发生在精神分裂症或其他精神障碍的病程中，也不能用其他精神障碍来解释（如心境障碍、焦虑障碍、分离障碍、人格障碍、物质中毒或戒断症状）。

3. 体征　体格检查动作不协调，翻手试验、对指试验、指鼻试验、指指试验可呈阳性。

4. 辅助检查　注意力测试常呈阳性。

（二）鉴别诊断

与正常顽皮儿童、抽动障碍以及孤独症谱系障碍相鉴别　鉴别要点见表6-4。

表6-4　注意缺陷多动障碍与正常顽皮儿童、抽动障碍以及孤独症谱系障碍鉴别要点

鉴别点	注意缺陷多动障碍	正常顽皮儿童	抽动障碍	孤独症谱系障碍
相似症状	活动过多，注意力不集中	活动过度，有时出现注意力不集中	身体抽动，不自主发声	常有活动过多或者注意力集中困难的症状
不同症状	情绪不稳，冲动任性，伴有学习困难，但智力水平基本正常	大部分时间能正常学习，功课作业完成迅速。能遵守纪律，上课一旦出现小动作，经指出即能自我制约而停止	症状不能长时间自控	不能与周围人建立感情联系，不能与人对视，行为表现重复单一，有严重的社会交往与语言功能障碍

【辨证论治】

（一）辨证思路

本病辨证，以脏腑辨证、阴阳辨证为纲。

1. 辨脏腑　在心者，注意力不集中，情绪不稳定，多梦烦躁；在肝者，易于冲动，好动难

静,容易发怒,常不能自控;在脾者,兴趣多变,做事有头无尾,记忆力差;在肾者,脑失精明,学习成绩低下,记忆力欠佳,或有遗尿、腰酸乏力等。

2. 辨阴阳 阴静不足,症见注意力不集中,自我控制差,情绪不稳,神思涣散;阳亢躁动,症见动作过多,冲动任性,急躁易怒。本病的实质为虚证,亦有标实之状,临床多见虚实夹杂之证。

(二)治疗原则

本病以调和脏腑阴阳为治疗原则。病属本虚标实,主要涉及心、肝、脾、肾四脏。治疗以滋阴潜阳、补益心脾、清心平肝、泻火豁痰为主。可根据痰浊、痰火、瘀血等兼证的不同,佐以化痰、清热、祛瘀等不同治法。由于小儿脏腑娇嫩,易虚易实,治疗时应注意滋阴而不伤脾,祛邪而不伤正,勿过用苦寒之品,同时注意安神益智。

(三)分证论治

1. 心肝火旺

证候:多动不安,冲动任性,急躁易怒,注意力不集中,做事莽撞,或好惹扰人、常与人打闹,或面赤烦躁,大便秘结,小便色黄,舌质红或舌尖红,苔薄或薄黄,脉弦或弦数。

证候分析:心火亢则热扰心神,神失所藏,故注意力不集中,心烦不安,舌尖红甚或舌体生疮;肝火旺则肝阳易亢,故多动不安,冲动任性,性情急躁易怒,脉弦或弦数;面赤、大便秘结、小便色黄、舌质红均为阳热之象。

辨证要点:多动多语,冲动任性,急躁易怒,大便秘结,脉弦。

治法:清心平肝,安神定志。

主方:安神定志灵(《儿童多动症临床治疗学》)加减。

常用药:柴胡、黄芩、决明子、连翘、天竺黄、石菖蒲、郁金、当归、益智、远志、龙齿。

加减:急躁易怒者,加钩藤、珍珠母;冲动任性、烦躁不安者,加栀子、青礞石;大便干结、数日一行者,加大黄、枳实、槟榔。

2. 痰火内扰

证候:多动多语,烦躁不安,冲动任性,难以制约,兴趣多变,注意力不集中,胸中烦热,懊侬不眠,纳少口苦,便秘尿赤,舌质红,苔黄腻,脉滑数。

证候分析:痰火内扰,心神不宁,故多动多语,烦躁不安,冲动任性,烦热懊侬;火扰肝胆则口苦;痰邪困脾,脾不藏意,故纳少、兴趣多变;痰火灼津则便秘尿赤;舌质红、苔黄腻、脉滑数均为痰火之象。

辨证要点:多动多语,烦躁不宁,懊侬不眠,舌质红,苔黄腻,脉滑数。

治法:清热泻火,化痰宁心。

主方:黄连温胆汤(《六因条辨》)加减。

常用药:陈皮、法半夏、胆南星、竹茹、瓜蒌、枳实、石菖蒲、茯苓、珍珠母。

加减:烦躁易怒者,加钩藤、龙胆;大便秘结者,加大黄、玄明粉。

3. 肝肾阴虚

证候:多动难静,急躁易怒,冲动任性,难于自控,神思涣散,注意力不集中,难以静坐,或有记忆力欠佳、学习成绩低下,或有遗尿、腰酸乏力,或有五心烦热、盗汗、大便秘结,舌质红,苔少,脉细弦。

证候分析:肾阴亏虚,水不涵木,肝阳上亢,故多动难静、急躁易怒,冲动任性,难于自控；肾水不能上济于心，水火失济，心神不宁，故神思涣散，注意力不集中，难以静坐，记忆力欠佳；肾气不充，下元不固，故腰酸乏力，遗尿；阴虚内热，则见五心烦热，盗汗，口干咽燥，舌质红，苔薄少，脉细弦。

辨证要点：注意力不集中，记忆力欠佳，多动难静，急躁易怒，五心烦热，舌红，苔少，脉细弦。

治法：滋养肝肾，平肝潜阳。

主方：杞菊地黄丸（《医级》）加减。

常用药：枸杞子、地黄、山茱萸、山药、茯苓、菊花、牡丹皮、泽泻、龙齿、龟甲。

加减：夜寐不安者，加酸枣仁、五味子；盗汗者，加浮小麦、煅龙骨、煅牡蛎；急躁易怒者，加龙胆、石决明、钩藤；大便秘结者，加火麻仁、桑椹。

4. 心脾两虚

证候：神思涣散，注意力不能集中，神疲乏力，形体消瘦或虚胖，多动而不暴躁，言语冒失，做事有头无尾，睡眠不熟，记忆力差，伴自汗盗汗，偏食纳少，面色无华，舌质淡，苔薄白，脉虚弱无力。

证候分析：中焦脾虚，气血化源不足，心失所养，故神思涣散，注意力不能集中，言语冒失，睡眠不实，记忆力差；脾虚失运，故面色无华，偏食纳少，神疲乏力，形体消瘦；舌质淡、苔薄白、脉虚弱无力，为心脾两虚，气血不足之象。

辨证要点：神思涣散，记忆力差，多动而不暴躁，神疲乏力，脉细弱。

治法：养心安神，健脾益气。

主方：归脾汤（《正体类要》）合甘草小麦大枣汤（《金匮要略》）加减。

常用药：党参、黄芪、白术、大枣、甘草、茯神、远志、酸枣仁、龙眼肉、当归、小麦、木香。

加减：思想不集中者，加益智、龙骨；睡眠不熟者，加五味子、首乌藤；记忆力差，动作笨拙，苔厚腻者，加半夏、陈皮、石菖蒲。

【其他疗法】

（一）中成药

1. 静灵口服液　用于肝肾阴虚证。

2. 小儿智力糖浆　用于心肾不足，痰浊阻窍证。

3. 归脾丸　用于心脾两虚证。

4. 多动宁胶囊　用于肝肾阴虚证。

（二）推拿疗法

补脾经，揉内关、神门，按揉百会，摩腹，按揉足三里，揉心俞、肾俞、命门，捏脊，擦督脉、膀胱经第一侧线。

（三）针灸疗法

1. 体针　主穴取内关、太冲、大椎、曲池，配穴取百会、四神聪、隐白、神庭、心俞。捻转进针，用泻法，不留针。1日1次。

2. 耳针　取心、神门、交感、脑点。浅刺不留针，1日1次。或用王不留行压穴，取穴同上。

（四）西医治疗

选用中枢神经兴奋剂。盐酸哌甲酯：初始剂量 18mg/d，最大剂量 54mg/d（＜13 岁）、72mg/d（≥13 岁）。

（五）心理及行为疗法

本法包括教育引导、心理治疗、行为矫正和感觉统合训练，主要采用滑板、滑梯、平衡台、吊缆、圆桶、球、绳等器材，每周 3~6 次，每次 90~100 分钟，30 次为 1 个疗程。

【预防调护】

1. 孕妇应保持心情愉快，精神安宁，营养均衡，禁烟酒，慎用药物，避免早产、难产及新生儿窒息。

2. 注意防止小儿脑外伤、中毒及中枢神经系统感染。

3. 保证儿童有规律性地生活，培养良好的生活习惯。

4. 注意早期发现小儿的异常表现，及早进行疏导及治疗，防止攻击性、破坏性及危险性行为发生。

5. 关心体谅患儿，对其行为及学习进行耐心的帮助与训练，要循序渐进，不责骂不体罚，稍有进步，给予表扬和鼓励。

6. 保证患儿营养，补充蛋白质、水果及新鲜蔬菜，避免食用有兴奋性和刺激性的饮料和食物。

【案例分析】

何某，男，10 岁。

病史：患儿多动不宁数月，教师反映患儿上课注意力不集中，不能按时完成作业，伴见面色少华，时有气短心慌，夜寐不安，纳差，大便溏薄，1 日一行。校对试验水平差。舌质淡，苔薄，脉细。

辨证：心脾两虚，心神不宁。

治则：补益心脾，宁心安神。

处方：党参 8g，白术 10g，茯苓 20g，黄芪 10g，山药 10g，石菖蒲 10g，远志 6g，酸枣仁 20g，钩藤 10g，首乌藤 10g，甘草 3g，生龙骨 15g，生牡蛎 15g，生麦芽 15g，生稻芽 15g，共 14 剂。

二诊：患儿纳食明显增加，面色好转，睡眠较前安稳，但上课仍不能认真听讲，精神不集中。上方加五味子 6g，麦冬 8g，养心敛气；加珍珠母 15g，以镇心安神。共 30 剂。

进上方 30 剂后，家长反映患儿能坚持听讲，回家能主动完成作业，经检查校对试验水平已在正常水平。

按语：本案例因心脾两虚、心神不宁所致，以虚为主，为心神失养之心脾不足证。心无所依，神无所归故出现诸证，故治疗予补益心脾，宁心安神取得了较好疗效。

（宋祚民医案——摘自《中国百年百名中医临床家丛书·宋祚民》）

【古籍选录】

《小儿药证直诀·原序》："骨气未成，形声未正，悲啼喜笑，变态不常。"

《圣济总录·心脏门》："健忘之病，本于心虚。血气衰少，精神昏愦，故志动乱而多忘也。"

《证治汇补·痰症》："痰饮变生诸症，形似种种杂病，不当为诸杂病牵制作名，以治痰为先，痰饮消，则诸症愈。"

《杂病源流犀烛·痰饮源流》："痰为诸病之源，怪病多痰。"

第五节　抽动障碍

抽动障碍是起病于儿童或青少年时期的一种神经精神障碍性疾病。以不自主、反复、突发、快速的，重复、无节律性的一个或多个部位运动抽动和（或）发声抽动为主要特征。抽动障碍属于中医"肝风""抽搐""瘛疭""筋惕肉眴"等范畴。

本病好发于5~10岁儿童，男孩多于女孩，男女比例为（3~5）∶1。少数患儿至青春期可自行缓解，有的可延续至成人。患儿可伴情绪行为症状，亦可共患一种或多种心理行为障碍，但智力一般不受影响。

【病因病机】

抽动障碍与先天禀赋不足、感受外邪、情志失调、饮食所伤、疾病影响，以及学习紧张、劳累疲倦、久看电视或久玩游戏机等多种因素有关。病位在肝，亦可涉及心、脾、肺、肾，病机关键为风痰胶结，肝亢风动。

1. 外风引动　小儿肺脏娇嫩，腠理薄弱，易为外邪所袭，从阳化热，引动肝风，发为抽动；风为阳邪，易袭阳位，上扰头面，则见点头摇头，挤眉眨眼，张口歪嘴，怪象丛生。

2. 肝亢风动　肝体阴而用阳，为风木之脏，主疏泄，性喜条达。小儿"肝常有余"，若情志失调，气机不畅，郁久化火，引动肝风，则发为抽动。

3. 痰火扰神　"怪病多由痰作祟"，小儿情志不悦，肝气不畅，肝郁化火，灼津液为痰；或肝旺克脾，脾失健运，水湿潴留，聚液成痰。痰火上扰，蒙蔽心神，引动肝风，发为抽动。

4. 脾虚肝旺　小儿禀赋不足，或饮食不节，或病后失养，损伤脾胃，脾气虚弱，土虚木旺，肝亢风动，发为抽动。

5. 阴虚风动　先天不足，真阴亏虚，或热病伤阴，肾阴虚损则水不涵木，肝阴虚损则无以制阳，肝阳亢动，发为抽动。

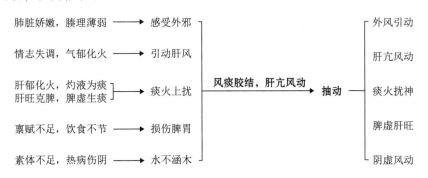

图6-5　抽动障碍病因病机示意图

【临床诊断】

（一）诊断要点

1. 病史　起病于儿童或青少年时期，可有疾病后及情志失调的诱因或家族史。

2. 临床表现

（1）抽动障碍以运动性抽动和发声性抽动为临床核心症状。运动性抽动表现为不自主的肌肉抽动，可波及面部、颈部、肩部、躯干及四肢，表现为挤眉、眨眼、咧嘴、耸鼻、面肌抽动、仰头、甩头、扭肩、甩手、鼓腹、踢腿、跺脚等。发声性抽动表现为异常的发音，如喉中吭吭、咯咯、吼叫声、呻吟声、秽语等。

（2）抽动反复发作，有迅速、突发、刻板的特点，呈多发性、慢性、波动性。可受意志的暂时控制。

（3）可因感受外邪、压力过大、精神紧张、情志失调、久看电视或久玩电子游戏等因素而加重或反复。

（4）部分患儿可伴有情绪行为症状，如急躁易怒，胆小，任性，自伤或伤人；也可共患一种或多种心理行为障碍，包括儿童多动症、学习困难、强迫障碍、睡眠障碍、品行障碍等。

（5）病情轻者，病程在1年之内，属于短暂性抽动；病程超过1年，仅有一种抽动（或是运动抽动，或是发声抽动）属于慢性抽动；病程超过1年，既有运动抽动，又有发声抽动，属于多发性抽动（又称图雷特综合征），其无抽动间歇期不超过3个月。

3. 辅助检查　脑电图、头颅MRI、血铅、抗链球菌溶血素"O"等检查可协助鉴别诊断；耶鲁综合抽动严重程度量表（YGTSS）、多发性抽动综合量表（TSGS）等检测可了解抽动病情轻重程度。

（二）鉴别诊断

与风湿性舞蹈病、肌阵挛、注意缺陷多动障碍相鉴别　鉴别要点见表6-5。

表6-5　抽动障碍与风湿性舞蹈病、肌阵挛、注意缺陷多动障碍鉴别要点

鉴别点	抽动障碍	风湿性舞蹈病	肌阵挛	注意缺陷多动障碍
病因	多由先天禀赋不足、感受外邪、情志失调、饮食所伤、疾病影响等引起	为风邪壅阻经络、津液受损，或肝肾不足、阴虚血少，筋失濡养所致	先天不足，后天失养，或为诱因引发	先天禀赋不足，后天失于护养，教育不当，环境影响，外伤瘀滞，情志失调等引起
相似点	身体抽动，不自主发声	面部及四肢有各种异常动作	癫痫发作的一种类型，表现为全身肌肉或某部肌肉突然、短暂、触电样收缩	除注意力不集中、活动过多外，部分病人伴有轻度不自主抽动
不同点	反复发作，有迅速、突发、刻板的特点，呈多发性、慢性、波动性	有不规则舞蹈样动作及肌张力减低等风湿热体征，无发声抽动或秽语症状，抗风湿治疗有效	发作时常伴有意识障碍，抗癫痫治疗大多有效	有情绪不稳、冲动任性、学习困难，但智力正常或接近正常的特征。患儿除注意力不集中、多动外，可伴有品行障碍、精神障碍等病史及家族史，或有铅中毒、锌缺乏等病史
辅助、体格检查	耶鲁综合抽动严重程度量表（YGTSS）、多发性抽动综合量表（TSGS）等检测可了解抽动病情轻重	抗链球菌溶血素"O"值增高	脑电图可见痫性放电	翻手试验、对指试验、指鼻试验、指指试验可呈阳性，注意力测试常呈阳性，脑电图正常或轻度非特异性异常

【辨证论治】

（一）辨证思路

本病辨证，应首辨虚实，再辨脏腑。

1. 辨虚实　病程短，抽动频繁有力，发声响亮，伴烦躁易怒，大便干，舌质红，脉实者，多属实证；病程较长，抽动较弱，发声较低，伴面色无华，倦怠懒言，舌淡苔薄，或潮热盗汗，

舌红苔少者，多属虚证。

2. 辨脏腑　眨眼摇头，怪象百出，烦躁易怒者，病在肝；夜眠多梦，心烦不宁，秽语抽动者，病在心；抽动无力，纳呆食少，面黄体倦者，病在脾；肢颤腰扭，手足心热，舌红苔少者，病在肾；时有外感，喉出异声，引发抽动者，病在肺。

（二）治疗原则

本病以息风止动为基本治疗原则。应根据疾病的不同阶段，分清正虚、邪实。实证以平肝息风、豁痰顺气为主；虚证以滋肾补脾，柔肝息风为主；虚实夹杂治当标本兼顾，攻补兼施。由于本病具有慢性、波动性的特点，故需要较长时间的药物治疗，注意心理疏导，并可配合针灸、生物反馈等方法综合治疗。

（三）分证论治

1. 外风引动

证候：喉中异声或秽语，挤眉眨眼，每于感冒后症状加重，常伴鼻塞流涕，咽红咽痛，或有发热，舌质红，苔薄或黄，脉浮数。

证候分析：本证多因感受六淫之邪，外邪从阳化热，热引肝风，风邪上扰，伤及头面，则见点头摇头，挤眉眨眼，张口歪嘴，怪象丛生，并伴发热等外感症状；舌红苔薄、脉浮数为感受外邪之象。

辨证要点：多见于头面部抽动或秽语，伴外感表证。

治法：疏风解表，息风止动。

主方：银翘散（《温病条辨》）加减。

常用药：金银花、连翘、牛蒡子、薄荷、桔梗、枳壳、黄芩、荆芥穗、木瓜、伸筋草、天麻、全蝎。

加减：清嗓声明显者，加金果榄、胖大海、玄参；眨眼明显者，加菊花、决明子；吸鼻明显者，加辛夷、苍耳子、白芷。

2. 肝亢风动

证候：摇头耸肩，挤眉眨眼，噘嘴踢腿，抽动频繁有力，不时喊叫，声音高亢，急躁易怒，自控力差，伴头晕头痛，面红目赤，或腹动胁痛，便干尿黄，舌红苔黄，脉弦数。

证候分析：本证多由五志过极，肝气郁结，肝阳上亢，化火生风所致，阳亢风动，故抽动频繁而有力，喊叫声高亢；急躁易怒、面红目赤、便干尿黄、舌红苔黄、脉弦数均是肝火实热征象。

辨证要点：抽动频繁有力，发声高亢，急躁易怒，便干尿黄。

治法：平肝潜阳，息风止动。

主方：天麻钩藤饮（《中医内科杂病证治新义》）加减。

常用药：天麻、钩藤、石决明、栀子、黄芩、川牛膝、柴胡、当归、茯神、远志。

加减：急躁易怒者，加夏枯草、白芍；抽动明显者，加青礞石、羚羊角；点头摇头者，加葛根、蝉蜕；喊叫声高者，加山豆根、牛蒡子、牛膝；大便干结者，加大黄、决明子。若气郁化火明显者，可改予清肝达郁汤化裁。

3. 痰火扰神

证候：肌肉抽动有力，喉中痰鸣，异声秽语，偶有眩晕，睡眠多梦，喜食肥甘，烦躁易怒，口苦口干，大便秘结，小便短赤，舌红苔黄腻，脉滑数。

证候分析：本证多见于形体较胖的患儿，平素喜食肥甘厚味，易生痰化热，痰热互结内扰，引动肝风心火，而见抽动秽语，烦躁易怒，便秘尿黄，舌质红，苔黄腻等痰火之象。

辨证要点：抽动秽语，烦躁不安，便秘尿黄，舌质红，苔黄腻。

治法：清热化痰，息风止动。

主方：黄连温胆汤（《六因条辨》）加减。

常用药：黄连、半夏、陈皮、竹茹、枳实、茯苓、天竺黄、僵蚕、石菖蒲、远志。

加减：秽语频出，喉中痰鸣者，加青礞石、木蝴蝶、锦灯笼；眨眼频繁者，加谷精草、青葙子、密蒙花；烦躁胸闷者，加淡竹叶、连翘、瓜蒌皮；腹胀纳呆者，加厚朴、莱菔子、谷芽。

4. 脾虚肝旺

证候：抽动无力，时轻时重，眨眼皱眉，噘嘴搐鼻，腹部抽动，喉出怪声，精神倦怠，面色萎黄，食欲不振，形瘦性急，夜卧不安，大便不调，舌质淡，苔薄白或薄腻，脉细或细弦。

证候分析：本证多见于平素体质较差，或久病吐泻后，脾气虚弱，土虚木旺，肝亢风动则抽动无力，时轻时重；脾虚不能运化水谷精微，无以生化气血则见面黄形瘦，精神倦怠；脾虚肝亢则性急易怒，夜卧不安；食欲不振、大便不调、舌质淡、苔薄白、均是脾虚之象。

辨证要点：抽动无力，时轻时重，面色萎黄，食欲不振。

治法：扶土抑木，调和肝脾。

主方：缓肝理脾汤（《医宗金鉴》）加减。

常用药：党参、白术、茯苓、山药、柴胡、白芍、当归、陈皮、酸枣仁、甘草。

加减：抽动频数者，加葛根、天麻；肝气亢旺加钩藤、龙骨；手足蠕动频繁者，加木瓜、伸筋草、鸡血藤；腹部抽动明显者，加木瓜、枳壳，重用白芍、甘草；搐鼻者，加辛夷、苍耳子；食欲不振者，加谷芽、山楂、鸡内金；睡眠不安者，加柏子仁、珍珠母；兼心气虚者，合用甘草小麦大枣汤。

5. 阴虚风动

证候：挤眉弄眼，摇头扭腰，肢体抖动，咽干清嗓，形体偏瘦，性情急躁，两颧潮红，五心烦热，睡眠不安，大便偏干，舌质红少津，苔少或花剥，脉细数或弦细无力。

证候分析：肝肾阴亏，阴虚生风，可见摇头扭腰，肢体抖动无力；真阴亏虚，水不涵木则形体偏瘦，性情急躁；阴亏津少则咽干清嗓，大便偏干；阴虚生火则两颧潮红，五心烦热，舌质红，苔少，脉细数。

辨证要点：形体偏瘦，五心烦热，肢体抖动，舌质红，苔少，脉细数。

治法：滋水涵木，柔肝息风。

主方：大定风珠（《温病条辨》）加减。

常用药：龟甲、鳖甲、牡蛎、地黄、阿胶、麦冬、火麻仁、五味子、白芍、甘草。

加减：抽动明显者，加全蝎、蜈蚣；喉发异声者，加青果、玄参、桔梗；五心烦热者，加地骨皮、牡丹皮、青蒿；睡眠不实者，加酸枣仁、百合、首乌藤；心神不定，注意力不集中者，加石菖蒲、益智、酸枣仁。

【其他疗法】

（一）中成药

1. 菖麻熄风片　用于肝亢风动夹痰证。

2. 九味熄风颗粒　用于阴虚风动证。

（二）推拿疗法

推揉脾土，捣小天心，揉五指节，运内八卦，分阴阳，推上三关，揉涌泉、足三里。

（三）针灸疗法

1. 体针　主穴：百会、四神聪、风池、合谷、内关、肝俞、脾俞、太冲、足三里穴。针刺深度根据患者的胖瘦情况及穴位的可刺深度而定。疗程视病情而定。

2. 耳针　主穴：皮质下、神门、心、肝、肾、脾、交感。耳穴贴压或耳穴微电流刺激。每5日贴压1次，每日部位按压3次，每次2分钟；休2日，再治疗。

（四）西医治疗

西医治疗包括脑电生物反馈、经颅磁刺激及经颅微电流刺激等神经调控疗法，合理应用西药等多种手段，应根据患儿的病情、药物治疗的反应、个体化差异等合理选择应用。

【预防调护】

1. 注意围产期保健，孕妇应避免七情所伤，生活规律，营养均衡。

2. 多做能分散注意力的游戏；不看或少看电视、电脑，不看惊险刺激类节目及书籍。

3. 不过分在精神上施压，少责罚多安慰、鼓励；家长不要有攀比心理及期望值过高的思想；避免家庭纷争、家庭暴力等。

4. 饮食清淡，忌食辛辣刺激、兴奋性食物，不吃或少吃含铅高的食物，少食方便食品及含有防腐剂、添加剂食品。

5. 增强体质，维持规律的生活，预防感冒。

【案例分析】

王某，男，10岁，1992年8月11日初诊。

患儿自5月份起不明原因出现不自主摇头、伸颈、张口、抖膀等奇怪动作，每日频繁发作，短则几分钟、长则半小时至1小时发作，每次数十秒钟至数分钟不等，屡经中西医治疗未效。近一月症状益甚，注意力分散时动作略减少，发作严重时伸颈、探头，且颈软头不得直举，夜寐方休，精神倦怠，神疲乏力，食欲减低，学习成绩下降，两便正常，各项检查均（-），舌质偏红、苔薄黄。证属肝风妄动，治拟平肝潜阳，息风安神法。药用：

石决明15g（先煎），僵蚕、钩藤、地龙、生白芍、葛根各10g，全蝎2g，煅龙骨20g，煅牡蛎20g，川芎8g，炙甘草6g，7剂，水煎服。

家长诉服药至第4剂，症状明显改善，近2日已基本消失。见苔薄黄，根中稍腻。治已应手，再拟原法巩固之。药用：珍珠母15g（先煎），煅石决明15g（先煎），天麻、白芍、僵蚕、地龙各10g，炙甘草、陈胆星各8g，全蝎3g，川军6g，7剂。药后，未再复发。

按语：小儿抽动症、癫痫、舞蹈病所出现的惊抽、震颤等，多属于中医学"肝风"范畴。小儿"肝常有余"，易发动风、抽搐之证。江育仁认为关键在于肝，故采用平肝潜阳、息风定惊之法，每能获效。

（江育仁医案——摘自《江育仁儿科临证经验拾零》）

【古籍选录】

《素问·阴阳应象大论》："风胜则动。"

《小儿药证直诀·肝有风》："凡病或新或久，皆引肝风，风动而上于头目。目属肝，风入于目，上下左右如风吹，不轻不重，儿不能任，故目连劄也。"

《证治准绳·幼科》："水生肝木，木为风化，木克脾土，胃为脾之腑，故胃中有风，瘛疭渐生。其瘛疭症状，两肩微耸，两手下垂，时腹摇动不已。"

第六节　惊　风

惊风是小儿常见的一种急重病证，临床以抽搐、昏迷为主要症状。其证候可概括为四证八候，四证即痰、热、惊、风；八候指搐、搦、掣、颤、反、引、窜、视。惊风发作时，四证常混同出现，难以截然分开；八候的出现表示惊风已在发作，但惊风发作时，不一定八候全都出现。

惊风分为急惊风和慢惊风两大类。凡起病急暴，八候表现急速强劲，病性属实属阳属热者，为急惊风；起病缓，病久中虚，八候表现迟缓无力，病性属虚属阴属寒者，为慢惊风。慢惊风中若出现纯阴无阳的危重证候，称为慢脾风。

本病属西医学小儿惊厥，好发于 1～5 岁儿童，可见于多种疾病之中。其原发疾病有一定的季节特点：冬春季节常见于感冒、肺炎喘嗽、麻疹、流行性腮腺炎、流行性脑脊髓膜炎等；盛夏季节好发于流行性乙型脑炎；夏秋季节常见于中毒性细菌性痢疾、秋季腹泻；冬季多见于重症肺炎、低钙血症等。

急　惊　风

急惊风来势急骤，以高热、抽风、昏迷为主要表现，痰、热、惊、风四证俱备。

【病因病机】

病因主要包括外感风热、感受疫毒及暴受惊恐；病位主要在心肝；病机关键为邪陷厥阴，蒙蔽心窍，引动肝风。

1. 外感风热　小儿肌肤薄弱，卫外不固，若冬春之季，气候突变，寒温不调，风热之邪从口鼻或皮毛而入，易于传变，热极生风，或热盛生痰，痰盛动风，发生急惊风。

2. 感受疫毒　冬春季节感受温热疫毒，不能及时清解，内陷厥阴；或夏季感受暑热疫毒，邪炽气营，蒙蔽清窍，引动肝风；或饮食秽毒，湿热疫毒蕴结肠腑，内陷心肝，均可发为急惊风。

3. 暴受惊恐　小儿元气未充，神气怯弱，若乍见异物，卒闻异声，或不慎跌仆，暴受惊恐，致气机逆乱，痰升风动，发为急惊风。

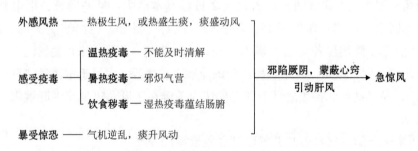

图 6-6　急惊风病因病机示意图

【临床诊断】

（一）诊断要点

1. 病史　患儿常有感受风热、疫毒之邪或暴受惊恐病史。

2. 临床表现

（1）3 岁以下婴幼儿多见，5 岁以上逐渐减少。

（2）以高热、抽风、昏迷为主要表现。

（3）可有原发性疾病的特征表现。

3. 辅助检查　必要时可行血常规、大便常规、大便培养、脑脊液、脑电图、脑 CT 等检查协助诊断。

（二）鉴别诊断

与癫痫相鉴别　鉴别要点见表 6-6。

表 6-6　急惊风与癫痫鉴别要点

鉴别点	急惊风	癫痫
病因	感受风热、疫毒之邪，或暴受惊恐	先天不足，后天失养，或为诱因引发
相似症状	都有抽搐、神昏的表现	
不同症状	急性起病，多有发热，可见头痛、呕吐、腹泻、咳嗽等症，病程较短	发作时无发热，可见口吐白沫，喉中异声等特异性表现，具有反复性、发作性、自然缓解性的特点，病程较长
辅助检查	血常规、大便常规、大便培养、脑脊液等检查可见异常	脑电图可见棘波、尖波、棘-慢波等痫性放电

【辨证论治】

（一）辨证思路

本病辨证，应首分轻重，继辨病邪。

1. 辨轻重　惊风发作次数较少，持续时间较短，发作后无神志、感觉、运动障碍者，属轻证；若发作频繁，抽搐时间较长，发作后神志不清，甚至有感觉、运动障碍者，属重证。

2. 辨病邪　主要根据发病季节、年龄、病史、致病特点、原发病表现等辨别。外感风热者，冬春好发，常见于 3 岁以下小儿，表现为热性惊厥，多伴风热表证；感受温热疫毒者，亦冬春好发，多有麻疹、流行性腮腺炎等疫病接触史及特征表现，惊风属于该类疾病的变证；暑热疫毒所致者好发于盛夏，易见邪炽气营表现，常见于流行性乙型脑炎；感受湿热疫毒者，多见于夏秋，邪毒阻滞肠腑，直中厥阴，易伴见大便异常，如中毒性痢疾；因于惊恐者，常有惊吓病史，见有惊惕不安、惊叫急啼、胆怯易惊等临床表现。

（二）治疗原则

急惊风治疗应以豁痰、清热、息风、镇惊为其基本治则。然痰有痰火、痰浊之分，故治有泻心涤痰、豁痰开窍之别；热有表热、里热之不同，治有解肌透表、苦寒泻热之异；风有外风、内风之别，治有疏风、息风之不同；惊有实证、虚证之分，治有平肝镇惊、养血安神之异。此外，还应重视对原发疾病的处理，分清标本缓急，辨证与辨病结合治疗。

（三）分证论治

1. 外感风热

证候：起病急骤，发热，鼻塞，流涕，咽红，咳嗽，头痛，烦躁，神昏，抽搐，舌质红，苔薄黄，脉浮数，指纹青紫。

证候分析：风热外侵，首犯肺卫，郁于肌表，邪正交争，故发热、鼻塞、流涕、咽红、咳嗽；邪气入里化热，扰乱心神，引动肝风，故烦躁、神昏、抽搐；舌质红、苔薄黄、脉浮数均为外感风热之征。本证常见于西医学热性惊厥。

辨证要点：冬春多见，发热，神昏，抽搐，咽红，脉浮数。

治法：疏风清热，息风镇惊。

主方：银翘散（《温病条辨》）加减。

常用药：金银花、连翘、薄荷、荆芥穗、防风、牛蒡子、钩藤、僵蚕、蝉蜕。

加减：高热不退者，加石膏、羚羊角；喉间痰鸣者，加天竺黄、胆南星；咽喉肿痛、大便秘结者，加黄芩、大黄；抽搐较重者，加全蝎、蜈蚣。

2. 温热疫毒

证候：麻疹、流行性腮腺炎等疫病过程中，出现高热不退，神昏，四肢抽搐，头痛呕吐，烦躁口渴，舌质红，苔黄，脉数。

证候分析：温热疫毒未能及时清解，邪热扰心，神明失主，故烦躁不安，神昏；热灼筋脉，引动肝风，则抽搐、双目上视。

辨证要点：冬春多见，高热，神昏，抽搐，头痛呕吐，舌质红，苔黄。

治法：平肝息风，清心开窍。

主方：羚角钩藤汤（《通俗伤寒论》）加减。

常用药：羚羊角、钩藤、石菖蒲、川贝母、桑叶、菊花、白芍、僵蚕、栀子。

加减：热重者，加紫雪散；昏迷狂躁者，加安宫牛黄丸；痰盛者，加天竺黄、胆南星；大便秘结者，加大黄；抽搐频繁者，加全蝎、蜈蚣。

3. 暑热疫毒

证候：起病急骤，持续高热，神昏谵语，反复抽搐，头痛项强，呕吐，或嗜睡，或皮肤出疹发斑，口渴便秘，舌质红，苔黄，脉弦数。严重者可发生呼吸困难等危象。

证候分析：暑为阳邪，化火最速，故见高热；暑邪直中心包，扰乱神明，闭塞心窍则神昏谵语；火极生风，肝风内动，故反复抽搐，头痛项强；暑易伤津耗液，故口渴，便秘；邪入营血，迫血外溢，故皮肤出疹发斑。本证常见于西医学流行性乙型脑炎。

辨证要点：盛夏季节，持续高热，神昏谵语，反复抽搐，头痛项强，呕吐。

治法：清热祛暑，开窍息风。

主方：清瘟败毒饮（《疫疹一得》）加减。

常用药：水牛角、栀子、石膏、地黄、黄连、黄芩、知母、赤芍、玄参、连翘、牡丹皮、羚羊角、钩藤、僵蚕。

加减：昏迷较甚者，可选用牛黄清心丸、安宫牛黄丸或紫雪散；大便秘结者，加大黄、玄明粉；呕吐者，加半夏、竹茹；皮肤瘀斑者，加大青叶、丹参、紫草。

4. 湿热疫毒

证候：持续高热，昏迷，谵妄烦躁，频繁抽搐，腹痛呕吐，大便黏腻或夹脓血，舌质红，苔黄腻，脉滑数。

证候分析：湿热疫毒壅阻肠腑，气滞不行，故腹痛呕吐，大便脓血；内迫营血，直犯心肝，故昏迷、抽搐；舌质红、苔黄腻、脉滑数均为湿热侵袭之象。本证常见于西医学中毒性菌痢。

辨证要点：夏秋季节，急起高热，反复惊厥，腹痛呕吐，黏液脓血便。

治法：清热化湿，解毒息风。

主方：黄连解毒汤（《崔氏方》）合白头翁汤（《伤寒论》）加减。

常用药：黄连、黄柏、栀子、黄芩、白头翁、秦皮、钩藤、全蝎、赤芍。

加减：呕吐腹痛者，加玉枢丹；大便脓血者，可用大黄水煎灌肠；昏迷不醒，反复抽搐者，选用紫雪散、至宝丹；若出现内闭外脱者，改用参附龙牡救逆汤灌服。

5. 暴受惊恐

证候：平素情绪紧张，胆小易惊，暴受惊恐后出现惊惕不安，喜投母怀，面色乍青乍白，甚则抽搐、神志不清；大便色青，脉律不整，指纹紫滞。

证候分析：小儿元气未充，心神怯弱，若暴受惊恐，神无所归，则惊惕不安；惊则气乱，恐则气逆，风痰上扰，蒙蔽清窍，故抽搐、神识不清；面色乍青乍白、大便色青均为惊恐之征象。

辨证要点：有惊吓病史，抽搐，惊惕不安，面色乍青乍白。

治法：镇惊安神，平肝息风。

主方：琥珀抱龙丸（《活幼心书》）合朱砂安神丸（《内外伤辨惑论》）加减。

常用药：琥珀、胆南星、朱砂、天竺黄、黄连、当归、全蝎、钩藤、石菖蒲。

加减：寐中肢体颤动，惊惕不安者，加磁石；呕吐者，加竹茹、半夏；神疲乏力，唇甲色淡者，加黄芪、当归。

【其他疗法】

（一）中成药

1. 儿童回春颗粒　用于急惊风外感风热者。

2. 牛黄镇惊丸　用于急惊风感受疫毒所致者。

3. 小儿惊风散　用于急惊风暴受惊恐所致者。

（二）针灸疗法

1. 体针　急惊风外感风热者，取穴人中、合谷、太冲、手十二井或十宣、大椎。其中人中穴向上斜刺，用雀啄法；手十二井或十宣点刺放血；其他各穴施捻转泻法，强刺激。感受湿热疫毒者，取穴人中、中脘、丰隆、合谷、内关、神门、太冲、曲池，施提插捻转泻法。暴受惊恐者，取穴印堂、内关、神门、阳陵泉、四神聪、百会，施捻转泻法。留针不超过 20 分钟。

2. 耳针　取心、肝、交感、神门、皮质下，毫针强刺激。

（三）西医治疗

应尽快控制惊厥发作，同时积极寻找原因，针对病因治疗。治疗原则是：①维持生命功能；②药物控制惊厥发作；③寻找并治疗引起惊厥的病因；④预防惊厥复发。

1. 一般处理　①将病儿平放床上，取头侧位。②保持呼吸道通畅，必要时抽吸咽部分泌物。紫绀者给予吸氧，窒息时人工呼吸。③控制高热。药物降温的同时，可配合物理降温，用冷水湿毛巾敷额头，必要时用冰袋放在额部、枕部或颈侧。④注意心肺功能，必要时予强心剂。⑤维持营养及体液平衡。⑥持续惊厥者，应避免脑水肿及颅内高压的发生，必要时给予甘露醇等静滴，并注意输入液量及钠量。

2. 抗惊厥药物常用药物　①地西泮（安定），每次 0.3～0.5mg/kg，最大量不超过 10mg，缓慢静推，注射过程中注意防止呼吸抑制，必要时 20 分钟重复一次；②苯巴比妥钠，每次 8～10mg/kg，肌注或静注；③10% 水合氯醛每次 40～60mg/kg，保留灌肠；④经上述治疗惊厥仍不停止者，必要时可予麻醉药，硫喷妥钠 4～5mg/kg 缓慢静推，同时必须监测生命体征，并随时做好插管准备。

3. 病因治疗　在积极控制惊厥发作的同时，必须及时寻找病因，针对病因治疗。如高热惊厥者，应做降温处理和抗感染治疗；脑炎、脑膜炎所致者，需抗感染治疗等。

4. 预防惊厥复发　惊厥经急救停止发作后，应继续彻底进行病因治疗以预防惊厥复发。

【预防调护】

1. 对于发热患儿，尤其既往有热性惊厥史者，要及时控制体温，必要时加服抗惊厥药物。

2. 对于惊风发作中的患儿，切勿强制按压，以防骨折。要采取头侧位，保持呼吸道通畅，及时清除鼻腔、口腔分泌物，必要时吸痰；将压舌板用纱布包裹放在患儿上下牙齿之间，防止咬伤舌体。

3. 严密监测患儿面色、瞳孔、体温、血压、心率、呼吸等情况。抽搐时间较长者，应给予吸氧。

4. 积极治疗原发病，防止惊厥反复发作。

5. 按计划免疫接种，预防传染病。

慢 惊 风

慢惊风以来势缓慢、抽搐无力、时作时止、反复难愈为特征，常伴昏迷、瘫痪等症。

【病因病机】

慢惊风多由大病、久病，如暴吐、暴泻、久吐、久泻等致脾胃虚弱，土虚木亢；或脾肾阳虚，失于温煦；或热病伤阴，筋脉失于濡养。其病位主要在脾、肾、肝，病性以虚为主。

1. 脾胃虚弱　由于暴吐暴泻，久吐久泻，或他病过用峻利之品，妄用汗、下之法致脾胃受损。脾虚胃弱，土虚木贼，肝亢风动，致慢惊风。

2. 脾肾阳虚　胎禀不足，或久吐久泻，或喂养不当，或误用攻伐之品，损伤脾阳，日久及肾，脾肾阳虚，阴寒内盛，筋脉失于温煦，时时搐动，发为慢脾风证。

3. 阴虚风动　外感热病迁延日久，或急惊风后，热邪久羁，阴液亏耗，或他病影响，致肝肾精血不足，筋脉失于濡养，发为慢惊风。

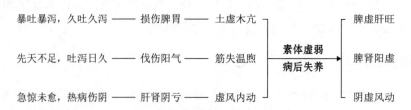

图 6-7　慢惊风病因病机示意图

【临床诊断】

（一）诊断要点

1. 病史 患儿多具有反复呕吐、长期泄泻、急惊风、佝偻病等病史。

2. 临床表现 起病缓慢，病程较长。症见面色苍白，嗜睡无神，抽搐无力，时作时止，或两手颤动，筋惕肉𥆧，脉细无力。

3. 辅助检查 可行血液生化、脑电图、脑脊液、头颅 CT 等检查，以明确原发病。

【辨证论治】

（一）辨证思路

慢惊风多属虚证，应首辨脏腑，继分阴阳。

1. 辨脏腑 形神疲惫，面色萎黄，抽搐无力，时作时止，嗜睡露睛，不欲饮食，大便稀溏者，病在肝脾；若神萎昏睡，面白无华，四肢厥冷，手足震颤，溲清便溏，舌淡，脉沉微者，病在脾肾。

2. 分阴阳 若暴泻久泻之后，见手足震颤，伴面白无华，口鼻气冷，额汗不温，四肢厥冷，溲清便溏，舌质淡，苔薄白，脉沉微者，多属阳虚；若急惊风后，肢体拘挛或强直，伴精神疲惫，低热虚烦，手足心热，大便干结，舌绛少津，苔少或花剥或无苔，脉细数者，多属阴虚。

（二）治疗原则

慢惊风治以补虚治本为主，临床常用治法有温中健脾、温阳逐寒、育阴潜阳、柔肝息风等，若虚中夹实者，宜攻补兼施，标本兼顾。

（三）分证论治

1. 脾虚肝旺

证候：抽搐无力，时作时止；精神萎靡，嗜睡露睛，倦怠乏力，面色萎黄，纳呆便溏，时有肠鸣，舌质淡，苔白，脉沉细。

证候分析：常发生于婴幼儿。久泻伤脾，土虚木乘，木旺生风，故见抽搐；脾虚则面色萎黄，精神萎靡；脾运失健，湿滞内生，故纳呆便溏；舌质淡、苔白、脉沉细均为脾虚之象。

辨证要点：抽搐无力，时作时止，精神萎靡，面色萎黄，嗜睡露睛，舌质淡，苔白，脉沉细。

治法：温中补虚，缓肝理脾。

主方：缓肝理脾汤（《医宗金鉴》）加减。

常用药：党参、白术、茯苓、陈皮、山药、白扁豆、甘草、白芍、钩藤、干姜、肉桂。

加减：纳呆食少者，加豆蔻、砂仁。四肢不温，大便稀溏者，改用附子理中汤加减。

2. 脾肾阳虚

证候：手足震颤或蠕动；神萎昏睡，面白无华或灰滞，口鼻气冷，额汗不温，四肢厥冷，溲清便溏，舌质淡，苔薄白，脉沉微。

证候分析：本证属慢脾风证。阳虚寒水上泛，则面色无华或灰滞；阳气不运，温煦失职，故口鼻气冷，四肢厥冷，额汗不温，甚则昏睡；虚极而生内风，则见手足震颤或蠕动；溲清便溏、舌质淡、苔薄白、脉沉微均为脾肾阳虚之象。

辨证要点：暴泻久泻之后，精神萎顿，额汗不温，四肢厥冷，手足蠕动、震颤，溲清便溏，舌质淡，苔薄白，脉沉微。

治法：温补脾肾，回阳救逆。

主方：固真汤（《活幼心书》）加减。

常用药：党参、白术、山药、茯苓、黄芪、甘草、附子、肉桂、炮姜、丁香。

加减：汗多者，加龙骨、牡蛎、五味子；恶心呕吐者，加吴茱萸、半夏。

3. 阴虚风动

证候：肢体拘挛或强直，抽搐时轻时重；精神疲惫，形容憔悴，面色萎黄，或时有潮红，虚烦低热，手足心热，易出汗，大便干结，舌绛少津，苔少或无苔，脉细数。

证候分析：急惊风后，痰热伤津，阴不潜阳，筋脉失养，则肢体拘挛或强直；阴虚内热，则虚烦低热，手足心热，易汗出，面色潮红；大便干结、舌质绛、少津、脉细数等，均为阴虚内热之象。

辨证要点：急惊风后，肢体拘挛或强直，低热，舌质绛，苔少，脉细数。

治法：育阴潜阳，滋水涵木。

主方：大定风珠（《温病条辨》）加减。

常用药：阿胶、地黄、麦冬、白芍、龟甲、鳖甲、火麻仁、牡蛎、五味子、甘草。

加减：抽搐不止者，加天麻、乌梢蛇；筋脉拘急、屈伸不利者，加黄芪、党参、鸡血藤、桑枝。

【其他疗法】

（一）推拿疗法

运五经，推揉脾土，揉五指节，运内八卦，分阴阳，推上三关，揉涌泉，揉足三里。

（二）针灸疗法

1. 体针　主方：百会、印堂、气海、足三里。脾虚肝旺者，加脾俞、太冲；脾肾阳虚者，加脾俞、肾俞、关元；阴虚风动者，加太溪、太冲、风池。诸穴均用补法。

2. 耳针　交感、神门、皮质下、心、肝、脾，毫针中刺激，或王不留行贴压。

3. 灸治　取穴大椎、脾俞、命门、关元、气海、百会、足三里。用于脾虚肝亢证、脾肾阳虚证。

【预防调护】

1. 患儿抽搐发作时，调护同急惊风。
2. 病情好转后，应予高营养、易消化食物。
3. 长期卧床患儿，应经常变换体位，防止褥疮发生。
4. 保证营养，不能吞咽者给予鼻饲。
5. 积极治疗原发病，防止惊风反复发作。

【案例分析】

刘某，女，2岁。

初诊：8月5日。体温38℃（肛）。

心家热盛则生惊，肝家风盛则生搐，热燥真阴，血燥生风，8个月以来，惊搐未息，反引掣颤，始则乍发乍静，继则日夜无休，两目神光已失，视物不见，微热不咳，清窍蒙蔽，不啼无泪，大便4日不更。舌红无苔，口渴欲饮，四肢温和，脉象细数，已成慢惊。古人认为急惊属阳属实，慢惊属阴属虚。若心君之火不息，肝胆相火风木依然猖獗，仍属阳证；若阳气已衰，脾胃虚损，吐利频仍，自可转归阴证。此证肢温便坚，舌红口渴，为阳盛阴虚之确证。病程已历 8 个月，正气虽虚，邪气尚实，勉宗古法二虚一实，先开一面之门，治当息风平肝，镇惊定怯。

羚羊角粉二分，紫雪丹二分（二味先调服），钩藤四钱（后下），郁金半钱，天麻一钱，石决明一两，制僵蚕三钱，九节菖一钱，朱灯心二钱，带心翘二钱，玄参三钱。1 剂。

二诊、三诊：患儿抽搐已有缓解之时，而清窍依然蒙蔽，不啼不语，口臭秽浊，大便仍未更，故仍予息风、开窍、涤痰，并增瓜蒌麻仁润燥，生地黄、石斛等养阴。

四诊：8 月 8 日。体温 37.7℃（肛）。

以息风开窍，化痰润燥之法，投生地黄、石斛等养阴之品，昨夜身热甚壮，今晨热衰而惊风已定，舌红口渴益甚，脉呈弦数。良由久蕴深伏之邪，由里达表，由营及气，是佳兆也。大便依然不解，屈指已届 7 日矣。症势虽见转机，当乘胜而助鼓前进。方用：

苏合香丸 1 粒，研末分 3 次调服。

羚羊粉、鲜生地黄、石斛、远志、菖蒲、郁金、钩藤、天花粉、玄参、保赤散五厘（先调服）。

五诊：8 月 10 日。

2 日来惊风已不复发，昨夜大便畅行，始坚后薄，并带黏腻如痰，臭气四溢，热邪有出路矣。欲哭而声不外扬，清窍似开未开。舌红稍淡，脉象微数。开窍化痰，当为主法。方用：

带心翘、郁金、川贝母、天竺黄、钩藤、菖蒲、僵蚕、石斛、淡竹叶、苏合香丸。

此症经常反复，自六诊至十九诊案方从略，综述如下：该患儿于 1963 年 1 月间开始微热有痰，喉间辘辘有声。至 2 月则痰声如拽锯，此时热仍不扬，而抽搐益甚。至 3 月下旬，双目失明，两手颤动，不啼无泪，迷蒙如睡。迭经各医院治疗，效果不显。7 月间经五官科医院检查，并无目疾；又经精神病院检查，亦无精神病变。延至 8 月 5 日至我处门诊，共诊 19 次，服药 40 余剂而愈。本例病程虽久，但虚实互见，当其实多虚少时，以祛邪为主；如虚多实少，则扶正为主。因此，治疗慢惊风，应根据属实属虚，孰轻孰重，随证施治，方克有济。

（奚伯初医案——摘自《近代中医流派经验选集》）

【古籍选录】

《小儿药证直诀·急惊》："小儿急惊者，本因热生于心……盖热盛则风生，风属肝，此阳盛阴虚也。"

《太平圣惠方·治小儿急惊风诸方》："夫小儿急惊风者，由气血不和，夙有实热，为风邪所乘，干于心络所致也。"

《活幼心书·急惊》："盖心有热而肝有风，二脏乃阳中之阳，心火也，肝风也，风火阳物也。风主乎动，火得风则烟焰起，此五行之造化。二阳相鼓，风火相搏。肝藏魄，心藏神，因热则神魂易动，故发惊也。心主乎神，独不受触，遇有惊则发热，热极生风，故能成搐，名曰急惊。"

《活幼心书·慢惊》："治慢惊者，考之古书，亦无所据，唯载阴痫而已。盖慢惊属阴，阴主静而搐缓，故曰慢。其候皆因外感风寒，内作吐泻，或得于大病之余，或传误转之后，目慢神昏，手足偏动，口角流涎，身微温，眼上视，或斜转，及两手握拳而搐，或兼两足动掣，各辨男左女右，搐者为顺，反此为逆。口气冷缓，或囟门陷，此虚极也。"

第七节　癫　痫

癫痫是以突然仆倒，昏不识人，口吐涎沫，两目上视，肢体抽搐，惊掣啼叫，喉中异声，片刻即醒，醒后如常人为特征的病证。俗称"羊痫风""羊吊风"，属西医学癫痫中的强直－阵挛性发作。本病一般具有反复性、发作性、自然缓解性特点。

癫痫的患病率为4‰~7‰，儿童发病率约为成人的10倍。70%的患儿经正规抗痫治疗可获得完全控制，约30%患儿对抗痫药无效，为难治性癫痫。癫痫常伴心理、行为、精神、认知等功能障碍，严重影响患儿生活质量。

【病因病机】

癫痫病因包括先天因素、后天因素及诱发因素。病位在心肝脾肾，病机关键为痰气逆乱，蒙蔽心窍，引动肝风。

（一）先天因素

主要责之于胎禀不足、胎产损伤和胎中受惊。如父母体弱多病或素有痼疾，或孕期调护失宜，或早产难产等胎产损伤，或母惊于外，胎感于内，均可致胎儿受损，肾精不足，若有所犯，则气机逆乱，引发癫痫。

（二）后天因素

1. 痰浊内伏　痰与癫痫的关系最为密切。小儿脾常不足，若饮食所伤或他病影响，脾胃受损，运化失常，水聚为痰；小儿肾常虚，若胎产、他病因素使脑髓受损，肾精亏虚，水泛为痰，痰阻脏腑气机升降之路，阴阳之气不相顺接，痰浊上逆，蒙蔽清窍，因而作痫。

2. 惊风频发　外感温热疫毒之邪，化热化火，生风生痰，风火相煽，痰火交结，发为惊风。惊风频发，未能根除，风邪与伏痰相搏，上扰神明，闭阻经络，亦可续发痫疾。正如《活幼心书·痫证》言："所谓惊风三发便为痫，即此义也。"

3. 暴受惊恐　小儿神气怯弱，元气未充，平素痰浊内伏，若乍见异物，卒闻异声，或不慎跌仆，暴受惊恐，均可致气机逆乱，痰随气逆，蒙蔽清窍，阻滞经络，发为癫痫。

4. 瘀血阻络　产时受伤或颅脑外伤、感染，均可致血络受损，瘀浊停积，阻滞经络，蒙蔽清窍，发为癫痫。

发热、疲劳、睡眠不足、过度换气、精神刺激、心理压力大、饮食不当、视听觉刺激、玩电子游戏等诱因可致气机逆乱，触动伏痰，痰随气逆，发为癫痫。

若癫痫反复发作，病程迁延或失治误治，易致脏腑虚损。脾虚则痰伏难祛，阻滞气机，蒙蔽清窍，日久不愈，并见纳呆神疲等症。肾虚则精亏髓空，脑失所养，可引起记忆力、智力、学习能力下降等认知障碍表现。

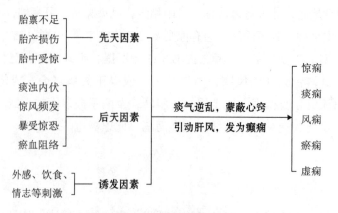

图6-8　癫痫病因病机示意图

【临床诊断】

（一）诊断要点

1. 病史 患儿可有宫内窘迫、早产难产、产伤、缺氧窒息等脑损伤病史；少数有中枢神经系统感染、热性惊厥、脑外伤、脑肿瘤、遗传代谢病、精神运动发育迟滞等病史；亦有热性惊厥、癫痫、偏头痛等家族史。

2. 临床表现

（1）突然仆倒，不省人事；四肢抽搐，项背强直；口吐涎沫、牙关紧闭；目睛上视，瞳孔散大，对光反射迟钝或消失。

（2）具有反复性、发作性、自然缓解性特点。若一次癫痫发作持续 30 分钟以上，或反复发作达 30 分钟以上，这期间意识不能恢复者，称为癫痫持续状态。

（3）发作前可有头晕、胸闷、惊恐、恶心、腹部不适、心神不宁等先兆症状；部分患儿可有发热、玩电子游戏、疲劳、睡眠不足、情绪刺激、饮食不当及视听觉刺激等诱因。

（4）多数患儿经过治疗可控制发作，部分病儿可并发健忘、痴呆等症。

3. 辅助检查

脑电图尤其长程视频脑电监测或 24 小时动态脑电图中出现痫性放电对诊断具有重要价值，但脑电图正常亦不能除外癫痫，必须结合临床是否有癫痫反复发作方可诊断；头颅 CT 或头颅 MRI 可协助明确癫痫病因；单光子发射断层扫描和正电子发射断层扫描（PET）有利于癫痫灶的定位。

（二）鉴别诊断

与热性惊厥、婴儿手足搐搦症、屏气发作相鉴别 鉴别要点见表 6 - 7。

表 6 - 7 癫痫与热性惊厥、婴儿手足搐搦症、屏气发作鉴别要点

鉴别点	癫痫	热性惊厥	婴儿手足搐搦症	屏气发作
病因	先天不足，后天失养，或为诱因引发	发热引起	维生素 D 缺乏引起	受到痛苦、恐惧、愤怒或挫折等刺激后引起
相似症状	发作时多有意识障碍	惊厥发作，意识丧失	惊厥每天发作数次至数十次，每次持续数秒至数分钟	严重时可伴短暂意识丧失及肢体阵挛
不同症状	具有反复性、发作性、自然缓解性等特点	多在外感发热初起体温上升，超过 38.5℃ 时，持续时间较短	一般无发热，手足搐搦如鸡爪样，手腕部屈曲，手指伸直，拇指贴近掌心，呈强直状，足趾强直弯向足心	多有高声哭叫，随即屏气、呼吸暂停、口唇发紫等症，约一分钟后全身肌肉放松，呼吸恢复，神志渐清
辅助检查	脑电图多见痫性放电	脑电图大多正常	血钙降低，血磷正常或升高	脑电图正常

【辨证论治】

（一）辨证思路

本病辨证，应首分轻重，继辨病因。

1. 分轻重 一般发作次数少，抽搐轻微，意识清楚，发作持续时间短，间隔时间长，脑电

图异常程度较轻，颅脑影像学检查未见异常者多属轻证；若发作频繁，抽搐频剧，意识丧失，发作持续时间长，脑电图异常程度重，或颅脑影像学检查有器质性疾病，抗癫痫药物难以控制者，则属重证。

2. 辨病因 常见的病因有惊、痰、风、瘀、虚。有胎中受惊或后天暴受惊恐病史，发作时伴惊叫、恐惧等精神症状者多因于惊；发作以神识异常为主，表现为意识丧失，抽搐不明显，并伴痰涎壅盛等症者多因于痰；由外感发热诱发或惊风频发所致，抽搐明显，或伴发热等症者多因于风；有明显的产伤史或脑外伤史，抽搐部位或头痛位置较为固定，兼见瘀血脉证者多因于瘀；素体虚弱或痫作日久致脏腑虚损，患儿可见生长发育迟缓，或癫痫频发致智力迟钝、记忆力减退、腰膝酸软，或年长女孩行经前或经期发痫者，多属肾精亏虚。亦有平素脾胃虚弱，见神倦肢疲、纳呆便溏等症者则属脾气虚弱。

（二）治疗原则

癫痫的治疗，应分标本虚实，频繁发作者治标为主，着重豁痰息风、开窍定痫，并酌情配合镇惊、化瘀法；病久致虚者，治本为重，以益肾填精为主。癫痫持续状态须中西药配合抢救。

本病治疗时间较长，一般认为在临床症状消失后，仍应服药 2～3 年，如遇青春期则再延长 1～2 年，并结合脑电图等理化检查，恢复正常后方可逐渐停药，切忌漏服、自行停服或减服抗痫药物，以免癫痫反复或加重。对药物治疗无效且符合外科手术指征者可行手术治疗。

（三）分证论治

1. 惊痫

证候：发作时惊叫，急啼，惊惕不安，神志恍惚，面色时红时白，四肢抽搐，神昏，平素胆小易惊，精神恐惧或烦躁易怒，夜寐不安，舌淡红，苔白，脉弦滑，指纹青。

证候分析：小儿神气怯弱，若暴受惊恐，神气愤乱，则惊叫、急啼，惊惕不安，面色时红时白；小儿肝常有余，气机逆乱，肝风内动，故四肢抽搐；脉弦滑、指纹青均为惊恐之象。

辨证要点：多有胎中受惊或生后暴受惊恐病史，发作时惊叫、急啼、惊惕不安、神昏、抽搐。

治法：镇惊安神。

主方：镇惊丸（《证治准绳》）加减。

常用药：茯神、酸枣仁、朱砂、石菖蒲、远志、钩藤、天麻、胆南星、半夏、黄连、沉香。

加减：抽搐频繁者，加蜈蚣、全蝎；夜惊哭闹者，加磁石、琥珀；头痛者，加菊花、石决明。

2. 痰痫

证候：发作时突然跌仆，神昏，瞪目直视，喉中痰鸣，四肢抽搐，口黏多痰，胸闷呕恶，舌苔白腻，脉滑。

证候分析：痰浊壅盛，故可闻喉间痰鸣，口黏多痰；痰浊蒙蔽清窍，故神昏；闭阻经络，引动肝风，故见肢体抽搐；舌苔白腻、脉弦滑均为痰浊内阻之征。

辨证要点：发作时意识丧失，瞪目直视，喉间痰鸣，四肢抽搐，舌苔白腻。

治法：豁痰开窍。

主方：涤痰汤（《奇效良方》）加减。

常用药：石菖蒲、胆南星、陈皮、半夏、枳壳、沉香、川芎、六神曲、朱砂、天麻、青果、青礞石。

加减：腹胀明显者，可加木香、莱菔子；纳呆者，加砂仁、鸡内金；苔白腻者，加厚朴、薏苡仁；便溏者，加葛根、广藿香。若属痰火扰神，症见面红目赤，性情急躁者，可改予礞石滚痰丸合龙胆泻肝汤加减；若属脾虚痰阻，症见痫久不愈，神疲纳呆者，予涤痰汤加白术、天麻、白芍，或以六君子汤为主化裁。

3. 风痫

证候：发作时突然仆倒，意识丧失，两目上视或斜视，牙关紧闭，口吐白沫，口唇及面部色青，颈项强直，频繁抽搐，舌质淡红，苔白，脉弦滑。

证候分析：本证多由急惊风反复发作变化而来。诸风掉眩，皆属于肝，肝风内动，故颈项强直，频繁抽搐，两目上视，牙关紧闭；心神被蒙，故神昏。

辨证要点：神昏，频繁抽搐，颈项强直，牙关紧闭。

治法：息风止痉。

主方：定痫丸（《医学心悟》）加减。

常用药：天麻、全蝎、蜈蚣、石菖蒲、远志、胆南星、半夏、陈皮、茯苓、川芎、枳壳、钩藤。

加减：高热者，加石膏、羚羊角；大便秘结者，加大黄、芦荟；烦躁不安者，加黄连、栀子、淡竹叶；伴咳嗽流涕，咽红咽痛者，可予银翘散或凉膈散化裁。

4. 瘀痫

证候：发作时头晕眩仆，神识不清，单侧或四肢抽搐，抽搐部位及动态较为固定，头痛，大便干硬如羊屎，舌紫暗或见瘀点，脉涩，指纹沉滞。

证候分析：产伤或脑外伤、感染致脉络受损，瘀血阻滞脑窍，故头痛头晕，神志不清；瘀血阻络，筋脉失养，故抽搐，且抽搐部位及动态较为固定；舌紫暗或有瘀点、脉涩、指纹沉滞均为瘀血阻滞之象。

辨证要点：多有产伤史或脑外伤史，反复抽搐，头痛有定处，舌质紫暗。

治法：活血通窍。

主方：通窍活血汤（《医林改错》）加减。

常用药：桃仁、红花、川芎、赤芍、老葱、石菖蒲、天麻、羌活、黄酒。

加减：抽搐频繁者，加全蝎、乌梢蛇；头痛剧烈者，加丹参、五灵脂；大便秘结者，加芦荟、火麻仁；频发不止者，加失笑散。

5. 虚痫

证候：发病日久，屡发不止，瘛疭抖动，年长女孩发作常与月经周期有关，行经前或经期易发作；时有头晕乏力，腰膝酸软，四肢不温；可伴智力发育迟滞，记忆力差；舌质淡，苔白，脉沉细无力，指纹淡红。

证候分析：多因癫痫经久不愈伤于肾而致。肾精亏虚，水不涵木，故瘛疭抖动，屡发不止；精亏髓空，脑髓失养，则智力迟钝，眩晕，记忆力差；腰为肾之府，肾虚则腰膝酸软，神疲乏力。

辨证要点：瘛疭抖动，年长女孩经前或经期易发作，屡发不止，智力迟钝，记忆力差。

治法：益肾填精。

主方：河车八味丸（《幼幼集成》）加减。

常用药：紫河车、地黄、茯苓、山药、泽泻、五味子、麦冬、牡丹皮、附子、肉桂。

加减：抽搐频繁者，加鳖甲、白芍；智力迟钝者，加益智、石菖蒲；大便稀溏者，加白扁豆、炮姜；神萎烦躁，舌红少苔者，加青蒿、地骨皮、白芍。若以脾气虚弱为主，症见神疲乏力，纳呆便溏等症者，可改予六君子汤加减。

【其他疗法】

（一）中成药

1. 小儿抗痫胶囊 用于痰痫。

2. 医痫丸 用于风痫。

3. 琥珀抱龙丸 用于惊痫。

4. 白金丸 用于痰痫。

5. 羊痫疯癫丸 用于痰痫。

（二）针灸疗法

1. 体针 发作期取人中、合谷、十宣、内关、涌泉。针刺，用泻法；休止期取大椎、神门、心俞、合谷、丰隆。针刺，平补平泻法，隔日1次。百会、足三里、手三里，灸治，各3壮，隔日1次。

2. 耳针 选穴：胃、皮质下、神门、枕、心。每次选用3~5穴，留针20~30分钟，间歇捻针。或埋针3~7天。

（三）埋线疗法

常用穴：大椎、腰奇、鸠尾。备用穴：翳明、神明。每次选用2~3穴，埋入医用羊肠线，隔20天1次，常用穴和备用穴轮换使用。

（四）西医治疗

西医治疗包括病因治疗、合理应用抗癫痫药物、生酮饮食、迷走神经刺激术及手术治疗等多种手段，应根据患儿的发作情况、辅助检查、药物治疗的反应、个体化差异等合理选择应用。

癫痫持续状态的治疗原则如下：

（1）抗惊厥、控制发作 ①地西泮0.25~0.5mg/kg缓慢静脉注射，必要时20分钟后可再用；②氯硝西泮每次0.01~0.06mg/kg；③咪达唑仑0.1~0.2mg/kg缓慢静脉注射；④苯巴比妥20mg/kg分次肌肉注射，24小时后改为维持量3~5mg/（kg·d）；⑤10%水合氯醛0.5mL/kg稀释后灌肠。仍不能控制者，备好气管插管使用麻醉药物。

（2）保持呼吸道通畅。

（3）保护脑、心等重要脏器功能，防治并发症。

【预防调护】

1. 孕期宜保持心情舒畅，避免精神刺激及跌仆或腹部撞击。

2. 慎防产伤及颅脑外伤。

3. 尽量避免高热、惊吓、紧张、劳累、情绪激动等诱发因素，少看电视，禁止玩电子游戏机等。

4. 积极治疗急惊风、小儿暑温、疫毒痢等病证，慎防后遗症。

5. 注意调摄饮食，不宜过食，忌食牛羊肉、无鳞鱼及生冷油腻等。

6. 嘱患儿不要到水边、火边玩耍，或持刀剪等锐器，以免发生意外。

7. 抽搐时应使患儿保持侧卧位，用纱布包裹压舌板放在上下牙齿之间，促使痰涎流出，呼吸通畅，以免咬伤舌头或发生窒息。并注意切勿强力制止，以免扭伤筋骨。

8. 抽搐后患儿常疲乏入睡，应避免噪音，保证患儿休息，使其正气得以恢复。

【案例分析】

患儿，女，4岁。1994年8月24日初诊。

病史简介：痫病史3年余，常规服用苯巴比妥。诊时神疲形瘦，面黄纳呆，夜寐不安，舌质淡、苔薄白，脉沉弱。脑电图（EEG）提示：过度换气诱发暴发性高波幅慢波及尖波节律。

西医诊断：癫痫（强直-阵挛性发作）。

中医诊断：痫证。

辨证：脾虚痰阻，风痰上逆。

治法：健脾祛痰，镇惊息风。

处方：党参10g，茯苓10g，半夏10g，菖蒲10g，胆南星10g，橘红6g，青果10g，羌活6g，川芎6g，天麻10g，神曲10g，铁落花30g（先煎），琥珀0.5g。共7剂，水煎服，日1剂，分次服用。

二诊：8月31日。本周发作1次，持续3分钟，症状同前。继以上方，并将苯巴比妥量减半。

三诊：9月14日。近半月发作1次，纳增寐安，再予上法。

四诊：9月28日。患儿家属自停鲁米那10天。近半月发病1次，仅表现双目上视，瞬间即止。舌质淡，苔薄白。前方去铁落花，7剂。

五诊：10月12日。痫疾未发，纳增寐安。改以小儿抗痫胶囊，每日3次，每次3粒，温开水送服。

1995年4月20日复诊，患儿服用散剂半年，痫疾一直未犯。复查脑电图未见痫性放电。嘱再服散剂1年，以巩固疗效。

按语：癫痫是发作性神志异常的疾病。其病理因素主要责之于痰。小儿痫证的主要病机在于脾虚痰伏、气机上逆，因而强调健脾扶正、豁痰息风的治疗方法，临床常用太子参、云茯苓、枳壳、陈皮等健运脾胃，以固其本。石菖蒲、胆南星、半夏、天麻等豁痰息风，以治其标。惊痫加磁石、琥珀；风痫加僵蚕、铁落花；热痫加黄芩、钩藤；瘀痫重用川芎，酌加郁金、丹参。临床随证遣药，每每取得显著疗效。本案脾虚痰阻，风痰上逆。方中党参、茯苓、半夏、菖蒲、天麻等健脾化痰，息风止痉；川芎为血中气药，加强顺气豁痰之功。十二经中，唯足太阳膀胱经入颅络脑，羌活归属膀胱经，能引经报使，并且配党参、茯苓生发脾胃之气；同时，由于小儿痫证多因感冒诱发，羌活还可疏风解表，配合诸药，治中有防，寓意尤深。

（李少川医案——摘自《李少川儿科经验集》）

【古籍选录】

《五十二病方·婴儿病痫方》："痫者，身热而数惊，颈脊强而腹大。"

《石室秘录·内伤门》："癫痫之症，多因气虚有痰，一时如暴风疾雨，猝然而倒，口吐白沫，作牛羊马声。"

《诸病源候论·小儿杂病诸候三》："痰者，水饮停积胸膈之间，结聚痰也。小儿饮乳，因冷热不调，停积胸膈之间，结聚成痰。痰多则令儿饮乳不下，吐涎沫。变结而微壮热也；痰实壮热不止，则发惊痫。"

《活幼心书·痫证》："阳痫者，因感惊风三次发搐，不与去风下痰，则再发。然三次者，非一日三次也，或一月，或一季，一发惊搐，必经三度，故曰三次。所谓惊风三发便为痫，即此义也。"

第七章
肾系病证

扫一扫，查阅本章数字资源，含PPT、音视频、图片等

肾系病证主要是由先天不足、体质虚弱，或感受外邪导致水液代谢失常，气化功能失司所引起的病证。人体水液的正常代谢，水谷精微输布、封藏，依赖肺的通调、脾的转输、肾的开阖及三焦、膀胱的气化完成。因此，肾系疾病以肾失开阖、膀胱气化失司为主，同时和肺失通调、脾失健运有关。故无论治肺治脾，其本均在肾，恢复肾脏正常气化功能为基本治疗原则。

肾系疾病为儿科常见疾病，常见水肿、遗尿、尿频、淋证等多种病证，临床多以浮肿、尿少、尿血、尿频、尿痛等为主要临床表现，病证相对复杂，单纯虚证、实证可见，但更多呈现虚实夹杂证。治疗上以温补肾元、固本为主，兼顾宣肺利水、健脾助运、清热利湿、通利膀胱等。特别要重视肺脾肾三脏在水液代谢中的作用，注重气血水的关系，关注本虚与风邪、湿邪、水湿、瘀血等标实的关系。肾系病证多为长期慢性疾病，临证时需要多一些爱心、耐心、细心，给患者和家长更多的战胜疾病的信心，也有利于治疗方案的长期坚持。

第一节　肾病综合征

肾病综合征（简称肾病）是一组由多种病因引起的肾小球基底膜通透性增加，导致血浆内大量白蛋白从尿中丢失的临床综合征。临床以大量蛋白尿、低白蛋白血症、高胆固醇血症及不同程度水肿为主要特征。

肾病综合征是儿童时期泌尿系的常见病，发病多为学龄前儿童，其中尤以2~5岁为发病高峰。男女比例为（1.5~3.7）:1。肾病综合征按病因可分为原发性、继发性和先天性三大类，其中原发性肾病最为常见，约占儿童时期肾病综合征总数的90%。本病的预后转归与其病理变化关系密切，微小病变型预后最好，局灶节段性肾小球硬化预后最差。

小儿肾病属中医学"水肿"范畴，其特点为水肿明显，病程较长，且缠绵难愈，反复发作，多为"阴水"，以虚证、寒证为主。随着肾组织病理、免疫病因病理的研究进展，中医辨证分型及治疗规律的研究日益丰富，针对小儿肾病的治疗也从单纯中药汤剂治疗发展为与雷公藤制剂、激素、免疫抑制剂等有机配合的中西医结合治疗，明显提高了缓解率，降低了复发率，预后转归显著好转。

【病因病机】

小儿肾病的病因包括内因和外因。内因与先天禀赋不足、久病体虚、肺脾肾三脏亏虚有关；感受外邪，入里内侵是本病发作或复发的最常见外因，其中以感受风邪（风寒或风热）、湿热或热毒之邪最多见。本病以肺脾肾三脏虚弱，气化、运化功能失常，封藏失职，精微外泄，水液停聚为主要发病机理。病变主要在肺脾肾，涉及心肝膀胱等脏腑，脾肾最为关键。

1. 肺脾肾脏亏虚，水精输布失常 人体水液的正常代谢，水谷精微输布、封藏，均依赖肺的通调、脾的转输、肾的开阖及三焦、膀胱的气化来完成，若肺脾肾三脏虚弱，功能失常，必然导致"水精四布"失调。水液输布失常，泛溢肌肤则发为水肿；精微不能输布、封藏而下泄则出现蛋白尿。正如《景岳全书·肿胀》说："凡水肿等证，乃脾肺肾三脏相干之病。盖水为至阴，故其本在肾；水化于气，故其标在肺；水惟畏土，故其制在脾。今肺虚则气不化精而化水，脾虚则土不制水而反克，肾虚则水无所主而妄行。"可见本病其标在肺，其制在脾，其本在肾。

2. 外感水湿热瘀，标证病变多样 外感、水湿、湿热、瘀血及湿浊是肾病发生发展过程中的病理环节，与肺脾肾脏虚弱之间互为因果。若肺脾肾三脏气虚，卫外不固则易感受外邪，外邪进一步伤及肺脾肾，从而致水液代谢障碍加重，病情反复。水湿是贯穿于病程始终的病理产物，可以阻碍气机运行，又可伤阳、化热，使瘀血形成。水湿内停，郁久化热可成湿热；或长期过量用扶阳辛热之品而助火生热，并易招致外邪热毒入侵，致邪热与水湿互结，酿成湿热。湿热久结，难解难分，从而使病情反复迁延难愈。肾病精不化气而化水，水停则气滞，气滞则血瘀，《金匮要略·水气病脉症并治》云："血不利则为水。"血瘀又加重气滞，气化不利而加重水肿。水肿日久不愈，气机壅塞，水道不利，而致湿浊不化，水毒潴留。

3. 阴阳平衡失调，本虚标实错杂 肾病病因病机涉及内伤、外感，关系脏腑、气血、阴阳，均以正气虚弱为本，邪实蕴郁为标，多属本虚标实、虚实夹杂的病证。本虚以肺脾气虚、脾肾阳虚为主，病久不愈、反复发作或长期使用激素，可阳损及阴，肝失滋养，出现肝肾阴虚或气阴两虚之证。外感、水湿、湿热、瘀血及湿浊等邪实均可兼夹存在。

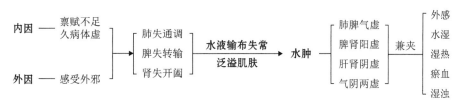

图 7-1 肾病综合征病因病机示意图

【临床诊断】

（一）诊断要点

1. 病史 部分患儿有感染史。

2. 临床表现 水肿是最常见的临床表现，可见眼睑、颜面浮肿，甚则全身浮肿，水肿呈凹陷性，重者累及浆膜腔，出现胸水、腹水、阴囊水肿，水肿明显时可见尿量减少、尿液有较多泡沫。

3. 辅助检查

（1）尿液检查 尿常规检查尿蛋白在（+++）以上，或见尿红细胞，24小时尿蛋白定量≥50mg/kg。

（2）血液检查 血清总蛋白降低，白蛋白降低，血浆胆固醇升高。

（3）高凝状态检查 大多数肾病患儿存在不同程度的高凝状态，血小板增高，血浆纤维蛋白原增加，D-二聚体升高，尿纤维蛋白降解产物增高。

（4）肾穿刺活检 儿童期最常见微小病变型，成人多见膜性肾病型，此外，还有局灶性的硬化、系膜增生性、膜增生性等病理类型。小儿肾病综合征以单纯型肾病激素敏感者多见，故初治病人一般不需要肾活检。但对于临床激素常规治疗 8 周无效者，激素部分敏感、激素依赖、多次复发者，伴有明显血尿，或持续性氮质血症，血清补体持续下降者，1 岁以内发病者，可先行肾穿刺明确病理类型，根据病理类型确定治疗方案。

4. 临床上将原发性肾病综合征分为单纯型和肾炎型

（1）单纯型肾病 具备四大特征。①大量蛋白尿〔尿蛋白定性常在（＋＋＋）以上，24 小时尿蛋白定量≥50mg/kg〕；②低蛋白血症（血浆白蛋白＜25g/L）；③高脂血症（血浆胆固醇：儿童＞5.7mmol/L，婴儿＞5.2mmol/L）；④不同程度的水肿。其中以大量蛋白尿和低蛋白血症为必备条件。

（2）肾炎型肾病 除单纯型肾病四大特征外，还具有以下四项中之一项或多项。①明显血尿：尿中红细胞＞10 个/HP（见于 2 周内 3 次以上离心尿标本）；②反复或持续高血压（学龄儿童血压＞130/90mmHg，学龄前儿童血压＞120/80mmHg），并排除激素所致者；③持续性氮质血症（血尿素氮＞10.7mmol/L，并排除血容量不足所致者）；④血总补体量（CH_{50}）或血 C_3 反复降低。

（二）鉴别诊断

1. 与急性肾小球肾炎鉴别 鉴别要点见表 7－1。

表 7－1 肾病综合征与急性肾小球肾炎鉴别要点

鉴别点	肾病综合征	急性肾小球肾炎
病因	禀赋不足，久病体虚，外邪入里，致肺、脾、肾三脏亏虚	外感风邪、湿热、疮毒，导致肺、脾、肾三脏功能失调
主症	大量蛋白尿、低蛋白血症、高胆固醇血症、水肿	前驱感染（多为链球菌）、血尿、少尿、水肿、高血压
水肿	指凹性	非指凹性
尿液检查	以大量蛋白尿（＋＋＋～＋＋＋＋）为主，肾炎型可见血尿	镜下血尿或肉眼血尿，尿蛋白一般为（＋～＋＋），特殊类型除外
反复发作	是	否

2. 与营养性水肿、心源性水肿以及肝性腹水相鉴别 鉴别要点见表 7－2。

表 7－2 肾病水肿与营养性水肿、心源性水肿、肝性腹水鉴别要点

鉴别点	肾病水肿	营养性水肿	心源性水肿	肝性腹水
病史	部分患儿有感染史	有形体渐消瘦等营养不良病史	有心脏病史、心衰症状和体征	有肝病病史
水肿特点	指凹性浮肿	指凹性浮肿	浮肿以下垂部位明显，但呈上行性加重	腹部胀满有水伴腹壁青筋显露，其他部位无或仅有轻度浮肿
尿常规	大量蛋白尿	尿检无异常	无大量蛋白尿	无大量蛋白尿

【辨证论治】

（一）辨证思路

首先要区别本证与标证，权衡孰轻孰重。肾病的本证以正虚为主，有肺脾气虚、脾肾阳虚、肝肾阴虚及气阴两虚。肾病的初期、水肿期及恢复期多以阳虚、气虚为主；难治病例，病久不愈或反复发作或长期使用激素者，可由阳虚转化为阴虚或气阴两虚。而阳虚乃病理演变之本始。

肾病的标证以邪实为患，有外感、水湿、湿热、血瘀及湿浊。临床以外感、湿热、血瘀多见，水湿主要见于明显水肿期，湿浊则多见于病情较重或病程晚期。在肾病的发病与发展过程中，本虚与标实之间是相互影响、相互作用的，正虚易感受外邪、生湿、化热致瘀而使邪实，所谓"因虚致实"；邪实反过来又进一步损伤脏腑功能，使正气更虚，从而表现出虚实寒热错杂、病情反复、迁延不愈的临床特点，尤其难治性病例更为突出。

在肾病不同阶段，标本虚实主次不一，或重在正虚，或重在标实，或虚实并重。一般在水肿期，多本虚标实兼夹，在水肿消退后，则以本虚为主。

（二）治疗原则

肾病的治疗应紧扣"本虚标实"的病机，以扶正培本为主，重在益气健脾补肾、调理阴阳以治其本，同时注意配合宣肺、利水、清热、化瘀、化湿、降浊等祛邪之法以治其标。在具体治疗时应掌握各个不同阶段，解决主要矛盾。如水肿严重或外邪湿热等邪实突出时，应先祛邪以急则治其标；在水肿、外邪等减缓或消失后，则扶正祛邪，标本兼治或继以补虚扶正为重。总之，应根据虚实及标本缓急，确定扶正与祛邪孰多孰少。

单纯中药治疗效果欠佳者，应配合必要的西药利尿剂、糖皮质激素、免疫抑制剂等综合治疗。对肾病出现严重变证，应配合西药抗凝、溶栓、透析等抢救治疗。

（三）分证论治

1. 本证

（1）肺脾气虚

证候：全身浮肿，面目为著，尿量减少，面白身重，气短乏力，纳呆便溏，自汗出，易感冒，或有上气喘息，咳嗽，舌质淡胖，苔薄白，脉虚弱。

证候分析：本证多见于病程的早期或激素维持治疗阶段。肺虚通调失职，脾虚不能制水，故水气盈溢，不能正常气化，渗液皮肤，故见全身浮肿，尿量减少；肺气虚，腠理疏松，卫外不固，宣发肃降功能失调，故见自汗出，易感冒，上气喘息，咳嗽；脾虚水谷不化，见纳呆便溏；舌质淡胖、苔薄白、脉虚弱为肺脾气虚之征。

辨证要点：全身浮肿，头面肿甚，自汗出，易感冒，纳呆便溏，自汗气短乏力。轻证可无浮肿，但有自汗、易感冒的特点。

治法：益气健脾，宣肺利水。

主方：防己黄芪汤（《金匮要略》）合五苓散（《伤寒论》）加减。

常用药：黄芪、白术、茯苓、泽泻、猪苓、车前子、桂枝、防己。

加减：浮肿明显，加生姜皮、陈皮、大腹皮；伴上气喘息、咳嗽者，加麻黄、苦杏仁、桔梗；常自汗出而易感冒者，重用黄芪，加防风、煅牡蛎；若同时伴有腰脊酸痛，多为肾气虚之证，加用五味子、菟丝子、肉苁蓉。

（2）脾肾阳虚

证候：全身明显浮肿，按之深陷难起，下肢尤甚，面白无华，畏寒肢冷，神疲倦卧，小便短少不利，可伴有胸水、腹水，纳少便溏，恶心呕吐，舌质淡胖或有齿印，苔白滑，脉沉细无力。

证候分析：本证多见于大量蛋白尿持续不消，病情加剧者。脾虚不能运化水湿，肾虚不能化气行水，水湿泛滥而见全身明显浮肿，按之凹陷难起，小便短少不利，胸水，腹水；面色无华、畏寒肢冷、纳少便溏、舌质淡胖或有齿印、苔白滑、脉沉细无力，均为脾肾阳虚之征象。

辨证要点：高度浮肿，面白无华，畏寒肢冷，小便短少不利。若肾阳虚偏重者，则形寒肢冷，面白无华，神疲倦卧为突出；若脾阳虚偏重者，则腹胀满，纳差，大便溏泄。

治法：温肾健脾，化气行水。

主方：真武汤（《伤寒论》）合黄芪桂枝五物汤（《金匮要略》）加减。

常用药：附子、干姜、黄芪、茯苓、白术、桂枝、猪苓、泽泻。

加减：腹部胀满，纳差，加草果、厚朴、木香、大腹皮；肢冷畏寒加淫羊藿、仙茅、巴戟天、杜仲；兼有咳嗽胸满气促不能平卧者，加用防己、花椒、葶苈子；兼有腹水者，加牵牛子、槟榔。

（3）肝肾阴虚

证候：浮肿或重或轻，头痛头晕，心烦躁扰，口干咽燥，手足心热，或有面色潮红，目睛干涩或视物不清，痤疮，失眠多汗，舌红苔少，脉弦细数。

证候分析：本证多见于素体阴虚，过用温燥或利尿过度，尤多见于大量使用激素者，水肿或轻或无。真阴不足，水不济火，相火妄动，故头痛头晕，心烦躁扰，口干咽燥，手足心热，面色潮红，痤疮；肝阴不足，不能上滋于目，故见目睛干涩或视物不清；舌红苔少、脉弦细数为虚热之征象。

辨证要点：头痛头晕，心烦易怒，手足心热，口干咽燥，舌红少苔。偏于肝阴虚者，则头痛头晕，心烦躁扰，目睛干涩明显；偏于肾阴虚者，则口干咽燥、手足心热、面色潮红；阴虚火旺，则见痤疮、失眠、多汗等。

治法：滋阴补肾，平肝潜阳。

主方：知柏地黄丸（《医方考》）加减。

常用药：地黄、山药、山茱萸、牡丹皮、茯苓、泽泻、知母、黄柏、女贞子、墨旱莲。

加减：肝阴虚突出者，加用北沙参、沙苑子、菊花、夏枯草；肾阴虚突出者，加枸杞子、五味子、天冬；阴虚火旺者重用地黄、知母、黄柏；有水肿者加车前子。

（4）气阴两虚

证候：面色无华，神疲乏力，汗出，易感冒或有浮肿，头晕耳鸣，口干咽燥或长期咽痛，咽部暗红，手足心热，舌质稍红，舌苔少，脉细弱。

证候分析：本证多见于病程较久，或反复发作，或长期、反复使用激素后，其水肿时有反复者。肺气不足，不能上荣于面、固护于外，则面色无华，神疲乏力，汗出，易感冒；肾阴虚，虚热上扰，则出现头晕耳鸣，口干咽燥，手足心热；舌质稍红、舌苔少、脉细弱为气阴两虚之象。

辨证要点：本证的气虚是以肺气虚为主，阴虚以肾阴虚为主。气虚以汗出、反复感冒、神疲乏力为特点；阴虚则以头晕耳鸣、口干咽燥、长期咽痛、咽部暗红、手足心热为特征。

治法：益气养阴，化湿清热。

主方：六味地黄丸（《小儿药证直诀》）加黄芪。

常用药：黄芪、地黄、山茱萸、山药、茯苓、泽泻、牡丹皮。

加减：气虚证突出者，重用黄芪，加党参、白术；阴虚偏重者，加玄参、牛膝、麦冬、枸杞子；阴阳两虚者，加淫羊藿、肉苁蓉、菟丝子、巴戟天。

2. 标证

（1）外感风邪

证候：发热，恶风，无汗或有汗，头身疼痛，流涕，咳嗽，或喘咳气急，或咽痛，乳蛾肿痛，舌苔薄，脉浮。

证候分析：本证可见于肾病的各个阶段，尤多见于肾病的急性发作之始，或缓解期复发之初。此乃气虚卫表不固，加之长期使用激素或细胞毒药物，使免疫功能低下，卫外功能更差，易于感受风邪而致。外感风邪，邪滞肌腠，卫表失和，则见发热、恶风，无汗或有汗，头身疼痛；风邪犯肺，肺失宣肃，则见流涕，咳嗽；风热上扰咽喉，则见咽痛，乳蛾肿痛；舌苔薄、脉浮为外感风邪之征象。

辨证要点：外感风寒以发热恶风寒、无汗、头身痛、流清涕、咳痰稀白、舌淡苔薄白、脉浮紧为特点；外感风热则以发热、有汗、口渴、咽红、流浊或黄涕、舌红、脉浮数为特征。风邪郁肺以喘咳气急、痰多为主。

治法：外感风寒辛温宣肺祛风；外感风热辛凉宣肺祛风。

主方：外感风寒，荆防败毒散（《摄生众妙方》）加减；外感风热，银翘散（《温病条辨》）加减。

常用药：外感风寒，羌活、独活、柴胡、前胡、枳壳、荆芥、防风、桔梗、川芎；外感风热，金银花、连翘、牛蒡子、薄荷、荆芥、蝉蜕、僵蚕、柴胡、桔梗。

加减：无论风寒、风热，如同时伴有水肿者，均可加茯苓、猪苓、泽泻、车前子；若有乳蛾肿痛者，可加板蓝根、蒲公英、冬凌草。若出现风邪郁肺者，属风寒郁肺用小青龙汤加减；属风热郁肺用麻杏石甘汤加减。

（2）水湿

证候：全身广泛浮肿，肿甚者可见皮肤光亮，可伴有腹胀水臌，水聚肠间，辘辘有声，或见胸闷气短，心下痞满，甚有喘咳，小便短少，舌质淡，苔白腻，脉沉。

证候分析：脾虚不能运化水湿，肾虚不能化气行水，水湿中阻，外溢肌肤，则见全身浮肿，腹胀水臌，水聚肠间，辘辘有声，小便短少；水湿中阻，脾虚运化无力，则胸闷气短，心下痞满；水湿内停，饮邪上逆，肺失宣降，则咳喘；舌质淡、苔白腻、脉沉皆为水湿内停之象。

辨证要点：全身广泛浮肿，按之凹陷难起，伴水臌（腹水）、悬饮（胸水）。

治法：一般从主证治法。伴水臌、悬饮者可短期采用补气健脾、逐水消肿法。

主方：防己黄芪汤（《金匮要略》）合己椒苈黄丸（《金匮要略》）加减。

常用药：黄芪、白术、茯苓、泽泻、防己、花椒、葶苈子、大黄。

加减：脘腹胀满者，加大腹皮、厚朴、莱菔子、槟榔；胸闷气短，喘咳者，加麻黄、苦杏仁、紫苏子、生姜、桑白皮；若水臌、悬饮，胸闷腹胀，大小便不利，体质尚实者，可短期应用甘遂、牵牛子。

（3）湿热

证候：皮肤有脓疱疮、疖肿、疮疡、丹毒等；或口黏口苦，口干不欲饮，脘闷纳差；或小便频数不爽、量少、有灼热或刺痛感、色黄赤混浊，小腹坠胀不适，或有腰痛、恶寒发热、口苦便秘，舌质红，苔黄腻，脉滑数。

证候分析：湿热为肾病患儿最常见的兼夹证，可出现于病程各阶段，尤多见于足量长期使用激素或大量用温阳药之后。外感湿热之邪，或水湿内蕴化热，则见皮肤脓疱疮、疖肿、疮疡、丹毒等；水湿中阻，运化失司，则口干不欲饮，脘闷纳差；湿阻中焦，则口苦口黏，湿阻下焦，则小便频数不爽，量少；舌质红、苔黄腻、脉滑数皆为湿热之象。

辨证要点：上焦湿热以皮肤疮毒为特征；中焦湿热以口黏口苦、脘闷纳差、苔黄腻为主症；下焦湿热则以小便频数不爽、量少、尿痛、小腹坠胀不适等为特点。

治法：上焦湿热，清热解毒燥湿；中焦湿热，清热化浊利湿；下焦湿热，清热利水渗湿。

主方：上焦湿热，五味消毒饮（《医宗金鉴》）加减；中焦湿热，甘露消毒丹（《医效秘传》）加减；下焦湿热，八正散（《太平惠民和剂局方》）加减。

常用药：上焦湿热，常用金银花、菊花、蒲公英、紫花地丁、天葵子、黄芩、黄连、半枝莲；中焦湿热，常用黄芩、茵陈、滑石、广藿香、厚朴、豆蔻、薏苡仁、猪苓、车前子；下焦湿热，常用通草、车前子、萹蓄、滑石、栀子、大黄、连翘、黄柏、金钱草、半枝莲。

（4）血瘀

证候：面色紫暗或晦暗，眼睑下青黯，皮肤不泽或肌肤甲错，有紫纹或血缕，常伴有腰痛或胁下有癥瘕积聚，唇舌紫暗，舌有瘀点或瘀斑，舌苔少，脉弦涩。

证候分析：血瘀也为肾病综合征常见的标证，可见于病程的各阶段，尤多见于难治病例或长期足量用激素之后。精不能化气行水，水停则气阻，气滞则血瘀；阳气虚衰，无力推动血液运行，血行瘀阻，或脾肾阳虚，温煦无能，日久寒凝血滞，可导致血瘀，见面色紫暗或晦暗，眼睑下青黯，皮肤不泽或肌肤甲错，有紫纹或血缕；唇舌紫暗、舌有瘀点或瘀斑、舌苔少、脉弦涩皆为血瘀之象。

辨证要点：面色晦暗，唇暗舌紫，有瘀点瘀斑。长期伴有血液、尿液或血液流变学检测提示高凝状态，亦可辨为本证。

治法：活血化瘀。

主方：桃红四物汤（《医宗金鉴》）加减。

常用药：桃仁、红花、当归、地黄、丹参、赤芍、川芎、党参、黄芪、益母草、泽兰。

加减：尿血者，选加仙鹤草、蒲黄、墨旱莲、茜草、三七；瘀血重者，加水蛭、三棱、莪术；血胆固醇过高，多从痰瘀论治，常选用泽泻、瓜蒌、半夏、胆南星、山楂；若兼有郁郁不乐、胸胁胀满、腹胀腹痛、嗳气呃逆等气滞血瘀症状，可加郁金、陈皮、大腹皮、木香、厚朴。本证之高黏滞血症，可用水蛭粉装胶囊冲服，每日 1.5~3g 为宜。

（5）湿浊

证候：纳呆，恶心或呕吐，身重困倦或精神萎靡，水肿加重，舌苔厚腻。

证候分析：水肿日久不愈，水湿浸渍，脾肾衰竭，水毒潴留，湿浊水毒之邪气上逆，则出现纳呆，恶心或呕吐，身重困倦或精神萎靡；舌苔厚腻、脉滑皆为湿浊之象。

辨证要点：恶心呕吐，纳差，身重困倦或精神萎靡。

治法：利湿降浊。

主方：温胆汤（《三因极一病证方论》）加减。

常用药：半夏、陈皮、茯苓、生姜、竹茹、枳实、石菖蒲。

加减：若呕吐频繁者，加赭石、旋覆花；若舌苔黄腻，口苦口臭之湿浊化热者，可选加黄连、黄芩、大黄；若肢冷倦怠，舌质淡胖之湿浊偏寒者，可选加党参、附子、吴茱萸、黄连、砂仁；若湿邪偏重，舌苔白腻者，选加苍术、厚朴、薏苡仁。

【其他疗法】

（一）中成药

1. 雷公藤多苷片　用于各证。

2. 肾康宁片　用于本证脾肾阳虚以及标证血瘀证、水湿证。

3. 济生肾气丸　用于本证脾肾阳虚证。

4. 强肾片　用于阴阳两虚所致的肾虚证。

5. 肾炎消肿片　用于脾虚湿肿证。

（二）药物外治

1. 消水膏　大活田螺1个，生大蒜1片，鲜车前草1根。将田螺去壳，用大蒜瓣和鲜车前草共捣烂成膏状，取适量敷入脐孔中，外加纱布覆盖，胶布固定。待小便增多，水肿消失时，即去掉药膏。用于轻度水肿者。

2. 逐水散　甘遂、大戟、芫花各等量，共碾成极细末。每次1~3g置脐内，外加纱布覆盖，胶布固定。每日换药1次，10次为1个疗程。用于治疗水肿。

（三）艾灸疗法

可艾灸神阙、关元、三阴交、隐白、足三里等穴位，20~30分钟/次，1日1次。以调整阴阳，补益脾肾，通调冲任，理气和血。用于脾肾阳虚型。

（四）西医治疗

1. 对症治疗

（1）利尿　水肿严重时可予以利尿剂，常选用氢氯噻嗪（双氢克尿噻）、螺内酯（安体舒通）、呋塞米等。一般利尿剂无效且血容量不高者，可应用低分子右旋糖酐扩容利尿；伴严重低白蛋白血症，可输注白蛋白、血浆等。

（2）降压　合并高血压时应降压治疗，可选用血管紧张素转换酶抑制剂（ACEI）等药物。常用制剂有卡托普利、依那普利、福辛普利等。

（3）防治感染　注意预防患儿因免疫功能低下而反复发生感染，注意皮肤清洁，避免交叉感染，肾病患儿感染要更加关注，一旦发生感染应及时治疗。

2. 肾上腺皮质激素　初治病例诊断确定后应尽早选用泼尼松（强的松）治疗。临床多选用中、长程疗法。中程疗法疗程为6个月，长程则为9个月。先以泼尼松1.5~2mg/（kg·d），最大量60mg/d，分次服用。若4周内尿蛋白转阴，则自转阴后至少巩固2周方始减量，首先改为隔日顿服，继以每2~4周减总量2.5~5mg，直至停药。若治疗4周后尿蛋白转阴，需要阴转后巩固2周开始减量。激素更详细治疗方案请参考相关指南。

3. 抗凝及纤溶药物疗法　由于肾病往往存在高凝状态和纤溶障碍，易并发血栓形成，需加用抗凝和溶栓治疗，常口服使用双嘧达莫、肝素制剂、尿激酶等。肝素钠：1mg/（kg·d），加入10%葡萄糖液50~100mL中静脉点滴，1日1次，2~4周为1个疗程。亦可选用低分子肝素。病情好转后改口服抗凝药维持治疗。

4. 免疫抑制剂等　常选用环磷酰胺、环孢素A、他克莫司、吗替麦考酚酯等，必要时也可以采用利妥昔单抗等免疫治疗。

【预防调护】

1. 积极寻找病因，清除潜在感染，若有皮肤疮疖痒疹、龋齿或扁桃体炎等病灶应及时处理。

2. 注意接触日光，呼吸新鲜空气，防止呼吸道感染。保持皮肤及外阴、尿道口清洁，防止皮肤及尿路感染。

3. 水肿明显者应卧床休息，病情好转后可逐渐增加活动。

4. 饮食：显著水肿和严重高血压时应短期限制水钠摄入，摄入盐量1~2g/d，并控制水入量。病情缓解后不必继续限盐。水肿期应给清淡易消化食物。蛋白质摄入 1.5~2g/（kg·d），以高生物价的动物蛋白（乳、鱼、蛋、禽、牛肉等）为宜，避免过高或过低。在应用糖皮质激素时，应每日给予适量钙剂。

5. 水肿期，每日应准确记录患儿的出入量、体重变化及电解质情况。

【案例分析】

李某，女，10 岁，2015 年 12 月 10 日初诊。

主诉：发现尿检异常 6 年 11 个月，再发 50 天。

患儿 6 年 11 个月前（2009 年 2 月）无明显诱因出现颜面及足背浮肿，小便混浊，于当地查尿常规：蛋白（+++），潜血（-），同时伴有低白蛋白血症、高胆固醇血症，诊断为肾病综合征，予强的松等治疗 1 周（具体不详），浮肿消退，尿蛋白转阴，出院后继服强的松片。此后 5 年间，尿蛋白多次于强的松减量至每日 17.5mg 时反复，每于激素加量后转阴。2014 年 3 月尿蛋白复现（+++），于外院行肾组织活检提示：微小病变肾小球病。强的松片由每日 17.5mg 加量至每日 45mg，2 周后蛋白转阴。后于我院门诊加用中药治疗，病情稳定，强的松逐渐减量至隔日 5mg。昨日无明显诱因再次出现尿蛋白（+++），家属为求进一步系统治疗，遂来就诊。

初诊：患儿面色萎黄，乏力汗出，无颜面及双下肢浮肿、发热、咳嗽等，纳眠可，大便正常，小便有泡沫，量可，舌质淡，苔白，脉细。体格检查未见明显异常。实验室检查回示：尿常规：蛋白（+++），潜血（-），红细胞（-）；24 小时尿蛋白定量：1.1g。血常规：白细胞（WBC）8.64×10⁹/L，中性粒细胞比率（N%）49.9%，血小板（PLT）231×10⁹/L，嗜酸性粒细胞比率（EO%）5.7%。血生化：白蛋白 36.3g/L，甘油三酯 0.93mmol/L，总胆固醇 4.24mmol/L。西医诊断：肾病综合征（原发性、单纯型、激素敏感、激素依赖）。中医诊断：尿浊，证属肺脾气虚兼血瘀。治当益气健脾，活血化瘀。选方肾病Ⅱ号方：黄芪 30g，炒白术 10g，防风 10g，党参 20g，茯苓 10g，丹参 15g，盐菟丝子 10g，覆盆子 10g，益母草 10g，当归 10g，薏苡仁 15g，甘草 6g。7 剂，水煎服，日 1 剂，分 2 次服。强的松继续隔日 5mg 口服。

二诊：患儿服药第 5 天自测尿蛋白转阴，效不更方，上方 14 剂，继服。加用雷公藤多苷片（40mg/d，分 3 次服）。

三诊：患儿尿蛋白持续阴性，守原方继服。强的松减量至隔日 2.5mg，4 周后停服。

按语：本病患儿属肺脾气虚兼血瘀型。本型多见于肾病综合征早期或激素维持治疗阶段。脾气虚见面色少华，纳呆便溏，肺气虚见易感冒，自汗出，气短乏力。中药治以益气健脾，活血化瘀，选方肾病Ⅱ号方加减，方中黄芪为补气之君药，炒白术、防风、党参补益肺脾，茯苓健脾益气，菟丝子、覆盆子温补脾肾，益母草、丹参、当归活血化瘀。

本病患儿处于激素维持阶段，激素减至小剂量时肾病反复，属激素依赖型，就小儿难治性肾病而言，基本证型以肺脾气虚和肾阴阳两虚为核心，标证中则以外感、湿热及血瘀为著。故治疗应以益气、健脾、滋补肾之阴阳为主要方法，同时必须标本兼顾、扶正祛邪，适时予以宣肺、清热、活血化瘀，方能取得满意疗效。

此外，吾认为对小剂量激素依赖患儿雷公藤多苷联合治疗效果较好，现代药理研究表明，雷公藤多苷具有较强的抗炎和免疫抑制作用，还可改变肾小球毛细血管通透性，减少尿蛋白的漏出。激素和雷公藤多苷片联合使用可加强疗效，减少副作用，在皮质激素撤减过程中出现蛋白尿反复的病例，加用雷公藤多苷常可使激素顺利撤减。对估计常用量激素疗效不佳或虽疗效好、副反应难耐受的免疫介导性肾病综合征，可通过应用小剂量激素加雷公藤多苷片而得到缓解。

（丁樱医案——摘自《全国名中医丁樱五十年临证经验经验荟萃》）

【古籍选录】

《素问·汤液醪醴论》："平治于权衡，去菀陈莝……开鬼门，洁净府。"

《诸病源候论·小儿杂病诸候四》："小儿肿满，由将养不调，肾脾二脏俱虚也。肾主水，其气下通于阴。脾主土，候肌肉而克水。肾虚不能传其水液，脾虚不能克制于水，故水气流溢于皮肤，故令肿满。"

《中藏经·论水肿脉证生死候第四十三》："水者，肾之制也，肾者，人之本也。肾气壮则水还于海，肾气虚则水散于皮。又三焦壅塞，荣卫闭格，血气不从，虚实交变，水随气流，故为水病。"

第二节 急性肾小球肾炎

急性肾小球肾炎简称急性肾炎，临床以急性起病、浮肿、少尿、血尿、蛋白尿及高血压为主要特征。急性肾小球肾炎为西医学命名，中医古代文献中无肾炎病名记载，但据其主要临床表现，多属"水肿""尿血"范畴。本病多见于感染之后，多数是由溶血性链球菌感染引起，少数可由其他细菌、病毒等引发，本节主要讨论链球菌感染后肾小球肾炎。

本病是小儿时期常见的一种肾脏疾病。多发生于3～12岁儿童，学龄期儿童多见，男性多于女性。发病前多有前驱感染史。发病后病情轻重悬殊，轻者除实验室检查异常外，临床无明显症状，重者可出现并发症（高血压脑病、急性循环充血及急性肾衰竭）。多数患儿于发病2～4周内消肿，肉眼血尿消失，血压恢复正常，残余镜下血尿多于3～6个月内消失。中西医结合治疗措施的开展，使本病严重并发症明显减少，预后良好。

【病因病机】

急性肾炎的主要病因为外感风邪、湿热、疮毒，导致肺脾肾三脏功能失调，其中以肺脾功能失调为主。风、热、毒与水湿互结，热伤下焦血络而致尿血；肺脾肾三脏通调、运化、开阖失司，水液代谢障碍而发为水肿。重证水邪泛滥可致邪陷心肝、水凌心肺、水毒内闭之证。

1. 感受风邪 风热或风寒客于肺卫，阻于肌表，导致肺气失宣，肃降无权，水液不能下行，以致风遏水阻，风水相搏，流溢肌肤而发为水肿，称之为"风水"，以头面眼睑浮肿为主。

2. 疮毒内侵 皮肤疮疖，邪毒内侵，湿热郁遏肌表，内犯肺脾，致使肺失通调，脾失健运，肾失开阖，水无所主，流溢肌肤，发为水肿。又湿热下注，灼伤膀胱血络而产生尿血。

在疾病发展过程中，若水湿、热毒炽盛，正气受损，以致正不胜邪，可出现一系列危重变证：①邪陷心肝：湿热邪毒，郁阻脾胃，内陷厥阴，致使肝阳上亢，肝风内动，心窍闭阻，而出现头痛、眩晕，甚则神昏、抽搐。②水凌心肺：水邪泛滥，上凌心肺，损及心阳，闭阻肺气，心失所养，肺失肃降，而出现喘促、心悸，甚则紫绀。③水毒内闭：湿浊内盛，脾肾衰竭，三焦壅塞，气机升降失司，水湿失运，浊毒不得通泄，致使水毒内闭，而发生少尿、无尿。此证亦称"癃闭""关格"。

急性期湿热水毒伤及肺脾肾，致恢复期肺脾肾三脏气阴不足、湿热留恋，而见血尿日久不消，并伴阴虚、气虚之证。病久入络，致脉络阻滞，尚可出现尿血不止、面色晦滞、舌质紫等瘀血之证。

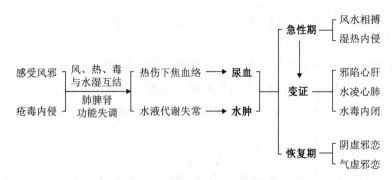

图 7-2 急性肾小球肾炎病因病机示意图

【临床诊断】

（一）诊断要点

1. 病史 前驱感染病史：本病发病前 1~4 周多有呼吸道或皮肤感染等链球菌感染或其他急性感染史。

2. 临床表现

（1）一般病例 急性起病，急性期一般为 2~4 周，可见血尿（肉眼血尿或镜下血尿）、蛋白尿、尿量减少、浮肿（先累及眼睑及颜面部，继呈下行性累及躯干和双下肢，呈非凹陷性）、高血压。可伴有发热、全身不适、乏力、头痛、头晕、咳嗽、气急、恶心、呕吐、纳差、腹痛、腹泻、排尿困难等表现。

（2）重症病例 早期可出现以下并发症：

①高血压脑病 血压急剧增高，常见剧烈头痛及呕吐，继之出现视力障碍，嗜睡、烦躁，或阵发性惊厥，渐入昏迷，少数可见暂时偏瘫失语，严重时发生脑疝。具有高血压伴视力障碍、惊厥、昏迷三项之一即可诊断。

②严重循环充血 可见气急咳嗽，胸闷，不能平卧，肺底部湿啰音，肺水肿，肝大压痛，心率快、奔马律等。

③急性肾衰竭 严重少尿或无尿患儿可出现血尿素氮及肌酐升高、电解质紊乱和代谢性酸中毒。一般持续 3~5 日，在尿量逐渐增多后，病情好转。若持续数周仍不恢复，则预后差，可能为急进性肾炎。

3. 辅助检查

尿液检查均有红细胞增多，且为变形红细胞；血液检查可见血沉增快、ASO 升高、补体 C_3 和 C_4 可急性期下降至 6~8 周恢复的现象。重证患者可出现血尿素氮、肌酐一过性升高，肾小球滤过率减退。

4. 非典型病例 可无水肿、高血压及肉眼血尿，仅发现镜下血尿。非链球菌感染后肾小球肾炎（如病毒或其他细菌性肾炎）补体 C_3 可不低。

（二）鉴别诊断

1. 与肾病综合征相鉴别 见表 7-1。

2. 与 IgA 肾病、原发性急进性肾小球肾炎、急性泌尿系感染相鉴别 鉴别要点见表 7-3。

表 7 - 3　急性肾小球肾炎与 IgA 肾病、原发性急进性肾小球肾炎、急性泌尿系感染鉴别要点

鉴别点	急性肾小球肾炎	IgA 肾病	原发性急进性肾小球肾炎	急性泌尿系感染
病史	往往有链球菌感染，在感染后 1～3 周发病	可有前驱感染，典型的 IgA 肾病常在感染后 1～2 天出现肉眼血尿	不明原因或有前驱感染史	可有外阴不洁、机体免疫力低下病史
症状特点	多伴蛋白尿、水肿及高血压	有时伴蛋白尿，多不伴水肿及高血压	进行性少尿、无尿	10% 可有肉眼血尿，但多无水肿及血压增高，有明显发热及全身感染症状
实验室检查	补体 C_3 降低	补体通常正常	补体水平正常	补体水平正常，尿检有大量的白细胞及尿细菌培养阳性可以诊断
预后情况	自限性，多可痊愈	多难痊愈，病情缓慢进展或长期维持稳定	可迅速发展成肾衰竭，终至尿毒症	治疗及时多预后良好

部分病例鉴别困难时，需行肾活检。

【辨证论治】

（一）辨证思路

1. 辨虚实　急性肾炎的急性期为正盛邪实阶段，起病急，变化快，浮肿及血尿多较明显。恢复期多为正虚邪恋，临床特点为浮肿已退，尿量增加，肉眼血尿消失，但镜下血尿或蛋白尿未恢复，且多有湿热留恋，并有阴虚及气虚之不同。

2. 辨常证变证　本病的证候轻重悬殊较大。轻证一般以风水相搏证、湿热内侵证等常证的证候表现为主；重证则为全身严重浮肿，持续尿少、尿闭，并可在短期内出现邪陷心肝、水凌心肺、水毒内闭的危急证候。尿量越少，持续时间越长，浮肿越明显，出现变证的可能也越大。

（二）治疗原则

本病的治疗应紧扣急性期以邪实为患，恢复期以正虚邪恋为主的病机。急性期以祛邪为旨，宜宣肺利水，清热凉血，解毒利湿；恢复期则以扶正兼祛邪为要，并应根据正虚与余邪孰多孰少，确定补虚及祛邪的比重。如在恢复期之早期，以湿热未尽为主，治宜祛除湿热余邪，佐以养阴或益气，后期则湿热已渐尽，应以扶正为主，佐以清热、化湿。但应注意，本病治疗，不宜过早温补，以免留邪而迁延不愈。

对于变证，应根据证候分别采用平肝息风、清心利水，泻肺逐水、温阳扶正，通腑泄浊、解毒利尿为主法。积极配合西医综合抢救。

（三）分证论治

1. 急性期

（1）常证

①风水相搏

证候：水肿自眼睑开始迅速波及全身，以头面部肿势为著，皮色光亮，按之凹陷随手而起，尿少色赤，微恶风寒或发热汗出，喉核红肿疼痛，鼻塞，咳嗽，舌质淡，苔薄白或薄黄，脉浮紧或浮数。

证候分析：外感风邪，内停水湿，风水相搏，溢于肌肤，故肌肤浮肿。风性向上，善行数

变，故浮肿首见于头面，渐及四肢，继而全身浮肿，且来势迅速。邪气犯肺，水道通调失常，故小便短少。水肿按之即起，为风水之象。若夹有湿热，蕴于下焦，血络受损，故有血尿。风邪犯于肺卫，肺失清肃，则见微恶风寒或发热汗出，喉核红肿疼痛，鼻塞，咳嗽，舌质淡，苔薄白或薄黄，脉浮紧或浮数。

辨证要点：眼睑浮肿，皮肤光亮，按之不凹陷，微恶风寒或发热汗出，脉浮。

治法：疏风宣肺，利水消肿。

主方：麻黄连翘赤小豆汤（《伤寒论》）合五苓散（《伤寒论》）加减。

常用药：麻黄、桂枝、连翘、苦杏仁、赤小豆、茯苓、白术、猪苓、泽泻、车前草、甘草。

加减：咳嗽气喘者，加葶苈子、紫苏子、射干、桑白皮；偏风寒，症见骨节酸楚疼痛者，加羌活、防己；偏风热，症见发热，汗出，口干或渴，苔薄黄者，加金银花、黄芩；血压升高明显，去麻黄，加浮萍、钩藤、牛膝、夏枯草；血尿重者，加大蓟、小蓟、茜草、仙鹤草、三七。

②湿热内侵

证候：头面肢体浮肿或轻或重，小便黄赤短少，甚则尿血，烦热口渴或见口苦口黏，头身困重，常有近期疮毒史，舌质红，苔黄腻，脉滑数。

证候分析：湿热侵淫，流注三焦，水道通调失职，水湿泛于肌肤而成水肿；湿热流注膀胱，故小便黄赤短少；热伤血络则见尿血；湿热疮毒未愈，故皮肤仍见脓疮；舌质红、苔黄、脉滑数为湿热内侵之象。

辨证要点：疮毒后出现浮肿，尿血，小便短赤，烦热口渴，头身困重，舌质红，苔黄腻，脉滑数。

治法：清热利湿，凉血止血。

主方：五味消毒饮（《医宗金鉴》）合小蓟饮子（《济生方》）加减。

常用药：金银花、野菊花、蒲公英、紫花地丁、地黄、小蓟、滑石、淡竹叶、蒲黄、通草、甘草。

加减：小便赤涩者，加石韦、金钱草；口苦口黏加茵陈、郁金；皮肤湿疹者，加苦参、白鲜皮、地肤子；大便秘结者，加大黄；口苦心烦加淡竹叶、黄芩。

（2）变证

①邪陷心肝

证候：肢体面部浮肿，头痛眩晕，视物模糊，烦躁不安，口苦，恶心呕吐，甚至抽搐，昏迷，尿短赤，舌质红，苔黄糙，脉弦数。

证候分析：本证多见于病程早期，血压明显增高者尤易出现。热毒湿邪郁于肝经，耗损肝阴，使肝气横逆。厥阴之脉上颠顶而络目系，肝阳上亢，故头痛、眩晕、视物模糊；肝主筋，筋失濡养，筋脉拘急，可致抽搐；水毒之邪内陷厥阴，故可有昏迷；舌质红、苔黄糙、脉弦数皆为热毒内犯之候。

辨证要点：浮肿过程中突然出现头痛，眩晕、呕吐，视物模糊，甚至抽搐昏迷者。

治法：平肝泻火，清心利水。

主方：龙胆泻肝汤（《太平惠民和剂局方》）合羚角钩藤汤（《通俗伤寒论》）加减。

常用药：龙胆、栀子、黄芩、通草、泽泻、车前子、柴胡、当归、地黄、羚羊角、钩藤、菊花、白芍、甘草。

加减：大便秘结者，加大黄、芒硝；头痛眩晕较重者，加夏枯草、石决明；恶心呕吐者，加竹茹、胆南星；昏迷抽搐者，可加服牛黄清心丸或安宫牛黄丸。

②水凌心肺

证候：全身明显浮肿，频咳气急，胸闷心悸，不能平卧，烦躁不宁，面色苍白，甚则口唇青紫，指甲发绀，舌质暗红，舌苔白腻，脉沉细无力。

证候分析：水气上逆，凌心射肺，心失所养，肺失所降，故咳嗽气急，心悸胸闷；气为血帅，气滞则血瘀，故指甲发绀，口唇青紫；心阳虚衰，则悸动不安，脉沉细无力，水湿泛滥，舌苔白腻。

辨证要点：浮肿过程中突然出现咳嗽气急，胸闷心悸，口唇青紫，脉细无力。

治法：泻肺逐水，温阳扶正。

主方：己椒苈黄丸（《金匮要略》）合参附汤（《济生续方》）加减。

常用药：防己、花椒、葶苈子、大黄、人参、附子。

加减：若见面色灰白，四肢厥冷，汗出脉微，是心阳虚衰之危象，应急用独参汤或参附龙牡救逆汤。

③水毒内闭

证候：全身浮肿，尿少或尿闭，色如浓茶，头晕头痛，恶心呕吐，腹痛频频，嗜睡，甚则昏迷，舌质淡胖，苔垢腻，脉象滑数或沉细数。

证候分析：肾气不足，开合不利，浊邪壅塞三焦，气机升降失常，水毒内闭，致水湿泛滥，故全身浮肿，少尿，尿闭；全身气化不利，中焦格拒，上下不通，湿浊塞阻上焦，则恶心呕吐，口中气秽；水毒上蒙清窍，则头痛甚或昏迷。

辨证要点：尿少尿闭，头晕，呕吐，纳差，嗜睡甚或昏迷，舌苔腻。

治法：通腑泄浊，解毒利尿。

主方：温胆汤（《三因极一病证方论》）合附子泻心汤（《伤寒论》）加减。

常用药：陈皮、半夏、茯苓、竹茹、枳实、大枣、大黄、黄连、黄芩、附子、干姜、甘草。

加减：若呕吐频繁者，先服玉枢丹；若昏迷惊厥者，加用安宫牛黄丸或紫雪散，水溶化后鼻饲。

2. 恢复期

若浮肿消退，尿量增加，血压下降，血尿及蛋白尿减轻，即标志病程进入了恢复期。此期为正虚邪恋阶段，早期常以湿热留恋为主，后期以正虚为主，临床多以阴虚或气阴两虚证多见。

（1）阴虚邪恋

证候：乏力头晕，手足心热，腰酸盗汗，或有反复咽红，舌质红，舌苔少，脉细数。

证候分析：若素体阴虚，或急性期曾热毒炽盛伤阴，则见手足心热、腰酸盗汗、舌红苔少、脉细数等肾阴不足表现。

辨证要点：尿血，伴有手足心热，盗汗，咽腔暗红，舌红少苔，脉细数。

治法：滋阴补肾，兼清余热。

主方：知柏地黄丸（《医宗金鉴》）合二至丸（《医便》）加减。

常用药：知母、黄柏、地黄、山茱萸、山药、牡丹皮、泽泻、茯苓、女贞子、墨旱莲。

加减：血尿日久不愈者，加仙鹤草、茜草；舌质暗红者，加三七；反复咽红者，加玄参、牛蒡子、冬凌草、板蓝根。

（2）气虚邪恋

证候：身倦乏力，面色萎黄，纳少便溏，自汗出，易于感冒，舌淡红，苔白，脉缓弱。

证候分析：素体肺脾气虚患儿，肺主皮毛，肺气虚则乏力、自汗出，容易感冒；脾主运化，脾气虚则以乏力纳少，便溏或大便不实。

辨证要点：面色萎黄，乏力，自汗，易于感冒，纳少便溏。

治法：健脾益气，兼化湿浊。

主方：参苓白术散（《太平惠民和剂局方》）加减。

常用药：党参、黄芪、茯苓、白术、山药、砂仁、陈皮、白扁豆、薏苡仁、甘草。

加减：血尿持续不消者，可加三七、当归；舌质淡暗或有瘀点者，加丹参、红花、泽兰。

【其他疗法】

（一）中成药

1. 肾炎舒片 用于脾肾阳虚证。

2. 银黄口服液 用于急性期风水相搏证、湿热内侵证。

3. 黄葵胶囊 用于急性期湿热内侵证以及恢复期气虚邪恋、阴虚邪恋证。

4. 肾炎康复片 用于恢复期气虚邪恋、阴虚邪恋证。

5. 知柏地黄丸 用于恢复期阴虚邪恋证。

（二）西医治疗

1. 抗感染 使用对溶血性链球菌敏感的抗生素，以清除病灶。常用青霉素，5万 U/（kg·d），分2次肌注，连用7～10天。青霉素过敏者改用红霉素。

2. 对症处理 水肿显著者可用呋塞米（速尿），每次1～2mg/kg，1日2～3次口服；尿量显著减少伴氮质血症者，可肌注或静脉注射，每6～8小时1次。高血压者可选用硝苯地平，每次0.2～0.3mg/kg，1日3～4次口服。

3. 并发症治疗

（1）高血压脑病 应快速降压，可选用硝普钠5～20mg加入5%葡萄糖注射液100mL中，以每分钟1μg/kg速度静脉点滴，用药时严密监测血压，随时调节滴速，但最大不超过每分钟8μg/kg。也可用利血平肌注降压，每次0.07mg/kg，最大量不超过1.5mg/次。还可选用卡托普利，初始剂量0.3～0.5mg/（kg·d），最大量5～6mg/（kg·d），分3次口服。

快速利尿，可用呋塞米，每次1～2mg/kg，加入5%葡萄糖注射液20mL中稀释后缓慢静脉推注。同时保持呼吸道通畅，及时给氧。

（2）急性循环充血 严格限制钠水摄入，快速利尿，降压，以减轻心脏前后负荷。仍不能控制心力衰竭症状时，需采用血液透析，以迅速缓解循环过度负荷。

（3）急性肾衰竭 当记录24小时出入量，严格控制入量，坚持"量出为入"原则。每日补液量＝尿量＋不显性失水＋显性失水（呕吐、大便、引流量等）－内生水。无发热患儿每日不显性失水为300mL/（m²·d），体温每升高1℃，不显性失水增加75mL/m²，内生水为250～350mL/（m²·d）。宜选用低蛋白、低盐、低钾和低磷饮食。少尿和尿闭者应快速利尿。同时应纠正水电解质紊乱及酸中毒，必要时应做血液透析。

【预防调护】

1. 平时加强锻炼，增强体质，以增加抵抗力。

2. 积极预防各种感染。彻底治疗呼吸道、皮肤、口腔、中耳等各部位感染。

3. 病初应注意休息，尤其水肿、尿少、高血压明显者应卧床休息。待血压恢复，水肿消退，尿量正常后逐渐增加活动。

4. 水肿期应每日准确记录尿量、入水量和体重，以掌握水肿增减情况，限制盐和水摄入。急性期血压增高者应每日测 2 次血压（必要时可随时测），以了解病情，预防高血压脑病发生。

5. 高度水肿和明显高血压时，应忌盐，严格限制水入量。尿少尿闭时，应限制高钾食物。尿量减少、氮质血症者，应限制蛋白质摄入。

【案例分析】

李某，男，4 岁。2011 年 10 月 8 日初诊。

主诉：颜面浮肿，小便短少 3 天。

患儿 1 周前受凉后出现发热，咳嗽，流涕，咽痛，予头孢类抗生素治疗 3 天后热退，仍有流涕，偶咳，3 天前突然出现眼睑浮肿，小便短少，无尿急、尿频，在当地查尿常规：红细胞（＋）/HP，蛋白（＋＋），白细胞（＋）/HP，未予特殊处理。刻诊：精神反应可，无发热，颜面及眼睑浮肿，下肢浮肿，非凹陷性，小便短少，无肉眼血尿，无尿急、尿频，无头晕、呕吐，流涕，偶咳，纳可，眠安，大便正常，舌质红，苔薄黄，脉数。查血压 80/55mmHg，咽部充血，扁桃体 I 度肿大，双下肢浮肿，按之不凹陷，阴囊不肿。辅助检查：血常规：白细胞 12×10^9/L，中性粒细胞百分比 53%，血小板 150×10^9/L，尿常规：蛋白（＋＋），红细胞（＋＋）/HP。免疫球蛋白：IgG 11g/L，IgA 2.1g/L，IgM 3.5g/L，C_3 0.35g/L，C_4 正常。血沉 55mm/h。抗"O"210U。西医诊断：急性肾小球肾炎。中医诊断：水肿，证属风水相搏。治以宣肺解表利水。

处方：麻黄 5g，连翘 10g，赤小豆 6g，车前子 10g，桑白皮 6g，苦杏仁 5g，茯苓 10g，蝉蜕 6g，甘草 3g。5 剂，日 1 剂，水煎服。

10 月 17 日二诊：患儿浮肿减轻，单声咳嗽，咽红，乏力，微烦，小便黄。血压正常。复查尿常规示白细胞 6 个/HP，红细胞（＋）/HP，蛋白（＋）。上方加用白花蛇舌草 15g，7 剂，日 1 剂，水煎服。

10 月 24 日三诊：患儿浮肿消退，咳嗽缓解，盗汗，手足心热，小便淡黄，舌质红，苔薄白，脉细数。复查尿常规示红细胞（＋＋）/HP，白细胞（0~1）个/HP，蛋白（－）。调方如下：

地黄 15g，牡丹皮 9g，山茱萸 9g，土茯苓 9g，墨旱莲 10g，女贞子 9g，仙鹤草 15g，当归 6g，茜草 9g，小蓟 12g，五味子 6g，牡蛎 15g，三七 3g（冲服），甘草 6g。7 剂，日 1 剂，水煎服。

10 月 31 日四诊：患儿阴虚内热症状缓解，口不渴，觉咽部不适。复查尿常规示红细胞（＋）/HP，余（－）。效不更方，上方加牛蒡子 12g 以清余邪，7 剂。患儿 1 周后来诊，诸证好转，复查尿常规示潜血阳性，镜检红细胞阴性，建议停药，2 个月后随访无复发，尿检转阴。

按语：本病初期以邪实为主，治疗以祛邪为要，方中麻黄、苦杏仁、茯苓、车前子宣肺降气，收提壶揭盖之意，连翘清热解毒利湿，桑白皮泻肺利水。二诊，患儿水肿减轻，单声咳嗽，咽红，乏力，微烦，尿检有白细胞，为邪实正虚之象，但以邪实为主，予白花蛇舌草联合连翘增清热解毒、利尿除湿之功。三诊，邪去而正气渐虚，属阴虚邪恋，阴虚症状明显，调为地黄、牡丹皮、山茱萸以补肾阴，清虚热，女贞子、墨旱莲以滋阴清热，兼以止血；同时，本病病程较长，"久病必伤络"，湿热易阻滞气机，而致血瘀，选茜草、小蓟、仙鹤草凉血活瘀止血。辅以三七，离止血于活血之中，切忌止血留痕。四诊，患儿病情明显好转，唯咽部不适，仍有血尿残留。西医学研究表明，扁桃体慢性炎症是导致肾炎血尿反复不愈的主要原因，故祛邪务尽，加牛蒡子以解毒利咽，又 7 剂而收全效。

（丁樱医案——摘自《全国名中医丁樱五十年临证经验荟萃》）

【古籍选录】

《诸病源候论·小儿杂病诸候四》："小儿肿满，由将养不调，肾脾二脏俱虚也。肾主水，其气下通于阴。脾主土，候肌肉而克水。肾虚不能传其水液，脾虚不能克制于水，故水气流溢于皮肤，故令肿满。"

《小儿药证直诀·肿病》："肾热传于膀胱，膀胱热盛，逆于脾胃，脾胃虚而不能制肾，水反克土，脾随水行。脾主四肢，故流走而身面皆肿也，若大喘者，重也。"

《证治准绳·幼科》："初得病时见眼胞早晨浮突，至午后稍消，饮食之忌，惟盐、酱、韭、酢、湿面皆味咸能溢水者，并其他生冷毒物，亦宜戒之，重则半载，轻则三月，须脾胃平复，肿消气实，然后于饮食中旋以烧盐少投，则其疾自不再作。"

《类证治裁·肿胀论治》："因湿热浊滞，致水肿者，为阳水；因肺、脾、肾虚致水溢者，为阴水。"

第三节　尿　频

尿频是儿科临床常见病证，以小便频数为特征。本病可归属中医学"淋证"范畴。泌尿系感染、结石、肿瘤、白天尿频综合征等疾病均可出现尿频，但儿科临床以泌尿系感染和白天尿频综合征（神经性尿频）最为常见，故本节以此两个疾病为重点进行论述。

本病可发生于儿童任何年龄，但多发于学龄前儿童，尤以婴幼儿时期发病率最高，女孩多于男孩。经过恰当治疗，本病多预后良好。少数患儿泌尿系感染反复发作可成为慢性。临床上若男孩反复出现尿路感染者，应认真查找原因，需排除泌尿系结构异常。

【病因病机】

尿频的病因，外因多为感受湿热之邪，内因多是素体虚弱，脾肾亏虚。病位在肾与膀胱。主要病机为膀胱气化功能失常。

1. 湿热下注　外感湿热或内生湿热，客于肾与膀胱，湿阻热郁，气化不利，开阖失司，膀胱失约而致尿频。

2. 脾肾两虚　小儿先天不足，素体虚弱，或久病不愈，致脾肾两虚。肾气虚则下元不固，气化不利，开阖失司；脾气虚则运化失常，水失制约。无论肾虚、脾虚，均可使膀胱失约，排尿异常，而致尿频。

3. 阴虚内热　素体阴虚，或尿频日久不愈，湿热久恋，损伤肾阴，虚热内生，虚火客于膀胱，膀胱失约而致尿频。

病程日久则变生多端。湿热损伤膀胱血络则为血淋；煎熬尿液，结为砂石，则为石淋；脾肾气虚日久，损伤阳气，阳不化气，气不化水，可致水肿。

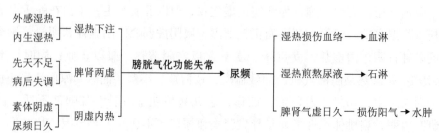

图 7-3　尿频病因病机示意图

【临床诊断】

（一）诊断要点

本病临床常见泌尿系感染和白天尿频综合征两种疾病。

1. 泌尿系感染

（1）病史　有外阴不洁或坐地嬉戏等湿热外侵病史。

（2）临床表现　起病急，以小便频数，淋沥涩痛，或伴发热、腰痛等为特征。小婴儿往往尿急、尿痛等症状不突出，可见排尿时哭闹，或以发热等全身症状为主。慢性患儿症状不典型，多见面色苍白，消瘦，发育缓慢等。

（3）辅助检查　尿常规检查以白细胞增多或见脓细胞，或白细胞管型为特点，可见数量不等的红细胞，尿蛋白较少或无。中段尿培养提示尿细菌培养阳性。

2. 白天尿频综合征（神经性尿频）

（1）病史　多发生在婴幼儿时期，常有精神紧张、生活改变等不良精神刺激。

（2）临床表现　以醒时尿频，点滴淋沥，但入眠消失，反复发作为特征，较小患儿经常尿湿裤子，一般无其他痛苦，精神、饮食均正常。

（3）辅助检查　尿常规、尿培养等无阳性发现。

（二）鉴别诊断

泌尿系感染与白天尿频综合征相鉴别　鉴别要点见表7－4。

表7－4　泌尿系感染与白天尿频综合征鉴别要点

鉴别点	泌尿系感染	白天尿频综合征
病史	有外阴不洁或坐地嬉戏等湿热外侵病史	常有精神紧张、生活改变等不良精神刺激
主症	小便频数，淋沥涩痛，或伴发热、腰痛	醒时尿频，点滴淋沥，但入眠消失，反复发作
尿常规	以白细胞增多或见脓细胞，或白细胞管型为特点，可见数量不等的红细胞，尿蛋白较少或无	无阳性发现
尿培养	尿细菌培养阳性	无阳性发现

此外，泌尿系结石、肿瘤、糖尿病、尿崩症等也可导致尿频，临床可结合相关检查进行鉴别。

【辨证论治】

（一）辨证思路

本病的辨证，关键在于辨虚实。病程短，起病急，小便频数短赤，尿道灼热疼痛者，为湿热下注所致，多属实证；病程长，起病缓，小便频数，淋沥不尽，尿热、尿痛之感不明显者，多属虚证。若伴神疲乏力，面白形寒，手足不温者，为脾肾两虚所致；若见低热，盗汗，颧红，五心烦热等症，则为阴虚内热之证。

（二）治疗原则

本病治疗要分清虚实，实证宜清热利湿，虚证宜温补脾肾或滋阴清热。若见本虚标实、虚实夹杂之候，要标本兼顾，攻补兼施。

（三）分证论治

1. 湿热下注

证候：起病较急，小便频数短赤，尿道灼热疼痛，尿液淋沥混浊，小腹坠胀，腰部酸痛，婴儿则时时啼哭不安，排尿时哭闹，常伴有发热、烦躁口渴、恶心呕吐，舌质红，苔薄腻微黄或黄腻，脉数有力。

证候分析：湿热内蕴，下注膀胱，或湿热化火，见小便频数短赤、尿道灼热疼痛，腰部疼痛；婴儿不能诉说，故常啼哭不安；湿热郁蒸，营卫失和，故发热；火炎于上，热灼津液，故烦躁口渴；湿热内蕴，中焦受困，胃失和降，故恶心呕吐；舌质红、苔薄腻微黄或黄腻、脉数有力均为湿热俱盛之象。

辨证要点：起病急，尿频，尿急，尿痛，小便短赤，舌红苔腻，脉数。

治法：清热利湿，通利膀胱。

主方：八正散（《太平惠民和剂局方》）加减。

常用药：萹蓄、瞿麦、滑石、车前子、金钱草、栀子、大黄、甘草。

加减：发热恶寒者，加柴胡、黄芩；腹满便溏者，去大黄，加大腹皮、山楂；恶心呕吐者，加竹茹、广藿香；小便带血，尿道刺痛，排尿突然中断者，常为砂石所致，可重用金钱草，加海金沙、鸡内金、大蓟、小蓟；口苦纳呆，胸胁苦满者，加龙胆、黄芩、柴胡。

2. 脾肾两虚

证候：病程日久，小便频数，淋沥不尽，尿液不清，神倦乏力，面色萎黄，食欲不振，甚则畏寒怕冷，手足不温，大便稀薄，舌质淡或有齿痕，苔薄腻，脉细弱。

证候分析：本病迁延日久，或起病缓慢，湿热未化，脾肾气虚，气不化水，故小便频数，淋沥不尽，尿液不清；脾气不足，健运失司，后天失调，故神疲乏力，面色萎黄，饮食不振，大便稀薄；肾阳不足明显者，则见畏寒怕冷，手足不温；舌质淡或有齿痕、苔薄腻、脉细无力均为脾肾气虚之象。

辨证要点：病程长，小便频数，淋沥不尽，无尿痛、尿热，神倦乏力，面黄，纳差，便溏。

治法：温补脾肾，升提固摄。

主方：缩泉丸（《魏氏家藏方》）合参苓白术散（《太平惠民和剂局方》）加减。

常用药：益智、乌药、党参、山药、白术、茯苓、薏苡仁、白扁豆、甘草、桔梗、莲子。

加减：夜尿增多者，加桑螵蛸、煅龙骨、覆盆子；肾阳虚为主，症见面白无华，畏寒肢冷，下肢浮肿，脉沉细无力者，可用济生肾气丸。

3. 阴虚内热证

证候：病程日久，小便频数或短赤，低热，盗汗，颧红，五心烦热，咽干口渴，唇干，舌红，舌苔少，脉细数。

证候分析：小儿素体阴虚，或久病伤阴，肾阴亏耗，虚热内生，热移下焦，故见小便频数短涩，低热、盗汗、五心烦热等症状；唇干舌红、舌苔少、脉细数均为阴虚内热的表现。

辨证要点：反复发作，小便频数，伴低热、盗汗、颧红、五心烦热，舌红，苔少，脉细数。

治法：滋阴补肾，清热降火。

主方：知柏地黄丸（《医方考》）加减。

常用药：地黄、山茱萸、山药、泽泻、茯苓、知母、黄柏、牡丹皮。

加减：若有尿急、尿痛、尿赤者，加黄连、淡竹叶、萹蓄、瞿麦；低热者，加青蒿、地骨皮；盗汗者，加鳖甲、煅龙骨、煅牡蛎。

【其他疗法】

（一）中成药

1. 三金片 用于湿热下注证。

2. 济生肾气丸 用于脾肾两虚证偏肾阳虚者。

3. 缩泉胶囊 用于脾肾两虚证偏气虚者。

4. 知柏地黄丸 用于阴虚内热证。

（二）药物外治

金银花30g，蒲公英30g，地肤子30g，苦参20g，通草6g，水煎坐浴。1日1~2次，每次30分钟。用于湿热下注证。

（三）推拿疗法

揉丹田200次，摩腹20分钟，揉龟尾30次。较大儿童可用擦法，横擦肾俞、八髎，以热为度。用于脾肾两虚证。

（四）针灸疗法

1. 急性期 主穴：委中、下髎、阴陵泉、束骨。配穴：热重加曲池，尿血加血海、三阴交，少腹胀痛加曲泉，寒热往来加内关，腰痛取耳穴肾、腰骶区。

2. 慢性期 主穴：委中、阴谷、复溜、照海、太溪。配穴：腰背酸痛加关元、肾俞；多汗补复溜、泻合谷；尿频、尿急、尿痛加中极、阴陵泉；气阴两虚加中脘、照海；肾阳不足加关元、肾俞。

（五）西医治疗

1. 泌尿道感染的西医治疗

（1）一般处理 急性期需卧床休息，鼓励患儿多饮水以增加尿量。

（2）对症治疗 对高热、头痛、腰痛的患儿应予解热镇痛剂缓解症状。对尿路刺激症状明显者，可用阿托品等抗胆碱药物或口服碳酸氢钠碱化尿液，以减轻尿路刺激症状。

（3）抗菌药物治疗 尽可能根据尿培养及药物敏感结果选用抗生素，对肾盂肾炎应选择血浓度高的药物，而下尿路感染则应选择尿浓度高的药物。尽可能选用对肾脏损害小的药物。

（4）再发尿路感染的治疗 如果治疗不彻底，很容易复发和再感染，绝大多数患儿复发多在治疗后1个月内发生，且再感染多见于女孩。在进行尿细菌培养后选用2种抗菌药物联合治疗，疗程10~14日为宜。然后予以小剂量药物维持，以防复发。

2. 白天尿频综合征

本病暂无规范的西医治疗，主要是疏导患儿心理，并进行认知行为的干预以及排尿训练。

【预防调护】

1. 注意个人卫生，常洗会阴与臀部，防止外阴部感染。

2. 勤换尿布和内裤，不穿开裆裤，不坐地玩耍。

3. 注意多饮水，少食辛辣食物；虚证患儿要增加饮食营养，加强锻炼，增强体质。

【案例分析】

吕某，男，4岁，2001年7月12日初诊。

主诉：小便频急1月余，加重1周。

病史：患儿1个月前曾患发热咳嗽，在当地医院输液治疗痊愈，随后小便频数，近1周加重，白天数分钟1次，有时1次只有数滴，无尿痛，小便色清，夜间如常，形体偏瘦，面色少华，舌苔薄净，小便镜检无异常。

诊断：患儿禀赋不足，脾肾两虚，复因外感寒邪，肾气受创，膀胱不固，而成尿频。

治法：益气健脾，固肾缩尿。

处方：黄芪30g，党参10g，枸杞10g，藁本5g，女贞子10g，煅龙骨30g，煅牡蛎30g，菟丝子10g，金樱子10g，甘草5g。2剂煎服。

2001年8月17日随访，服上药尿频已愈。

按语：神经性尿频多因禀赋不足，肾气未充，下元不固，气化不利，闭藏失职，膀胱失约所致。此病虚寒者多，实热者少。治以益气健脾，固肾缩尿。方中参、芪共用，善补肺脾之气，治水之上源，枸杞、女贞、菟丝子养阴固肾，治水之下源，藁本辛温引诸药直达膀胱，振奋气化贮尿之功，煅龙骨、煅牡蛎、金樱子能收涩缩尿，甘草调和诸药，而成健脾固肾之剂。

（李乃庚医案——摘自《幼科传承录 李乃庚儿科临证经验医案集要》）

【古籍选录】

《诸病源候论·小儿杂病诸候五》："小便数者，膀胱与肾俱有客热乘之故也。肾与膀胱为表里，俱主水，肾气下通于阴。此二经既受客热，则水气涩，故小便不快而起数也。"

《金匮要略·消渴小便不利淋病脉证并治》："淋之为病，小便如粟状，小腹弦急，痛引脐中。"

《丹溪心法·淋》："诸淋所发，皆肾虚而膀胱生热也。"

第四节　遗　尿

遗尿又称尿床、遗溺，是指5周岁以上的小儿，在睡眠状态下不自主排尿≥2次/周，持续3个月以上的一种病证。其病因复杂，临床上可分为原发性和继发性、单纯性和复杂性遗尿。儿童临床上最常见的是原发性单纯性遗尿症。遗尿多见于10岁以下的儿童，男孩是女孩的2倍，且有明显的家族倾向。本病大多病程长，或反复发作。重证病例白天睡眠中也会发生遗尿，严重影响患儿的身心健康与生长发育。西医学儿童单症状性夜遗尿可参考本节诊疗。

【病因病机】

尿液的生成及排泄，与肺、脾、肾、三焦、膀胱关系密切。遗尿的病因主要为下元虚寒、肺脾气虚、心肾不交、肝经湿热，以致膀胱失约而成遗尿，尤以下元虚寒为多见。遗尿的病位主要在膀胱，与肾、脾、肺密切相关。病机为三焦气化失司，膀胱约束不利。

1. 下元虚寒　肾为先天之本，司二便；膀胱主藏溺，与肾相为表里。膀胱气化有赖于肾的气化功能来调节。若先天禀赋不足，后天发育迟滞，肾气不足，无以温养，以致下元虚寒，闭藏失司，不能约束水道则致遗尿。

2. 肺脾气虚　肺通调水道，下输膀胱；脾主运化水湿，喜燥恶湿而能制水。若肺虚治节不行，脾虚失于健运，气虚下陷，不能固摄，则肺脾宣散、转输功能失调，决渎失司，膀胱失约，津液不藏而成遗尿，所谓"上虚不能制下"。

3. 心肾失交 心主神明，内寄君火，肾主水液，内藏相火，水火既济则心有所主，肾有所藏。若外感热病或情志郁结化火，心火独亢，或久病失调，伤及肾阴，致水火不济，心火亢于上，肾水亏于下，膀胱失约，见梦中遗尿。

4. 肝经湿热 肝主疏泄，调畅气机，通利三焦，疏通水道，肝之经脉循阴器抵少腹。若肝经湿热，肝失疏泄，三焦水道通利失司，或湿热循经下迫膀胱，则膀胱约束不利而致遗尿。

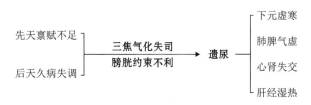

图 7 - 4 遗尿病因病机示意图

【临床诊断】

（一）诊断要点

1. 病史 多有睡前多饮史。

2. 临床表现 不能从睡眠中醒来而反复发生无意识排尿行为；睡眠较深，不易唤醒。发作频率：3~5 岁，每周至少有 5 次遗尿，症状持续 3 个月；5 周岁以上，每周至少有 2 次遗尿，症状持续 3 个月，或者自出生后持续尿床，没有连续 6 个月以上的不尿床期。

3. 辅助检查 尿常规、尿细菌培养未见异常，泌尿系统 B 超或可见膀胱容量小，腰骶部核磁共振检查或 X 线检查或可见隐性脊柱裂。

（二）鉴别诊断

与热淋、尿失禁、尿频相鉴别 鉴别要点见表 7 - 5。

表 7 - 5 遗尿与热淋、尿失禁、尿频鉴别要点

鉴别点	遗尿（儿童单症状性夜遗尿）	热淋（尿路感染）	尿失禁	尿频（神经性尿频）
主要症状	睡眠中不自主排尿	尿频、尿急和排尿痛	尿液自遗而无论昼夜，不分寐寤，出而不禁	白天尿意频繁，但入睡后消失
辅助检查	尿常规、尿细菌培养均无异常	尿常规检查有白细胞或脓细胞	尿常规、尿细菌培养均无异常	尿常规、尿细菌培养均无异常

此外，需除外非单症状性夜遗尿以及其他潜在疾病引起的夜遗尿，如泌尿系统疾病、神经系统疾病、内分泌疾病等，相关辅助检查可进一步明确诊断。

【辨证论治】

（一）辨证思路

本病重在辨脏腑虚实寒热，虚寒者多，实热者少。虚寒者病程长，体质弱，小便清长，量多次频，兼见面白神疲，肢冷自汗，纳少便溏，反复感冒等症。实热者病程短，体质尚壮实，小便短涩，尿黄味臊，兼见面红唇赤，烦躁夜惊，睡眠不宁等症。

（二）治疗原则

以温补下元、固摄膀胱为基本治则。下元虚寒者治以温肾固涩，肺脾气虚者治以健脾益气，水火失济者治以清心滋肾，肝经湿热者治以清利湿热。除内服药物治疗外，还可配合中药外治、心理疗法、行为教育、针灸、推拿等治疗。

（三）分证论治

1. 下元虚寒

证候：睡中经常遗尿，醒后方觉，天气寒冷时加重，小便清长，神疲乏力，面色少华，形寒肢冷，腰膝酸软，舌淡苔薄白或白滑，脉沉细或沉弱。

证候分析：肾气虚弱，膀胱虚冷，不能制约，则睡中经常遗尿；肾虚则真阳不足，命门火衰，故神疲乏力，面色少华，形寒肢冷；腰为肾府，肾主骨生髓，肾虚则腰膝酸软；下元虚寒，故小便清长，舌淡脉沉。

辨证要点：遗尿日久，次数较多，尿频清长，全身虚寒之象较为突出，伴见形寒肢冷等虚寒诸症。

治法：温补肾阳，固摄止遗。

主方：菟丝子散（《太平圣惠方》）合桑螵蛸散（《本草衍义》）加减，或桑螵蛸散合缩泉丸（《魏氏家藏方》）。

常用药：菟丝子、煅龙骨、煅牡蛎、肉苁蓉、附子、五味子、桑螵蛸、远志、石菖蒲、茯神、山茱萸。

加减：痰湿内蕴，因寐不醒者，加胆南星、半夏、麻黄；兼有郁热者，加栀子、黄柏。

2. 肺脾气虚

证候：睡中遗尿，日间尿频而量多，面色少华或萎黄，神疲乏力，纳少便溏，自汗、动则多汗，易感冒，舌淡苔薄白，脉弱无力。

证候分析：脾肺气虚，中气下陷，膀胱失约，故小便自遗；气虚不能固表，故自汗出，动则多汗，易感冒；脾肺气虚，输化无权，气血不足，故面色少华，神疲乏力，食少便溏等。

辨证要点：夜间遗尿，日间尿频量多，伴神疲乏力，便溏，自汗，体虚易感冒。

治法：补肺健脾，固摄小便。

主方：补中益气汤（《内外伤辨惑论》）合缩泉丸（《魏氏家藏方》）加减。

常用药：党参、黄芪、柴胡、山药、白术、太子参、乌药、陈皮、益智、升麻、当归、覆盆子、菟丝子、甘草。

加减：寐深难以唤醒者，加麻黄、石菖蒲；纳呆者，加鸡内金、山楂、六神曲；多汗者，加煅龙骨、煅牡蛎；大便溏薄者，加苍术、炮姜。

3. 心肾失交

证候：梦中遗尿，寐不安宁，多梦易惊，烦躁叫扰，多动少静，记忆力差，或五心烦热，形体较瘦，舌红苔少，脉沉细数。

证候分析：心肾失交，水火不济，心火亢于上，则寐不安宁，烦躁叫扰，多梦易惊，多动少静；肾阴亏于下，膀胱失约，则梦中遗尿；水亏阴虚，骨髓不充，脑髓失养，则记忆力差；五心烦热、形体较瘦、舌红苔少、脉沉细数为水亏火亢之征象。

辨证要点：白天玩耍过度，夜间梦中自遗为特点，可伴有寐不安宁、多梦易惊、五心烦热。

治法：清心滋肾，安神固脬。

主方：交泰丸（《韩氏医通》）合导赤散（《小儿药证直诀》）加减，或交泰丸合肾气丸（《金匮要略》）。

常用药：黄连、肉桂、地黄、淡竹叶、通草、甘草。

加减：五心烦热者，加五味子、酸枣仁、牡丹皮、山茱萸；嗜寐难醒者，加石菖蒲、远志；若系阴阳失调而梦中遗尿者，可用桂枝加龙骨牡蛎汤，调和阴阳，潜阳摄阴。

4. 肝经湿热

证候：睡中遗尿，小便量少色黄，气味腥臊，性情急躁，夜卧不安或梦语龂齿，甚者目睛红赤，舌红苔黄腻，脉滑数。

证候分析：湿热内蕴，郁于肝经，下迫膀胱，故睡中遗尿；热蕴膀胱，灼烁津液，则尿臊色黄，尿量短少；湿热郁结化火，肝火偏亢，故性情急躁，甚者目睛红赤；肝火内扰心神，则夜卧不安或梦语龂齿；舌红苔黄腻、脉滑数为湿热内蕴之象。

辨证要点：睡中遗尿，小便短赤，兼见夜间龂齿，性情急躁，目睛红赤。

治法：清利湿热，泻肝止遗。

主方：龙胆泻肝汤（《太平惠民和剂局方》）加减。

常用药：龙胆、黄芩、栀子、柴胡、地黄、车前子、泽泻、通草、甘草。

加减：夜卧不宁、龂齿梦语显著者，加黄连、茯神；舌苔黄腻者，加黄柏、滑石；若湿热化火，上犯心神，下迫小肠，开合失司者，用黄连温胆汤。

【其他疗法】

（一）中成药

1. 五子衍宗丸　用于下元虚寒证。

2. 缩泉丸　用于下元虚寒之轻证。

3. 补中益气丸　用于肺脾气虚证。

4. 龙胆泻肝丸　用于肝经湿热证。

（二）药物外治

取五味子、桑螵蛸、补骨脂各40g，共研细末，姜汁调匀，1次1贴，外敷脐部，晨起取下。每晚1次。

（三）推拿疗法

揉丹田200次，摩腹20分钟，揉龟尾30次。较大儿童可用擦法。摩擦肾俞、八髎，以热为度。1日1次。

（四）针灸疗法

1. 体针　主穴取百会、神门、关元、气海、中极、三阴交、肾俞、膀胱俞。下元虚寒加命门、太溪；肺脾气虚证加肺俞、脾俞；心肾不交加内关、遗尿点；肝经湿热加行间、中极。

2. 灸法　取穴关元、中极、三阴交，艾条雀啄灸，每穴10分钟。

（五）西医治疗

去氨加压素和遗尿报警器是目前多个国际儿童夜遗尿指南中的一线治疗方法。适用原则：

①夜间尿量增多但膀胱容量正常的患儿可选用去氨加压素治疗；②膀胱容量偏小的患儿可能出现去氨加压素抵抗，宜选用遗尿报警器治疗；③夜间尿量增多且膀胱容量偏小的患儿可选用去氨加压素联合遗尿报警器治疗；④夜间尿量正常且膀胱容量正常的患儿可选用遗尿报警器或去氨加压素治疗。

药物治疗还可根据不同病因选用抗胆碱药物、三环类抗抑郁药等。此外，心理行为疗法也是常用治疗方法。

【预防调护】

1. 指导家长认真记录"排尿日记"，以帮助评估儿童夜遗尿的个体化病情并指导治疗。

2. 培养良好的生活习惯，勿使患儿白天玩耍过度，避免过度疲劳及精神紧张。鼓励患儿白天正常饮水，保证每日饮水量。避免食用含茶碱、咖啡因的食物或饮料。晚间入睡前 2 小时禁止饮水和食用含水分较多的食物和利尿食品。

3. 夜间尿湿后要及时更换裤褥，保持干燥及外阴部清洁。

4. 坚持排尿训练，临睡前令小孩排空小便，入睡后注意患儿的遗尿时间，夜间定时唤醒孩子排尿，使其习惯醒时主动排尿。

5. 积极治疗引起遗尿的原发疾病，加强锻炼，增强体质。

【案例分析】

陶某，女，9 岁，2008 年 1 月 4 日就诊。

患儿家长代诉：患儿遗尿数年，每晚尿床 1 次以上，小便清长，神疲乏力，平日怕冷，舌淡，苔薄白。治以温补肾阳，固涩小便。选桑螵蛸散合缩泉丸加减：桑螵蛸 10g，益智仁 15g，党参 10g，当归 10g，覆盆子 10g，五味子 10g，台乌药 10g，小茴香 6g，补骨脂 10g，鸡内金 10g，芡实 15g，炙甘草 6g，生龙骨 15g（先煎），生牡蛎 15g（先煎），巴戟天 10g，远志 6g，菟丝子 10g，金樱子 10g。

12 剂，水煎服。服后每晚尿床次数减少，精神好转，其余症状如前。上方去当归，继服 12 剂，诸症悉除。

按语：患儿平素畏寒，小便清长，白天神疲乏力，此乃肾阳亏虚，失于温养，肾气不足，失于固摄所致之遗尿。张教授在桑螵蛸散合缩泉丸的基础上，酌加温补肾阳之品，以达温补肾阳、固涩小便之功。

（张士卿医案——摘自《杏雨轩医论 张士卿教授学术经验集》）

【古籍选录】

《灵枢·九针》："膀胱不约为遗溺。"

《诸病源候论·小儿杂病诸候五》："遗尿者此由膀胱有冷，不能约于水故也。"

《诸病源候论·小便病诸候》："夫人有于眠睡不觉尿出者，是其禀质阴气偏盛，阳气偏虚者，则膀胱肾气俱冷，不能温制于水则小便多，或不禁而遗尿。"

《张氏医通·遗尿》："膀胱者，州都之官，津液藏焉。卧则阳气内收，肾与膀胱之气，虚寒不能制约，故睡中遗尿。"

《太平圣惠方·小儿遗尿诸方》："夫小儿遗尿者，此由脏腑有热，因服冷药过度，伤于下焦，致膀胱有冷，不能制于水故也。"

第五节 五迟、五软

五迟指立迟、行迟、齿迟、发迟、语迟；五软指头项软、口软、手软、足软、肌肉软。本病多源于先天禀赋不足，古代归属于"胎弱""胎怯"，可见于西医学之脑发育不全、脑性瘫痪、智能低下等病症。五迟、五软诸症既可单独出现，也可同时存在，后世结合婴幼儿发育进程，认为"立迟"也可更替为"坐迟"。

本病若证候较轻，早期治疗，疗效较好；若证候复杂，病程较长，属先天禀赋不足引起者，往往成为痼疾，采用中西医结合的综合康复方案可改善其部分功能。

【病因病机】

五迟、五软病因包括先天因素及后天因素。病位主要在脾肾，可累及心肝。病机包括正虚和邪实两方面，正虚即五脏不足，气血虚弱，精髓亏虚；邪实为痰瘀阻滞心经脑络，心脑神明失主。

1. 先天因素　主要责之于父母精血虚损，或孕期调摄失宜，精神、起居、饮食、药治不慎等因素影响胎儿，损伤胎元之气，或年高得子，或堕胎不成而成胎者，先天精气不足，髓脑未充，脏气虚弱，筋骨肌肉失养而成五迟、五软。

2. 后天因素　主要包括过早产、多胎、出生体重过轻，或分娩时难产、产伤，使颅内出血，或生产过程中胎盘早剥、脐带绕颈，生后护理不当，发生窒息、中毒，损伤脑髓，瘀阻脑络；或生后罹患他病，致使痰瘀阻滞经脉，气血不能输布于脑髓和四肢；或温热病后痰火上扰，痰浊阻滞，蒙蔽清窍，心脑神明失主，肢体活动失灵；或乳食不足，哺养失调，致脾胃亏损，气血虚弱，精髓不充，而致生长发育障碍，皆可致五迟、五软。

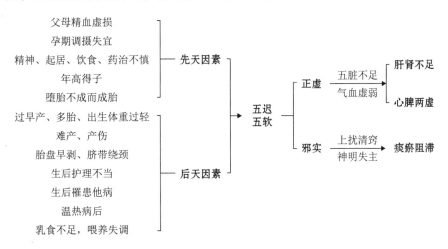

图 7-5　五迟、五软病因病机示意图

【临床诊断】

（一）诊断要点

1. 病史　可有孕期调护失宜、宫内感染、药物损害，产伤、窒息，早产，以及喂养不当史，或有家族史，父母为近亲结婚或低龄、高龄产育者。

2. 临床表现

（1）站立或行走月龄的早晚（除非伴有其他症状），一般不能用作判断发育水平的依据，但可提示发育异常：小儿 7 个月不会从俯卧位翻身、10 个月还不能独坐、18 个月还不能行走（行迟）、2 岁不会跑、3 岁不能跳，需进一步检查。初生无发或少发，随年龄增长，仍稀疏难长为发迟；12 个月时尚未出牙以及此后牙齿萌出过慢为齿迟；1~2 岁还不会说话为语迟。

（2）小儿半岁前后头项软弱下垂、不能抬举为头项软；咀嚼无力，时流清涎伴吞咽困难为口软；手臂不能握举为手软；足软无力、难于行走为足软；皮松肉弛、肌软无力为肌肉软。

（3）五迟、五软不一定悉具，但见一二症者可分别做出诊断。

3. 辅助检查 可行血液生化、头颅 CT 或磁共振、染色体、基因筛查、血和/或尿氨基酸串联质谱检查等，寻找病因。

（二）鉴别诊断

与佝偻病、解颅相鉴别 鉴别要点见表 7-6。

表 7-6 五迟五软与佝偻病、解颅的鉴别要点

鉴别点	五迟五软	佝偻病	解颅
病因	先天禀赋/后天失养	维生素 D 不足	脑积水
症状	立迟、行迟、发迟、齿迟、语迟；头项软、口软、手软、足软、肌肉软，可仅见一二症或并见	可见五迟、五软症状，但程度轻，伴多汗、易惊等表现，并有明显的骨骼改变	可有五迟、五软见症，以颅骨骨缝解开，头颅增大、叩之呈破壶音、目珠下垂如落日状为特征
智力	智力低下	智力正常	多无智力低下
辅助检查	可行血液生化、头颅 CT 或磁共振、染色体、基因筛查、血和/或尿氨基酸串联质谱检查等	血清钙稍降低、血磷明显降低，钙磷乘积 <30mg/dL；血清碱性磷酸酶明显增高。活动期 1, 25-(OH)$_2$D$_3$ 明显降低。手腕 X 线摄片可见干骺端模糊，呈毛刷状或杯口状改变，并可见骨质疏松，皮质变薄	头颅 X 线摄片、CT 或 MRI 检查可见特征性改变

【辨证论治】

（一）辨证思路

本病辨证，应首分轻重，继辨脏腑。

1. 辨轻重 五迟、五软仅见一二症，智力基本正常为轻；病程长，五迟、五软同时并见，且见肢体瘫痪、手足震颤，步态不稳，甚至手不能握、足不能行，智能低下、痴呆、失语、失聪者为重。

2. 辨脏腑 五迟、五软以脾肾病变为主，心肝次之。若表现为坐（立）迟、行迟、齿迟、头项软、手足软，则为脾肾不足及肝；发迟、语迟、肌肉软、口软、智力低下，则为脾肾不足及心。

（二）治疗原则

五迟、五软多属虚证，以补为其治疗大法，着重补肾填髓，养肝强筋，健脾养心，补益气血；若因难产、外伤、中毒，或温热病后等因素致痰瘀阻滞者，以涤痰开窍、活血通络为主。亦有部分患儿属虚实夹杂者，须补益与涤痰活血配伍用药。

本病宜早期发现，及时治疗，治疗时间较长，可将有效方剂制成丸、散、膏剂，以半年为 1 个疗程，重复 2~3 个疗程。除了辨证论治用药外，也可配合针灸、推拿、教育及功能训练等综合措施，方能取得一定疗效。

（三）分证论治

1. 肝肾不足

证候：坐、立、行走、牙齿发育明显迟于同龄小儿，颈项、肌肉痿软或肢体瘫痪，手足震

颤，步态不稳，甚至手不能握、足不能行，智能低下，或失语失聪，面容痴呆，舌质淡，苔薄，脉沉细，指纹淡紫。

证候分析：肝主筋，肾主骨，齿为骨之余。肝肾不足，不能濡养筋骨，筋骨失养，故坐、立、行走、生齿均迟，肌肉痿软，肢体瘫痪，手足震颤；肾生髓，脑为髓海，肾精不足，髓海空虚，故智力低下，面容痴呆；舌质淡、苔薄、脉沉细、指纹淡紫皆为肝肾不足之征。

辨证要点：坐迟，立迟，行迟，齿迟，智能低下。

治法：滋养肝肾，填精补髓。

主方：六味地黄丸（《小儿药证直诀》）加减。

常用药：地黄、牡丹皮、山茱萸、山药、泽泻、茯苓、补骨脂、紫河车、龟甲。

加减：肌肉痿软者，加党参、白术、黄芪；手足震颤者，加天麻、钩藤、僵蚕；智力障碍者，加远志、石菖蒲、郁金。

2. 心脾两虚

证候：智力低下，面黄形瘦，语言迟钝，四肢痿软，肌肉松弛，多卧少动，步态不稳，食欲不佳，口角流涎，舌伸口外，咀嚼无力，头发稀疏枯槁，舌质淡，苔少，脉细弱，指纹淡。

证候分析：脾主四肢肌肉，开窍于口；心主血脉、神明，开窍于舌。心脾亏虚，四肢肌肉失养，故面黄形瘦、四肢痿软、肌肉松弛、口角流涎、咀嚼无力；神明失主，则舌伸口外、智力低下；发为血之余，心血不足，则头发稀疏枯槁；舌质淡、苔少、脉细弱、指纹淡皆为心脾两虚之征。

辨证要点：智力低下，语迟，发迟，口软，肌肉软。

治法：养心健脾，开窍益智。

主方：调元散（《活幼心书》）合菖蒲丸（《医宗金鉴》）加减。

常用药：黄芪、人参、茯苓、白术、当归、地黄、川芎、远志、石菖蒲、厚朴、香附、甘草。

加减：头发稀疏萎黄者，加何首乌、肉苁蓉；食欲不佳者，加山楂、鸡内金。

3. 痰瘀阻滞

证候：失聪失语，意识不清，反应迟缓，动作不自主，或口流涎，喉间痰鸣，或关节强硬，肌肉软弱，或癫痫发作。舌胖质暗，或见瘀点瘀斑，苔腻，脉沉涩滑，指纹暗滞。

证候分析：若因产伤、外伤致痰瘀阻滞心经脑络，心脑神明失主，则见失聪失语，意识不清，反应迟缓，动作不自主，关节强硬，或癫痫发作；若因先天缺陷或脑病后遗症致痰浊内蕴，蒙蔽清窍，则见智力低下，喉间痰鸣；舌胖质暗或见瘀点瘀斑、苔腻、脉沉涩滑、指纹暗滞皆为痰瘀阻滞之征。

辨证要点：关节强硬，肌肉软弱，失聪失语，反应迟缓，舌胖质暗。

治法：涤痰开窍，活血通络。

主方：通窍活血汤（《医林改错》）合二陈汤（《太平惠民和剂局方》）加减。

常用药：半夏、陈皮、茯苓、远志、石菖蒲、桃仁、红花、丹参、川芎、赤芍、麝香、甘草。

加减：惊叫、抽搐者，加黄连、龙胆；躁动者，加龟甲、天麻、牡蛎；大便干燥者，加大黄。

【其他疗法】

（一）中成药

1. 六味地黄丸 用于肝肾亏虚证。

2. 孔圣枕中丸　用于肝肾亏虚证。

3. 归脾丸　用于心脾两虚证。

4. 十全大补颗粒　用于心脾两虚证。

（二）推拿疗法

因人制宜，根据患儿不同病情、体质、年龄等，以平衡阴阳、调整脏腑、以柔克刚、以刚制柔、抑强扶弱为原则，采用推、揉、擦、拿等手法，推拿头部、躯干、肢体有关经穴，以通经活血、荣筋养肌、缓解筋脉挛缩、恢复正常的运动功能。

1. 头面部　坐位。取揉瞳子髎、颊车、地仓、风池、哑门、百会、天柱等穴，用推揉法往返操作 5～6 次。

2. 颈及上肢部　坐位。取天柱至大椎、肩井，用推揉法，并推揉肩关节周围以及肱三头肌、肱二头肌至肘关节，向下沿前臂到腕部，往返数次。

3. 腰及下肢　俯卧位。从腰部起向下到尾骶部、臀部、循大腿后侧往下至足跟，用推法或擦法；配合肾俞、脾俞、肝俞、环跳、殷门、委中、承山等穴，用按法；接着取仰卧位，从腹股向下经股四头肌至小腿前外侧配合按伏兔、足三里、阳陵泉、解溪等穴，用揉法或擦法，往返数次。

（三）针灸疗法

1. 灸法　灸法具有温通经络、行气活血、温肾壮阳之功。可选肢体穴位及心俞、脾俞、肾俞等腧穴，采用温和灸，1～2 日 1 次，10 次为 1 个疗程。小儿皮肤薄嫩，应避免过度施灸，以免烫伤。

2. 针法

（1）体针　可选用肩髃、曲池、外关、合谷、环跳、足三里、阳陵泉、承山、三阴交等肢体穴位交替使用，采用提插及捻转法，不留针，以促进肢体功能恢复；智力低下、语言迟缓，可选百会、风池、神门、哑门等穴，得气后留针 15～20 分钟，并间歇捻针，隔日 1 次，1 个月为 1 个疗程。

（2）耳针　可选心、肝、肾、胃、脑干、皮质下等，用短毫针，留针 15～20 分钟，并间歇捻针，隔日 1 次，15 次为 1 个疗程。

（3）头皮针　可参考国际标准化方案分区定位，采用焦氏或靳氏头针取穴。

【预防调护】

1. 注意孕妇保健，防止外感、药物损害；避免早产、难产、产伤；预防新生儿黄疸、硬肿症、肺炎等。

2. 提倡优生优育，杜绝近亲结婚。

3. 合理喂养，加强营养，少食多餐，配合推拿，积极预防及治疗各种急、慢性疾病。

4. 加强肢体功能锻炼及语言智能训练。

【案例分析】

姚某，男，2 岁半。

2005 年 8 月 21 日初诊：步态不稳，不能上楼，纳食差，1 岁后仍不能爬行，舌红苔白腻，指纹紫滞，按压其两足底涌泉穴有反应。先以舒筋活络，开窍化湿为法。处方：炒苍术 3g，牛膝 9g，黄柏 15g，鹿角 15g（先煎），石菖蒲 6g，远志 6g，伸筋草 15g，舒筋草 15g，忍冬藤 30g，橘络15g。7剂，水煎服。外洗方：麻黄30g，桂枝30g，细辛30g，川芎30g，羌活30g，独活30g，紫苏30g，荆芥30g，陈艾叶30g，石菖蒲30g。姜、葱少许，柚子壳半个，同煎，温熨全身。注意保暖。

8月28日二诊：服前方诸症略有好转。以扶脾理气为主。前方加枳壳6g，神曲10g，豆蔻15g，陈皮3g，姜竹茹6g。7剂，水煎服。外洗方同前。

9月4日三诊：行走较前稳，已能蹲下，并可自行起立。现汗出较多，纳食欠佳。以上诊方加豆蔻15g，黄芪15g，骨碎补5g，续断5g，增强温补脾肾之力。外洗方加苏木9g，红花6g。

10月16日四诊：诸症均较前减，纳转佳，行走较稳，走平路时正常，但上楼费力，下楼需扶物，大、小便无异常。前方去石菖蒲、远志、伸筋草、舒筋草、橘络，加胡芦巴10g，宽挺子10g，淫羊藿15g，黄芪、鹿角增为30g，以益肝肾，填精髓。外洗方同前。

11月6日五诊：舌红，苔白腻。可较稳地独立行走，上楼较费力，按压涌泉穴时反应较前灵敏，纳可。以温肾强骨，兼调肝脾之剂善后。处方：骨碎补30g，续断15g，威灵仙10g，巴戟天10g，苍术3g，鹿角30g，豆蔻15g，补骨脂15g，菟丝子15g，牛膝9g，炒黄柏6g，肉苁蓉10g，枸杞子15g。

按语：本案为王静安治疗五软验案之一。五软又名"软瘫"，是指小儿头项软、口软、手软、足软、肌肉软，临床以痿软无力为主症。五迟与五软既可单独出现，也可同时存在，在宋代以前多与五迟并论，相当于西医学所指小儿大脑发育障碍性疾病。本病如能早期发现，及时调理，预后多良好。若病情较重或治疗不当者，可致预后不良，终成痼疾。五软责之于先天不足、后天失养，与肝肾亏损、脾胃虚弱有密切关系。王老治疗本病独具心得，疗效显著。认为，禀赋不足，先天虚损为"五软"的重要发病原因，治疗原则总以补益为主。而后天失养，亦可导致先天愈加亏损，故在治本病时，重视顾护中州脾胃生发之气，令后天所化之气血源泉不绝，从而肝肾精血得以充盈。故以调理脾胃，补肾滋肝为大法；另用温经散寒行滞，活血消瘀通络之品洗浴：内外协同，相得益彰。因五软为儿科疑难重证，非得效于一时，王老临床上多守法缓图，使患儿逐渐恢复，最后达到四肢有力、头项灵活、肌肉丰满、腰膝健壮的临床治愈标准。

（王静安医案——摘自《古今名医儿科医案赏析》）

【古籍选录】

《小儿药证直诀·杂病证》："长大不行，行则脚细；齿久不生，生则不固；发久不生，生则不黑。"

《张氏医通·婴儿门上》："五迟者，立迟、行迟、发迟、齿迟、语迟是也……皆胎弱也，良由父母精血不足，肾气虚弱，不能荣养而然。"

《婴童百问·五软第二十六问》："五软者，头软、项软、手软、脚软、肌肉软是也。"

《古今医统·五软五硬》："五软证名曰胎怯，良由父精不足，母血气衰而得。"

第六节　性早熟

性早熟指女孩8岁以前、男孩9岁以前出现第二性征的内分泌疾病。古代文献中无此病名。临床上性早熟分为中枢性（GnRH依赖性、真性）、外周性（非GnRH依赖性、假性）两大类型，不完全性性早熟（包括单纯乳房早发育、单纯性阴毛早现、孤立性早潮）不单独分类，归入中枢性性早熟早期，又称青春期变异。中枢性性早熟无特殊原因可查明者，称为特发性性早熟，其中80%～90%为女性患儿，男性患儿则多为器质性病因引起，若处理不当，部分患儿会影响成年终身高并引起心理行为问题。

性早熟多发于女性，女孩发病率为男孩的4~5倍，春夏季节发病的儿童明显多于秋冬季节，经济发达地区的发病率较高。随着社会经济的进步和环境的改变，本病发病率有逐步提高的趋势，目前已经成为儿科临床最常见的内分泌疾病之一。

【病因病机】

性早熟的病因包括内因和外因，内因责之于患儿先天禀赋差异，有阴虚内热或痰湿体质；外因则多由后天社会环境因素及饮食起居方式的改变，或多食乳酪血肉有情之品，或疾病的影响，或过食营养滋补品，或误服某些药物，或情志因素，肝郁化火，使肾之阴阳平衡失调，阴虚火旺，相火妄动，导致"天癸"早至。本病的病位主要在肾、肝二脏。

1. 阴虚火旺　肾为"先天之本"，肾精肾气充盛到一定程度时具有促进人体生长、发育和生殖的生理功能。小儿稚阴稚阳之体，阳常有余，阴常不足，过培肾气，气余化火，致肾阴阳失衡，肾阴不足，无以制火，相火偏亢，天癸早至，则第二性征早现，甚至女童月经早潮。

2. 肝郁化火　肝藏血，主疏泄，能调达一身之气机。肝经循阴部，抵少腹，布两胁。小儿肝常有余，若因疾病或情志因素导致肝气郁结，郁而化火，肝火旺盛，引动相火，肾虚肝亢，"天癸"早至；肝气郁滞，阻遏于胸，则为痛为聚，出现乳核增大、胀痛；肝经郁阻，湿热熏蒸于上，则脸部出现痤疮，流注于下则带下增多、色黄。

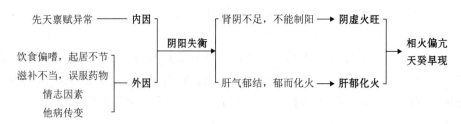

图7-6　性早熟病因病机示意图

【临床诊断】

（一）诊断要点

1. 病史　符合儿童性早熟女孩8岁之前、男孩9岁之前起病年龄界限；或有嗜食乳酪肥甘厚味、喜荤少素、长期进补营养品等习惯，或有误服、接触含性激素食品、药物、化妆品等病史，或有多静少动、长期睡眠不足或开灯睡觉等不良生活方式等。

2. 临床表现　第二性征提前出现。

（1）女孩一般先有乳房增大，乳核形成，乳头增大，接着阴道分泌物增多，出现阴毛、腋毛，最后月经来潮，阴唇发育，色素沉着，皮下脂肪增多，出现女性体型。

（2）男孩先睾丸增大，继之阴茎增粗，可有阴茎勃起，阴囊皮肤皱褶增加、着色，出现阴毛、腋毛、痤疮以及胡须、喉结，变声，甚至有夜间遗精；同时伴有身高增长加速。

3. 辅助检查

（1）血清激素水平测定　血清黄体生成素（LH）、卵泡刺激素（FSH）、雌二醇（E$_2$）、泌乳素（PRL）、睾酮（T）等激素水平，随着性早熟的进程而明显增高。

（2）骨龄（非优势手包括腕关节的X线摄片）　真性性早熟患儿骨龄往往较实际年龄提前。

（3）盆腔B超检查　女孩子宫、卵巢B超，显示子宫、卵巢成熟度超过同年龄儿童；男孩注意睾丸、肾上腺皮质等部位，协助诊断，排除占位等病变。

（4）磁共振成像（MRI）或 CT 协助排除中枢神经系统或肾上腺器质性病变，重点观察下丘脑及垂体部位。

（二）鉴别诊断

中枢性性早熟、外周性性早熟与单纯乳房早发育相鉴别 鉴别要点见表 7 - 7。

表 7 - 7 中枢性性早熟、外周性性早熟与单纯乳房早发育鉴别要点

鉴别点	中枢性性早熟	外周性性早熟	单纯乳房早发育
病因	体质性/器质性	外源性/内源性	一过性 FSH/E$_2$ 升高
病位	中枢 HPG 轴启动	中枢 HPG 轴未启动	一过性中枢 HPG 轴活跃
症状	同正常青春期性征发育顺序（明显提前）	不同于正常青春期发育顺序	一过性乳房发育，多可自行缓解
GnRH	亢进反应	低落反应	低落反应
兴奋试验	LH/FSH > 0.6	LH/FSH < 0.6	LH/FSH < 0.6

【辨证论治】

（一）辨证思路

性早熟的共有症状为第二性征提前出现，临床主要辨别其虚实。虚者为肾阴不足，阴阳失衡，相火亢旺，症见第二性征提前出现，伴潮热盗汗，五心烦热，舌红少苔，脉细数；实者为肝郁化火，症见第二性征提前出现，伴心烦易怒，胸闷叹息，舌红苔黄，脉弦细数。

（二）治疗原则

本病以滋阴降火，疏肝泄火为基本治则。伴痰湿壅滞者，可佐以健脾化痰散结。

（三）分证论治

1. 阴虚火旺

证候：女孩乳房发育及内外生殖器发育，严重者月经提前来潮；男孩生殖器增大，声音变低沉，或有阴茎勃起，严重者出现遗精。伴颧红潮热，盗汗，头晕，五心烦热，舌质红，苔少，脉细数。

证候分析：本证是临床最常见的证候，系各种因素导致小儿肾阴不足，相火偏旺，第二性征提前出现。阴虚火旺则颧红潮热，盗汗，头晕，五心烦热，舌质红，苔少，脉细数。

辨证要点：第二性征提前出现，颧红潮热，五心烦热，舌质红，苔少。

治法：滋阴降火。

主方：知柏地黄丸（《医宗金鉴》）加减。

常用药：知母、黄柏、地黄、玄参、龟甲、牡丹皮、泽泻、茯苓。

加减：五心烦热者，加淡竹叶、莲子心；潮热盗汗者，加地骨皮、龙骨、牡蛎；阴道分泌物多者，加椿皮、芡实；阴道出血过多加墨旱莲、仙鹤草。

2. 肝郁化火

证候：女孩乳房及内外生殖器发育，或有月经来潮；男孩阴茎及睾丸增大，声音变低沉，面部痤疮，或有阴茎勃起和射精。伴胸闷不舒或乳房胀痛，心烦易怒，嗳气叹息，舌质红，苔黄或

黄腻，脉弦数。

证候分析：肝藏血，主疏泄，肝失条达，肝经郁滞，日久化火，致"天癸"早至，第二性征提前出现；肝气郁结，则胸闷不舒或乳房胀痛，嗳气叹息；肝郁化火，湿热熏蒸，则面部痤疮，心烦易怒，舌质红，苔黄或黄腻，脉弦数。

辨证要点：第二性征提前出现，乳房胀痛，心烦易怒，脉弦数。

治法：疏肝泄火。

主方：丹栀逍遥散（《内科摘要》）加减。

常用药：柴胡、枳壳、牡丹皮、栀子、龙胆、夏枯草、地黄、知母、白芍、甘草。

加减：乳房胀痛者，加香附、郁金、瓜蒌；带下色黄而味秽者，加黄柏、椿皮；乳房硬结明显者，可加麦芽、橘核、皂角刺；外阴瘙痒者，可加地肤子、白鲜皮。

此外，临床上有表现伴脾虚痰湿壅滞的虚实夹杂证，症见女孩第二性征发育，伴形体偏胖、少动懒言、纳呆、苔厚腻脉滑，治宜健脾利湿，化痰散结，方选二陈汤加减。

【其他疗法】

（一）中成药

1. 知柏地黄丸　用于阴虚火旺证。

2. 大补阴丸　用于阴虚火旺证。

3. 丹栀逍遥丸　用于肝郁化火证。

（二）针灸疗法

1. 体针　取穴三阴交、血海、肾俞，配关元、中极，针用补法，每周2~3次，用于阴虚火旺证。取穴肝俞、太冲，配期门，针用泻法，每周2~3次，用于肝郁化火证。

2. 耳穴贴压法　取交感、内分泌、肾、肝、神门、脾。先将耳郭用75%酒精消毒，以探棒找阳性反应点，然后将带有王不留行的胶布贴于阳性反应点处，手指按压，使耳郭有发热胀感。每日按压5次，每次5分钟，1周换贴1次，两耳交替。用于阴虚火旺证、肝郁化火证。

（三）西医治疗

适用于病程较长、病情较重的患儿。

1. 病因治疗　根据病因而定，误服含有性激素的药物或食物所致者应立即停止相关药物或食物；肿瘤引起者应手术治疗或对因治疗；甲状腺功能减退者给予甲状腺激素补充治疗；先天性肾上腺皮质增生者采用皮质激素制剂治疗。

2. 药物治疗　促性腺激素释放激素类似物（GnRHa）是目前临床应用最广的、主要用于中枢性性早熟快速进展型病例的制剂，60~100μg/kg，皮下或肌肉注射，4周1次，一般女性骨龄不超过12岁，男性骨龄不超过14岁。此药除改善性征外，还可延缓骨骺闭合，早期使用能改善成年期终身高，但少部分患儿有生长速度减慢及甲状腺功能暂时性减退副作用，需要配合生长激素补充治疗

3. 手术治疗　确诊性早熟是由于肿瘤引起且可以手术者，应及早手术治疗。

【预防调护】

1. 孕妇及幼儿禁止服用含有性激素类的滋补品，如人参蜂王浆、鹿茸、新鲜胎盘、花粉等，儿童不使用可能含激素的成人护肤化妆品，以预防假性性早熟的发生。

2. 减少加工食品摄入，尽量食用新鲜、添加剂少的绿色食品。

3. 儿童营养均衡，荤素搭配，起居有规律，适当运动，避免肥胖。

4. 加强患儿及家长青春期性发育常识教育及医疗沟通，防止患儿因身体发育与心理发育不协调出现心理行为问题及身心创伤。

5. 引导儿童接触适合儿童心理发育、有益身心健康的多媒体，不看"儿童不宜"的影视书籍等。对已有心理问题的性早熟患儿，由心理医生介入进行心理疏导。

【案例分析】

杨某，女，7岁，1996年4月11日就诊。

主诉：双侧乳房触痛1周。

现病史：患儿1个月前因哮喘调理体质在本地一诊所服药，前医方中多使用温阳之品，如胎盘、鹿角片等，服药3剂后，家长发现患儿双侧乳房大，伴疼痛，遂来本院就医。现症见易怒急躁，口干面赤，手足心发热，盗汗，便干，口渴，舌质红绛，苔薄黄，脉细数。体征：双侧乳核2.0cm×2.0cm，Tanner分期呈Ⅱ期，阴毛、腋毛未见，外阴未见明显色素沉着。

中医诊断：性早熟（阴虚火旺）。

治法：滋肾阴，泻肝肾火。

处方：知柏地黄丸合丹栀逍遥散加减。

药物：知母、白术各10g，黄柏、生地黄、山药、山茱萸、白芍、茯苓各15g，泽泻、柴胡各9g，牡丹皮6g，焦栀子3g。服用7剂后胀大的乳房明显缩小，疼痛缓解。前方加龙胆10g，郁金9g，枳壳6g，再服7剂，乳核平而愈。

按语：患儿系药物引起的性早熟。儿童脏腑娇嫩，用药当以平和为主，切忌大寒大热。小儿本为"纯阳之体"，前医用了大量温阳药物，导致阳气亢盛化火，食气伤阴，以致真阴受损，肾的阴阳平衡失衡，阴不制阳，相火偏亢而诱发天癸早至，第二性征提前出现而早熟，故治疗以滋肾阴兼泻相火为主。予知柏地黄丸加减，滋肾阴同时泻相火，以平衡肾的阴阳；中医学认为肝经循行双乳，故而患儿出现乳房胀痛不已，考虑为肝气瘀滞而使痰结所致，当以疏理肝气，化痰散结为辅，故合用牡丹皮、栀子等药。

（时毓民医案——摘自《时毓民教授治疗儿童性早熟经验浅谈》）

【古籍选录】

《素问·上古天真论》："女子七岁，肾气盛，齿更发长。二七而天癸至，任脉通，太冲脉盛，月事以时下，故有子。""丈夫八岁，肾气实，发长齿更。二八，肾气盛，天癸至，精气溢泻，阴阳和，故能有子。"

《沈氏女科辑要笺正·经水》："二七经行，七七经止，言其常也，然禀赋不齐，行止皆无一定之候。"

第八章

传染病

扫一扫，查阅本章数字资源，含PPT、音视频、图片等

传染病是由病毒、细菌等病原体引起的能在人与人、动物与动物或人与动物之间相互传播的一类疾病。麻疹、风疹、水痘、手足口病等均是小儿常见的传染病。传染病的基本特征是：①有传染性和流行性，这是传染病的主要特征。可散在发生，也可暴发流行。②有地方性和季节性，冬春季多发，以呼吸道传染病、肠道感染病、虫媒传染病为主。③具有特异的病原体。④病后可获得免疫。传染病的传播途径主要有空气传染、飞沫传染、粪口传播、血源传播等。预防传染病流行的三个环节是控制传染源、切断传播途径、保护易感人群。发现传染病患者或者疑似传染病患者时，应当及时向疾病预防控制机构或者医疗机构报告，做好预防隔离工作。接种疫苗是预防传染病最有效、最经济的方法。

中医称传染病为"时行疾病""瘟病"或"瘟疫"，是由感受时行疫疠毒邪引起的疾病，具有发病急骤、病情较重、症状相似、传染性强、易于流行等特点，多从口鼻皮毛侵入机体，常伴有不同程度的发热、皮疹，按卫气营血传变，常有伤津耗气，生风动血的病变，主要病变脏腑在肺胃（卫），常涉及心肝等脏。主要治法为疏风清热、解毒透疹。一般预后良好，部分疾病起病急，发展迅速，救治不及时可危及生命。

第一节 麻 疹

麻疹是感受麻疹病毒时邪引起的急性出疹性时行疾病，临床以发热，咳嗽，鼻塞流涕，泪水汪汪，口腔两颊黏膜可见麻疹黏膜斑，周身皮肤按序布发红色斑丘疹，疹退时皮肤有糠麸样脱屑和棕色色素沉着斑为特征。因其疹点状若麻粒，故称"麻疹"，也有称"麻子""痧子""疹子"。

本病一年四季均可发病，好发于冬春季节；任何年龄均可发病，6个月~5岁小儿多见。其传染性较强，常可引起流行。患病后若能及时治疗，合理调护，疹点按期有序布发，为顺证，预后良好。若邪毒炽盛，患儿年幼体弱，调治失当，邪毒内陷，可产生逆证，甚至危及生命，因此被列为古代儿科四大要证"麻、痘、惊、疳"之一，患病后一般可获得持久免疫。

西医学亦称"麻疹"，病原是麻疹病毒。20世纪70年代中期，通过采取麻疹减毒活疫苗的基础免疫、加强免疫接种等有效措施，麻疹的发病率显著下降。但发病年龄有以6个月以下和成人多见的趋势，且临床非典型麻疹病例也有增多的趋势，表现为症状较轻，病程较短，重证、逆证少见。

【病因病机】

麻疹的病因为感受麻疹病毒时邪，病机为邪犯肺脾，肺脾热炽，外发肌肤。按其病程，有顺

证逆证的病机变化。正能胜邪，邪毒透发，表现为邪犯肺卫、邪炽肺脾、肺胃阴伤等顺证；若正不胜邪，麻毒内陷，则可出现邪毒闭肺、邪毒攻喉、邪陷心肝、内闭外脱等逆证。病变部位主要在肺脾，可累及心肝。

麻疹病毒时邪从口鼻吸入，侵犯肺脾为麻疹顺证。早期邪犯肺卫，宣发失司，可见发热、咳嗽、喷嚏、流涕等肺卫表证，类似伤风感冒，此为疹前期；脾主肌肉和四末，麻毒时邪由表入里，郁于肺脾，肺脾热炽，可见高热口渴等症；正气与毒邪抗争，祛邪外泄，皮疹透发于全身，达于四末，疹点出齐，此为出疹期；疹透之后，毒随疹泄，麻疹逐渐收没，热去津伤，可见低热、舌红少津等症，为疹回期。

麻疹以外透为顺，内传为逆。若正虚不能托邪外出，或因邪盛化火内陷，均可导致麻疹透发不顺，形成逆证。如麻毒内归，或他邪乘机袭肺，灼津炼液为痰，痰热壅盛，肺气闭郁，则形成邪毒闭肺证；麻毒循经上攻咽喉，疫毒壅阻，咽喉不利，而致邪毒攻喉证；若麻毒炽盛，内陷厥阴，蒙蔽心包，引动肝风，则可形成邪陷心肝证。少数患儿血分毒热炽盛，皮肤出现紫红色斑丘疹，融合成片；若患儿正气不足，麻毒内陷，正不胜邪，阳气外脱，可出现内闭外脱之险证。

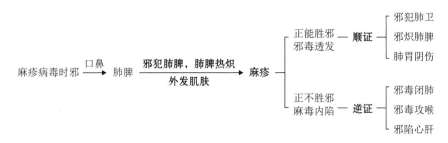

图 8-1 麻疹病因病机示意图

【临床诊断】

（一）诊断要点

1. 病史 易感儿童，未接种麻疹疫苗，有麻疹接触史。

2. 临床表现 典型麻疹临床分三期。

（1）疹前期 2~4天，表现为发热，咳嗽，喷嚏，鼻塞流涕，泪水汪汪，畏光羞明，口腔内两颊黏膜近臼齿处可见多个0.5~1mm大小白色斑点，周围有红晕，为麻疹黏膜斑，同时可伴有腹泻、呕吐等症。

（2）出疹期 3~5天，表现为热盛出疹，皮疹按序透发，一般多起于耳后发际，沿头面颈项、躯干四肢、手足心、鼻准部透发，3~4天出齐；皮疹初为淡红色斑丘疹，后转为暗红色，疹间皮肤颜色正常。邪毒深重者，皮疹稠密，融合成片，疹色紫暗；邪毒内陷者，可见皮疹骤没，或疹稀色淡。

（3）疹回期 3~5天，皮疹透齐后身热渐平，皮疹渐退，皮肤留下糠麸样脱屑和棕色色素沉着斑。

病情严重者可在病程中合并邪毒闭肺、邪毒攻喉、邪陷心肝等逆证。

3. 辅助检查

（1）血常规 麻疹早期白细胞总数正常或减少。

（2）血清抗体检测 早期检测IgM抗体即可为阳性，恢复期IgG抗体滴定度大于4倍增长有诊断价值。

（3）细胞学检查和病毒抗原检测 鼻咽部吸取物、鼻咽拭子等涂片检查可见多核巨细胞和麻疹病毒抗原。

（二）鉴别诊断

与幼儿急疹（奶麻）、风疹（风痧）、猩红热（丹痧）相鉴别 鉴别要点见表8-1。

表8-1 麻疹与幼儿急疹、风疹、猩红热鉴别要点

鉴别点	麻疹	幼儿急疹	风疹	猩红热
潜伏期	6~21天	7~17天	14~21天	1~7天
初期症状	发热，咳嗽，流涕，泪水汪汪	突然高热，一般情况好	发热，咳嗽，流涕，枕部淋巴结肿大	发热，咽喉红肿化脓疼痛
出疹与发热的关系	发热3~4天出疹，出疹时发热更高	发热3~4天，热骤降后出疹	发热半天至1天出疹	发热数小时至1天出疹，出疹时热高
特殊体征	麻疹黏膜斑	无	无	环口苍白圈，草莓舌，帕氏线
皮疹特点	玫瑰色斑丘疹自耳后发际→额面、颈部→躯干→四肢，3天左右出齐。疹退后遗留棕色色素斑、糠麸样脱屑	玫瑰色斑疹或斑丘疹，较麻疹细小，以躯干、腰部、臀部为主，面部及肘、膝关节等处较少。发疹无一定顺序，疹出后1~2天消退。疹退后无色素沉着，无脱屑	玫瑰色细小斑丘疹自头面→躯干→四肢，24小时布满全身。疹退后无色素沉着，很少有脱屑	细小红色丘疹，皮肤猩红，自颈、腋下、腹股沟处开始，2~3天遍布全身。疹退后无色素沉着，有大片蜕皮
血常规	白细胞总数下降，淋巴细胞升高	白细胞总数下降，淋巴细胞升高	白细胞总数下降，淋巴细胞升高	白细胞总数升高，中性粒细胞升高

【辨证论治】

（一）辨证思路

麻疹辨证重在辨顺证逆证。顺证按病程辨证，逆证按脏腑辨证。如疾病按疹前期、出疹期、疹回期演变，是为顺证，预后较好；若见邪毒闭肺、邪毒攻喉、邪陷心肝；或面色青灰，四肢厥冷，脉微欲绝等，均属逆证，预后较差。

1. 顺证 身热不甚，常有微汗，神气清爽，咳嗽而不气促。3~4天后开始出疹，先见于耳后发际，渐次延及头面、颈部，而后急速蔓延至胸背腹部、四肢，最后鼻准部及手心、足心均见疹点，疹点色泽红活，分布均匀，无其他合并证候。疹点约在3天内透发完毕，嗣后依次隐没回退，热退咳减，精神转佳，胃纳渐增，渐趋康复。

2. 逆证 出疹期疹出不畅或疹出即没，或疹色紫暗，并见壮热咳剧，痰鸣辘辘，呼吸气急，甚则鼻扇胸高，口唇青紫，为麻毒闭肺；在出疹期若见咳嗽剧增，声音嘶哑，状如犬吠，或有轻微紫绀及气急，为麻毒攻喉；若疹色紫黑，形成斑块，舌质干绛起刺，是热毒窜入营分、血分。若神昏谵语，惊厥抽风，为邪陷心肝。若毒热内陷，正气不支，疹点色淡，面色青灰，四肢厥冷，脉微欲绝，为心阳虚衰，最为险候。

（二）治疗原则

根据麻疹时邪"麻不厌透""麻喜清凉"的特性，麻疹治疗总以透疹为要。

麻疹顺证以透、清、养为基本治则。疹前期邪犯肺卫宜解表透疹为主。出疹期邪炽肺脾宜清热解毒为主，佐以透疹；皮疹透发不畅者可配合中药煎汤熏洗以促透疹。疹回期肺胃阴伤宜养阴清热为主。临证尚需注意透疹不可过用辛温，以避温燥伤津；清凉不可过用苦寒，以防伤阳而透邪无力；养阴不可过用滋腻，以免滞邪碍脾。

麻疹逆证以透疹、解毒、扶正为基本治则。邪毒闭肺宜宣肺开闭，邪毒攻喉宜利咽消肿，邪陷心肝宜开窍息风。出现心阳虚衰之险证时，当回阳救逆，扶正固脱为先。对于麻疹逆证的重证患儿，应配合西医治疗。

（三）分证论治

1. 顺证

（1）邪犯肺卫（疹前期）

证候：发热，2~3日后在口腔两颊近臼齿黏膜处可见麻疹黏膜斑，为0.5~1mm的白色小点，周围红晕，1~2日可累及整个颊黏膜。伴恶风，头身痛，鼻塞流涕，咳嗽，双目畏光、红赤，泪水汪汪，咽红肿痛，精神不振，纳食减少，舌边尖红，苔薄黄，脉浮数，指纹淡紫。

证候分析：麻毒时邪由口鼻侵入，肺卫失宣，故见发热、咳嗽、鼻塞流涕；麻毒上熏苗窍，则见目赤畏光、泪水汪汪、麻疹黏膜斑。麻疹黏膜斑是麻疹早期诊断的依据。如接种过麻疹减毒活疫苗而发病者，其症状多较轻而不典型，病程亦较短。

辨证要点：发热，咳嗽，流涕，泪水汪汪，畏光羞明，麻疹黏膜斑。

治法：辛凉透表，清宣肺卫。

主方：银翘散（《温病条辨》）加减。

常用药：金银花、连翘、前胡、牛蒡子、防风、荆芥、薄荷、桔梗、升麻、葛根、浮萍、甘草。

加减：恶寒无汗，鼻流清涕者，加麻黄、紫苏叶；发热烦躁，咽红口干者，加蝉蜕；咳嗽痰多者，加苦杏仁、浙贝母。麻疹欲透未出者，可加浮萍煎水外洗。

（2）邪炽肺脾（出疹期）

证候：发热，3~4日后于耳后、发际、颈项、头面、胸腹、四肢顺序出现红色斑丘疹、稠密、紫红，伴壮热、烦躁、咽红肿痛，咳嗽加重，目赤眵多，纳差，口渴欲饮，大便秘结，小便短赤，舌质红绛，苔黄腻，脉洪数，指纹紫。

证候分析：麻毒热邪在肺卫不解，热毒炽盛，邪蕴肺脾，正邪交争，毒泄肌肤，故见高热不退、烦躁口渴、皮疹透发，始见于耳后、发际，继而头面、颈部、胸腹、四肢，最后手心、足底、鼻准部见疹即为麻疹透齐；肺热清肃失职，则咳嗽加剧；皮疹尿赤便秘、舌红苔黄、脉洪数或指纹紫滞均为热毒炽盛之象。同时须注意观察各种逆证征象，早期发现，防止邪毒内陷。

辨证要点：高热不退，烦躁口渴，发热起伏如潮，皮疹透齐。

治法：清热解毒，透疹达邪。

主方：清解透表汤（经验方）加减。

常用药：金银花、连翘、桑叶、菊花、西河柳、葛根、蝉蜕、牛蒡子、升麻、紫草。

加减：壮热不退，烦躁不安者，加石膏、知母；皮疹稠密，疹点红赤，紫暗成片者，加牡丹皮、赤芍、丹参；咳嗽气粗，喉间痰鸣者，加桑白皮、苦杏仁、浙贝母；壮热不退，四肢抽搐者，加羚羊角、钩藤；身热不起，皮疹未透，或疹稀色淡者，加黄芪、太子参。

（3）肺胃阴伤（疹回期）

证候：出疹后 3～4 日，皮疹按出疹顺序开始消退，皮肤有糠麸样脱屑和色素沉着，发热减退，神宁疲倦，纳食增加，口干少饮，咳嗽减轻，或声音嘶哑，大便干结，舌红少津，苔薄，脉细数，指纹淡紫。

证候分析：临床见于麻疹顺证后期及非典型麻疹病例。正能抗邪，毒随疹泄，肺胃阴伤，故见皮疹依次渐回，发热已退，胃纳转佳，舌红少津，脉细数等邪退正复阴虚证候。

辨证要点：发热渐退，皮疹渐回，糠麸样脱屑和色素沉着。

治法：养阴益气，清解余邪。

主方：沙参麦冬汤（《温病条辨》）加减。

常用药：南沙参、麦冬、天花粉、玉竹、桑叶、白扁豆、甘草。

加减：潮热盗汗，手足心热者，加地骨皮、银柴胡；神倦自汗，纳谷不香者，加谷芽、麦芽、鸡内金；大便干结者，加瓜蒌子、火麻仁。

2. 逆证

（1）邪毒闭肺

证候：壮热持续，烦躁，精神萎靡，咳嗽气喘、憋闷，鼻翼扇动，呼吸困难，喉间痰鸣，口唇紫绀，面色青灰，不思进食，皮疹融合、稠密、紫暗或见瘀斑，乍出乍没，大便秘结，小便短赤，舌质红绛，苔黄腻，脉滑数，指纹紫滞。

证候分析：此属麻疹过程中逆变重证之一，为合并肺炎喘嗽。邪毒闭肺，灼津炼液为痰，痰热阻肺，肺气郁闭，则壮热持续，咳喘，痰鸣，鼻扇；肺气郁闭，气滞血瘀，心血不畅，则见口唇紫绀；邪毒内攻，则见疹出不畅；邪毒炽盛，则见疹稠紫暗或见瘀斑。病情进一步加重，易见心阳暴脱之危候。

辨证要点：高热不退，咳嗽气急，喉间痰鸣，鼻翼扇动，疹出不畅或疹稠紫暗。

治法：清热解毒，宣肺开闭。

主方：麻黄杏仁甘草石膏汤（《伤寒论》）加减。

常用药：麻黄、石膏、苦杏仁、甘草、黄芩、前胡、桔梗、芦根。

加减：频咳痰多者，加浙贝母、天竺黄、竹沥；咳嗽喘促者，加葶苈子、紫苏子；皮疹稠密，疹色紫暗，口唇发绀者，加丹参、紫草。

（2）邪毒攻喉

证候：高热不退，咽喉肿痛或溃烂，吞咽不利，饮水呛咳，声音嘶哑，咳声重浊，声如犬吠，喉间痰鸣，咳嗽气促，喘憋，呼吸困难，胸高胁陷，面唇紫绀，烦躁不安，皮疹融合、稠密、紫暗或见瘀斑，舌质红，苔黄腻，脉滑数，指纹紫。

证候分析：本证为逆证中之危重证。热毒炽盛则身热不退，疹点稠密紫暗；热毒循经上攻咽喉则咽喉肿痛；热盛灼津为痰，闭阻气道，则见咳如犬吠，喉间痰鸣，甚则吸气困难；气滞血瘀，则面唇紫绀。须防喉头梗阻、肺气闭塞之危证。

辨证要点：咽喉肿痛，咳声如吠，声音嘶哑，吸气困难，疹稠紫暗。

治法：清热解毒，利咽消肿。

主方：清咽下痰汤（经验方）加减。

常用药：玄参、射干、甘草、桔梗、牛蒡子、瓜蒌、浙贝母、荆芥。

加减：大便干结者，可加大黄、玄明粉。

（3）邪陷心肝

证候：高热不退，烦躁不安，神昏谵妄，四肢抽搐，喉间痰鸣，皮疹融合、稠密、紫暗或见瘀斑，大便秘结，小便短赤，舌紫绛，苔黄燥起刺，脉弦数，指纹紫、达命关。

证候分析：本证为麻疹逆证中危重证之一，麻毒炽盛，内陷厥阴，故在麻疹疾病中出现高热不退、四肢抽搐、舌质红绛、脉象弦数等肝风内动及神志昏迷、烦躁谵妄等热闭心神证候；邪毒炽盛，入营动血故见皮疹稠密，聚集成片，疹色紫暗。

辨证要点：高热，神昏，抽搐，皮疹稠密紫暗，舌质红绛。

治法：平肝息风，清心开窍。

主方：羚角钩藤汤（《通俗伤寒论》）加减。

常用药：羚羊角、钩藤、桑叶、菊花、川贝母、地黄、白芍、甘草。

加减：痰涎壅盛者，加石菖蒲、胆南星、郁金、竹沥；腹胀便秘者，加大黄、玄明粉；如心阳虚衰，皮疹骤没，面色青灰，汗出肢厥，脉细弱而数者，则用参附龙牡救逆汤加减。

【其他疗法】

（一）中成药

1. 金莲花颗粒　用于邪犯肺卫证。

2. 儿童回春颗粒　用于邪炽肺脾证。

3. 玄麦甘桔颗粒　用于肺胃阴伤证。

4. 小儿定喘口服液　用于邪毒闭肺证。

5. 蒲地蓝消炎口服液　用于邪毒攻喉证。

6. 安宫牛黄丸　用于邪陷心肝证。

（二）药物外治

麻黄15g，芫荽15g，浮萍15g，黄酒60mL。加水适量，煮沸，让水蒸气满布室内，再用毛巾蘸取温药液，包敷头部、胸背。用于麻疹疹前期、出疹期，皮疹透发不畅者。

（三）西医治疗

1. 对症治疗

（1）体温过高，发热≥38.5℃者，可适当给予少量退热剂。应注意避免急骤退热，尤其是出疹期。

（2）咳嗽痰黏稠或咳而无力者，采用雾化吸入，加用祛痰药。

（3）惊厥或情绪易激惹者，加用镇静剂防止抽搐发生。

2. 合并症治疗

（1）麻疹合并肺炎　麻疹病毒肺炎者，可予利巴韦林注射液。继发细菌感染之肺炎选用敏感抗生素。并发心力衰竭者予以强心剂治疗。

（2）麻疹合并喉炎　剧烈频咳时，可适当应用镇咳祛痰剂。合并细菌性喉炎应选用抗生素。喉炎梗阻症状明显者，应用糖皮质激素静脉给药，一般连用2～3天。病情严重者，应给予吸氧、雾化吸入等措施，并给予镇静剂。Ⅱ～Ⅲ度喉梗阻经上述积极处理仍不能缓解者，应考虑气管切开。

（3）麻疹合并脑炎　抽搐频繁者选用抗惊厥药。应尽量予利巴韦林静脉滴注及α–干扰素肌内注射等抗病毒治疗。同时给解热、止痉、降低颅内压等对症处理。

【预防调护】

1. 按计划接种麻疹减毒活疫苗。在流行期间有麻疹接触史者，可及时注射丙种球蛋白以预防麻疹的发病。

2. 麻疹流行期间，勿带小儿去公共场所和流行区域，减少感染机会。

3. 尽早发现麻疹患儿，隔离至出疹后 5 天，合并肺炎者延长隔离至出疹后 10 天。

4. 卧室空气流通，温度、湿度适宜，避免直接吹风受寒和过强阳光刺激。

5. 注意补足水分，饮食应清淡、易消化，出疹期间忌油腻辛辣之品。

6. 保持眼睛、鼻腔、口腔、皮肤的清洁卫生。对于重证患儿要密切观察病情变化，早期发现合并症。

【案例分析】

何某，男，7 岁。1991 年 4 月 15 日初诊。

主诉：发热 4 天，伴发疹 1 天。

患儿 4 天前无明显原因引起发热，体温 39.5~40℃，伴咳嗽，流涕，打喷嚏，流眼泪，神疲乏力，目红尿赤。曾到市某医院就诊，化验白细胞 4.7×10⁹/L，中性粒细胞 48%，淋巴细胞 52%。予以利巴韦林肌注，口服清热解毒口服液、银黄口服液 2 日不解，又静点青霉素、双黄连，仍罔效。发热第 4 天，耳后面部出现针尖样皮疹，继而胸腹散在出现，摸之碍手，色微暗红，精神萎靡，时有烦躁，体温不降而就诊我院。查疹以面部较多，胸腹少，四肢手足，臀部均未见疹。咽部充血，扁桃体Ⅱ度肿大，口腔黏膜斑明显，舌红苔白，脉滑数。

诊断：麻疹中期，毒热内盛，透发不畅。治以清热凉血透疹，处方：清解透表汤（西河柳12g，蝉蜕 6g，葛根 6g，升麻 6g，连翘 10g，金银花 12g，紫草 10g，桑叶 10g，菊花 10g，牛蒡子10g，甘草 3g）加地黄 10g，牡丹皮 10g，水煎服，日 1 剂。服两剂后皮疹密集，鲜活，微痒，手足心臀部全部出齐。又予 3 剂，热渐退，皮疹渐消，余症随减，4 日后痊愈，无任何后遗症。

按语：本案辨证为麻疹邪炽肺胃证（出疹期），治疗以清热解毒，透疹达邪为法。清解透表汤为民间验方，方中西河柳又名柽柳，以清热解毒，凉血透疹见长，主治热毒内郁不得宣发之证；蝉蜕疏风清热，宣肺开窍，主治麻疹不透或透发不畅；葛根发表解肌，升阳透疹；加用紫草凉血活血，解毒透疹；金银花、连翘辛凉清热解毒；桑叶、菊花疏风解表透疹；牛蒡子透疹解毒，利咽消肿；甘草解毒调和诸药，扶正达邪。本方有疏风解表、清热解毒、凉血透疹之功，是治疗麻疹不透的专用方。

（马新云医案——摘自《中国百年百名中医临床家丛书·马新云》）

【古籍选录】

《小儿药证直诀·疮疹候》："面燥腮赤，目胞亦赤，呵欠顿闷，乍凉乍热，咳嗽嚏喷，手足梢冷，夜卧惊悸多睡，并疮疹证，此天行之病也。"

《痘疹会通·麻疹辨疑赋》："麻虽胎毒，皆带时行，气候暄热传染而成。"

《麻证全书·胎色论》："舌上白珠，累累如粟，甚则上腭牙龈，满口遍生。"

《麻科活人全书·初潮认症》："认麻须细看两耳根下，颈项连耳之间，以及背脊之下至于腰间，必有三五红点，此即麻之报标。"

《小儿药证直诀·疮疹候》："有大热者，当利小便；有小热者，宜解毒……疮疹属阳，出则为顺，故春夏病为顺，秋冬病为逆。"

附：幼儿急疹

幼儿急疹是感受人疱疹病毒6型时邪引起的一种急性出疹性时行病。临床以突然高热，持续3~4天后，热退疹出为主要特征。因其皮疹为玫瑰红色斑丘疹，西医学也称其为"婴儿玫瑰疹"。本病一年四季都可发生，常见于冬春二季，多为散发，偶有小流行，好发年龄为6~18个月婴幼儿，3岁以上儿童少见。因其正处于哺乳期，故中医学称之为"奶麻"。其皮疹形似麻疹而又与麻疹有别，故又称"假麻"。本病病程短，并发症少，患儿大多能顺利出疹，一般预后良好，病后可获持久免疫。部分患儿在高热持续期间可发生高热惊厥，少数可并发中耳炎、下呼吸道感染、心肌炎、心功能不全等症。

【病因病机】

感受人疱疹病毒6型时邪，由口鼻而入，邪郁肌表，与气血相搏，疹透毒泄，发为本病。邪在卫气，则发热、咳嗽、流涕。邪郁肺胃，肺胃热盛，则高热、咽红、目赤。时邪与气血相搏，正胜邪祛，从肌肤透发而见热退疹出，并迅速消退。偶见邪热炽盛，内陷心肝，在高热时出现惊厥。

人疱疹病毒6型时邪 → 口鼻/皮毛 → 邪犯肺卫 → 与气血相搏，疹透毒泄 → 邪郁肌表 / 毒透肌肤

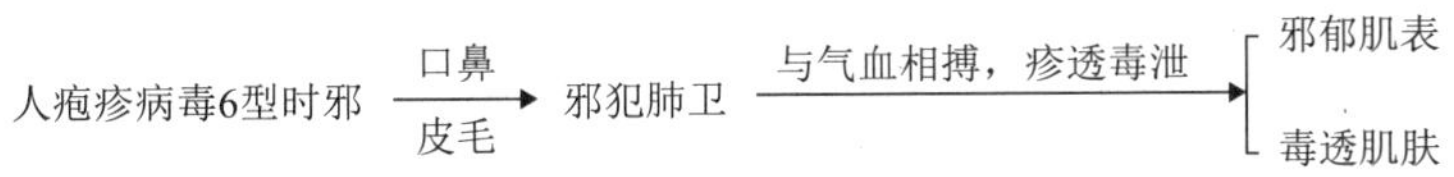

图8-2　幼儿急疹病因病机示意图

【临床诊断】

（一）诊断要点

1. 病史　冬春季节，2岁以下婴幼儿多见。

2. 临床表现　急起高热，持续3~4天，热退疹出；皮疹为细小玫瑰红色疹点，躯干部多，头面、四肢较少，1天内出齐，1~2天内消退，不留色素沉着与脱屑。

3. 辅助检查　血常规示：白细胞总数减少，淋巴细胞增高。

（二）鉴别诊断

与麻疹、风疹、猩红热相鉴别　鉴别要点见表8-1。

【辨证论治】

（一）辨证思路

1. 辨发热期与出疹期　发热期邪郁肺胃，见急起高热，持续不退，伴流涕、咳嗽、呕吐、腹泻等；出疹期主要表现为热退疹出，肌肤出现玫瑰红色小疹点，躯干部多见，头面、四肢较少。

2. 辨轻证与重证　急起高热，热退疹出，病程中伴轻度表证或胃肠道症状，精神如常，疹点稀疏，疹退后胃纳转佳，舌、苔、脉恢复正常为轻，病程中伴精神烦躁，重度呕吐，腹泻，神疲，疹点密集成片，或疹色暗红不能迅速恢复，或邪陷心肝，在高热时出现惊厥者为重。

（二）治疗原则

幼儿急疹的治疗原则为疏风清热解毒。邪郁肌表证治以解表清热；毒透肌肤证治以清热生津。

（三）分证论治

1. 邪郁肌表

证候：突然高热，持续不退，伴流涕、咳嗽、咽红目赤、纳呆呕吐，或腹泻，精神良好，偶有惊惕，甚则惊厥，舌质红，舌苔薄黄，脉浮数，指纹紫。

证候分析：风热时邪从口鼻而入，蕴郁肺胃，卫气同病，发病较速而急起高热，肺胃热盛则咽红目赤，高热持续不退。卫表失和，肺失清肃故流涕，咳嗽。脾与胃相表里，脾失健运，胃失和降故纳呆，呕吐，或腹泻。邪热炽盛，内陷厥阴而见惊惕，甚至惊厥；舌红、苔薄黄、脉浮数、指纹紫均为热郁肺胃之象。

辨证要点：高热持续，精神尚好，舌红，苔薄黄，指纹浮紫。

治法：解表清热。

主方：银翘散（《温病条辨》）加减。

常用药：桑叶、菊花、薄荷、桔梗、苦杏仁、连翘、芦根。

加减：高热不退者，加柴胡、大青叶、板蓝根、石膏；惊惕者，加蝉蜕、钩藤、僵蚕；呕吐者，加竹茹、广藿香；腹泻者加白扁豆、葛根。

2. 毒透肌肤

证候：体温骤退同时全身出现玫瑰红色疹点，躯干部多，头面、四肢稀少，1天内出齐，1~2天内消退，无脱屑及色素沉着，舌红，苔薄黄，指纹紫滞。

证候分析：时邪与气血相搏于肌肤，正气祛邪外达，则全身透发疹点；邪祛则热退，舌红、苔薄黄、指纹紫滞为余热之象。

辨证要点：热退疹出，躯干部多，头面四肢少，舌红苔薄黄，指纹紫滞。

治法：清热生津。

方药：透疹凉解汤（经验方）加减。

常用药：桑叶、菊花、薄荷、连翘、牛蒡子、赤芍、蝉蜕、紫花地丁、黄连、红花。

加减：本病热退后，皮疹发出，病已渐入痊愈，轻者只需加强护理，不必施加药物。大便秘结者，加大黄；口渴明显者，加天花粉；若邪热炽盛，内陷心肝，肝风内动，则见高热，四肢抽搐，可加僵蚕、钩藤等。

【其他疗法】

（一）中成药

1. 小儿豉翘清热颗粒 用于邪郁肌表证。

2. 儿童回春颗粒 用于毒透肌肤证。

3. 玄麦甘桔颗粒 用于毒透肌肤证。

（二）西医治疗

以对症和支持疗法为主。早期可予利巴韦林、干扰素等抗病毒治疗。体温过高，发热≥38.5℃者，可适当给予少量退热剂，防止发生高热惊厥。

【预防调护】

1. 本病流行期间，勿带婴儿去公共场所，避免感染，隔离患者至出疹后 5 天，密切接触者隔离 7～10 天。

2. 患儿卧床休息，多饮水，给予易消化，富有营养的流质或半流质食物。

3. 发热时给予物理降温，如冷敷、醇浴、温水擦浴等，预防高热惊厥。

【案例分析】

董某，女，3 月。病历号 145422。初诊日期：1964 年 12 月 8 日。

昨日下午开始发热，迄今未退，腋下体温 38℃，身面发出红疹如痧，隐约不透，喷嚏鼻涕，咳嗽不畅，哭闹不安，唇焦溲黄，腹部膨胀，大便自利，舌苔白腻，指纹不明。

外感风热内夹痰滞，蕴于肌腠，发为奶麻之证。虽非正麻，仍当清热透疹治之。荆芥 5g，连翘 6g，葛根 5g，金银花 5g，蝉蜕 3g，牛蒡子 5g，山楂 10g，赤芍 5g，赤茯苓 6g，葱须 3 个，灯心草 3 尺，薄荷 3g。另五粒回春丹 2 瓶，早晚各 2 粒。

二诊：进清热透疹之品，身热得汗已退，腋温 36.1℃，疹透而亦隐，乳食正常，二便亦调，苔色薄白，纹色浮紫，在风关之上。症势基本告愈，再拟凉解，以撤余邪。桑叶 5g，菊花 5g，金银花 5g，连翘 6g，牛蒡子 5g，枳壳 3g，郁金 3g，当归 3g，赤芍 5g，谷麦芽各 10g，灯心草 3 尺。

按语：本案辨证为风热时邪侵犯肺卫，邪郁肌表，与气血相搏，邪毒外发。治疗以疏风清热、透疹解毒为法，方选银翘散加减。方中金银花、连翘辛凉解表；薄荷、牛蒡子、蝉蜕、葛根、荆芥疏风透疹；赤茯苓、灯心草通利小便；赤芍清热凉血；山楂消食导滞；葱须辛温发散；辅以回春丹既清热化痰，又开窍定惊防惊厥之变。服药后即热退疹透，恐其余邪未尽，再投凉解而愈。银翘散是治疗幼儿急疹邪郁肌表的基本方，临床应用本方治疗幼儿急疹的初期，症见发热、咳嗽、流涕、咽痛属外感温邪侵犯肺卫者。

（刘弼臣医案——摘自《刘弼臣临床经验辑要》）

【古籍选录】

《麻痘定论·分别各麻各样调治论》："奶麻、瘾疹之类，皆风热客于脾肺二经所致。""凡小儿乳麻瘾疹风热麻，不在正麻之列，不由胎毒而出，是感风热湿热而出……倘热不退，用荆芥发表汤以散之。"

《医宗金鉴·痘疹心法要诀》："调摄谨慎，不治自愈。"

第二节 风 疹

风疹是由感受风疹病毒时邪引起的急性出疹性时行疾病，临床以轻度发热，咳嗽，全身皮肤出现淡红色细小斑丘疹，耳后及枕部臖核肿大为特征。本病因感受风热时邪引起，其皮疹细小如沙，故称"风痧"。

风疹多见于 1～5 岁小儿，冬春季节好发，有一定传染性，易在托幼机构中流行。病后可获持久免疫。一般症状较轻，少有合并症，预后良好。若孕妇在妊娠早期患此病，常可影响胚胎的正常发育引起流产、死胎，或导致先天性心脏病、白内障、脑发育障碍等。西医学称本病为"风疹"，病原是风疹病毒。

【病因病机】

风疹病因为感受风疹病毒时邪。病机为邪毒侵犯肺卫，与气血相搏，外泄肌肤。邪毒从口鼻而入，邪轻病浅，一般只伤及肺卫，故见恶风、发热、咳嗽等证候；肺主皮毛，邪从外泄，故见皮疹透发，淡红细小，分布均匀。若邪毒重者，内传营血，出现气营两燔证候，则见高热烦渴，皮疹鲜红或深红，疹点分布较密。邪毒与气血相搏，阻滞于少阳经络则发为耳后及枕部淋巴结肿大。本病多数邪毒外泄，疹点透发之后，随之热退病解。一般很少出现邪陷心肝、内闭外脱等严重变证。

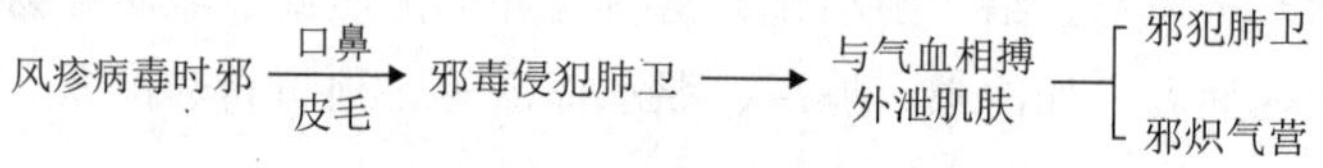

风疹病毒时邪 $\xrightarrow[\text{皮毛}]{\text{口鼻}}$ 邪毒侵犯肺卫 $\longrightarrow$ 与气血相搏外泄肌肤 $\left\{\begin{array}{l}\text{邪犯肺卫}\\\text{邪炽气营}\end{array}\right.$

图 8 - 3　风疹病因病机示意图

【临床诊断】

（一）诊断要点

1. 病史　本病流行期间，患儿有风疹接触史。

2. 临床表现　初期类似感冒，发热 1 天左右，皮肤出现淡红色细小斑丘疹，再 1 天后皮疹布满全身，出疹 1 ~ 2 天后，发热渐退，皮疹逐渐隐没，皮疹消退后，可有皮肤脱屑，但无色素沉着。一般全身症状较轻，但常伴耳后及枕部臖核肿大、左胁下痞块（脾脏）轻度肿大。

3. 辅助检查

（1）血常规　白细胞总数减少，分类计数淋巴细胞相对增多。

（2）直接免疫荧光试验法　在咽部分泌物中可查见病毒抗原。

（3）血清学检测风疹病毒抗体　血清特异性 IgM 抗体，在出疹后 5 ~ 14 天阳性率可达 100%。新生儿血清特异性 IgM 抗体阳性可诊断为先天性风疹。

（二）鉴别诊断

1. 药疹　有用药过敏史，表现为弥漫性鲜红色斑或半米粒大至豆大红色斑丘疹，密集对称分布，皮疹形态不一，如麻疹样或猩红热样，无淋巴结肿大。半数以上病例在停药后 2 周完全消退。如未及时停药，可能发展成剥脱性，则预后不良。

2. 与麻疹、幼儿急疹、猩红热相鉴别　鉴别要点见表 8 - 1。

【辨证论治】

（一）辨证思路

风疹辨证主要辨轻重，分卫气营血。轻微发热，精神安宁，疹色淡红，分布均匀，病程在 3 ~ 4 天之内者为轻证，病在肺卫。壮热烦渴，疹色鲜红或紫暗，分布密集，出疹持续 5 ~ 7 天才见消退，病程较长者为重证，病在气营，临床少见。

（二）治疗原则

本病以疏风清解为治疗原则。

（三）分证论治

1. 邪犯肺卫

证候：发热恶风，喷嚏流涕，轻微咳嗽，精神疲倦，饮食欠佳，皮疹先起于头面、躯干，随即遍及四肢，分布均匀，疹点稀疏细小，疹色淡红，一般 2 ~ 3 日逐渐消退，肌肤轻度瘙痒，耳后及枕部臖核肿大触痛，舌质偏红，舌苔薄白，或薄黄，脉象浮数。

证候分析：风疹时邪自口鼻而入，侵犯肺卫，肺卫失宣，故见发热恶风，喷嚏流涕，轻微咳嗽；正邪交争，外泄肌肤，故见皮疹透发；邪毒阻滞少阳经络，故见耳后及枕部臁核肿大触痛。本证起病较急，病情较轻，多数患儿属于此证。

辨证要点：低热，疹点稀疏细小，臁核肿大。

治法：疏风解热透邪。

主方：银翘散（《温病条辨》）加减。

常用药：金银花、连翘、竹叶、荆芥、牛蒡子、薄荷、淡豆豉、桔梗、芦根、甘草。

加减：耳后、枕部臁核肿胀疼痛者，加蒲公英、夏枯草、玄参；咽喉红肿疼痛者，加僵蚕、木蝴蝶、板蓝根；皮肤瘙痒不舒者，加蝉蜕、僵蚕；左胁下痞块肿大者，加牡丹皮、郁金。

2. 邪炽气营

证候：高热口渴，烦躁哭闹，疹色鲜红或紫暗，疹点稠密，甚至可见皮疹融合成片或成片皮肤猩红，小便短黄，大便秘结，舌质红赤，舌苔黄糙，脉象洪数。

证候分析：邪毒炽盛，内传气营，燔灼肺胃，气分热盛则高热、烦渴；营分热炽则见疹点密集、色鲜红或紫暗甚至融合成片；舌质红赤、苔黄糙、脉象洪数均为邪炽气营之象。虽此证临床较少，但病情较重，值得注意。

辨证要点：高热烦躁，疹点密集、色鲜红或紫暗。

治法：清气凉营解毒。

主方：透疹凉解汤（经验方）加减。

常用药：桑叶、菊花、薄荷、连翘、牛蒡子、赤芍、蝉蜕、紫花地丁、黄连、藏红花。

加减：口渴多饮者，加天花粉、芦根；大便干结者，加大黄、玄明粉；皮疹稠密，疹色紫暗者，加地黄、牡丹皮、丹参。

若本病邪陷心肝，出现高热不退，神昏抽搐等症者，治当清热解毒，开窍息风，常用黄连解毒汤合羚角钩藤汤加减。

【其他疗法】

（一）中成药

1. 小儿清咽颗粒　用于邪犯肺卫证。

2. 三黄片　用于邪犯气营证。

（二）西医治疗

以对症和支持疗法为主。早期可予利巴韦林、干扰素等抗病毒治疗。对并发细菌感染者，可选用有效抗生素治疗。

【预防调护】

1. 保护孕妇，尤其在妊娠早期（妊娠3个月内），应避免与风疹患者接触。

2. 接种风疹疫苗，对儿童及婚前女子进行接种，具有预防风疹的效果。

3. 如有与风疹患者密切接触史者，应注意早期预防发病。

4. 患儿在出疹期间不宜外出，防止交叉感染。一般隔离至出疹后5天。

5. 患儿应注意休息与保暖，避免复感外邪。多饮开水，饮食宜清淡易消化，少食辛辣刺激之品。体温高者，可行物理降温。

6. 加强皮肤护理。皮肤瘙痒者，避免用手挠抓，防止损伤皮肤导致感染。衣服宜柔软宽松。

【案例分析】

冯某，男，5岁。1992年7月17日初诊。

主诉：皮疹2天，发热1天。

患儿于2天前不明原因出现皮疹，先见于面部，后及胸腹部、躯干，色淡红，如针尖大小，瘙痒，伴纳呆，腹部不适，大便干，小便黄。曾口服清热解毒口服液等药，疗效不显，故今日就诊。现主症同前，舌淡红苔白，脉浮数。查体：咽部充血，口腔黏膜部散在红色皮疹，枕部淋巴结肿大，心肺未见异常。血常规：白细胞$7.7×10^9$/L，中性粒细胞48%，淋巴细胞50%，嗜酸性粒细胞2%。西医诊断为风痧。中医诊断为风痧（风热型）。治宜疏风解表，祛风止痒。

处方：金银花9g，连翘8g，淡竹叶6g，荆芥4g，牛蒡子8g，薄荷8g，板蓝根9g，牡丹皮6g，蝉蜕6g，菊花6g，白茅根10g，山楂12g，六神曲12g，麦芽12g，鸡内金12g，甘草2g。水煎留液150mL，分2~3次温服。3剂。

二诊：药后热退，皮疹消失，饮食稍增，大便仍稍干，舌淡红，苔白，脉浮。继用前方，去荆芥、蝉蜕，加黄芩6g，莱菔子6g，以清肺胃余热，理气消食，引药下行。继用3剂巩固疗效。

按语：本病是由风疹病毒引起的一种传染性疾病，因其形似痧子，故名风痧。正如《痧麻明辨》曰"风痧…缘感受风热而发"，药宜"清凉解表，更审天时寒暑而施之"。方中以金银花、连翘清热解毒；牛蒡子、板蓝根配桔梗疏风清热，解毒利咽；芦根、荆芥、薄荷、菊花、蝉蜕祛风止痒；山楂、神曲、麦芽和胃消导，以断食积化热上熏肺、胃之后路；甘草利咽解毒，调和诸药。全方共奏疏风解毒、祛风止痒之功，故能治愈本病。风痧一症除邪毒与气血相搏有关以外，往往与饮食不节有很大关系，故治疗风痧时多配合和胃消食之药，每取良效。

（马新云医案——摘自《中国百年百名中医临床家丛书·马新云》）

【古籍选录】

《麻疹全书·正麻奶麻风瘾不同论》："风瘾者……乃皮肤小疾，感受风热，客于肺脾二家所致，不在正麻之列。"

《诸病源候论·小儿杂病诸候五》："小儿因汗，解脱衣裳，风入腠理与血气相搏，结聚起相连成瘾疹，风气止在腠理浮浅，其势微，故不肿不痛，但成隐胗瘙痒耳。"

《普济方·风瘙瘾疹》："夫小儿风瘙瘾疹者，由邪风客于腠理，搏于营卫，遂传而为热，熏散肌肉，溢于皮肤，变生瘾疹。"

第三节　猩红热

猩红热是感受A族乙型溶血性链球菌时邪引起的急性出疹性时行疾病，临床以发热，咽喉肿痛或伴腐烂，全身布发猩红色皮疹，疹后脱屑蜕皮为特征。属于中医学温病范围，因具有强烈的传染性，故称为"疫痧""疫疹"，又因咽喉肿痛腐烂，皮疹颜色猩红，赤若涂丹、疹点细小如沙，故又称"烂喉痧""烂喉丹痧"。

本病一年四季都可发生，但以冬春两季为多。任何年龄都可发病，3~7岁儿童发病率较高。一般预后较好，少数病例可并发心悸、水肿、痹证等病证。西医学称本病为猩红热，病原是A族乙型溶血性链球菌。

【病因病机】

猩红热的病因为感受A族乙型溶血性链球菌时邪。病机为邪侵肺胃，毒炽气营，上蒸咽喉，外透肌肤，内迫营血，疹后可致肺胃阴伤。病程中可见心悸、痹证、水肿等证候。病变部位主要在肺胃，可累及心肝肾。

A族乙型溶血性链球菌时邪从口鼻而入，初起邪郁肌表，而见恶寒发热等肺卫表证。继而邪毒入里，蕴于肺胃，热毒炽盛，内外充斥，故见壮热、口渴等症；邪毒上熏咽喉则咽喉糜烂、红肿疼痛，甚则热毒灼伤肌膜致咽喉溃烂白腐；邪毒循经外泄则肌肤透发痧疹，色红如丹。若邪毒重者，可由气传营迫血，致痧疹密布，色泽紫暗或有瘀点，甚至融合成片，同时可见壮热烦渴，嗜睡萎靡等症。邪毒内灼，心火上炎，热耗阴津，可见舌光红无苔、生芒刺，状如草莓，称为"草莓舌"。若邪毒炽盛，内陷厥阴，闭于心包，引动肝风则神昏抽搐。病至后期，邪毒虽去，阴津耗损，多表现肺胃阴伤证候。

本病的发展过程中，少数患者由于热毒炽盛，可及他脏。若伤于心络，耗损气阴，心失所养，则见心悸；余邪热毒流注筋骨关节可发生痹证；邪热弥漫三焦，水液输化通调失职，外溢肌肤，可发生水肿。

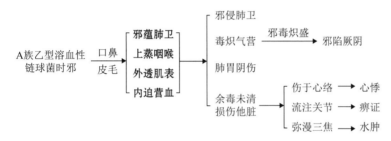

图 8-4 猩红热病因病机示意图

【临床诊断】

（一）诊断要点

1. 病史 流行季节，易感儿童，有猩红热接触史。

2. 临床表现 典型病例的临床表现可分为3期。

（1）疹前期 一般不超过24小时，少数可达2天。起病急骤，高热，畏寒，咽痛，吞咽时加剧。伴头痛，恶心，呕吐，厌食，烦躁不安等症。咽及扁桃体有脓性渗出物。软腭充血，有细小红疹或出血点，称为"黏膜内疹"，每先于皮疹出现。舌苔白，舌尖和边缘红肿，突出的舌乳头也呈白色，称为"白草莓舌"。

（2）出疹期 多在发热24小时内出疹，皮疹最早见于耳后、颈部、上胸部、腋下，然后迅速由上而下波及全身。皮疹特点是全身皮肤弥漫性发红，其上有红色细小丘疹，呈鸡皮样，抚摸时似砂纸感，压之退色。皮疹密集，疹间皮肤红晕，偶可见正常皮肤，用手指按压皮疹，皮疹色退，暂呈苍白，10余秒后恢复原状，称"贫血性皮肤划痕"。皮肤皱褶处如腋窝、肘窝、腹股沟等处，皮疹密集成线状排列，可夹有出血点，形成明显的横纹线，称"帕氏线"。起病4~5天时，白苔脱落，舌面光滑鲜红，舌乳头红肿突起，称"红草莓舌"。面部潮红，无皮疹分布，口唇周围苍白，形成"环口苍白圈"。颈及颌下淋巴结肿大压痛。

（3）恢复期 皮疹于3~5天后颜色转暗，逐渐消退，体温逐渐下降，一般情况好转。皮疹消退后1周，开始按出疹先后蜕皮，先从面部糠屑样蜕皮，渐及躯干，最后四肢，重证可见大片状蜕皮，以指趾间最明显。约2周蜕尽，蜕皮后无色素沉着。

3. 辅助检查

（1）血常规检查 白细胞总数及中性粒细胞均增高，核左移。猩红热恢复期可见嗜酸性细胞增多。

（2）细胞学检查　咽拭子、脓液培养可分离出 A 族 β 型溶血性链球菌。

（二）鉴别诊断

与麻疹、幼儿急疹、风疹相鉴别　鉴别要点见表 8 - 1。

【辨证论治】

（一）辨证思路

1. 辨卫气营血　可根据病期和症状辨识。疾病早期以发热、恶寒、咽喉肿痛、痧疹隐现为主症，为邪在卫气；出疹期以壮热口渴，咽喉糜烂白腐，皮疹猩红如丹或紫暗如斑，舌光红为主症，为邪在气营；病之后期，以口渴唇燥，皮肤脱屑，舌红少津为主症，为疹后阴伤证。

2. 辨轻证重证、常证变证　可根据皮疹颜色分布及伴随症状辨识。疹色鲜红，分布均匀，疹点外达，发热有汗者为轻证、常证；若疹隐不透，壮热无汗，伴有神昏、烂喉气秽者为重；若疹虽透，色紫暗夹有瘀点，伴神昏谵语者，为变证。

（二）治疗原则

本病以清热解毒利咽为治疗原则。若发生心悸、痹证、水肿等病证，则参照有关病证辨证治疗。

（三）分证论治

1. 邪侵肺卫

证候：发热骤起，头痛畏寒，肌肤无汗，咽喉红肿疼痛，常影响吞咽，皮肤潮红，痧疹隐隐，舌质红，苔薄白或薄黄，脉浮数有力。

证候分析：邪毒自口鼻而入，蕴于肺胃，郁于肌表，则发热、头痛畏寒；邪毒攻喉，故咽喉红肿疼痛；毒邪外泄，发于肌肤则皮肤潮红，痧疹隐现。本证见于起病之初，为时较短，很快时邪入内，转为毒炽气营证。

辨证要点：发热，咽喉红肿疼痛，皮肤潮红，痧疹隐现。

治法：辛凉宣透，清热利咽。

主方：银翘散（《温病条辨》）加减。

常用药：金银花、连翘、芦根、葛根、牛蒡子、射干、甘草、荆芥、浮萍、淡豆豉、僵蚕、蝉蜕。

加减：乳蛾肿烂者，加野菊花、蒲公英、大青叶；颈部淋巴结肿大者，加浙贝母、夏枯草、紫花地丁。

2. 毒炽气营

证候：壮热不解，烦躁口渴，咽喉肿痛，伴有糜烂白腐，皮疹密布，色红如丹，甚则色紫如瘀点。疹由颈、胸开始，继而弥漫全身，压之退色，见疹后 1 ~ 2 天舌苔黄糙，舌质起红刺，3 ~ 4 天后舌苔剥脱，舌面光红起刺，状如草莓，脉数有力。

证候分析：邪毒炽盛，燔灼气分则壮热烦躁口渴；毒热上攻咽喉则咽喉肿痛糜烂；毒热内迫营血，则疹红如丹甚至色紫有瘀点；质红起刺、状如草莓均为毒炽气营之象。本证是本病的主要阶段，由邪侵肺卫证很快转化而成。

辨证要点：壮热烦躁口渴，咽喉肿痛糜烂，痧疹密布色红如丹，草莓舌。

治法：清气凉营，泻火解毒。

主方：凉营清气汤（《喉痧症治概要》）加减。

常用药：水牛角、赤芍、牡丹皮、石膏、黄连、黄芩、连翘、栀子、地黄、石斛、芦根、玄参。

加减：咽喉红肿腐烂明显者，加重楼、板蓝根、僵蚕、蝉蜕；丹痧布而不透，壮热无汗者，加淡豆豉、浮萍；苔糙便秘，咽喉腐烂者，加大黄、玄明粉；若邪毒内陷心肝，出现神昏、抽搐等症者，可选加紫雪散、安宫牛黄丸。

3. 肺胃阴伤

证候：丹痧布齐后 1 ~ 2 天，身热渐退，咽部糜烂疼痛减轻，或见低热，唇干口燥，或伴有干咳，食欲不振，舌红少津，苔剥脱，脉细数。约两周后可见皮肤脱屑、蜕皮。

证候分析：邪毒外透，则身热渐退，咽喉肿痛减轻；肺胃阴伤，故口干唇燥，皮肤干燥脱屑；舌红少津、苔剥脱均为肺胃阴伤之象。

辨证要点：身热渐退，口干唇燥，皮肤干燥脱屑，舌红少津，苔剥脱。

治法：养阴生津，清热润喉。

主方：沙参麦冬汤（《温病条辨》）加减。

常用药：南沙参、麦冬、玉竹、天花粉、甘草、白扁豆、桑叶。

加减：口干咽痛、舌红少津明显者，加玄参、桔梗、芦根；大便秘结难解者，加瓜蒌子、火麻仁；低热不退者，加地骨皮、银柴胡、地黄。

【其他疗法】

（一）中成药

1. 小儿豉翘清热颗粒 用于邪犯肺卫证。

2. 三黄片 用于毒炽气营证。

3. 五福化毒丸 用于毒炽气营证。

（二）药物外治

1. 珠黄散取药少许，吹于咽喉。用于咽喉肿痛。

2. 锡类散取药少许，吹于咽喉。用于咽喉肿痛、溃烂。

（三）针灸疗法

取穴风池、天柱、合谷、曲池、少商、膈俞、血海、三阴交。针刺，用泻法，1 日 1 次。

（四）西医治疗

首选青霉素。如青霉素过敏，可用红霉素或头孢类抗生素。

【预防调护】

1. 控制传染源。发现猩红热病人应及时隔离，隔离至临床症状消失，咽拭子培养链球菌阴性时解除隔离。对密切接触的易感人员应隔离 7 ~ 12 天。

2. 切断传播途径。对病人的分泌物和污染物及时消毒处理，接触病人应戴口罩。流行期间勿带小儿去公共场所。

3. 保护易感儿童。对密切接触病人的易感儿童，可早期预防。

4. 急性期卧床休息，注意居室空气流通，防止继发感染。

5. 供给充分的营养和水分，饮食宜以清淡易消化流质或半流质为主。

6. 注意皮肤与口腔的清洁卫生，可用淡盐水漱口或含漱。皮肤瘙痒者不可抓挠，蜕皮时不可撕扯。

【案例分析】

张某，女，7岁，2011年3月2日初诊。

主诉：高热咽痛2天，出疹1天。

病史：2天前下午放学后，患儿高热咽痛，并自诉头痛，遂到当地医院治疗，当时体温39℃，白细胞16.9×10^9/L，中性粒细胞8.1×10^9/L。扁桃体Ⅱ度肿大，见少许脓点，诊断为化脓性扁桃体炎，遂用青霉素、地塞米松静脉滴注，夜间身热好转，今晨起发现面部和胸背部有红色皮疹，来中医儿科就诊。观其皮疹点小而密，色鲜红成片，乳蛾Ⅱ度红肿，舌质红赤，苔薄净，伴有流涕，小便色黄，脉数。

诊断：此乃外感时邪热毒，客于肺卫，发为烂喉丹痧。

治法：清热凉血，佐以疏风利咽。

处方：凉血散加减。生地黄10g，金银花10g，丹皮10g，茜草10g，紫草10g，牛蒡子10g，芦根30g，玄参10g，板蓝根30g，白茅根30g，甘草5g。3剂煎服3天，1日3次。并嘱其青霉素静脉滴注3天，注意休息，饮食清淡。

二诊：3月6日，药后身热已退，皮疹渐消，胸背部少许皮屑，两手指有片状蜕皮，舌红少苔，有芒刺，小便黄，咽红，白细胞10.9×10^9/L，中性粒细胞7.5×10^9/L。小便镜检（－）。此乃时邪温毒渐退，但血热未清，阴液已伤，治以养阴凉血，清其余邪。方选沙参麦冬汤加减，南沙参10g，麦冬10g，玉竹10g，生地黄10g，牡丹皮10g，白茅根30g，玄参10g，天花粉10g，甘草5g，共3剂。

三诊：3月9日，复查血象、小便均正常，唯舌红少苔，手掌仍少许片状蜕皮，拟原方去天花粉，加怀山药30g，2剂，煎服，4天而愈。

按语：本例初诊时，邪毒居气营之间，故用板蓝根、芦根、玄参、金银花、牛蒡子，宣透解毒，清热利咽。用生地黄、牡丹皮、茜草、紫草、白茅根、甘草，清火养阴，凉血解毒。本病为温毒侵犯肺胃，要步步顾护津液。二诊时虽皮疹渐退，但胸背、手指蜕皮，舌红少苔，有芒刺，呈杨梅舌，伤阴之象明显，故用南沙参、麦冬、玉竹、玄参、天花粉清肺胃之热，养肺胃之阴。用生地黄、丹皮、白茅根、甘草清热凉血，除其余邪。三诊时加怀山药以益脾胃之气，善润皮肤之燥。

烂喉丹痧后期，正气虚弱，最易并发他症，凡小儿自诉心慌胸闷，关节疼痛，要特别注意观察治疗，即使无明显水肿，也做相关检查排除肾炎等并发症。

（李乃庚医案——摘自《幼科传承录——李乃庚儿科临证经验医案集要》）

【古籍选录】

《疡科心得集·辨烂喉丹痧顺逆论》："夫烂喉丹痧者，系天行疫疠之毒，故长幼传染者多，外从口鼻而入，内从肺胃而发。"

《喉痧正的·喉痧源流总论》："疫痧盛行之际，室中宜粪除洁净，熏以名香，或杂烧檀、降、苍、芷之类，以辟除秽恶不正之气。"

《治喉捷要·治喉捷要序》："或饮雄黄酒一杯，或食大蒜，亦可保不传染。"

第四节 水 痘

水痘是由水痘时邪（水痘－带状疱疹病毒）引起的一种以皮肤出疹为主的急性呼吸道传染病，临床以发热，皮肤黏膜分批出现红色斑丘疹、疱疹、结痂，且同时存在为主要特征。因其疱疹内含水液，形态椭圆，状如豆粒，故称为水痘，也有"水疱""水花""水疮"等别名。西医学亦称水痘。

本病主要通过水痘患儿或隐性感染者呼吸道传播为主，接触疱浆感染为辅。水痘传染性较强，出疹前 24 小时至皮疹结痂均有传染性，有 7～8 天。人群普遍易感，可在集体机构发生流行。一次感染水痘大多可获持久免疫，二次感染者极少。本病一年四季均可发生，冬春两季最多。任何年龄皆可发病，以 6～9 岁最多见，一般预后良好。少数体虚邪重者可发生内陷厥阴或邪毒闭肺之变证，甚危及生命。

【病因病机】

本病病因为感染水痘时邪，病位在肺脾，病机为时邪蕴郁肺脾，湿热蕴蒸，透于肌表。

水痘时邪经口鼻入侵，致肺气失宣，故病初表现为发热、流涕、咳嗽等症状，为肺卫表证，若邪毒进一步蕴结肺脾，脾运失健，水湿内停，与邪毒搏结，湿热蕴蒸，透于肌表，则疱疹布露，发为水痘，此时多为轻证，肺脾两经受邪。正盛邪轻则水痘稀疏，疹色红润，疱浆清亮，湿毒随疹透清解，故疱疹结痂而愈。正虚邪盛则邪毒炽盛，内犯气营，症见壮热烦躁，口渴，面红目赤，水痘密集，疹色暗紫，疱浆混浊等，为邪炽气营证。若体虚邪毒化火，正不胜邪，邪毒内陷厥阴心肝，则出现昏迷、抽搐之变证；或邪毒闭肺，出现高热，咳嗽，气喘，鼻扇，口唇青紫之变证。并发变证，严重者可危及生命。

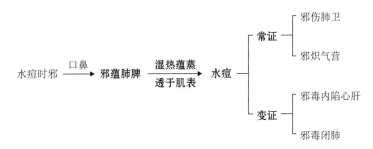

图 8－5 水痘病因病机示意图

【临床诊断】

（一）诊断要点

1. 病史 常在发病前 2～3 周有水痘接触病史。

2. 临床表现 典型的水痘分为疹前期和出疹期。

（1）疹前期 起病急，初起发热，体温不高，有咳嗽，清涕，食少等症。

（2）出疹期 皮疹常在 1～2 天内出现，始见于头皮、面部，逐渐发展为躯干、四肢，最后遍及全身，为红色斑丘疹，很快变成椭圆形疱疹，大小不一，内含疱浆清亮，周围红晕，常伴瘙痒，继而结痂，痂盖脱离后不留疤痕。皮疹呈向心性分布，躯干多、四肢少，分批出现，此起彼落，在同一时期，斑丘疹、疱疹、干痂并见。严重者，出现壮热烦躁、神志模糊、咳嗽气喘、鼻扇痰鸣、口唇紫绀，或昏迷、抽搐等症。全身水痘稠密，甚至累及口咽、阴部，出现溃疡性损害，或皮疹出之不畅，疹色暗紫，疱浆混浊，周围红晕显露，肤痒难忍。

3. 辅助检查

（1）外周血常规检查　白细胞总数正常或稍高。

（2）血清学检测　血清水痘病毒特异性 IgM 抗体；双份血清特异性 IgG 抗体滴度 4 倍以上增高。

（3）病原学检测　①疱疹刮片：瑞氏染色法快速检测多核巨细胞；苏木素－伊红染色检测核内包涵体；免疫荧光法检测病毒抗原，敏感性高，有助于病毒学诊断。②病毒分离：水痘疱疹液或分泌物或血液。③核酸检测：聚合酶链反应（PCR）：呼吸道上皮细胞和外周血白细胞特异性病毒 DNA，是敏感、快速的早期诊断方法。

（二）鉴别诊断

与脓疱疮、丘疹样荨麻疹、带状疱疹相鉴别　鉴别要点见表 8－2。

表 8－2　水痘与脓疱疮、丘疹样荨麻疹、带状疱疹鉴别要点

鉴别点	水痘	脓疱疮	丘疹样荨麻疹	带状疱疹
病因	水痘时邪	暑湿热毒	虫咬过敏	带状疱疹病毒
发病季节	四季均发冬春较多	夏季	春夏	春秋季多见
发病年龄	6~9 岁多见	儿童多见	好发婴幼儿	成人多见儿童时有发生
皮疹部位	皮疹呈向心性分布，躯干多、四肢少	头面、颈项、四肢等暴露部位多见，躯干少	多见于四肢与腰背	沿一侧肋间成条状排列
皮损特点	分批出现，此起彼落，在同一时期，斑丘疹、疱疹、干痂并见	红斑丘疹-水疱，疱浆混浊或脓疱，根盘红晕显著，壁薄易破，脓液干涸可成黄绿色厚痂，痂落后不留疤痕	初为红色丘疹，丘疹中央有水疱，顶部略似疱疹，黄豆大小，较硬，不易破损，10 天左右逐渐结痂消退，有浅褐色色素沉着，皮疹奇痒不舒	起病即见红斑、丘疹、疱疹，疱壁薄、紧张发亮，周围红晕，疱疹密集成簇，或融合成片，或累累如串珠样，局部皮肤刺痛及痒感；疱疹间皮肤颜色正常

【辨证论治】

（一）辨证思路

本病主要辨别轻重。轻证多邪在卫分、气分，全身证候轻微，全身斑丘疹、疱疹、结痂出现 1~2 批不等即可痊愈，痘疹稀疏，色红润，疱浆清亮，时邪仅犯肺脾两经；重证多邪在气营、营血分，全身证候重，皮肤斑丘疹、疱疹、结痂出现 5~6 批不等，痘疹稠密，色紫暗，疱浆混浊，根盘红晕显著；若出现神昏、抽搐，或咳嗽气喘、鼻翼扇动，口唇紫绀等，为邪陷厥阴或邪毒闭肺之变证。

（二）治疗原则

以清热化湿解毒为基本治则。根据不同证型，分别以疏风清热、利湿解毒、清气凉营、解毒渗湿。对邪陷心肝、邪毒闭肺之变证，治以清热解毒、镇惊开窍、开肺化痰，必要时应采取中西医结合抢救治疗。

（三）分证论治

1. 常证

（1）邪伤肺卫

证候：发热恶寒，或无发热，鼻塞流涕，喷嚏，咳嗽，1～2天后分批出现皮疹，初为斑疹、丘疹，继而疱疹、结痂，疹色红润，疱疹呈椭圆形，疱浆清亮，根盘红晕，分布稀疏，此起彼伏，以躯干为中心，呈向心性分布，伴有痒感，舌苔薄白，脉浮数，或指纹紫。

证候分析：水痘时邪经口鼻入侵，蕴郁于肺脾，致肺卫失宣，故见发热恶寒、鼻塞流涕、喷嚏、咳嗽等肺卫表证症状；脾失健运，内湿与时邪相搏，湿蕴肺脾，透于肌表，故见斑丘疹、疱疹等症状；本证正盛邪轻，肺脾两经受邪。

辨证要点：皮疹稀疏，疹色红润，疱浆清亮。

治法：疏风清热，利湿解毒。

主方：银翘散（《温病条辨》）加减。

常用药：金银花、连翘、淡竹叶、薄荷、荆芥、牛蒡子、桔梗、黄芩。

加减：发热、咽痛者，加桑叶、射干、玄参；咳嗽有痰者，加苦杏仁、浙贝母；皮肤瘙痒者，加防风、蝉蜕、地肤子；疱疹密集色红者，加蒲公英、车前子、六一散。

（2）邪炽气营

证候：壮热不退，烦躁不安，口渴欲饮，面红目赤，大便干结，小便短黄，皮疹疹色紫暗，疱浆混浊，根盘红晕明显，分布密集，甚可见出血性皮疹、紫癜，皮疹呈离心性分布，舌红或绛，苔黄糙而干，脉数有力，或指纹紫滞。

证候分析：时邪重，正胜邪实，邪毒炽盛，内传气营。气分热盛，致壮热，烦躁，口渴，面红目赤；毒传营分，与内湿相搏外透肌表，则致水痘密集，疹色暗紫，疱浆混浊。本证为水痘重证。若邪盛正虚，正不胜邪，则易出现变证。

辨证要点：壮热烦躁，皮疹分布密集，疹色紫暗，疱浆混浊，疹点密布。

治法：清气凉营，解毒化湿。

主方：清胃解毒汤（《痘疹传心录》）加减。

常用药：升麻、黄连、牡丹皮、地黄、黄芩、石膏、赤芍、紫草。

加减：皮肤瘙痒，疱疹密集者，加蝉蜕、地肤子、白鲜皮；疱疹密集色红者，加蒲公英；口舌生疮、大便干结者，加大黄、瓜蒌；津液耗伤，口唇干燥者，加麦冬、芦根。

2. 变证

邪炽气营阶段，因体虚邪毒化火，正不胜邪，易内陷转为变证，若出现高热，咳嗽气喘，鼻扇，口唇青紫等症，为邪毒闭肺之变证，治以清热解毒，开肺化痰，予麻杏石甘汤加减。若突然出现高热，神志模糊，甚至昏迷，抽搐等症，为邪毒内陷心肝之变证，治以清热解毒，镇惊开窍，给予清瘟败毒饮加减，加用安宫牛黄丸清热涤痰开窍。

【其他疗法】

（一）中成药

1. 双黄连口服液 用于邪伤肺卫证。

2. 清瘟解毒丸 用于邪伤肺卫证、邪炽气营证。

3. 至宝丹 用于邪陷心肝证。

4. 小儿清肺颗粒　用于邪毒闭肺证。

（二）药物外治

1. 苦参 30g，芒硝 30g，浮萍 15g。煎水外洗。1 日 2 次。用于水痘皮疹较密，瘙痒明显者。

2. 青黛 30g，煅石膏 50g，滑石 50g，黄柏 15g，冰片 10g，黄连 10g。共研细末，和匀，拌油适量，调搽患处。1 日 1 次。用于水痘疱浆混浊或疱疹破溃者。

【预防调护】

1. 本病流行期间，少去公共场所。

2. 孕妇早期接触水痘后，应予水痘－带状疱疹免疫球蛋白肌肉注射，如患水痘应终止妊娠，避免发生先天性水痘综合征。

3. 控制传染源，水痘患儿应隔离至疱疹结痂为止。已接触水痘者应检疫 3 周。并立即给予水痘减毒活疫苗肌肉注射。被水痘患儿污染的被服及用具，应进行消毒。

4. 对使用大剂量肾上腺皮质激素、免疫抑制剂患儿，及免疫功能受损、恶性肿瘤患儿，在接触水痘 72 小时内可肌肉注射水痘－带状疱疹免疫球蛋白，以预防本病；已发生水痘者应立即减量或停用。

5. 对水痘伴发热的患儿，应避免使用水杨酸制剂，以免发生瑞氏综合征。

6. 保持室内空气新鲜及皮肤清洁。

7. 对重证水痘患儿应密切观察病情变化，及早发现变证。

8. 接种水痘减毒活疫苗能有效预防易患儿童发生水痘，其保护率可达 85% ～ 95%，并可持续 10 年以上。

【案例分析】

牟某，男，4 岁。1998 年 1 月 15 日初诊。

主诉：皮肤水疱疹 1 日。

1 日前家长发现患儿全身皮肤出现红色疹子、水疱，皮肤瘙痒，伴流清涕，鼻塞，尿黄，大便正常，疑似水痘，前来就诊。患儿病后精神好，无发热，咳嗽，曾服板蓝根冲剂效果欠佳。近日患儿在幼儿园有水痘接触史。未接种水痘疫苗。查体：体温 36.8℃。望之精神好，颜面、胸背部皮肤可见红色斑丘疹、水疱、结痂，水疱壁薄透亮，根盘红肿，皮疹向心性分布，咽部充血，舌质淡红苔白，心、肺（－）。

中医诊断：水痘（邪郁肺卫证）。

治法：清热解毒，佐以除湿。

主方：银翘散加减。

处方：金银花 6g，连翘 6g，竹叶 6g，板蓝根 10g，苍术 10g，薏苡仁 10g，茯苓 10g，防风 6g，蝉蜕 6g，荆芥 6g，桔梗 6g，黄芩 6g，甘草 6g。3 剂，每次 80mL，每日 4 ～ 5 次，1.5 日 1 剂，水煎服。

医嘱：避免抓破水痘，以防感染；注意精神状态和体温；避免食用辛辣食物与发物，以清淡食物为佳。

二诊（1 月 19 日）：服药后疹减，涕止，口干饮水。今日大便黄稀 2 次，纳可，无呕吐。查体：望之精神好，原有水痘已结痂，未见新增水疱，咽不红，舌质红少津苔白，脉浮，心、肺（－）。经清热解毒除湿，邪毒外透，内湿渐化，故皮肤水疱减少。本期当清余邪，调脾胃，前方加减。处方：金银花 6g，竹叶 6g，黄芩 6g，板蓝根 10g，麦芽 6g，建曲 6g，苍术 10g，薏苡仁 10g，茯苓

10g，薏苡仁 10g，白芍 6g，生地黄 6g，甘草 6g。2 剂，水煎服，每次 80mL，1 日 4~5 次，2 日 1 剂。

按语：水痘由水痘时邪 - 带状疱疹病毒所致，为儿科常见传染病，传染性极强。《小儿药证直诀·疮疹候》载："其疮出有五名，肝为水疱，以泪出如水，其色青小。肺为脓疱，如涕稠浊，色白而大。心为斑，心主血，色赤而小，次于水疱。脾为疹，小次斑疮，其主裹血，故赤色黄浅也。"本例患儿，皮肤发红色斑丘疹、水疱、瘙痒，流清涕、鼻塞，为水痘初起，风热轻证，病位在肺脾。因诊断早，治疗早，经中药疏风、清热、解毒、除湿、止痒治疗后，效果较好。

（黄建业医案——摘自《黄建业名老中医典型医案集》）

【古籍选录】

《小儿卫生总微论方·疮疹论》："其疮皮薄，如水疱，破即易干者，谓之水痘。"

《麻疹备要方论·辨症》："疹出于脾肺二经，初必因外感而发，与伤风伤寒无异，特其症咳嗽喷嚏，面肿腮赤，目胞浮肿，眼泪汪汪，鼻流清涕，呵欠闷顿，乍凉乍热，手足稍冷，或中指独冷，睡时惊悸，或恶心呕哕，或以手捐面目唇鼻，是皆出疹之候。"

《专治麻痧初编·卷三》："疹后两目赤肿，壮热烦渴者，毒乘肺胃也。宜清胃解毒汤治之。"

《彤园医书·小儿科》："始终忌食姜椒生冷荤腥，外忌沐浴冷水、敷搽凉药，犯之则成疮癫水肿等症；又忌过于温暖，恐痂燥难脱而成烂疮。"

第五节　手足口病

手足口病是由感受手足口病时邪（肠道柯萨奇病毒 A 组、B 组及新肠道病毒 71 型）引起的急性发疹性传染病，以手掌、足跖、口腔及臀等部位斑丘疹、疱疹，或伴发热为特征。

本病一年四季可发病，夏秋季多见。任何年龄均可发病，以 3 岁以下发病率最高。本病传染性强，易暴发流行。患者和隐性感染者主要经呼吸道、消化道和密切接触等途径传播病毒。预后一般良好，多在一周内痊愈，少数重证可出现脑炎、脑膜炎、肺水肿、心肌炎、呼吸和循环障碍等疾病，甚至危及生命。

【病因病机】

本病为感受手足口病时邪，病位在肺脾两经。病机为时邪蕴郁肺脾，外透肌表。小儿肺脏娇嫩，不耐邪扰；脾常不足，易受损伤。时热邪毒从口鼻入侵，致肺卫失宣，故病初见发热、流涕、咳嗽、口痛等风热外侵之证；邪毒进一步蕴结肺脾，脾失健运，内湿与邪毒相搏，湿热蒸盛，外透肌表，故手、足、口及臀部等部位出现疱疹，发为手足口病。感邪轻者，疱疹仅见于手足肌肤及口咽部，分布稀疏，全身症状轻浅；感邪重者，疱疹稠密，波及四肢、臀部，根盘红晕显著，伴高热不退，烦躁口渴，口痛拒食，溲赤便结等湿热蒸盛之象，全身症状较重。若邪毒随疹发外透肌表，则疱疹结痂向愈，后期因邪毒耗伤气津，则见气阴两伤之证；亦有少数体弱患儿，邪盛正虚，邪毒枭张，内陷厥阴，出现心悸气短、胸闷、乏力，甚至神昏、抽搐等变证，危及生命。

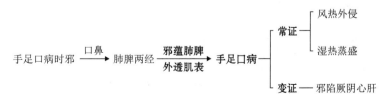

图 8-6　手足口病病因病机示意图

【临床诊断】

（一）诊断要点

1. 病史　流行季节发病，常在发病前 1 ~ 2 周有与手足口病患者接触史。潜伏期一般 3 ~ 7 天，没有明显前驱症状。

2. 临床表现

（1）普通病例　发热伴手掌、足跖、口腔、臀部疱疹。起病急，发热多在 38℃ 左右，伴头痛、咳嗽、流涕、口痛、纳差、恶心、呕吐等症。发热同时口腔黏膜出现疱疹，继而手足、臀部出现斑丘疹、疱疹。口腔疱疹以硬腭、颊部、齿龈、舌部为多，破溃后形成小溃疡，幼儿常因口痛烦躁哭闹、流涎拒食等。口腔疱疹后 1 ~ 2 天皮肤出现斑丘疹，很快变为疱疹，疱疹为圆形或椭圆形，如米粒至豌豆大小不等，壁厚较硬，不易破溃，疱浆少而混浊，周围有红晕。疱疹手足部多见，部分患儿腿、臀等部位也可见疱疹，呈离心性分布，躯干及颜面部极少。疱疹一般 7 ~ 10 天消退，疹退后无瘢痕及色素沉着。少数病人病后有"脱甲症"表现。部分病例可无发热，伴头痛、咳嗽、流涕、口痛、纳差、恶心、泄泻等症状。

（2）重证病例　可见高热不退、头痛烦躁、嗜睡易惊、肢体抖动，甚至喘憋紫绀、昏迷抽搐、汗出肢冷、脉微欲绝等症。

手足口病患儿临床要密切观察呼吸、心率、血糖等变化，以便对重证病例及早识别，进行救治。重证病例常见有神经系统受累，呼吸和循环功能障碍等表现，主要并发神经系统疾病、神经源性肺水肿等疾病。

3. 辅助检查

（1）血常规　普通病例白细胞计数正常，重证病例白细胞计数明显升高。

（2）血生化检查　部分病例有轻度的 ALT、AST、CK-MB 升高，重证病例可有肌钙蛋白（cTnI）、血糖升高。CRP 一般不升高。

（3）病原学检查　肠道病毒（CoxA16、EV71 等）特异性核酸阳性或其他相关肠道病毒。取咽、气道分泌物、疱疹液、粪便标本的阳性率较高，应及时、规范留取标本，尽快送检。

（4）血清学检查　急性期与恢复期血清 CoxA16、EV71 等肠道病毒中和抗体有 4 倍以上的升高。

（二）鉴别诊断

与水痘、疱疹性咽峡炎相鉴别　鉴别要点见表 8 - 3。

表 8 - 3　手足口病与水痘、疱疹性咽峡炎鉴别要点

鉴别点	手足口病	水痘	疱疹性咽峡炎
病因	柯萨奇病毒及肠道病毒 EV71 多见	水痘 – 带状疱疹病毒	柯萨奇病毒多见
发病季节	四季均发，夏秋多见	四季均发，冬春较多	四季均发，夏秋多见
发病年龄	好发于学龄儿童，3 岁以下多见	6 ~ 9 岁多见	5 岁以下多见
疱疹特点	口腔疱疹以硬腭、颊部、齿龈、舌部为多，破溃后形成小溃疡，1 ~ 2 天后皮肤出现斑丘疹，很快变为疱疹，疱疹为圆形或椭圆形，如米粒至豌豆大小不等，壁厚较硬，不易破溃，疱浆少而混浊，周围有红晕。疱疹手足部多见，呈离心性分布，躯干及颜面部极少	疱疹呈向心性分布，躯干、头面多，四肢少，疱疹呈椭圆形，较手足口病疱疹大，且壁薄易破瘙痒，疱浆清亮，且在同一时期、同一皮损区斑丘疹、疱疹、结痂并见为其特点	口腔以软腭、悬雍垂、舌腭弓、扁桃体、咽后壁等部位出现灰白色小疱疹多见，1 ~ 2 天内疱疹破溃形成溃疡，很少累及颊黏膜、舌、眼、手足以及口腔以外部位皮肤

【辨证论治】

(一) 辨证思路

本病辨证主要辨轻重。轻证为风热邪毒外侵肺脾,有轻度发热、咳嗽、流涕、口痛、纳差、恶心、泄泻,疱疹以手足掌心、口腔为主,分布稀疏,疱浆清亮,部分病例可无发热;重证为湿热蒸盛,蕴郁肺脾,表现为高热不退,头痛烦躁,口痛流涎,拒食,除手足掌心、口腔部疱疹外,四肢、臀部亦可累及,疱疹分布稠密,疱浆混浊,疹色紫暗,根盘红晕显著;体弱而邪毒炽盛者,正不胜邪,极易发生嗜睡易惊、肢体抖动,或喘憋紫绀、昏迷抽搐、汗出肢冷、脉微欲绝等邪毒内陷心肝或邪毒犯心之变证。

(二) 治疗原则

以清热祛湿解毒为原则。风热外侵证,治以宣肺解表,清热化湿;湿热蒸盛证,根据湿与热之偏重不同论治,偏湿盛者,治以利湿化湿为主,佐以清热解毒;偏热重者,治以清热解毒为主,佐以利湿化湿。有变证者,治以息风开窍,或温阳扶正,或泻肺逐水,必要时须配合中西医结合抢救治疗。病至后期,疹透而湿毒清解,气津两伤,宜益气养阴,扶助正气为主。

(三) 分证论治

1. 常证

(1) 风热外侵

证候:发热轻微,或无发热,或流涕咳嗽、纳差恶心、呕吐泄泻,口腔、手掌、足跖部疱疹,分布稀疏,疹色红润,根盘红晕不著,疱液清亮,舌质红,苔薄黄腻,脉浮数。

证候分析:时热邪毒从口鼻入侵,致肺气失宣,故见发热咳嗽、流涕、呕吐,邪毒从肌表透发则见口腔、手足掌心疱疹。本证正盛邪轻,时邪仅犯肺脾两经。

辨证要点:手掌、足跖、口腔疱疹,伴风热外侵表现。

治法:宣肺解表,清热化湿。

主方:甘露消毒丹(《医效秘传》)加减。

常用药:黄芩、薄荷、连翘、广藿香、石菖蒲、金银花、板蓝根、射干、浙贝母、滑石、豆蔻、荷叶。

加减:恶心呕吐者,加紫苏梗、竹茹;泄泻者,加泽泻、薏苡仁;高热者,加葛根、柴胡;肌肤瘙甚者,加蝉蜕、白鲜皮。咳嗽者加炙紫菀、前胡;口腔黏膜红肿,疱疹显著者,加蒲公英、桑叶、菊花。

(2) 湿热蒸盛

证候:身热持续,烦躁口渴,小便黄赤,大便秘结,手掌、足跖、口腔黏膜及四肢、臀部疱疹,痛痒剧烈,甚或拒食,疱疹色泽紫暗,分布稠密,或成簇出现,根盘红晕显著,疱液混浊,舌质红绛,苔黄厚腻或黄燥,脉滑数。严重者伴嗜睡易惊、肢体抖动、昏迷抽搐,或喘憋紫绀、汗出肢冷、脉微欲绝等危证。

证候分析:本证以年幼儿及感邪较重者多见,因体虚邪盛,湿热蕴结肺脾,故全身症状重,高热不退,烦躁口渴,便干尿赤;湿热外透,则手掌、足跖、口腔黏膜、四肢、臀部可见疱疹,疱疹稠密,疱液混浊,根盘红晕显著。若正气不足,湿热内陷厥阴心肝,则嗜睡易惊、肢体抖动；若邪毒侵心，血行不畅，则喘憋紫绀，心阳受损，心阳欲脱，则见汗出肢冷、脉微欲绝等危证。

辨证要点：身热持续，口腔、手足、四肢、臀部疱疹，色泽紫暗，分布稠密，舌质红绛，苔黄厚腻。

治法：清热凉营，解毒祛湿。

主方：清瘟败毒饮（《疫疹一得》）加减。

常用药：黄连、黄芩、栀子、连翘、石膏、知母、地黄、赤芍、牡丹皮、板蓝根、绵马贯众、紫草。

加减：大便秘结者，加大黄、玄明粉；口渴喜饮者，加天花粉、麦冬、芦根；烦躁不安者，加淡豆豉、莲子心；疱疹溃烂不愈者，加儿茶、五倍子；高热者，加柴胡、葛根；湿重者，去知母、地黄，加广藿香、滑石、淡竹叶。病之后期，热退疹消，气阴耗伤，症见纳呆神疲、唇干口燥者，以生脉散加减。

2. 变证

湿热蒸盛阶段，患儿体弱，邪毒枭张，邪盛正虚，邪毒极易内陷，易发生变证。若出现壮热、神昏、抽搐者，为邪毒内陷厥阴心肝，治以解毒清热，息风开窍，宜送服安宫牛黄丸或紫雪散；若见心悸、胸闷、气短者，可参"病毒性心肌炎"节辨治；若见胸闷心悸，咳频气急，口唇紫绀，咯吐粉红色泡沫痰者，当泻肺逐水，温阳扶正，可予己椒苈黄丸合参附汤加减。变证须配合西医抢救治疗。

【其他疗法】

（一）中成药

1. 清热解毒口服液 用于风热外侵证。

2. 清胃黄连丸 用于湿热蒸盛证。

（二）药物外治

1. 冰硼散、珠黄散任选1种，涂搽口腔患处，1日2次。
2. 金黄散、青黛散任选1种，麻油调，敷于手足疱疹患处，1日2次。

【预防调护】

1. 本病流行期间，勿带孩子去公共场所，发现疑似病人，应及时进行隔离，对密切接触者应隔离观察7~10天。
2. 注意搞好个人卫生，养成饭前便后洗手的习惯。
3. 处理好感染患儿的粪便及其他排泄物，可用3%漂白粉澄清液浸泡，衣物置阳光下曝晒，室内保持通风换气。对被其污染的日常用品、食具等应及时消毒处理。
4. 注意饮食起居，合理供给营养，保持充足睡眠，避免阳光曝晒，防止过度疲劳而降低机体抵抗力。
5. 患病期间，宜清淡流质或软食，多饮开水，进食前后可用生理盐水或温开水漱口，以减轻食物对口腔的刺激。
6. 注意保持皮肤清洁，对疱疹切勿挠抓，以防溃破感染。对已有破溃感染者，可用金黄散或青黛散麻油调后敷患处，以收敛燥湿，助其痊愈。
7. 密切观察患儿病情变化，对其精神状态、呼吸、心率、血糖、外周血白细胞变化等注意监测，及早发现重证病例。

【案例分析】

苏某，男，4岁。2001年6月23日初诊。

主诉：手足疱疹，口腔疼痛2天。

患儿2天前手足见淡红色疱疹，周边红晕，无发热，轻度瘙痒，口腔疼痛，进食时疼痛明显，家长未予特殊处理。2天来患儿手足疱疹增多，故至医院就诊。患儿就读幼儿园中有多个手足口病患儿。现精神好，皮肤瘙痒，口腔疼痛，进食疼痛，口臭，少许鼻塞流涕，无咳嗽。大便烂，日行2次。舌淡红，苔黄腻，脉滑。诊断为手足口病，辨证为风热夹湿，湿重于热，治以化湿清热，佐以疏风。

处方：金银花10g，连翘10g，淡豆豉10g，蝉蜕5g，板蓝根15g，薏苡仁15g，碧玉散15g（包煎），佩兰8g，藿香8g，甘草3g，焦神曲10g。2剂，1日1剂，水煎服。

二诊：无发热，手足疱疹未见增多，食欲欠佳，乏力，嗜睡，口腔疼痛减轻，疱疹颜色变淡，瘙痒减轻，无鼻塞流涕，无咳嗽，大便稍烂，日行1次，前方去淡豆豉、藿香、甘草，加牛蒡子10g，焦山楂10g，法半夏6g，鸡内金5g，茯苓10g，苍术7g，炒麦芽15g。3剂，1日1剂，水煎服。

药后患儿诸症悉愈，无特殊不适。

按语：手足口病常有明确疾病接触史，群聚性，多在幼儿园流行。本病属手足口病轻证。病因为外感风热、时行之邪，病机为脾运受阻，湿热互结，熏蒸肌肤，发为疱疹。疱疹颜色淡红，无发热，热象不剧，而口臭、大便烂、苔黄腻等湿象明显，辨证属于湿热困脾，湿重于热。治疗以化湿清热为主，兼顾醒脾助运。汪师临床喜用碧玉散，因其中含有青黛、滑石、甘草，清热化湿之功兼备，治疗湿热证效力颇佳。复诊时患儿热象减退，但脾虚症状突出，有乏力、嗜睡、纳呆、舌苔厚腻等表现，故汪师二诊以运脾化湿清热为治法，加用鸡内金、炒麦芽、茯苓、苍术运脾开胃化湿，3剂患儿湿去邪退，恢复正常饮食，获得痊愈。

（汪受传医案——摘自《汪受传儿科医论医案选》）

【古籍选录】

《奇效良方·论热毒所起之由》说："热毒伏于脏腑，则蒸于肌肤而成疮疹，非热毒则不能出，或感四时非节之气，或感外寒，相搏于荣卫，邪气盛则实……其热至极，动脏腑之热而成疮疹也。"

《温热经纬·卷四》："暑湿热疫诸疾，皆能外发痂疮。"

《活幼新书·明本论》："疹毒乃天行气运变迁之使然，亦随天地乖戾之气而受病，故曰时气。"

《小儿药证直诀·疮疹候》："并疮疹症，此天行之病也。唯用温凉药治之，不可妄下及妄攻发，受风冷。"

第六节　流行性腮腺炎

流行性腮腺炎，是由腮腺炎时邪（流行性腮腺炎病毒）引起的一种时行疾病，临床以发热、耳下腮部肿胀、疼痛为主要临床特征。中医称为痄腮，亦为"时行腮肿""温毒""蛤蟆瘟""鸬鹚瘟"等。

本病一年四季均可发生，冬春季多发。多见于3岁以上儿童，尤以学龄儿童高发。预后一般良好，感染后可获终生免疫，少数患儿可因体质虚弱或邪毒炽盛而见邪陷心肝、毒窜睾腹等变证。

【病因病机】

病因为外感腮腺炎时邪，初期邪犯卫表，表卫失和，则见发热、微恶风寒、头痛等症。邪犯足少阳胆经，循经上攻腮颊，使经脉阻滞，气血不行，故耳下腮部漫肿疼痛；邪毒炽盛，内传入里，则见高热、口渴、腮肿加重。少阳与厥阴互为表里，足厥阴之脉循少腹络阴器，邪毒较重传入厥阴，故较大儿童可并发少腹痛、睾丸痛。若邪毒内陷心肝，肝风内动，心神蒙蔽，则可出现壮热、神昏、抽搐等危重变证。

总之，腮腺炎时邪壅阻少阳经脉、凝滞腮部为本病的主要病因病机。由于邪之轻重、病之深浅不同，又有温毒在表、热毒蕴结的区别。

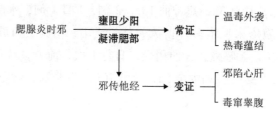

图8-7 流行性腮腺炎病因病机示意图

【临床诊断】

（一）诊断要点

1. 病史 好发于冬春季，发病前2～3周有流行性腮腺炎患者接触史。

2. 临床表现 病初可有发热、头痛、呕吐等症状。腮腺肿胀常先起于一侧，2～3天后对侧可肿大，少数患儿可见颌下肿胀疼痛，张口、咀嚼时加重。严重者可并发脑膜脑炎、睾丸炎、卵巢炎、胰腺炎等。

3. 体征 腮腺肿胀范围以耳垂为中心，向前、后、下扩展，边缘不清。表皮不红，触之有弹性感及压痛。腮腺管口可见红肿，可有颌下腺、舌下腺肿大。

4. 辅助检查

（1）血常规 白细胞总数正常或偏低，淋巴细胞数值相对较高。继发细菌感染者血白细胞总数及中性粒细胞可增高。

（2）血清和尿淀粉酶 发病早期血清及尿淀粉酶增高，2周左右恢复至正常。

（3）病原学 从患儿唾液、脑脊液、尿或血中可分离出腮腺炎病毒。检测抗V和抗S两种抗体，S抗体在疾病早期的阳性率为75%，可作为近期感染的证据，6～12个月逐渐下降、消失，V抗体在起病后1个月达高峰，维持6个月，以后逐渐下降，病后2年达最低水平并持续存在。

（二）鉴别诊断

与化脓性腮腺炎、颌下淋巴结炎相鉴别 鉴别要点见表8-6。

表8-4 流行性腮腺炎与化脓性腮腺炎、颌下淋巴结炎鉴别要点

鉴别点	流行性腮腺炎	化脓性腮腺炎	颌下淋巴结炎
发病季节	冬春季	夏秋季	四季
病因	流行性腮腺炎病毒	葡萄球菌或链球菌	各种病原体

续表

鉴别点	流行性腮腺炎	化脓性腮腺炎	颌下淋巴结炎
传染性	有	无	无
部位	以耳垂为中心腮部漫肿	单侧腮部肿胀	颌下肿胀
肿胀特点	双侧多见，少数单侧，肿胀边缘不清	肿胀边缘清楚	肿胀边缘清楚
患处皮肤	肤色不变	肤色红，皮温较高	肤色红
压痛	压痛，有弹性	触痛明显，波动感	触痛明显
腮腺管口	挤压无脓液溢出	挤压有脓液溢出	挤压无脓液溢出
免疫力	持久免疫	无免疫，可复发	无免疫，可复发
血常规	白细胞总数正常或偏低，淋巴细胞相对较高	白细胞总数及中性粒细胞增高	白细胞总数及中性粒细胞增高

此外，临床上流行性腮腺炎还需与其他病毒性腮腺炎等鉴别，流感病毒、副流感病毒、巨细胞包涵体病毒、艾滋病病毒等都可引起腮腺肿大，可依据病毒学检测加以鉴别。

【辨证论治】

（一）辨证思路

本病辨证当以经络辨证为主，辨其病变部位，同时需辨常证、变证之轻重。

根据全身及局部症状，凡发热、耳下腮肿，但无神志障碍、抽搐、睾丸肿痛、腹痛者为常证，病在少阳经为主。若高热不退、神志不清、反复抽搐，为邪陷心肝之变证；若恶心、呕吐、泄泻、睾丸肿痛、腹胀、脘腹或少腹疼痛，为毒窜睾腹之变证，病在少阳、厥阴二经。

（二）治疗原则

本病以清热解毒，消肿散结为基本治则。温毒在表者，配以疏风散邪；热毒入里者，重用清热解毒。邪毒传变，窜睾入腹者，佐以清肝泻火；内陷心肝者，佐以息风开窍。

临证需注意，软坚散结宜用宣、通之剂以去其壅滞，不宜过于攻伐，壅滞祛除则风散、毒解而肿消、痛止。此外，本病宜结合外治疗法，以助腮肿的消退。

（三）分证论治

1. 常证

（1）温毒外袭

证候：轻微发热、恶寒，一侧或两侧耳下腮部漫肿疼痛，咀嚼不便，或有头痛、咽红、纳少，舌质红，苔薄白或薄黄，脉浮数。

证候分析：邪毒初侵，表卫失和，则见发热、头痛；邪毒侵犯足少阳胆经，气滞血郁，则见腮部漫肿疼痛；邪阻经脉，关节不利，则见张口不利、咀嚼不便。

辨证要点：轻微发热，耳下腮部漫肿疼痛，咀嚼不便，舌红苔薄，脉浮数。

治法：疏风清热，消肿散结。

主方：柴胡葛根汤（《外科正宗》）加减。

常用药：柴胡、葛根、黄芩、牛蒡子、桔梗、升麻、连翘、板蓝根、夏枯草、赤芍、僵蚕。

加减：热甚者，加石膏；咽喉肿痛者，加马勃、玄参、甘草；纳少、呕吐者，加竹茹、陈皮；发热、恶寒者，加白芷、紫苏叶。

（2）热毒蕴结

证候：高热，一侧或两侧耳下腮部肿胀疼痛，坚硬拒按，张口咀嚼困难，或有烦躁不安，口渴欲饮，头痛，咽红肿痛，颌下肿块胀痛，纳少，大便秘结，尿少而黄，舌红苔黄，脉滑数。

证候分析：邪毒炽盛，则高热不退，烦躁口渴；热毒上乘咽部，则见咽红肿痛；热毒上扰清阳，则见头痛；热毒扰胃，胃气上逆，则见呕吐；热毒壅盛于少阳经脉，气血凝滞不通，则两侧腮部肿胀疼痛、坚硬拒按，张口咀嚼困难。本证为重证，易发生变证，须及早辨识。

辨证要点：高热，烦躁，头痛，耳下腮部肿痛，坚硬拒按，张口咀嚼困难。

治法：清热解毒，散结软坚。

主方：普济消毒饮（《东垣试效方》）加减。

常用药：柴胡、黄芩、黄连、连翘、板蓝根、升麻、牛蒡子、马勃、桔梗、玄参、薄荷、虎杖、陈皮、僵蚕。

加减：热甚者，加石膏、知母；腮部肿甚者，加蒲公英、夏枯草、海藻、昆布；腮部肿胀、坚硬拒按者，加牡蛎、赤芍、牡丹皮；呕吐者，加竹茹；便秘者加大黄、玄明粉；口渴唇燥者，重用玄参，加天花粉。

2. 变证

（1）邪陷心肝

证候：多在腮肿的同时，出现高热不退，烦躁不安，头痛项强，呕吐，嗜睡神昏，四肢抽搐，舌质红，苔黄，脉弦数。

证候分析：邪毒炽盛，则高热不退；热扰心神，则烦躁不安；热毒上扰清阳，则头痛项强；胃气上逆，则见呕吐；邪陷心肝，闭窍动风，则嗜睡神昏、四肢抽搐；邪毒结于腮部不散，则腮部肿胀疼痛。

辨证要点：高热，神昏嗜睡，头痛项强，恶心呕吐，反复抽搐。

治法：清热解毒，息风开窍。

主方：清瘟败毒饮（《疫疹一得》）加减。

常用药：石膏、水牛角、地黄、栀子、黄连、连翘、牡丹皮、赤芍、玄参、甘草、淡竹叶、钩藤、僵蚕。

加减：头痛剧烈、恶心呕吐者，加龙胆、天竺黄、车前子；神志昏迷者，加至宝丹；抽搐频作者，加紫雪散。

（2）毒窜睾腹

证候：腮部肿胀消退后，一侧或双侧睾丸肿胀疼痛，或脘腹、少腹疼痛，痛时拒按，或有恶心呕吐，腹胀泄泻，舌质红，苔黄，脉数。

证候分析：邪毒不清，内传足厥阴肝经，足厥阴肝经循少腹络阴器，邪毒蕴结睾腹，则见发热又起、睾丸肿痛、少腹疼痛。

辨证要点：睾丸肿胀疼痛，或脘腹、少腹疼痛。

治法：清肝泻火，活血止痛。

主方：龙胆泻肝汤（《太平惠民和剂局方》）加减。

常用药：龙胆、栀子、黄芩、柴胡、川楝子、荔枝核、延胡索、桃仁。

加减：睾丸肿大明显者，加青皮、莪术；脘腹痛甚伴呕吐者，去荔枝核，加郁金、竹茹、半夏；少腹痛甚伴腹胀、便秘者，加大黄、枳壳、木香。

【其他疗法】

（一）中成药

1. 腮腺炎片 用于温毒外袭证。

2. 蒲地蓝消炎口服液 用于温毒外袭证。

3. 赛金化毒散 用于热毒壅盛证。

4. 连花清瘟颗粒 用于热毒壅盛证。

5. 龙胆泻肝丸 用于毒窜睾腹证。

6. 安宫牛黄丸、安脑丸 用于邪陷心肝证。

（二）药物外治

1. 如意金黄散 适量，以醋或茶水调，外敷患处，1日1~2次。

2. 玉枢丹 每次0.5~1.5g，以醋或水调匀，外敷患处，1日1~2次。

3. 新鲜仙人掌 每次取一块，去刺，洗净后捣泥或切成薄片，贴敷患处，1日1~2次。

（三）针灸疗法

1. 针刺法 取翳风、颊车、合谷、外关、关冲。用泻法，强刺激，1日1次，每次留针30分钟，或点刺放血。用于各证。温毒外袭者，加风池、少商；热毒蕴结者，加商阳、曲池、大椎；睾丸肿痛者，加太冲、曲泉；惊厥神昏者，加水沟、十宣；脘腹疼痛者，加中脘、足三里、阳陵泉。

2. 灯火燋法 取角孙、阳溪，剪去头发，常规消毒。取一段灯心草或一根火柴棒，蘸麻油适量，点燃，对准穴位迅速灼灸。1日1次，连用3~4日。

（四）西医治疗

1. 对症治疗 高热时给予物理降温，或口服退热剂；烦躁时可予苯巴比妥等镇静剂。

2. 并发症治疗

（1）脑膜脑炎 颅压高者，用甘露醇静脉推注。惊厥者，首选地西泮静脉注射，亦可用苯巴比妥钠肌肉注射；短期应用糖皮质激素可改善症状。

（2）睾丸炎 应卧床休息，用棉花垫或丁字条带托起阴囊，以减轻疼痛。肾上腺皮质激素可使睾丸肿痛在24小时后明显减轻，促进肿胀消退，泼尼松口服或地塞米松静脉注射。

【预防调护】

1. 流行期间，易感儿勿去公共场所。中、小学校等要经常体格检查，有接触史的可疑患儿，要及时隔离观察检疫3周。

2. 发病期间应隔离治疗，直至腮部肿胀完全消退。患儿的衣被、用具等物品均应煮沸消毒。

3. 患儿应卧床休息直至热退，并发睾丸炎者适当延长卧床休息时间。

4. 宜给易消化、清淡流质饮食或软食，忌吃酸、硬、辣等刺激性食物。每餐后用生理盐水漱口或清洗口腔，以保持口腔清洁。

5. 高热、头痛、嗜睡、呕吐者密切观察病情，及时给予必要的处置。睾丸肿大痛甚者，局部可给予冷湿敷，并用纱布做成吊带，将肿胀的阴囊托起。

【案例分析】

患儿某，男，5岁。2010年11月23日初诊。

患儿5天前开始发热，高时体温可达40℃，低时亦在39℃左右，高热不退5天，西医诊断为流行性腮腺炎，给予西药对症治疗5天（具体用药不详），未见好转，仍高热不退，遂慕名而来。刻诊：体温39.7℃，面红身热，精神萎靡，双侧耳下腮部肿大疼痛，边界不清，触之微热，稍有硬感，咽喉肿痛，恶心呕吐，便干，溲赤，舌红苔黄厚，脉滑数。西医诊断为流行性腮腺炎，中医诊断为痄腮。脉证合参，证属热毒壅盛，郁结少阳。治以清热解毒消肿，辅以疏风宣肺透邪。

方选普济消毒饮合白虎汤化裁，方药组成：金银花15g，连翘10g，牛蒡子10g，桔梗6g，荆芥穗6g，石膏30g（先煎），知母10g，板蓝根15g，大青叶15g，蒲公英15g，山慈菇10g，野菊花15g，胆南星6g，僵蚕6g，赤芍10g，竹茹6g，陈皮6g，焦山楂10g，焦神曲10g，焦麦芽10g，生甘草6g。4剂，1日1剂，水煎服。

2010年11月26日二诊：家属诉3剂后热退身凉，腮肿基本全消，诸证皆缓，仍恶心呕吐，纳差，舌红苔黄厚。气分热毒已退，少阳湿热未净，治宜清胆利湿，运脾化痰，和胃止呕。故遂以蒿芩清胆汤化裁投之。1日1剂，4剂而安。

按语：此证乃风温时邪入里，与体内湿邪搏结，热重湿轻，热毒炽盛，故高热不退；热毒上熏咽喉，则咽喉肿痛；热毒蕴结少阳，经脉壅滞，致腮部肿硬，疼痛拒按；湿热困阻，脾胃升降失调，故恶心呕吐，便干，溲赤，舌红苔黄厚，脉滑数。张老师处方以普济消毒饮合白虎汤化裁，由于小儿脾胃柔弱，故去苦寒的黄连、黄芩，加大青叶、蒲公英、山慈菇等清热解毒之品以清内盛之热毒；热势数天不退，故合入白虎汤以清气分郁热，兼透热达表；热郁不得宣泄，故伍以金银花、连翘、牛蒡子等疏风宣肺透于外，给邪出路，使热有外达之路而散；金银花、连翘又有芳香避秽的功效，在透解邪气的同时，兼顾了温热病邪多夹秽浊之气的特点；另外在大队辛凉清解药中佐入一味辛温质润、善疏散风邪的荆芥穗，大大增强了疏风透邪的作用，暗含"火郁发之"之妙；佐散结消肿凉血之药以治其标。热毒直折后，遂以蒿芩清胆汤化裁投之，清少阳湿热，兼运脾和胃，顾"脾常不足"之虞。使余热得清，湿邪得化，脾气得健。如此，外透内清，标本兼顾，缓急有序，焉有不愈之理？

（张士卿医案——摘自《杏雨轩医论——张士卿教授学术经验集》）

【古籍选录】

《诸病源候论·小儿杂病诸候四》："风热毒气客于咽喉、颌颊之间，与血气相搏，结聚肿痛。"

《冷庐医话·杂病》："痄腮之症，初起恶寒发热，脉沉数，耳前后肿痛，隐隐有红色，肿痛将退，睾丸忽胀。亦有误用发散药，体虚不任大表，邪因内陷，传入厥阴脉络，睾丸肿痛，而耳后全消者。盖耳后乃少阳胆经部位，肝胆相为表里，少阳感受风热，邪移于肝经也。"

《疡科心得集·辨鸬鹚瘟耳根痛异证同治论》："夫鸬鹚瘟者，因一时风温偶袭少阳，络脉失和。生于耳下，或发于左，或发于右，或左右齐发。初起形如鸡卵，色白濡肿，状若有脓，按不引指，但酸不痛，微寒微热，重者或憎寒壮热，口干舌腻。初时则宜疏解，热甚即用清泄。或夹肝阳上逆，即用息风和阳。此证永不成脓，过一候自能消散。"

第七节　病毒性脑炎

病毒性脑炎为感受脑炎时邪引起的急性时行疾病，临床以发热、头痛、呕吐、项强，重者神昏、抽搐，甚至内闭外脱为特征。根据其病因及临床表现，属中医"温病""急惊风"等范畴，温病中"暑温""暑痉""暑厥"有类似的症状描述。

小儿病毒性脑炎由病毒感染引起，目前明确的病毒有 100 多种，主要有肠道病毒、疱疹病毒、虫媒病毒、腺病毒及某些传染病病毒，以肠道病毒最为常见，而以单纯疱疹病毒导致的脑炎最为严重，乙型脑炎病毒则是最常见的虫媒病毒。由于引起本病的病毒多样，故其发病季节和年龄较为分散，多为散发病例，偶见某些病毒引起的流行发病。人群普遍易感，学龄前、学龄期儿童发病率较高。大多数患儿预后良好，但也有少数患儿起病急骤，进展迅速，易造成不同程度的神经系统后遗症，甚至在短期内死亡。

【病因病机】

本病病因为感受脑炎时邪。邪毒从口鼻而入，按温病卫、气、营、血规律传变。毒邪初侵卫分，表卫失和，可见发热、微恶风寒、鼻塞、流涕等症；传入气分，阳明热炽，则见高热、烦渴、便秘等；温热之邪多夹湿，若湿邪偏重，易困阻太阴，蒙蔽清阳，可见脘痞、呕恶、便溏、嗜睡等。热毒内窜营分，陷于厥阴，闭阻心窍，引动肝风，则见高热、昏迷、抽搐，形成热、痰、风三证。邪毒深入营血，伤津劫液，阴分受伤，热伏于内，则见身热夜甚。血分有热，迫血妄行，则见皮肤发斑、衄血等。如邪毒炽盛，正气大伤，则可见呼吸深浅不匀、节律不整，甚则正不敌邪，内闭外脱，而见面白肢厥、脉微欲绝。病至后期常致气阴受伤，余邪留恋，热、痰、风不清，使病情迁延，甚则留下终身病残的后遗症。若伤及肝肾之阴，则筋骨痿软无力，足废不能用；若痰阻经络，血行不利，则肢体失用，或痰浊上泛，阻塞窍道，则口不能言。

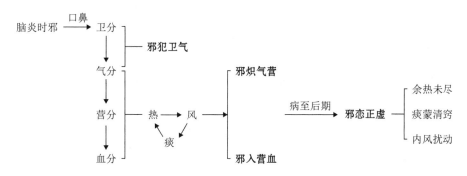

图 8-8　病毒性脑炎病因病机示意图

总之，本病病变脏腑主要在心、肝、脑。温热时邪侵袭，按卫、气、营、血规律传变，热、痰、风相互转化为主要病因病机。由于邪毒传变迅速，常卫气同病、气营同病、营血同病，甚则内闭外脱。后期邪恋正虚，或余热未尽，或痰蒙清窍，或内风扰动，亦为热、痰、风不尽之病机变化。

【临床诊断】

（一）诊断要点

1. 病史　有各种致病病毒感染的流行病学史。

2. 临床表现

（1）初期　病程第 1~3 天，发热，头痛，恶心和呕吐，嗜睡，可有脑膜刺激征。

（2）极期　病程第 4~10 天，持续高热，烦躁，嗜睡，谵妄，昏迷，抽搐，严重者呼吸衰弱，内闭外脱。

（3）恢复期　病程第 10 天后，身热渐退，意识渐清，抽搐渐止，神经系统体征逐渐消失。

重者可有持续低热，意识不清，痴呆，狂躁，吞咽困难，失语，失听，失明，肢体震颤或僵硬等。

（4）后遗症期　少数重证病人6个月后仍留有恢复期症状，不能完全恢复，如痴呆、瘫痪、癫痫发作等。

3. 辅助检查

（1）血常规　白细胞总数正常或偏低，分类以淋巴细胞为主。

（2）脑脊液检查　脑脊液外观多清亮，白细胞总数正常或偏高，分类以淋巴细胞为主，蛋白可轻度增加，糖及氯化物正常。

（3）脑电图检查　主要表现为高幅度慢波，多呈灶性、弥漫性分布，可有痫样放电波。

（4）影像学检查　CT 和 MRI 均可显示炎性病灶形成的大小不等、界限不清、不规则低密度或高密度影灶。

（5）病毒学检查　从脑脊液、脑组织中分离出病毒，具有确诊价值。PCR 技术可从患儿呼吸道分泌物、血液、脑脊液中检测出病毒 DNA 序列，以确定病原。

（二）鉴别诊断

1. 高热惊厥　多见于6个月～3岁的小儿，常在高热时出现，一般持续数分钟，多为一次性，抽搐停止后意识正常，一般情况好，无脑膜刺激征及神经系统阳性体征。常有既往史及家族史。

2. 中毒型细菌性痢疾　多发生在夏秋季节，常在脓血便前突然高热、昏迷、抽搐，更易内闭外脱，一般无脑膜刺激征，肛拭或灌肠取粪便镜检可见大量脓细胞、白细胞、红细胞，脑脊液检查无变化。

3. 与细菌性脑膜炎、结核性脑膜炎鉴别　鉴别要点见表8－5。

表8－5　病毒性脑炎与细菌性脑膜炎、结核性脑膜炎鉴别要点

鉴别点	病毒性脑炎	细菌性脑膜炎	结核性脑膜炎
发病年龄	任何年龄均可发病	任何年龄均可发病，5岁以内多见	多见于1～3岁的婴幼儿
流行病学	有	有	有结核病接触史或有脑外结核史
起病情况	较急	较急	较缓慢
病因	病毒感染，以肠道病毒居多	细菌感染，如脑膜炎双球菌、肺炎链球菌等	结核杆菌感染
主要症状	发热、头痛、呕吐、惊厥、意识及运动障碍	发热、头痛、呕吐、意识障碍、惊厥	发热、头痛、情绪淡漠、烦躁、精神不振、抽搐
主要体征	轻者无阳性体征，重者可出现脑膜刺激征阳性，局限性神经系统体征	颈抵抗，脑膜刺激征、锥体束征阳性，颅内压增高	脑膜刺激征阳性
脑脊液检查	脑脊液外观多清亮，白细胞总数正常或偏高，分类以淋巴细胞为主，蛋白可轻度增加，糖及氯化物正常	脑脊液外观混浊、压力增高，白细胞增多以中性粒细胞为主，糖含量降低，蛋白含量增高	脑脊液检查白细胞总数中度增高，分类单核细胞为主，糖及氯化物降低，蛋白含量增高，涂片抗酸染色可找到结核杆菌
其他检查	外周血白细胞总数正常或偏低，分类淋巴细胞为主。病毒学检查：从脑脊液、脑组织中分离出病毒，具有确诊价值	外周血白细胞总数升高，以中性粒细胞为主。细菌学检查、血培养、脑脊液涂片找菌及细菌培养常阳性	结核菌纯蛋白衍化物（PPD）试验阳性及血沉增快

【辨证论治】

（一）辨证思路

本病的辨证重在辨别病情的轻重，以及热、痰、风证的变化。

1. 辨轻重　热势高，抽搐频繁，意识障碍出现早，持续时间长，甚则出现内闭外脱危象为重证；反之为轻证。

2. 辨热、痰、风　邪在卫气，以热为主；邪入气营、营血，出现神昏、抽搐，为热、痰、风三证俱全。恢复期低热不退为余热未尽，属热证；痴呆、狂躁、吞咽困难为痰蒙清窍，属痰证；肢体震颤、强直为内风扰动，属风证。

（二）治疗原则

本病以清热、豁痰、开窍、息风为基本治则。根据卫、气、营、血的传变规律辨治，热在卫表者，宜透表散热；热在气分者，宜清气泻火或通腑泄热；邪入营血者，宜清营凉血，配合豁痰开窍，息风镇惊。恢复期宜扶正祛邪，余热未尽者，宜养阴或益气除热；痰蒙清窍者，宜豁痰开窍；内风扰动者，宜息风止痉。

（三）分证论治

1. 邪犯卫气

证候：突然发热，无汗或少汗，口渴，头痛，恶心，呕吐，神烦或嗜睡，颈项强急，舌质偏红，舌苔薄白或黄，脉浮数或洪数，指纹浮紫或紫滞。

证候分析：时邪初侵，邪在卫表，则发热，无汗或少汗；迅速入里，阳明热炽，则高热口渴；暑邪扰心，则见烦躁；暑邪上蒙清窍，则见嗜睡，头痛，项强；暑犯阳明，胃失和降，或暑邪夹湿内阻，胃气上逆，则见恶心，呕吐。

辨证要点：发热，头痛，恶心，呕吐，神烦或嗜睡，舌苔薄白或黄，脉浮数或洪数。

治法：辛凉透表，清热解毒。

主方：银翘散（《温病条辨》）合白虎汤（《伤寒论》）加减。

常用药：金银花、连翘、淡豆豉、牛蒡子、荆芥、薄荷、芦根、桔梗、淡竹叶、甘草、石膏、知母。

加减：湿偏重者，加香薷、广藿香、厚朴，或用新加香薷饮；便秘者，加大黄、芒硝，或用凉膈散；呕吐重者，加竹茹、半夏；嗜睡明显者，加石菖蒲、郁金；颈项强急者，加葛根、钩藤、僵蚕。

2. 邪炽气营

证候：壮热持续，口渴引饮，剧烈头痛，恶心呕吐，神昏谵语，烦躁项强，四肢抽搐，痰鸣气粗，舌质红绛，或生芒刺，舌苔黄腻或糙，脉数弦或洪，指纹紫滞。

证候分析：邪热蕴结气分不解，则见持续高热，口渴引饮；邪热上扰，则剧烈头痛；邪热犯于阳明，胃失和降，故恶心呕吐；邪热扰心，可见烦躁不安；痰阻气道，故痰鸣气粗；邪热内陷厥阴，闭阻心窍，引动肝风，则有神昏谵语，颈项强直，四肢抽搐；舌质红绛、舌苔黄糙为邪炽气营之象。

辨证要点：高热，头痛，烦躁，恶心呕吐，神昏，抽搐，舌质红绛，苔黄糙。

治法：清气凉营，涤痰镇惊。

主方：清瘟败毒饮（《疫疹一得》）加减。

常用药：石膏、知母、水牛角、地黄、栀子、黄连、连翘、牡丹皮、赤芍、玄参、甘草。

加减：抽搐频繁者，加羚羊角粉、钩藤、地龙；神昏谵语者，加安宫牛黄丸或紫雪散；喉间痰鸣者，加竹沥，或用礞石滚痰丸；呕吐不止者，加生姜、竹茹或玉枢丹。如见高热、昏迷、抽搐同时存在，舌质红绛，舌苔黄糙，脉大有力，不论有无腹胀便秘，可用大剂调胃承气汤以通腑涤痰，泄毒下行。

3. 邪入营血

证候：发热起伏、朝轻暮重，昏迷不醒，两目上视，牙关紧闭，颈项强直，反复抽搐，胸腹灼热，肢端逆冷，或有衄血、皮肤发斑，舌干紫绛，卷缩僵硬，舌苔剥脱，脉细弦数，指纹紫。

证候分析：邪毒深入营血，阴分受伤，热伏于内，则见发热朝轻暮重；痰热交结，深闭心窍，内动肝风，则有昏迷抽搐；热闭于内，气机不畅，阳气不达四末，可见胸腹灼热，肢端逆冷；血分有热，迫血妄行，故皮肤发斑，衄血；舌质紫绛而干，舌体卷缩僵硬，舌苔剥脱，脉细弦数，指纹紫为邪入营血，阴分受伤之象。

辨证要点：发热起伏，朝轻暮重，昏迷不醒，反复抽搐，或有皮肤发斑，衄血，舌质紫绛。

治法：凉血护阴，开窍息风。

主方：犀角地黄汤（《备急千金要方》）合增液汤（《温病条辨》）加减。

常用药：水牛角、白芍、地黄、牡丹皮、麦冬、石菖蒲、大青叶、全蝎。

加减：昏迷不醒者，加安宫牛黄丸；抽搐不止者，加羚羊角、钩藤、地龙；喉间痰鸣者，加竹沥、胆南星、天竺黄；若面白、肢厥者，急予独参汤灌服至宝丹；大汗淋漓、脉微欲绝者，急予参附龙牡救逆汤。

4. 邪恋正虚

（1）余热未尽

证候：低热不退，夜热早凉，虚烦不宁，盗汗时作，口干喜饮，偶有惊惕，舌红少苔，脉细数。

证候分析：病后阴液耗伤，阴虚生内热，则低热不退，夜热早凉；阴虚阳亢扰心，则虚烦不宁；阴虚阳凑，蒸津液外泄，则盗汗时作；阴伤津亏，故口干喜饮；阴伤心肝，筋脉失养，可见惊惕；舌质红、苔少、脉细数为阴虚内热之象。

辨证要点：低热不退，虚烦不宁，舌红苔少，脉细数。

治法：养阴清热。

主方：青蒿鳖甲汤（《温病条辨》）加减。

常用药：青蒿、鳖甲、地黄、知母、牡丹皮、地骨皮。

加减：盗汗者，加白芍、五味子；口干者，加石斛、天花粉；惊惕者，加石决明、珍珠母；心烦不宁者，加黄连、莲子心；便秘者，加火麻仁、瓜蒌；纳呆便溏者，加太子参、白扁豆、山药；属营卫失和而不规则发热，面白倦怠，食少便溏，舌淡嫩，苔薄白，脉细无力者，可用黄芪桂枝五物汤加减；余热不清、气阴两伤而低热不退者，可用竹叶石膏汤加减。

（2）痰蒙清窍

证候：意识不清，痴呆失聪，吞咽困难，喉间痰鸣，或狂躁哭闹，舌苔腻，脉滑。

证候分析：痰浊内阻，蒙蔽心窍，则见意识不清，痴呆失聪；痰火扰心，则见狂躁哭闹；痰阻舌根，则见吞咽困难；痰阻气道，则见喉间痰鸣；苔腻、脉滑为痰浊内阻之象。

辨证要点：意识不清，痴呆失聪，喉间痰鸣，或狂躁哭闹，苔腻，脉滑数。

治法：豁痰开窍。

主方：涤痰汤（《奇效良方》）加减。

常用药：茯苓、人参、甘草、橘红、制天南星、半夏、竹茹、枳实、石菖蒲。

加减：痰浊内阻而神昏不醒者，加苏合香丸；痰火内扰而狂躁不宁者，加牛黄清心丸。

（3）内风扰动

证候：肢体震颤，不自主动作，或强直瘫痪，舌质红绛，舌苔剥脱，脉细弦数。

证候分析：病后损伤真阴，筋脉失养，虚风内动，则见肢体震颤，不自主动作；若风窜络脉，气血痹阻，则见肢体强直瘫痪；舌质红绛、舌苔剥脱、脉细弦数为阴虚风扰之象。

辨证要点：肢体震颤或强直，舌红绛，苔花剥，脉细弦数。

治法：息风止痉。

主方：大定风珠（《温病条辨》）合止痉散（经验方）加减。

常用药：龟甲、鳖甲、牡蛎、地黄、白芍、麦冬、鸡子黄、阿胶、火麻仁、全蝎、天麻、甘草。

加减：体弱多汗、食少面黄者，加黄芪、太子参、山药；肢体震颤或强直瘫痪者，加当归、丹参、红花、木瓜；角弓反张者加葛根、钩藤。

【其他疗法】

（一）中成药

1. 安宫牛黄丸　用于急性期邪炽气营证。

2. 紫雪散　用于急性期抽搐频繁者。

3. 至宝丸　用于急性期昏迷较重者。

4. 苏合香丸　用于邪恋正虚证痰浊蒙蔽、神识不清者。

（二）推拿疗法

恢复期、后遗症期，关节强直、肢体瘫痪者，常推、揉、运、拿肢体相关经穴和部位，1日1次，每次15~30分钟。

（三）针灸疗法

1. 痰蒙清窍，狂躁不宁　取水沟、大椎、风府、内关、神门、丰隆；痴呆者，取大椎、风池、百会、内关、神门、丰隆；吞咽困难者，取天突、廉泉、合谷、内庭；语言障碍者，取哑门、廉泉、通里、合谷、照海、涌泉。针刺，1日1次。

2. 内风扰动，四肢强直性瘫痪　上肢取肩髃、曲池、外关、合谷，下肢取环跳、风市、阳陵泉、足三里、委中、丘墟、昆仑；肢体震颤者，取大椎、手三里、间使、合谷、阳陵泉、悬钟。针刺，1日1次。

（四）西医治疗

目前尚无特效治疗方法，多采用综合治疗，以抗病毒及对症支持治疗为主。轻证者给予抗病毒、止惊、降颅内压及保护脑细胞等治疗；重证者给予丙种球蛋白以及糖皮质激素等治疗，辅助高压氧、营养脑细胞、自由基清除剂等提高治疗效果，尽可能降低远期并发症的发生及死亡率。

【预防调护】

1. 隔离患者至体温正常。

2. 病室保持通风。供给充足水分，予清淡、富有营养的流质饮食，不能饮食者可用鼻饲，或静脉营养。

3. 密切观察面色、呼吸、脉搏、血压、瞳孔等变化，及时发现危重证。昏迷、抽搐患者按急惊风护理。

4. 积极灭蚊、防蚊，切断传播途径。及时预防接种，保护易感人群。

【案例分析】

高某，女，9岁，住院号8417。1965年9月7日诊。

因发热，头痛2天，由某医院经腰穿诊断为"乙脑"，于9月7日转我院住院治疗。患儿身热无汗，头痛身痛，困倦嗜睡，口渴喜饮，腹满不欲食，大便调，小便短赤，舌尖红，苔黄，脉浮数。查体：体温38.8℃，神清，项强，颈淋巴结未触及，布氏征阳性。血常规：白细胞34×10^9/L，中性粒细胞0.84，淋巴细胞0.16。西医诊断：乙型脑炎。中医诊断：暑温。证属风热袭表，湿阻中焦。治以辛凉解表，芳香化湿。

处方：金银花15g，鲜荷叶、香薷、鲜芦根各12g，连翘、豆豉、鲜藿佩兰各9g，僵蚕10g，薄荷（后下）、生甘草各6g。

服6剂后，病情有所加重，体温40.5℃，烦躁，时有腹痛，苔黄厚，脉滑数，余症同前。此表尚未解，邪已入里，卫气同病，宜清气透卫，解毒祛湿。

处方：金银花、鲜芦根、香薷各15g，连翘、鲜藿佩、生地黄、知母各9g，生石膏（先煎）45g，大青叶30g，丹皮、鲜荷叶各12g，六一散18g（包）。

上方服4剂后，体温渐降至正常，继以本方加谷芽9g，治疗8天，痊愈出院。

按语：暑温夹湿，胶漆难已，症见壮热，恐邪内陷，速以清透芳化法，并以生地黄、牡丹皮"先安未受邪之地"，这是治疗本病初起的常用方法之一。

（王伯岳医案——摘自《王伯岳医学全集》）

【古籍选录】

《温病条辨·解儿难》："暑痉，按俗名小儿急惊风者，惟暑月最多，而兼证最杂……如夏月小儿身热头痛，项强无汗，此暑兼风寒者也，宜新加香薷饮；有汗则仍用银翘散，重加桑叶；汗多则用白虎；脉芤而喘，则用人参白虎；身重汗少，则用苍术白虎；脉芤面赤多言，喘喝欲脱者，即用生脉散；神识不清者，即用清营汤加钩藤、丹皮、羚羊角；神昏者，兼用紫雪丹、牛黄丸等；病势轻微者，用清络饮之类。"

第八节　百日咳

百日咳是由百日咳时邪（百日咳杆菌）引起的急性时行病，临床以阵发性痉挛性咳嗽，咳毕伴有特殊的鸡鸣样吸气性吼声为主要特征。古代医籍所述"顿咳""顿嗽""顿呛""鹭鸶咳"与本病类似；因其具有高度传染性，又称"天哮呛""疫咳"等。在不进行有效治疗的情况下，病程可持续3个月左右，故名"百日咳"。

本病的病原为百日咳杆菌，传染源主要为百日咳患者和潜在感染者，主要通过空气飞沫传播，发病前1~2天至病程3周内传染性最强。人群普遍易感，小婴儿或未达到疫苗接种年龄的儿童为最易感人群。本病全年均可发生，主要见于冬春季节。自广泛施行百白破疫苗接种以来，发病率已明显下降，但近几年来，发病率又有逐年升高的趋势。

【病因病机】

百日咳时邪郁于肺经，化火生痰，胶结气道，导致肺失清肃，肺气上逆为本病主要病因病机。

1. 邪犯肺卫，肺失宣肃 邪毒从口鼻而入，侵犯肺卫，肺气失宣，表卫失和，则咳嗽、流涕，或有发热。

2. 邪壅气道，肺气上逆 疫邪化火，痰火胶结，气道阻塞，气冲上逆，则咳嗽阵作，甚则连咳数十声；痰涎吐出后，气道通畅，咳嗽暂时缓解。病久影响他脏，犯胃则胃失通降，而见呕吐；肺气宣降失常，大肠、膀胱亦随之失约，故咳剧则二便失禁；若引动心、肝之火，乘肺则衄血、咯血；婴幼儿体禀不足，肺气娇弱，痰热蕴阻，肺气闭郁，可产生咳喘气促之肺炎喘嗽；若痰浊内阻，痰盛生惊，则可见昏迷、抽搐之变证。

3. 气阴耗伤，肺脾两虚 病至后期，邪气渐退，气阴耗伤，可见肺脾气虚或肺阴亏损。

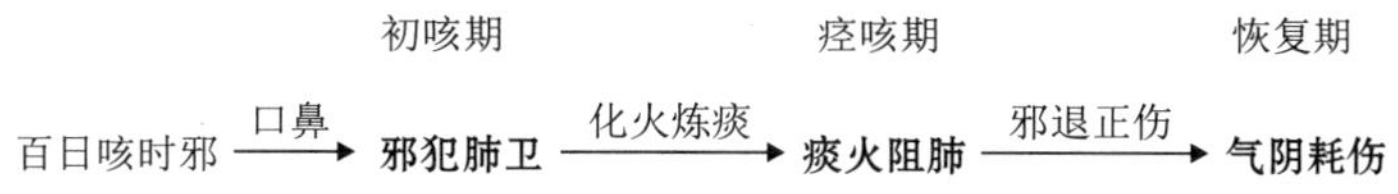

初咳期　　　　　　　痉咳期　　　　　　恢复期

百日咳时邪 ─口鼻→ 邪犯肺卫 ─化火炼痰→ 痰火阻肺 ─邪退正伤→ 气阴耗伤

图 8 – 9　百日咳病因病机示意图

【临床诊断】

（一）诊断要点

1. 病史 流行季节多见，有百日咳接触史，多为未接种百白破疫苗者。潜伏期一般 7 ~ 14 天，最长 21 天。

2. 临床表现

（1）初咳期　自发病至出现阵发性痉挛性咳嗽，一般为 1 ~ 2 周。最初有上呼吸道感染的症状，如流涕、喷嚏、流泪、结膜充血、咽喉微痛、轻微咳嗽等。2 ~ 3 天后，咳嗽为突出表现，且日渐加重，常日轻夜重。

（2）痉咳期　出现明显的阵发性、痉挛性咳嗽，一般持续 2 ~ 6 周，亦可长达 2 个月以上。痉咳特点为成串的、接连不断的痉挛性咳后，伴一次深长吸气，发出特殊的高音调鸡鸣样吸气性吼声，痉咳严重时可见舌系带溃疡。痉咳可反复多次出现，直至咳出大量黏稠痰液，有时伴呕吐。间歇期无特殊表现。咳嗽虽重，但无并发症者肺部无明显阳性体征。年幼体弱儿，常无典型痉咳，缺乏鸡鸣样吼声，表现为阵发性憋气、青紫，甚则窒息、惊厥，易出现并发症，病死率高。

（3）恢复期　咳嗽频率和严重程度逐渐减轻，咳嗽后呕吐也逐渐缓解，病程为 2 ~ 3 周。并发肺炎、肺不张等其他病症者，可迁延不愈，持续数月。

3. 辅助检查

（1）血常规　早期白细胞总数升高，可达（20 ~ 40）× 10^9/L，淋巴细胞升高，可占 60% ~ 80%。

（2）细菌培养　咽拭子细菌培养早期阳性率较高，在疾病第 1 周阳性率高达 90%，以后降低。

（3）抗原抗体检测　鼻咽拭子涂片做直接或间接免疫荧光抗原抗体检测，前者用于早期诊断，后者多在发病 2 周后呈阳性。

（二）鉴别诊断

与百日咳综合征、支气管炎、肺炎、感冒、气管、支气管异物相鉴别 鉴别要点见表8-6。

表8-6 百日咳与百日咳综合征、支气管炎/肺炎、感冒、气管/支气管异物鉴别要点

鉴别点	百日咳	百日咳综合征	支气管炎、肺炎	感冒	气管、支气管异物
病史	有百日咳患者和潜在感染者接触史	除百日咳以外的病原体接触史，如副百日咳杆菌、肺炎支原体、腺病毒、呼吸道合胞病毒、副流感病毒等	有感冒、咳嗽，或麻疹、水痘等病史	气候骤变，冷暖失调，感受外邪，或与感冒病人接触	有异物吸入史
临床特点	阵发性痉挛性咳嗽，咳毕伴有特殊的鸡鸣样吸气性吼声	类似百日咳的痉挛性咳嗽	肺炎者伴痰壅、气促、鼻扇，无鸡鸣样吸气性吼声，常伴发热，肺部听诊可有干湿啰音	无明显逐日加重及日轻夜重的咳嗽症状，病程较短，易于康复	起病突然，无鸡鸣样吸气性吼声
辅助检查	病原学检查可明确	病原学检查可明确	胸部X光片有炎症改变	细菌感染时血象可升高	支气管镜或X线片可以看到异物

【辨证论治】

（一）辨证思路

本病辨证主要辨轻重。轻证痉咳不甚，发作次数较少，痉咳时痛苦表现较轻、持续时间较短，易于恢复。重证痉咳剧烈，发作频繁，痉咳时痛苦万状，常伴见咯血、衄血、目睛出血，面胁胀痛，舌下生疮，面目浮肿，二便失禁，且痉咳持续时间长，发生变证或难于恢复。

（二）治疗原则

本病以泻肺清热，化痰降逆为基本治则。按不同的阶段又有宣肺、泻肺、养肺之侧重。

（三）分证论治

1. 邪犯肺卫（初咳期）

证候：初起咳嗽，流涕，或有发热、咽红，2~3天后，咳嗽逐渐加重，日轻夜重，痰液稀白或稠黄，舌质红，苔薄白或薄黄，脉浮有力，指纹浮红或浮紫。

证候分析：邪毒首犯肺卫，肺卫失宣，则咳嗽、流涕，或有发热；邪毒入里化热，灼津为痰，肺气上逆，则咳嗽逐渐加重，并日轻夜重。

辨证要点：流涕，或有发热，咳嗽日轻夜重，逐渐加重，脉浮。

治法：疏风解表，宣肺止咳。

主方：桑菊饮（《温病条辨》）加减。

常用药：桑叶、菊花、桔梗、百部、苦杏仁、紫苏叶、枇杷叶、连翘、芦根、薄荷。

加减：痰稠不易咳出者，加瓜蒌、竹沥、黛蛤散；咳嗽加剧者，加黄芩、白芍、僵蚕。

2. 痰火阻肺（痉咳期）

证候：阵发性痉咳，伴吸气性鸡鸣样吼声，吐出痰涎及食物而止，入夜尤甚，痰液黏稠，可伴呕吐、胁痛、舌下生疮、目睛出血、咯血、衄血、二便失禁，舌质红，苔薄黄或黄腻，脉滑

数，指纹紫滞。小婴儿可伴窒息、神昏、抽搐。

证候分析：邪毒郁于肺经，痰火互结，深阻气道，气逆上冲，而发痉咳。咳后骤然吸气，发出鸡鸣样吼声；待吐出痰液，呕吐乳食，气道通畅，暂时缓解而止；肺火及肝，则胁痛、目睛出血；小婴儿痰火内阻，呼吸不利，则致窒息，甚至邪陷心肝，而见神昏、抽搐。

辨证要点：阵发性痉咳，伴吸气性鸡鸣样吼声，痰液黏稠，吐出痰涎及食物而止，夜间尤甚，舌质红，苔黄，脉滑数。

治法：化痰降逆，泻肺清热。

主方：桑白皮汤（《景岳全书》）合葶苈大枣泻肺汤（《金匮要略》）加减。

常用药：桑白皮、半夏、紫苏子、百部、苦杏仁、浙贝母、黄芩、黄连、栀子、葶苈子、大枣。

加减：痉咳频作者，加僵蚕、蜈蚣、龙胆、钩藤；痰液黏稠者，加竹沥、海浮石；呕吐频繁者，加赭石、旋覆花、竹茹；两胁疼痛者，加柴胡、郁金；目睛红赤者，加菊花、地黄；咯血、衄血者，加白茅根、藕节炭、侧柏叶；夜间咳频者，加天冬、麦冬；神昏、抽搐者，加全蝎、蜈蚣。

3. 气阴耗伤（恢复期）

证候：痉咳缓解，鸡鸣样吼声消失。可见咳声无力，痰白清稀或干咳无痰，神倦乏力，气短懒言，声音嘶哑，纳呆食少，自汗或盗汗，大便不实，舌质淡，苔少或无苔，脉细。

证候分析：咳嗽日久，耗伤气阴。气虚则咳声无力，神倦乏力，气短懒言，自汗；阴虚则干咳无痰，声音嘶哑，盗汗，舌质红，苔少或无苔，脉细。

辨证要点：咳声无力或干咳无痰，气短懒言，自汗盗汗，声音嘶哑，舌质红，苔少或无苔，脉细。

治法：益气养阴，润肺止咳。

主方：人参五味子汤（《幼幼集成》）合沙参麦冬汤（《温病条辨》）加减。

常用药：党参、沙参、白术、茯苓、枇杷叶、百部、五味子、麦冬、玉竹、桑叶、天花粉、甘草。

加减：咳嗽不止者，加紫菀、款冬花、苦杏仁；纳呆食少者，加砂仁、六神曲、麦芽；大便不实者，加白扁豆、山药；盗汗甚者，加地骨皮、浮小麦、牡蛎；大便干结者，加火麻仁、瓜蒌。

【其他疗法】

（一）中成药

1. 百咳静糖浆 用于初咳期邪犯肺卫证。

2. 小儿百部止咳糖浆 用于痉咳期痰火阻肺证。

3. 鹭鸶咳丸 适用痉咳期痰火阻肺证。

4. 二冬膏 用于恢复期肺阴不足者。

（二）针灸疗法

主穴取合谷、尺泽、肺俞，配穴取曲池、丰隆、内关。用泻法，不留针。1日1次，5次为1个疗程。用于痉咳期。

（三）单方验方

蜈蚣、甘草等份为末，每服 1~2g，1 日 3 次，蜜水调服。用于痉咳期。

（四）西医治疗

百日咳的抗菌治疗首选大环内酯类抗生素，如红霉素、阿奇霉素、罗红霉素或克拉霉素等，根据依从性和耐受性酌情选用，绝大多数患儿治疗 1 个疗程即可。痰液黏稠可雾化吸入及吸痰护理，发生窒息时及时吸痰、给氧。频繁剧烈的咳嗽可使用糖皮质激素、支气管舒张药。若发生脑水肿需及时进行脱水治疗，防止脑疝出现。

【预防调护】

1. 隔离患儿 3~4 周，有密切接触史者观察 21 天。

2. 痉咳时轻拍背部，使痰液易咳出，防止痰液吸入引起窒息。

3. 小婴儿患百日咳要密切观察其生命体征，发生窒息、神昏、抽搐时及时抢救。

4. 注意休息、营养，室内空气要流通，保持一定湿度，避免痉咳诱发因素。

5. 预防可接种百日咳菌苗。

【案例分析】

谢某，男，3 岁。1989 年 3 月 6 日初诊。

患儿咳嗽 6~7 天，流涕，曾用抗生素、肺炎合剂等治疗，但咳嗽仍不见轻且日渐加重，阵咳伴吐稀白黏液，偶有低热。请刘老会诊。查患儿面色微红，双睑轻度浮肿，舌质淡，舌尖红，苔白，脉浮数。辨证为时邪犯肺，肺失宣降，气逆而咳。治以宣肺解表，降逆止咳。

处方：麻黄 2g，杏仁 10g，桔梗 6g，紫苏梗 10g，炙百部 10g，白前 15g，紫苏子 6g，生姜 3g。

二诊：服药 6 剂，未见好转，阵咳加重，昼轻夜重，咳时面红目赤，弯腰曲背，缩成一团，涕泪俱出，咳到尾声时有深吸气样吼声，伴呕吐痰涎、鼻衄。查患儿双眼周围皮肤可见针尖大小出血点，右眼结膜有黄豆大出血斑，面目浮肿。血常规：白细胞 18×10^9/L，中性粒细胞 0.40，淋巴细胞 0.60。舌质微红，苔白，舌系带两侧红肿，脉滑数。辨证以疫毒伏痰互结，阻塞气道，肺气不利，肝气上逆而致痉咳不已。治以清热化痰，肃肺平肝，降逆止咳。

处方：桑白皮 10g，炙百部 15g，白前 15g，胆南星 3g，紫菀 10g，僵蚕 10g，蝉蜕 6g，生赭石 10g，天竺黄 6g。

三诊：患儿服上方 3 剂后阵咳减少，夜咳仍甚，咳吐痰涎或食物后方可缓解，面目浮肿如前，舌质红苔白，舌系带两侧红肿变白、出现溃烂，脉滑数。症情同前，拟上方加减。

处方：桑白皮 10g，炙百部 15g，白前 15g，胆南星 3g，地龙 6g，蝉蜕 6g，生赭石 10g，紫苏子 6g，天竺黄 6g。

四诊：患儿服 3 剂药后阵咳在减，咳时回声消失，面目浮肿消失，右眼结膜出血点色淡，面色苍黄，神疲无力，自汗甚，手足心热，胃纳欠佳，舌质淡苔少，舌下系带溃烂、色淡，脉细无力。以邪去正虚，气阴耗伤。治以益气养阴固肺，佐以化痰止咳。

处方：太子参 10g，五味子 6g，沙参 10g，黄芪 15g，麦冬 10g，川贝母 6g，紫菀 10g，炙甘草 6g，白果 10g。

服药 6 剂，阵咳消失，食欲增加而康复。

按语：本病除典型阵发痉咳外，在发病初期舌下两侧金津、玉液穴出现似重舌样肿起，由小而大，由短到长，由舌下两侧逐渐向舌系带根下部延伸，渐相连接。随着痉咳的加重，此肿物由红变淡，由淡变黄，由黄变白而后溃烂。在病初期舌下两侧肿起时常伴有痉咳的出现，可作为早期诊断特征。本病系感受时疫之邪，病邪由口鼻而入，首先犯肺，伤及肺络，继传肝、脾。肝强脾弱而生痰咳，痉咳不已系肝咳之状。肝气上逆，肺失清肃则气机不畅，气逆而痉咳。血随气逆，上攻肝窍，故临证多见面赤，甚有鼻衄，眼结膜出血等。治疗上以肃肺平肝，降逆止咳为主。用生赭石、紫苏子降逆平肝止咳；地龙、僵蚕缓痉；胆南星、天竺黄化痰；重用炙百部、白前止咳。待病进入恢复期，因久咳伤肺，肺阴亏损，用益气养阴化痰止咳之品。方中用黄芪益气，太子参、沙参养肺阴，佐以五味子敛肺止咳，此乃酸甘化阴之意。

（刘韵远医案——摘自《儿科名医刘韵远临证荟萃》）

【古籍选录】

《幼科金针·天哮》："夫天哮者，上古之书，从无定见方。今治法亦属混淆，其何故也？盖因时行传染，极难奏效。其症，嗽起连连，而呕吐涎沫，涕泪交流，眼胞浮肿，吐乳鼻血，呕衄睛红。治法降火清金，消痰驱风，以启云抱龙丸主之。若延久，便当保肺清金，以款冬花膏敛不足之金，此大略也。"

第九章

寄生虫病

寄生虫病是儿童时期常见的一类疾病，对儿童健康危害大。轻者出现消化紊乱、营养不良等症状，重者可致生长发育障碍，甚至致残或致命。由于人们卫生意识不断提高，寄生虫病的发病率正在下降，2015年全国31省检出重点寄生虫感染者20351例，检出率为3.30%。但在经济欠发达地区，特别是在热带和亚热带地区，寄生虫病广泛流行，是重要的公共卫生问题。

寄生虫病主要是进食被虫卵污染的水、食物，或皮肤接触寄生虫引起。寄生虫寄居于人体，劫夺水谷精微，妨碍正常的消化吸收，阻滞气机，损伤脾胃，病位主要在脾胃、肠腑。寄生虫影响脏腑功能，阻碍水谷精微吸收，继而损伤脾胃，气血两虚。杀虫为寄生虫病的基本治疗原则，后期则兼以顾护脾胃，补益气血。

第一节　蛔虫病

蛔虫病是感染蛔虫卵引起的小儿常见肠道寄生虫病。临床表现以反复发作的脐周疼痛，时作时止，饮食异常，面色苍黄，大便下虫，或粪便镜检有蛔虫卵为主要特征。蛔虫又称长虫，古字"蚘""蚘"通"蛔"。西医学亦称之为蛔虫病。

本病无明显的季节性。感染蛔虫且粪便中有蛔虫受精卵的人是传染源。经消化道感染是其主要传播途径。农村感染率高于城市。人群对蛔虫普遍易感，小儿由于脾胃薄弱，未养成良好的卫生习惯，故感染率高于成人，尤多见于3~10岁的儿童。蛔虫成虫寄生小肠，劫夺水谷精微，妨碍正常的消化吸收，轻者可无症状，或仅见脐周时有疼痛；病较重者可引起疳证，影响儿童生长发育；严重者或出现并发症，其中以蛔厥证、虫瘕证多见，应积极救治。部分患儿还可出现过敏反应，如血管神经性水肿、顽固性荨麻疹等。

【病因病机】

蛔虫病的发生，主要是吞入了带有蛔虫卵的食物所致。小儿缺乏卫生常识，手易接触不洁之物，又喜吮手指，以手抓取食物，或食用不洁之生冷瓜果，饮用不洁之水，以致食入虫卵，形成蛔虫病。此外，饮食不节，过食生冷油腻，损伤脾胃，积湿成热，或素体脾胃虚弱，均可为蛔虫滋生创造有利条件。本病病位主要在脾胃、肠腑，病机关键为蛔虫寄生于体内，阻滞气机，蕴生湿热，损伤脾胃，耗伤气血。

1. 虫踞肠腑　蛔虫寄居肠内，频频扰动，致肠腑不宁，气机不利。小肠盘复于腹内中部，故腹痛多发生在脐周，虫静则痛缓，虫动则痛剧。蛔虫扰动胃腑，致胃气上逆，则见呕恶；蛔虫上窜，形成吐蛔。虫踞肠腑，劫取水谷精微，损伤脾胃，脾失健运，胃纳不化，则食欲异常。饮食不养肌肤，重者面黄肌瘦，精神疲乏，甚至肚腹胀大，四肢瘦弱，形成蛔疳。虫聚肠内，脾胃失和，内生湿热，熏蒸于外，可见齿、鼻痒，面部白斑，白睛蓝斑，少数见皮肤瘙痒、风团等症。

2. 虫窜入膈 蛔虫好动而喜钻孔，尤其受到寒温不适、饮食异常等刺激，更易在肠腑中窜动，甚至上窜入膈，钻入胆道，虫体阻塞胆道，气机不利，疏泄失常，则右上腹部剧烈绞痛，伴呕吐胆汁或蛔虫，甚则肢冷汗出，形成蛔厥之证。

3. 虫聚成瘕 蛔虫性喜团聚。若大量蛔虫壅积肠中，扭结成团，致肠道格塞不通，形成虫瘕。肠腑气机阻塞，不通则痛，故腹痛剧烈，腹部扪之有条索状物；胃失通降，腑气逆乱，故呕恶、大便不通。

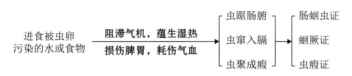

图 9 - 1 蛔虫病病因病机示意图

【临床诊断】

（一）诊断要点

1. 病史 可有吐蛔、排蛔史。

2. 临床表现

（1）脐周疼痛反复发作，食欲异常，形体消瘦，可见挖鼻、咬指甲、寐中齘齿、面部白斑。

（2）合并蛔厥、虫瘕者，可见阵发性剧烈腹痛，伴恶心呕吐，甚或吐蛔。蛔厥者，突发突止，腹痛见于右上腹或剑突下，可伴畏寒发热，甚至出现黄疸。虫瘕者，腹痛位在大腹，多见大便不通。

3. 体征 腹部按之可有条索状物或团块，轻揉可散。虫瘕者腹部可扪及虫团，按之柔软可动。蛔厥发作时虽疼痛剧烈，手足厥冷、面白汗出，但腹部可无明显体征，仅上腹轻度压痛，无腹肌强直，与痛势不相称。引起胆管炎时，可出现寒战高热、皮肤黏膜黄染。

4. 辅助检查

（1）血常规 白细胞总数稍增高，嗜酸性粒细胞增高。

（2）病原学检测 粪便直接涂片法或沉淀集卵法和饱和盐水浮聚法检出粪便中蛔虫卵可确诊。但粪检未查出虫卵也不能排除本病。

（二）鉴别诊断

与急性阑尾炎相鉴别 鉴别要点见表 9 - 1。

表 9 - 1 蛔虫病与急性阑尾炎鉴别要点

鉴别点	蛔虫病	急性阑尾炎
病因	进食被虫卵污染的水或食物	邪客肠腑
主症	脐周疼痛，食欲异常，形体消瘦，合并蛔厥、虫瘕者，可见阵发性剧烈腹痛，伴恶心呕吐，甚或吐蛔，突发突止	转移性右下腹疼痛，恶心、呕吐，发热
腹部体征	条索状物或团块，轻揉可散。蛔厥者腹部可无明显体征，仅上腹轻度压痛，无腹肌强直，而与痛势不相称	麦氏点压痛、反跳痛，化脓穿孔时即有腹肌紧张

续表

鉴别点	蛔虫病	急性阑尾炎
血常规	白细胞总数稍增高，嗜酸性粒细胞增高	白细胞计数明显增多
其他检查	粪常规可见蛔虫卵	CT可见阑尾增粗、周围脂肪肿胀模糊

此外，临床上蛔虫病还需与肠系膜淋巴结炎、肠套叠等鉴别。

【辨证论治】

（一）辨证思路

本病以六腑辨证为纲。肠虫证最为多见，虫踞小肠，以发作性脐周腹痛为主要症状，病程短者多为实证，病久则虚实并见，兼见脾胃气血不足之证。蛔虫入膈，窜入胆腑，出现剑突下、右上腹阵发性剧烈绞痛，痛时肢冷汗出，可伴呕吐胆汁和蛔虫，为蛔厥证，初多寒厥，继而化热，形成寒热错杂之证。虫瘕者，虫团聚结肠腑，腹部剧痛不止，阵发性加重，腹部可扪到条索状或团状包块，伴有剧烈呕吐，大便多不通，为急证、实证。

（二）治疗原则

本病治疗以驱蛔杀虫为主，辅以调理脾胃之法。应视患儿体质、病情缓急区别对待。体壮者，当先驱虫，后调脾胃；体弱者，驱虫扶正并举；体虚甚者，应先调理脾胃，继而驱虫。若病情较重，腹痛剧烈，或出现蛔厥、虫瘕等证者，根据蛔虫"得酸则安，得辛则伏，得苦则下"的特性，先予酸、辛、苦等药味，以安蛔止痛，待急证缓解，再择机驱虫。

（三）分证论治

1. 肠蛔虫证

证候：轻者可无症状，或偶有脐周腹痛。重者腹痛绕脐，时作时止；胃中嘈杂，或不思食，或恶心呕吐，或吐蛔虫，或嗜异食；大便不调，或泄泻，或便秘，或便下蛔虫；面色多萎黄，可见面部白斑，白睛蓝斑，唇内出现粟粒状白色小颗粒，夜寐齘齿，皮肤瘙痒、风团。甚者形体消瘦，肚腹胀大，青筋显露，腹部可扪及条索状物，时聚时散。舌苔多见花剥或腻，舌尖红赤，脉弦滑。

证候分析：患儿多有不良饮食卫生习惯史，食入虫卵，虫踞肠腑，阻滞气机则脐周疼痛；劫取水谷精微，损伤脾胃，脾失健运则食欲异常；湿热内蕴，扰乱心神，熏蒸于外，面部常见白斑，睡眠不宁，齘齿；若兼有脾胃虚弱，见不同程度形体消瘦，面色无华；若反复染虫，迁延不愈，脾胃受损，气血亏虚，见形体消瘦，肚腹胀大，可发展成"蛔疳"。

辨证要点：腹痛绕脐周，时作时止，胃中嘈杂，饮食不振，大便不调。重者可见形体消瘦，肚腹胀大，青筋显露。

治法：驱蛔杀虫，调理脾胃。

主方：使君子散（《证治准绳》）加减。

常用药：使君子、芜荑、苦楝皮、槟榔、乌梅、甘草。

加减：腹痛明显者，加川楝子、延胡索、木香；腹胀满，大便不畅者，加大黄、青皮，或玄明粉；呕吐者，加竹茹、生姜。

驱虫之后，以异功散或参苓白术散加减。虫积日久，脾虚胃热者，可用肥儿丸。发热，咳嗽，哮喘，属于蛔虫幼虫移行证者，按咳喘论治，并予驱虫。

2. 蛔厥证

证候：具有肠蛔虫证的一般症状。突然腹部绞痛，弯腰曲背，辗转不宁，肢冷汗出，恶心呕吐，常吐出胆汁或蛔虫。腹部绞痛呈阵发性，疼痛部位在右上腹或剑突下，疼痛可暂时缓解减轻，但又反复发作。重者腹痛持续而阵发性加剧，可伴畏寒发热，甚至出现黄疸。舌苔多黄腻，脉弦数或滑数。

证候分析：多有肠蛔虫证的病史，常因胃肠湿热，或腹中寒甚，或不恰当驱虫，使虫体受扰，入膈钻胆，气机逆乱，故腹部绞痛；初起多偏寒，故呕吐清水，面白肢冷，舌苔白腻，脉缓；继而化热，故出现发热，呕吐胆汁，舌苔黄腻，脉滑数等表现。

辨证要点：右上腹或剑突下绞痛，肢冷汗出，呕吐。

治法：安蛔定痛，继之驱虫。

主方：乌梅丸（《伤寒论》）加减。

常用药：乌梅、细辛、川椒、黄连、黄柏、干姜、附子、桂枝、当归、人参、延胡索、白芍。

加减：疼痛剧烈者，加木香、川楝子；兼便秘腹胀者，加大黄、玄明粉、枳实；湿热壅盛，胆汁外溢，发热、黄疸者，去干姜、附子、桂枝等温燥之品，加茵陈、栀子、大黄。若确诊为胆道死蛔，不必先安蛔，可直接予大承气汤加茵陈。

3. 虫瘕证

证候：有肠蛔虫症状。突然阵发性脐腹剧烈疼痛，部位不定，频繁呕吐，可呕出蛔虫，大便不下或量少，腹胀，腹部可扪及质软、无痛的可移动团块。病情持续不缓解者，见腹硬、压痛明显，肠鸣，无矢气。舌苔白或黄腻，脉滑数或弦数。

证候分析：多先有蛔虫病史。成虫较多扭结成团，阻塞肠道，气机不利，肠腑不通故腹部阵发性剧痛；若阻塞不全，尚可排少量大便；完全阻塞则大便不下，腹痛及呕吐较重，并可出现阴伤，甚至阴阳气不相顺接，阳气外脱之象。

辨证要点：脐腹剧痛，伴呕吐、便秘，腹部条索或团状柔软包块，可移动。

治法：通腑散结，驱虫下蛔。

主方：驱蛔承气汤（《新急腹症学》）加减。

常用药：大黄、玄明粉、枳实、厚朴、乌梅、川椒、使君子、苦楝皮、槟榔。

【其他疗法】

（一）中成药

1. 化虫丸　用于肠蛔虫证。

2. 使君子丸　用于肠蛔虫证。

3. 乌梅丸　用于蛔厥证。

4. 健儿药片　用于虫瘕证。

（二）推拿疗法

1. 按压上腹部剑突下 3～4cm 处，手法先轻后重，一压一推一松，连续操作 7～8 次，待腹肌放松时，突然重力推压一次，若患儿腹痛消失或减轻，表明蛔虫已退出胆道，可停止推拿。如使用 1～2 遍无效，不宜再用此法。用于蛔厥证。

2. 用掌心以旋摩法顺时针方向按摩患儿脐部，手法由轻到重。如虫团松动，但解开较慢，可配合捏法帮助松解。一般经过 30～40 分钟按摩后，虫团即可松解，腹痛明显减轻，梗阻缓解。若推拿前 1 小时口服植物油 50～100mL，可增强疗效。用于虫瘕证。

（三）针灸疗法

1. 迎香透四白、胆囊穴、内关、足三里、中脘、人中。针刺，强刺激，泻法。用于蛔厥证。
2. 天枢、中脘、足三里、内关、合谷。针刺，强刺激，泻法。用于虫瘕证。

（四）西医治疗

1. 阿苯达唑（丙硫咪唑）200mg，顿服。2 岁以下小儿禁用。有蛋白尿、化脓性皮炎、癫痫，以及各种急性疾病者，不宜使用本品。用于驱虫。
2. 枸橼酸哌嗪（驱蛔灵）100～160mg/kg，最大量不超过 3g，睡前一次顿服，连服 2 日。有肝、肾功能不良及癫痫史者禁用。

【预防调护】

1. 注意个人卫生，饭前便后洗手，不吃生菜及未洗净的瓜果，不饮用生水，以减少虫卵入口的机会。
2. 不随地大便，妥善处理好粪便，切断传染途径，保持水源及食物不受污染，减少感染机会。
3. 饮食宜清淡、洁净，少食辛辣、炙煿及肥腻之品，以免助热生湿。
4. 服驱虫药宜空腹，服药后要注意休息和饮食，保持大便通畅，注意服药后反应及排便情况。
5. 蛔厥时，口服食醋 60～100mL，有安蛔止痛作用。

【案例分析】

黄某，女，7 岁，2006 年 2 月 20 日就诊。

脐周疼痛反复发作半年。因为痛势较轻，痛止后如常人，而且痛不显著，故未服用任何药物。近 3 天来脐周疼痛频繁发作，痛时弯腰曲背，辗转不安，故来就诊。

初诊：腹痛，脐周尤甚，干呕，不思饮食，入睡时喜伏卧，睡中磨牙，精神疲倦，舌质红，苔黄腻，脉弦数。此为肠胃寒温失调，蛔动不安，上下窜动，气血逆乱所致。治法当散寒清热，行气活血，安蛔止痛。

方选乌梅丸加减：乌梅 12g，高良姜 3g，细辛 3g，吴茱萸 1.5g，黄连 3g，广木香 8g，川楝子 15g，延胡索 12g，五灵脂 10g，苏梗 9g，川木通 9g，槟榔 6g，当归 6g，炒川椒 3g。2 剂，水煎服，1 日 4 次，每次 50mL。忌油腻、零食。

二诊：服用前方后腹痛止，睡中磨牙消失，胃纳增，精神转佳，舌质淡红，苔薄黄，脉弦数。此为蛔虫静伏之象，原方再进 3 剂，待腹痛停止再行驱虫。

按语：患儿平素喜食生冷和不洁之物，使虫卵寄生于小肠，脐周为小肠盘踞之地，故虫积腹痛多在脐周。若肠胃功能正常，蛔虫静伏少动，虽痛亦轻微。倘若肠胃功能紊乱，寒温不调，可引起蛔虫迁居，上下窜动，气血阻滞，致使疼痛加重。此时若不及时治疗，蛔虫可上窜入胆道，引起"蛔厥"之变。故腹痛时不能急于驱虫，应先安蛔止痛，若急投驱蛔之剂，反使虫体乱窜而生突变。

蛔动不安是肠胃寒温失调所致，治疗中当以调整肠胃为先，平其寒热，疏其气血，通则不痛。方中乌梅为主药,取其味酸能制蛔,先安动其扰;细辛、高良姜、吴茱萸、炒川椒温散寒气,取其味辛能伏蛔:黄连善清中焦之热,取其苦能下蛔;广木香、槟榔、川楝子、苏梗疏通气滞,当归、五灵脂、延胡索活血行滞。如此配伍,肠胃寒散热清,气行血通,其功能恢复正常,蛔虫焉能不静。

治虫积腹痛,仿仲景乌梅丸立法,取寒温共用,弃补虚扶正,是因小儿脏气清灵,随拨随应之故。

(王静安医案——摘自《王静安医学新书》)

【古籍选录】

《景岳全书·诸虫》:"或由湿热,或由生冷,或由肥甘,或由滞腻,皆可生虫……然以数者之中,又惟生冷生虫为最。"

《小儿卫生总微论方·诸虫论》:"人脏腑实强,则不能为害;若脏腑虚弱,则随虫所动而生焉。"

《灵枢·厥病》:"肠中有虫瘕及蛟蛕……心肠痛,侬作痛,肿聚,往来上下行,痛有休止,腹热喜渴涎出者,是蛟蛕也。"

《伤寒绪论·卷下》:"凡人胃脘忽痛忽止,身上乍热乍凉,面上乍赤乍白,脉候乱候静,口中吐沫不食者,便是蛔厥之候。"

《伤寒论·厥阴》:"蛔厥者,其人当吐蛔。今病者静,而复时烦者,此为脏寒。蛔上入其膈,故烦,须臾复止,得食而呕,又烦者,蛔闻食臭出,其人常自吐蛔。蛔厥者,乌梅丸主之。"

第二节　蛲虫病

蛲虫病是由蛲虫寄生人体引起的小儿常见肠道寄生虫病,临床以饮食异常、夜寐不宁、夜间肛门周围及会阴部瘙痒或见到蛲虫为特征。蛲虫色白,形细小如线头,俗称"线虫"。西医学亦称之为蛲虫病。

蛲虫卵对外界的抵抗力强,易于传播,患儿是唯一的传染源。蛲虫卵不需体外孵化,可经手至口感染,或相互传,在幼儿园等集体机构或家庭中,容易造成反复互相传播。儿童感染率高于成人,2~9岁儿童感染率最高。本病无明显的季节性。蛲虫的寿命不超过2个月,如果无重复感染可自行痊愈。因此,本病强调预防为主,防治结合,杜绝重复感染。

【病因病机】

本病病因为吞入感染期蛲虫卵。雌虫夜间在肛周皮肤的湿润区排卵,刺激皮肤引起瘙痒,小儿用手指搔抓,沾染虫卵,若再以手抓取食物,或吮吸手指,虫卵即被吞入消化道,在小肠下段及大肠内发育为成虫。此外,虫卵也可借污染的衣服被褥、玩具、尘埃等,直接或间接进入消化道。雌虫排卵后大多死亡,但部分虫卵在肛门外孵化,逸出的幼虫再爬进肛门,侵入大肠,造成逆行感染,有的可侵入肛门邻近的阴道、尿道等器官。本病病位主要在肠腑与脾胃,病机为虫寄肠腑,脾胃受损,运化失常,湿热内生,下注魄门,上扰心神。

1. 虫扰魄门　蛲虫寄生肠内,气机不利,脾胃受损,运化失司,湿热内生。虫体游行咬蚀,湿热下注,致肛门奇痒、尿频、尿急或遗尿;湿热上扰心神,则烦躁、睡眠不宁;蛲虫扰动,气机不利,升降失常,可见恶心、腹痛、泄泻。

2. 脾虚虫扰　虫积日久,损伤脾胃,吸取精微,则纳食减少;气血生化之源,肌肤失养,则面黄肌瘦，神疲乏力。

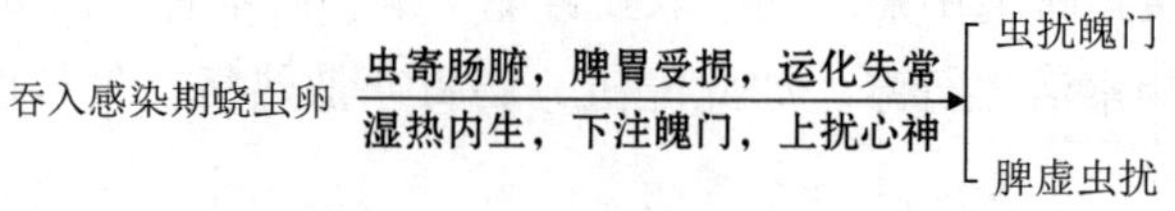

吞入感染期蛲虫卵 ｜ 虫寄肠腑，脾胃受损，运化失常 ｜ 虫扰魄门
｜ 湿热内生，下注魄门，上扰心神 ｜ 脾虚虫扰

图9-2 蛲虫病病因病机示意图

【临床诊断】

（一）诊断要点

1. 病史 患儿有喜以手摄取食物、吮手指等不良卫生习惯。

2. 临床表现 以肛门及会阴部瘙痒，夜间明显，睡眠不安为主要临床表现，可见磨牙，食欲不振，面色萎黄，形体消瘦，腹痛，烦躁不安，睡眠不宁，尿频，遗尿等症状。可并发外阴炎、阴道炎、尿道炎、肛门糜烂等。

3. 体征 肛周、外阴或尿道可见皮肤糜烂，大便或肛周可见8～13mm长白色线状成虫。

4. 辅助检查 因蛲虫不在肠内产卵，故粪检虫卵的阳性率极低。主要用肛门拭纸法检查虫卵。

（二）鉴别诊断

与肛门湿疹相鉴别 鉴别要点见表9-2。

表9-2 蛲虫病与肛门湿疹鉴别要点

鉴别点	蛲虫病	肛门湿疹
病因	进食被蛲虫卵污染的水或食物	湿热下注
症状	肛门及会阴部瘙痒，夜间明显，睡眠不安	皮疹局限于肛门周围，少数可累及会阴及臀部，常有显著的瘙痒
体征	肛周、外阴或尿道可见皮肤糜烂，大便或肛周可见8～13mm长白色线状成虫	局部可出现红疹、红斑、糜烂、渗出、结痂、脱屑。皮肤损害为多形性、弥漫性，分布对称，急性者有渗出，慢性者有浸润肥厚
辅助检查	肛门拭纸可见虫卵	肛门拭纸无虫卵

【辨证论治】

（一）辨证思路

本病采用八纲辨证。病初多属实证，轻者一般无明显全身症状，仅有肛门及会阴部瘙痒，尤以夜间明显，以致患儿睡眠不宁；重者蛲虫较多，湿热内生，并见烦躁、夜惊、磨牙、恶心、食欲不振、腹痛、泄泻；若蛲虫侵入肛门邻近器官，可引起尿道炎、阴道炎、输卵管炎等。极少数侵入腹腔或阑尾诱发急性或亚急性炎症，如引起蛲虫性肉芽肿，易误诊为肿瘤。若病程较久，耗伤气血，可引起一些全身症状，以脾胃虚弱为主，但一般症状较轻。

（二）治疗原则

本病治疗以驱虫为主，常内服、外治相结合。蛲虫常居于直肠和肛门，故外治法很重要，外治多采用直肠给药和涂药法。对病久脾胃虚弱者，在驱虫、杀虫时，应注意调理脾胃。本病要重视预防，防治结合，才能达到根治的目的。

（三）分证论治

1. 虫扰魄门

证候：肛门、会阴部瘙痒，夜间尤甚，睡眠不宁，烦躁不安，或尿频、遗尿，或女孩前阴瘙痒、分泌物增多，舌苔薄白或薄黄，脉有力。

证候分析：病初无明显全身症状，因瘙痒难忍患儿搔抓常令肛周皮肤破溃、糜烂；蛲虫爬向前阴或钻入尿道，湿热下注，见阴道分泌物增多，腹痛或尿频、尿急、遗尿；因体实且病程不长，虚象不显，故脉象有力。

辨证要点：肛周奇痒，夜间尤甚，肛周、大便中见到蛲虫。

治法：杀虫止痒，结合外治。

主方：驱虫粉（经验方）。

常用药：使君子粉、大黄粉。使君子粉、大黄粉以 8∶1 比例混合。每次剂量 0.3g×（年龄 +1），1 日 3 次，饭前 1 小时吞服，每日总量不超过 12g，疗程为 7 天。此后每周服药 1~2 次，持续 2~3 周，可防止再感染。

加减：湿热下注，肛周溃烂者，加黄柏、百部、苦参；尿频者，加黄柏、苍术、滑石；腹痛者，加木香、白芍。

2. 脾虚虫扰

证候：肛门、会阴部瘙痒，夜间尤甚，肛周、大便中见到蛲虫，形体消瘦，食欲不振，面色苍黄，或大便稀溏，舌淡，苔白，脉无力。

证候分析：多因素体脾胃虚弱，气血不足，又被蛲虫所扰，或虫病日久失治，损伤脾胃所致，见精神、食欲不振，面黄肌瘦。

辨证要点：肛周奇痒，夜间尤甚，肛周、大便中见到蛲虫，面黄肌瘦，脉无力。

治法：杀虫止痒，调理脾胃。

主方：驱虫粉（经验方）合参苓白术散（《太平惠民和剂局方》）加减。

常用药：使君子、鹤虱、大黄、党参、茯苓、白术、白扁豆、山药、砂仁。

加减：面色无华，睡眠不安者，加当归、酸枣仁、夜交藤；大便稀溏者，加炮姜、煨葛根、木香；泄泻者，加黄连、车前子；腹痛者，加陈皮、莪术、川芎；瘙痒甚者，加白鲜皮、苦参、地肤子。

【其他疗法】

（一）中成药

1. 化虫丸 用于虫扰魄门证。

2. 驱虫消食片 用于脾虚虫扰证。

（二）药物外治

1. 百部 150g，苦楝皮 60g，乌梅 9g。加水适量，煎煮取汁 20~30mL，保留灌肠，连续 3 天为 1 个疗程。用于驱杀蛲虫。

2. 百部 50g，苦参 25g。共研细末，加凡士林调成膏状。每晚睡前用温水洗肛门后涂药膏，连用 7 天。用于杀虫止痒。

3. 蛲虫药膏。每晚临睡前，用温水将肛门周围洗净，将射管装在管口，轻轻插入肛门中，挤压铅管后端，将药膏挤出。

（三）西医治疗

1. 扑蛲灵 5mg/kg，睡前 1 次顿服，必要时 2～3 周后重复治疗。服药后大便染成红色，不必恐慌。用于驱虫。

2. 阿苯达唑（丙硫咪唑）200～400mg，1 次顿服。为防止再感染，服药后间隔 1～2 周再服 100～200mg。2 岁以下小儿禁用。用于驱虫。

【预防调护】

1. 加强卫生宣教，普及预防蛲虫感染的知识，改善环境卫生，切断传播途径。

2. 注意个人卫生，养成良好卫生习惯，不用手抓取食物，不吮吸手指，勤剪指甲，饭前、便后洗手。

3. 患儿床单及内衣应勤洗换，并用开水煮沸消毒，以杀死虫卵。

4. 患儿每天早晨清洗肛门。防止小儿用手搔抓肛门。

5. 治疗期间应配合清洁环境和衣被、食物、玩具的消毒，0.5% 碘液可用于消毒玩具等其他物品。

【案例分析】

方一：每晚用百部、苦参各 15g，煎水熏洗肛门，再将六神丸一粒塞入肛门，连续使用 1 周。

方解：百部、苦参解毒杀虫；六神丸由珍珠粉、犀牛黄、麝香各 4.5g，腰黄、冰片、蟾酥各 3g，各研细末，用好酒化蟾酥，再与药末调匀为丸，如芥子大，百草霜为衣。方中珍珠、牛黄清热解毒；腰黄即上等雄黄，苦温有毒，燥湿解毒杀虫；冰片、麝香解毒杀虫；蟾酥甘温有毒亦可解毒杀虫；百草霜解毒。诸药共奏解毒杀虫燥湿之功。

病案：王某，女，7 岁，学生。1968 年 6 月 5 日来诊。

由母带来求治。母曰："吾女经常肛门作痒，夜间熟睡后常见肛门爬出白色小虫，经中西医以'蛲虫病'治疗效果不佳。"余诊其脉细无力，舌苔薄白，仍断为"蛲虫病"。投以百部 84g，苦参 70g，六神丸一瓶。并嘱其母每晚先用百部 12g，苦参 10g，煎水熏洗肛门，再将六神丸一粒塞入肛门内，连用 7 天见效。其母疑之，经再三说明，乃许试之。用一周后再未见小虫从肛门爬出，查大便未找到蛲虫。

方二：苦参 30g，百部 30g，消毒药棉 30g，合煮 2 小时，取药棉烘干，然后用雄黄末 6g 拌和，做成 15～20 个小棉球，每晚将棉球一个塞入肛门内，连用 15～20 次。

方解：苦参清热除湿、解毒杀虫；雄黄解毒杀虫，百部杀虫。三药合用则解毒杀虫之力更强。

病案：李某，男，5 岁。1965 年 7 月 9 日就诊。

患儿形体消瘦，面色少华，纳差，大便溏稀，夜间吵闹不安，睡后常见小白虫从肛门爬出，脉细弱，舌质淡苔薄白。余辨为"蛲虫病"。用方二治之。

后某日在路途中遇其母，询问患儿现状如何，母喜曰："医生之药有效，我儿用上药一料，蛲虫消失，饮食大增，身体长胖，面色改观。"

（龚志贤医案——摘自《近代名老中医经验集·龚志贤论杂病》）

【古籍选录】

《小儿卫生总微论方·诸虫论》："人脏腑实强，则不能为害；若脏腑虚弱，则随虫所动而生焉。"

　　《备急千金要方·九虫第七》："治蛲虫方：以好盐末二两，苦酒半升合铜器中，煮数沸，宿不食，空心顿服之。"

儿科临床存在一些疾病，难以归属到前述的相关章节中，但临床也较为常见，部分疾病病机较为复杂，而中医治疗方面有优势，将这些疾病归为其他病证。本章疾病分两大类，一类是以临床症状命名，如夏季热、紫癜和发热等；另一类是直接引用西医疾病名称，如维生素D缺乏性佝偻病、传染性单核细胞增多症、皮肤黏膜淋巴结综合征、湿疹等。针对上述病证，用中医理论论述其病因病机、证候演变及治疗。

第一节　发　热

发热是儿科多种疾病中的症状，可有壮热、低热、潮热等不同的证候群表现。壮热是指身体发热，热势壮盛，扪之烙手，或伴恶热烦渴的一种症状，属高热范畴；低热是指身体自觉发热，但热势不高，体温一般在37.5℃至38℃之间；潮热是指发热盛衰起伏有定时，犹如潮汛。因疾病不同与病因病机的差异，小儿发热应按原发疾病进行辨病辨证治疗。然而小儿体属纯阳，阴常不足，且发病容易、传变迅速，多种疾病因素的影响均可致病机从阳化热而出现高热，尤其婴幼儿更易见。故本节重点讨论小儿高热。

高热，是指体温（腋温）高于39℃为主要临床特征的儿科常见急症。高热又称为"大热""壮热""身灼热"。小儿急性高热多见于感染性疾病，如急性传染病早期，各系统急性感染性疾病；也可见于非感染性疾病，如暑热症、新生儿脱水热、颅内损伤、惊厥及癫痫大发作等。此外，小儿变态反应（如过敏），异体血清、疫苗接种反应，输液、输血反应等也可出现高热；小儿长期高热常见于败血症、沙门菌感染、结核等感染性疾病；也可见于恶性肿瘤（白血病、恶性淋巴瘤、恶性组织细胞增生症）与风湿热、幼年类风湿等结缔组织病。虽然小儿体温的升高与疾病的严重程度不一定成正比，但体温过高或持续高热，尤其在温病过程中，易见痉、厥、闭、脱等危重证候，需及时对症救治。

【病因病机】

小儿高热分外感与内伤两大类，外感高热为邪毒入侵，正邪相争；内伤高热则多正气虚损，阴阳失调。

1. 外感高热　小儿脏腑娇嫩，肌肤薄弱，且寒暖不能自调，若调护失宜，六淫邪毒由口鼻、皮毛而入，侵犯肺卫，束于肌表，郁于腠理，正邪交争，则发热。感受温热、暑湿之邪，或感受寒邪，从阳化热，均可引起高热；且邪愈盛，正愈实，交争愈剧，热势愈高。

2. 里热炽盛　若外感邪毒入里化热，或温热疫毒等直中于里，或小儿嗜食肥甘辛辣，肺胃蕴热，均可致里热炽盛，发生高热。邪热充斥内外，扰上及下，闭塞气机，可出现邪热蕴肺、热炽阳明、热结肠道、热入营血诸证；热毒灼津炼液为痰，痰火交结，上扰清窍，引动肝风，亦可致变证丛生，甚至出现闭、脱等危重证候。

3. 邪郁少阳 若感邪之后，正邪交争于半表半里，致少阳枢机不利者，则可见恶寒与发热交替出现之寒热往来证。由于少阳枢机不利，肝胆疏泄功能失常，故常伴口苦、咽干、目眩、胸胁苦满、心烦喜呕等证候表现。

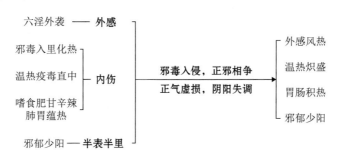

图 10-1 发热病因病机示意图

【临床诊断】

（一）诊断要点

小儿腋温 39℃ 以上为高热，41℃ 以上为超高热；发热时间超过两周为长期发热。

（二）鉴别诊断

具有高热症状的疾病互相鉴别 鉴别要点见表 10-1。

表 10-1 具有高热症状的疾病鉴别要点

鉴别点	鉴别内容
年龄	新生儿、婴幼儿期以感染性发热为主，常见上感、肺炎、败血症、肠道感染等疾病；儿童期以慢性感染性疾病较多见，其次为结缔组织病及各种传染病
季节与地区流行情况	伤寒、副伤寒和疟疾多见于夏秋季；生活中接触动物者，应排除人畜共患病；黑热病、布氏杆菌病有地方特性；居住疫区或去过疫区应考虑当地流行性疾病
既往史	有风湿性心脏病史或先天性心脏病的患儿，应考虑亚急性细菌性心内膜炎；既往诊断结核的患儿要明确是否已治愈，治疗是否得当及是否继发其他器官结核；有金黄色葡萄球菌败血症或迁延性、慢性肺炎病史者，可发生肺脓肿或支气管扩张
发热类型	弛张热常见于败血症、风湿热、化脓性炎症等疾病；稽留热常见于伤寒、副伤寒等急性传染病的极期等。由于抗生素和糖皮质激素的广泛应用，有些疾病的热型已不典型
伴随症状	发热伴咳嗽、气急、发绀，提示呼吸系统疾病；发热伴高颅压综合征、脑膜刺激征、头痛、呕吐，甚至惊厥、昏迷者，提示中枢神经系统感染、颅内出血或脑瘤等；发热伴畏寒、寒战，多见于亚急性细菌性心内膜炎和败血症。长期发热伴多系统损害者，应考虑结缔组织病，如系统性红斑狼疮、结节性多动脉炎等
特殊治疗反应	当疟疾、结核病、伤寒、结缔组织病、败血症等诊断困难时，可根据试验治疗的效果以协助诊断

【辨证论治】

（一）辨证思路

高热可见于多种疾病之中，应根据患儿发病季节、发热程度、持续时间、热型，以及伴随的临床症状、体征、实验室检查等明确病因诊断，包括病变系统、部位、性质，区别感染性或非感染性疾病。根据临床表现特点、指纹及舌脉辨别表、里、虚、实，并注意有无兼夹证。

1. 外感高热 常因感受六淫邪毒所致，发热及鼻塞流涕、咳嗽等肺卫表证为其共有证候表现，但由于风、寒、暑、湿、燥、火等病邪特性及致病特点不同，临床表现亦各有不同。

2. 但热不寒 是指热性病过程中，病邪入里化热，出现发热而无恶寒的症状。此为病邪亢盛，正气御邪，邪正交争，多属实证。临床上可因病位不同表现为邪热蕴肺、热炽阳明、热结肠道、湿热郁蒸、暑热伤气及热入营血等证候。

3. 日晡潮热 一般多在下午3~5时（即申时）出现发热，或热势加重，常见于阳明腑实证，故亦称阳明潮热。由于胃肠燥热内结，阳明经气旺于申时，正邪斗争剧烈，故在此时热势加重。

4. 寒热往来 指恶寒时不发热、发热时不恶寒，恶寒与发热交替出现，定时或不定时发作的情况。此为少阳病，邪入半表半里，枢机不利而致。除发热外，常伴有口苦咽干、目眩、胸胁苦满、心烦喜呕等少阳枢机不利证候。

（二）治疗原则

小儿高热为儿科急症，治疗应以及时退热治标为先，辨病辨证论治其本为后。因病势易于传变，可中西医结合、针药结合、内外结合救治。

（三）分证论治

1. 外感风热

证候：高热，微恶风，头身疼痛，鼻流浊涕，喷嚏咳嗽，口渴，咽红或喉核赤肿，舌苔薄黄，脉浮数，指纹浮紫。

证候分析：风热犯于肺卫，卫表失和，则见发热重、微恶风；邪客肌表，络脉失和，故头身疼痛；风热上攻咽喉，则咽红或喉核赤肿；风热犯肺，肺失宣肃，则鼻流浊涕，喷嚏咳嗽；舌苔薄黄、脉浮数或指纹浮紫均为外感风热之象。

辨证要点：高热，鼻流浊涕，咽红，舌苔薄黄，脉浮数或指纹浮紫。

治法：辛凉解表。

主方：银翘散（《温病条辨》）加减。

常用药：金银花、连翘、荆芥、大青叶、石膏、黄芩、薄荷、桔梗、牛蒡子、芦根、甘草。

加减：咽喉肿痛者，加玄参、岗梅；烦躁哭闹者，加淡竹叶；伴惊厥者，加僵蚕。

2. 温热炽盛

证候：高热，头痛，面赤气粗，大汗出，烦渴，神昏谵语，斑疹透露，舌质红或绛，苔黄，脉洪大。

证候分析：邪热炽盛，充斥内外，故见高热、头痛、面赤气粗；热炽迫津外泄则大汗出、烦渴；邪热扰心则神昏谵语；热入营血，灼伤血络故斑疹透露；舌质红或绛、苔黄、脉洪大为里热炽盛之象。

辨证要点：高热，大汗出，烦渴，神昏谵语，斑疹透露。

治法：清气凉营。

主方：清瘟败毒饮（《疫疹一得》）加减。

常用药：水牛角、黄芩、黄连、连翘、石膏、地黄、知母、赤芍、玄参、淡竹叶、栀子、牡丹皮、桔梗。

加减：大便秘结者，加大黄、玄明粉，并注意中病即止。

3. 胃肠积热

证候：日晡潮热，腹胀拒按，呕吐酸腐，大便秘结，小便短赤，烦躁不安，舌质红，苔黄燥，脉沉大。

证候分析：胃肠燥热内结，阳明经气旺于申时，正邪斗争剧烈，故在此时热势加重；燥热内结，胃失和降，气逆于上则呕吐酸腐，气滞不行则腹胀拒按；热结大肠，传导失司，故便秘；烦躁、舌红、苔黄燥均为燥热之象。

辨证要点：日晡潮热，腹胀便秘，舌质红，苔黄燥，脉沉大。

治法：通腑泄热。

主方：大承气汤（《伤寒论》）加减。

常用药：大黄、芒硝、厚朴、枳实、甘草。

加减：口渴者，加芦根、粉葛；呕吐者，加竹茹、麦冬。

4. 邪郁少阳

证候：寒热往来，胸胁苦满，心烦喜呕，不思饮食，口苦咽干，目眩，舌边红，苔薄白，脉弦数。

证候分析：邪入少阳则往来寒热，胸胁苦满，兼有心烦喜呕，不思饮食，口苦咽干，目眩。

辨证要点：寒热往来，胸胁苦满，心烦喜呕，口苦咽干。

治法：疏解少阳。

主方：小柴胡汤（《伤寒论》）加减。

常用药：柴胡、黄芩、半夏、生姜、大枣、甘草。

加减：胸胁疼痛者，加白芍、川楝子；食少纳呆者，加六神曲、广藿香；小便短赤者，加通草。

【其他疗法】

（一）中成药

1. 九味双解口服液 用于外感风热之发热。

2. 小儿热速清口服液 用于外感风热之发热。

3. 清瘟解毒丸 用于温热炽盛所致的发热。

4. 小儿化食丸 用于胃肠积热所致的发热。

（二）药物外治

1. 柴胡注射液，每次左右鼻孔各 2～3 滴，用于外感高热者。

2. 石膏、柴胡、大黄、金银花、芦根各 12g，煎水取汁 50～100mL 直肠滴入或保留灌肠，每 2～3 小时 1 次。或根据辨证处方中药煎剂每次 5～10mL/kg，直肠滴入或保留灌肠。

3. 温水泡足与搽浴，用温水浸足及毛巾浸温水拧开后擦拭患儿躯干四肢皮肤，用于高热无汗者。

（三）针灸疗法

选大椎、曲池、合谷穴行强刺激，不留针。十宣穴三棱针放血、耳尖放血。

【预防调护】

1. 注意休息，观察体温、脉象、呼吸、神志、大小便、出汗等情况的变化。

2. 保持室内空气新鲜及良好的通风,避免冷风冷气直接吹袭,并及时擦干汗液,松解衣裤以利散热。

3. 饮食宜清淡,忌食肥甘厚味及生冷之品,注意多饮开水,供给充足的热量和水分。

4. 保持大便通畅,观察排泄物性状,注意留取标本,并及时送检。

5. 积极治疗原发病。

6. 对曾有过高热惊厥者在应用退热药的同时,适当应用镇静剂,如安定、苯巴比妥等。

【案例分析】

李某,女,4岁。2017年12月15日初诊。

主诉:发热3天。患儿无明显诱因于3天前开始发热,自测体温最高39℃,反复不退,少许咳嗽,少许咯痰,稍流涕,胃纳可,大便调,睡眠可。否认禽类接触史、药物过敏史。查体:咽部充血(++),双侧扁桃体Ⅱ度肿大,双肺呼吸音清,未闻及干、湿性啰音,心脏查体无异常。舌边红,苔薄白,脉弦数。诊其为"邪在少阳"之小儿乳蛾,治以和解少阳、清肺化热,方选小柴胡汤加减。

方药:太子参10g,柴胡6g,黄芩6g,法半夏10g,炙甘草3g,桔梗10g,浙贝母10g,木蝴蝶10g,苦杏仁10g,白薇6g,前胡6g,苍耳子6g。4剂,1日1剂,水煎服。

二诊:经治疗后热退,无流涕,少许咳嗽,胃纳可,二便调,睡眠可。查体:咽部充血(+),双侧扁桃体Ⅰ度肿大。守前方去太子参、柴胡、黄芩、白薇,前胡,予石斛6g,鱼腥草10g,白前10g,紫菀10g,款冬花10g。4剂,1日1剂,水煎服。

按语:本案患儿寒热往来,发热反复不退,当属少阳病证,邪不在表,也不在里,汗、吐、下三法均不适宜,只可以和法治之。小柴胡汤出自张仲景的《伤寒论》,徐雯老师从经典古文中循其立意,用小柴胡汤治疗小儿邪在少阳之风热乳蛾。方中柴胡、黄芩为君药,柴胡既可散半表之邪,又可梳理少阳气机和肝胆气机,黄芩善清半里之热,两药相配,可和解表里,为半表半里同治之基础结构;臣以法半夏降逆化痰,桔梗载气上行,宣肺祛痰,一宣一降,宣降肺气以止咳,同时配合太子参补气和中,使邪不得复传入里;佐以苦杏仁、浙贝母、前胡宣肺止咳化痰,白薇清退虚热,木蝴蝶清热利咽,苍耳子宣通鼻窍;炙甘草调和诸药为使。诸药相合,共奏和解表里、清肺化热之效,可使邪气得解,少阳得和,上焦得通,津液得下,胃气得和,有汗出热解之功效。

(徐雯医案——摘自《广东省名中医徐雯儿科医论医案精粹》)

【古籍选录】

《素问·热论》:"帝曰:热病已愈,时有所遗者,何也?岐伯曰:诸遗者,热甚而强食之,故有所遗也。若此者,皆病已衰而热有所藏,因其谷气相薄,两热相合,故有所遗也。"

《伤寒明理论·发热》:"若热先自皮肤而发者,知邪气之在外也;若热先自里生而发达于表者,知邪气之在里也;举斯二者,为邪气在表在里而发热也。惟其在表在里,俱有发热,故邪在半表半里者,亦有发热之证。"

《保婴撮要·发热》:"小儿之热,有心、肝、脾、肺、肾五脏之不同,虚、实、温、壮四者之不一及表、里、血、气,阴、阳、浮、陷,与夫风、湿、痰、食,各当详之。"

第二节 夏季热

夏季热又称暑热证,因婴幼儿阴气未充、阳气未盛,夏季不耐暑热侵袭所致,临床以夏季长期发热、皮肤灼热、无汗或少汗、口渴、多尿，秋凉后症状多能自行消退等为特征。因其病发于夏季，故名夏季热。

本病多见于 3 岁以内的婴幼儿，6 个月以内或 5 岁以上少见。发病集中在 6、7、8 三个月，我国南方如华东、中南、西南等气候炎热地区多见。气温愈高，发病愈多，病情愈重，秋凉以后，症状多自行缓解。部分患儿可连续发病数年，但次年发病，其症状较上一年为轻，病程也较短。本病若无其他合并症，预后良好。随着生活和居住条件改善，发病率已明显下降，发病程度也逐渐减轻，不典型病例有增长趋势。根据本病的临床表现，可参考"疰夏""消渴""暑热""湿温"辨治。

【病因病机】

本病为季节相关性疾病，外因在于暑气为害，暑气熏蒸是发病的重要条件；内因在于小儿正气虚弱，入夏以后不能耐受暑气而患本病。多见于先天禀赋不足、肾气不充小儿，如早产儿、小于胎龄儿；或后天调护失宜，脾胃虚弱；或病后体虚，如泄泻、麻疹等气阴两伤者。病位主要在肺胃，可涉及脾肾。病机关键为初起热淫于上，肺胃津亏；后期脾肾阳虚，上盛下虚。

暑性炎热，易耗气伤津。若小儿不耐暑气，肌腠受灼，肺胃受侵，津液耗伤，则发热、口渴多饮；暑伤肺卫，腠理不开，又肺津为暑热所伤，津气两亏，水源不足，水液无以输布，则少汗或汗闭；暑伤脾气，中阳不振，气不化水，水液下趋膀胱而多尿。且汗尿均属阴津，同源而异物，汗闭则尿多，尿多则津伤，津伤必饮水自救，因而形成少汗或汗闭、口渴多饮、多尿。

疾病日久或小儿素体脾肾虚弱，暑气熏蒸，气阴耗伤，日久及阳，真阳受损，命门火衰，形成热淫于上、阳虚于下的"上盛下虚"证。

本病虽发生于夏季，但属小儿体质不耐暑气而发，并无暑邪外感，因而无暑邪入营入血之传变，至秋凉后可自愈。若缠绵日久可影响小儿体质。且随患儿年龄增长，体质逐渐强健，发病可逐年减轻并向愈。

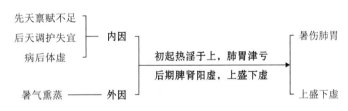

图 10-2 夏季热病因病机示意图

【临床诊断】

（一）诊断要点

1. 病史 早产儿或体质较差儿。

2. 发病季节 夏季热主要发于夏季暑热之时，一般发病多从五六月份开始，一直到秋凉后才痊愈。

3. 临床表现

（1）**发热** 多数患儿表现为暑天渐起病，原来体温正常，随着气温升高，体温随之上升，可在 38～40℃，一天之中随气温变化而变化，一般凌晨较低，午后升高。天气越热，体温越高；气温下降，体温亦随之降低。发热期可达 1～3 个月。随着入秋气候凉爽，体温自然下降至正常。

（2）**少汗或汗闭** 虽有高热，但汗出不多，仅在起病时头部稍有汗出，甚或无汗。

（3）**口渴** 初起口渴不甚明显，随着疾病发展，气候渐热、体温升高，口渴渐加剧，饮水亦随之增多。

（4）多饮多尿　患儿口渴逐渐明显，饮水日增，24 小时可饮水 2000～3000mL，甚至更多。小便清长，次数频繁，每日可达 20～30 次，或随饮随尿。

（5）其他症状　病初一般情况良好。发热持续不退时可伴食欲下降、形体不丰、面色少华，或倦怠乏力、烦躁不安等症，但很少发生惊厥。疾病日久见食少，消瘦，面色苍黄，以及四肢欠温，大便不调等。

4. 体征　一般无特殊体征。

5. 辅助检查　除周围血象部分患儿呈淋巴细胞百分数增高外，其他检查如结核菌素试验、风湿系列检查、胸部正位片、尿常规等均正常。

（二）鉴别诊断

与疰夏、湿温相鉴别　鉴别要点见表 10－2。

表 10－2　夏季热与疰夏、湿温鉴别要点

鉴别点	夏季热	疰夏	湿温
发病季节	暑天炎热季节	长夏季节	夏秋季节
病因	体质虚弱为本，暑气是条件	脾胃薄弱为本，暑湿是条件	湿热时行邪毒
病位	初起在肺胃，后期在脾肾	在足太阴脾经	病位在脾胃，循卫气营血传变
主症	发热持续、多饮多尿、汗闭	倦怠、食欲不振、大便不调	发热持续，身热不扬，口渴不显、尿不多，脘痞、腹胀、神情淡漠，舌苔腻，脉缓，玫瑰疹或白痦

【辨证论治】

（一）辨证思路

本病辨证主要辨虚实、病位。本病是因体质不足，不耐暑气熏蒸而发病。暑属火，多伤气阴。在辨证时要根据患儿的体质辨别是以伤及肺胃气阴为主、还是以伤及下焦肾之阳气为主。病初但见发热，口渴多饮，多尿，纳食如常，舌红脉数，为暑伤肺胃，以实证为主。病久见发热持续，面色苍白，下肢清冷，大便稀溏，舌淡脉无力，则由肺胃伤及于肾，真阳不足，上盛下虚，以虚证为主；若患儿素体阴亏，久病暑入阴分，阴亏火旺，可见阴虚内热之证。

（二）治疗原则

本病治疗以清暑泄热、益气生津为主；病久及肾，宜温下清上。清暑泄热重在清肺胃、泄内热，宜用辛凉清暑之品，不可过用苦寒，以免化燥伤阴；益气生津应当养肺胃，助中气，需选甘润之品，不可多用滋腻，以防碍滞；也不可峻补气阳，以免助热。上盛下虚者病位在心肺肾，肾阳不足，真阴亏损，心火上炎，肺热炽盛，治应温肾阳、清心火、清肺热，温下清上，并佐以潜阳；温下也不可峻补。药物治疗的同时可佐以食疗，并注意避暑降温，有助康复。

（三）分证论治

1. 暑伤肺胃

证候：时值夏令，发热持续，气温越高体温越高，皮肤灼热，少汗或无汗，口渴引饮，小便

频数，甚则饮一溲一，精神烦躁，口唇干燥，舌质红，苔薄黄，脉数。

证候分析：本证主要见于疾病的初期或中期。暑气熏蒸肺胃，肺胃蕴热，灼伤阴津，故发热持续不退，并伴口渴引饮，精神烦躁，口唇干燥；肺胃热炽，灼伤津液，上焦枯涸，饮水不能解渴，则随饮随渴，大渴多饮；暑热伤气，肺脾气虚，不能化水，下趋膀胱，故多尿；汗尿同源，故汗闭则尿多。

辨证要点：夏令持续发热、汗闭、口渴、多饮、多尿，舌质红，苔薄黄。

治法：清暑益气，养阴生津。

主方：王氏清暑益气汤（《温热经纬》）加减。

常用药：西瓜翠衣、荷梗、北沙参、石斛、麦冬、知母、竹叶、黄连、粳米、甘草。

加减：初起兼见鼻塞、无汗、苔白者，去黄连、沙参，加香薷、紫苏梗、薄荷；烦躁明显者，加莲子心、玄参；神疲纳少者，加白术、麦芽；舌苔白腻者，加广藿香、佩兰、扁豆花。

若胃热偏亢，高热烦渴引饮，可合用白虎加人参汤；大便秘结者，加大黄，或合用调胃承气汤；若暑气伤津，烦渴欲呕，舌红苔少者，改予竹叶石膏汤；若暮热晨凉，手足心热，舌质红绛，无苔或少苔等热留阴分者，予青蒿鳖甲汤；若身热不扬，大便不调，舌苔薄腻等暑湿伤脾者，可用七味白术散。

2. 上盛下虚

证候：盛夏发热日久不退，朝盛暮衰，口渴多饮，无汗或少汗；精神萎靡或虚烦不安，面色苍白，下肢清冷，小便清长、频数无度，大便稀溏，舌淡，苔薄，脉细数无力。

证候分析：此证多见于病程迁延日久，或脾肾素亏者。久病气阳耗伤，真元亏虚，故见精神萎靡，面色苍白，饮食不振，大便稀溏，下肢清冷，小便澄清、频数无度；暑气未解，阴津继耗，心火偏亢，故身热不退、朝盛暮衰，虚烦不宁，口渴多饮。

辨证要点：盛夏发热日久，口渴多饮，下肢清冷，小便清长、频数无度，大便稀溏。

治法：温补肾阳，清心护阴。

主方：温下清上汤（《儿科名家徐小圃学术经验集》）加减。

常用药：附子、黄连、龙齿、磁石、补骨脂、菟丝子、覆盆子、桑螵蛸、益智。

加减：心烦口渴，舌红赤者，加淡竹叶、玄参、莲子心；热伤阴津，口渴多饮者，加石斛、天花粉；肾阴肾阳俱亏者，改予白虎加人参汤合金匮肾气丸加减。

【其他疗法】

（一）中成药

1. 生脉饮口服液　用于暑伤肺胃证，偏气阴耗伤者。

2. 健儿清解液　用于暑伤肺胃证，偏热重纳差者。

3. 藿香正气滴丸　用于暑伤肺胃证，暑湿伤脾者。

（二）推拿疗法

推三关，退六腑，分阴阳，推脾土，清天河水，揉内庭、解溪、足三里、阴陵泉，摩气海、关元。1日1次，7日为1个疗程。用于暑伤肺胃证。

（三）针灸疗法

取足三里、中脘、大椎、风池、合谷等穴，视病情行补泻手法。如下虚（肾阳虚）者加用肾俞，针后加艾条灸。每穴 2~3 分钟，1 日 1 次，7 次为 1 个疗程，一般治疗 1~2 个疗程。

【预防调护】

1. 改善居住条件，注意通风，保持凉爽。有条件者使用室内空调或易地避暑。

2. 加强体格锻炼。防治各种疾病，特别是麻疹、泄泻、呕吐、肺炎喘嗽、疳证等，病后要注意调理，恢复其健康体质。

3. 采用空调降低病室温度，保持在 26~28℃ 为宜。

4. 饮食宜清淡，注意营养物质的补充，少喝白开水，可用西瓜汁、金银花露等代茶。高热时可适当用物理降温。常洗温水浴，可帮助发汗降温。注意皮肤清洁，防止合并症出现。

【案例分析】

路幼，壮热旬日，头额无汗，渴饮溺长，便黏不化，四肢清冷，入晚烦躁，涕泪俱少，舌白微糙，脉濡数。上盛下虚，不易霍然。川羌活 4.5g，黄厚附片 9g（先煎），小川连 1.8g，蛤粉 9g（包煎），天花粉 9g，活磁石 30g（先煎），煨益智仁 9g，补骨脂 9g，覆盆子 9g，菟丝子 9g，粉葛根 4.5g，莲子心 2.1g，鲜石菖蒲 6g。

按语：本例暑热证，因汗闭苔糙，用羌活以解表胜湿，渴饮、烦躁为上热，溺长、肢冷为下寒，故以黄连清上热，附子温下寒为主；复以蛤粉、天花粉清热生津护阴，覆盆子、菟丝子、益智仁、补骨脂益肾缩泉，磁石潜镇浮阳，葛根升提止泻，莲子心清心，鲜菖蒲开窍。由此可见，先生用药有其独特经验，足资借鉴。

（徐小圃医案——摘自《徐小圃医案医论集》）

【古籍选录】

《素问·热论》："凡病伤寒而成温者，先夏至日者为病温，后夏至日者为病暑，暑当与汗皆出，勿止。"

《丹溪心法·中暑》："注夏属阴虚，元气不足，夏初春末，头疼脚软，食少体热者是。宜补中益气汤，去柴胡、升麻，加炒柏、白芍药。挟痰者，加南星、半夏、陈皮煎服。又或用生脉汤。"

《证治准绳·幼科证治准绳》："脾为太阴，位属坤土，喜燥而恶湿，故凡脾胃之气不足者，遇长夏润溽之令，则不能升举清阳，健运中气，又复少阳相火之时，热伤元气，则肢体怠惰不收，两脚痿弱，嗜卧发热，精神不足，饮食少思，口中无味，呼吸短乏气促，目中视物，小便赤数，大便不调，名曰注夏。"

《杂病源流犀烛·暑病源流》："疰夏，脾胃薄弱病也。然虽由脾胃薄弱，亦必因胃有湿热及留饮所致。昔人谓痿发于夏，即名疰。以疰夏之证，必倦怠，四肢不举，羸瘦，不能食，有类于诸痿故也。然疰夏与痿，其原毕竟有异，且痿为偶患之疾，此为常有之事，凡幼弱人多有之，故必以清暑益气，健脾扶胃为主也。"

《伤暑论·上焦中焦篇》："肺胃伤暑，热邪脉证轻浅者，名曰冒暑。不得用重剂，清暑养胃汤主之。"

《陈氏幼科秘诀·暑》："小儿脾胃虚弱，腠理开疏，暑气乘虚而入，有似惊风者，宜香薷饮、黄连解毒汤俱可，六一散调服。"

第三节　传染性单核细胞增多症

传染性单核细胞增多症简称"传单"，是由 EB 病毒引起的急性感染性疾病，临床表现多样化，以发热、咽峡炎、淋巴结及肝脾肿大，周围血象异形淋巴细胞和单核细胞增多为主要特征。属中医学温病范畴。

本病秋冬季发病率稍高，多为散发，偶见流行。任何年龄皆可发病，多数病例呈良性经过，年长儿症状较重，严重病例可出现脑炎、格林巴利综合征、肺炎、呼吸道梗阻等并发症。本病病程长短不一，自数周至数月不等。患病后一般可获得终生免疫。

【病因病机】

本病病因为外感温热病邪。疾病多循卫气营血传变，初在肺卫，结于咽喉，继而传入气营，亦内传脏腑，流注经络，伤及营血。热、毒、痰、瘀等因素可贯穿始终，热毒内传，灼津为痰，熬血成瘀，痰瘀互结，耗气伤阴为本病的基本病理。

温热病邪从口鼻而入，首犯肺胃，卫表失和，肺失宣肃则恶寒发热头痛；上攻咽喉则咽红肿痛；胃失和降则恶心呕吐。热毒炽盛，由表入里，传入气营，则壮热烦渴；热毒炼液为痰，凝血为瘀，痰火瘀结，上攻咽喉则咽喉肿痛溃烂，流注经络则淋巴结肿大，充斥脏腑则腹中积聚痞块（肝脾肿大）。热毒内窜营血，迫血妄行，可见皮疹发斑，或衄血尿血等症状。由于热毒内陷心肝，可发为抽搐昏迷；痰热内闭于肺，发为咳嗽痰喘；痰火流窜脑络，可致目眼歪斜、失语瘫痪；若夹湿邪瘀滞肝胆，则发为黄疸。本病程较长，病至后期气耗阴伤，同时热毒痰瘀之邪不易速清，常瘀滞流连，症状消失缓慢。

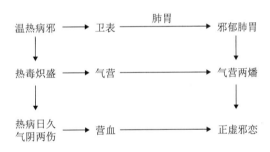

图 10-3　传染性单核细胞增多症病因病机示意图

【临床诊断】

（一）诊断要点

1. 病史　发病前 1~2 周有本病接触史。

2. 临床表现

（1）起病初始，可有轻重不同的前驱症状，如全身不适、畏寒发热、乏力、恶心呕吐、食欲不振等。

（2）发病期典型表现　①不规则发热：体温在 38~40℃，热程大多 1~2 周，少数可达数月。虽有高热但中毒症状不显著。②淋巴结肿大：颈后及全身淋巴结肿大与发热同时出现，并轻度压痛，大小不等，无粘连，在病程第 1 周即可出现，2 周后逐渐消退，少数持续数月甚至数年。③咽峡炎：有咽部充血、扁桃体肿大，可见灰白色假膜，易剥脱，少数有溃疡。④肝脾肿大：约半数有轻度脾肿大，偶可发生脾破裂。肝大者可有肝功能异常，并伴有急性肝炎的上消化道症状，部分有轻度黄疸。⑤皮疹：10%~20% 的病例在病后 1 周出现皮疹，其形态呈多样性，或斑丘疹，或猩红热样皮疹，或麻疹样皮疹，以躯干部为主，数日内渐退。

（3）本病常累及肺、肝、肾、脑等器官，而出现咳喘、黄疸、血尿，惊厥及瘫痪失语等症状，病程 2~4 周。恢复期全身症状消退，但精神疲软，淋巴结及脾肿大消退较慢，持续数周或数月。

3. 辅助检查

（1）血常规 起病1周末白细胞总数可上升至（10~20）×10⁹/L，分类以单核和淋巴细胞增多为主，占白细胞总数60%或以上，异型淋巴细胞>10%或绝对值>1.0×10⁹/L，依其形态可分为空泡型、不规则型和幼稚型三型。

（2）血清嗜异性凝集试验 比值>1:64，豚鼠肾吸收后>1:40，牛红细胞吸附后为阴性。

（3）EB病毒抗体测定 IgM、IgG在起病1周内即可出现，前者持续4~8周，后者终生存在。

（二）鉴别诊断

与巨细胞病毒感染、溶血性链球菌感染、传染性淋巴细胞增多症、急性淋巴细胞白血病相鉴别 鉴别要点见表10-3。

表10-3 传染性单核细胞增多症与巨细胞病毒感染、溶血性链球菌感染、传染性淋巴细胞增多症、急性淋巴细胞白血病鉴别要点

鉴别点	传染性单核细胞增多症	巨细胞病毒感染	溶血性链球菌感染	传染性淋巴细胞增多症	急性淋巴细胞白血病
症状和体征	长期不规则发热，可见淋巴结肿大、咽峡炎、肝脾肿大，可伴有以躯干部为主的多形性皮疹	长期发热、肝脾肿大等症状类似传染性单核细胞增多症，但很少出现咽痛和淋巴结肿大	发热、咽峡炎、淋巴结肿大等症与传染性单核细胞增多症早期类似	发病年龄以10岁以下为主，可有轻度发热，上呼吸道感染或胃肠道症状	发热，淋巴结、肝脾肿大
辅助检查	外周血白细胞总数升高，以单核及淋巴细胞增多为主，异型淋巴细胞>10%或绝对值>1.0×10⁹/L。血清嗜异性凝集试验阳性。EB病毒抗体测定阳性	血清嗜异性凝集试验阴性。血清特异性巨细胞病毒IgM抗体测定和巨细胞病毒分离可确诊。尿中发现巨细胞病毒包涵体也有助于鉴别	血象中中性粒细胞增多，咽拭子细菌培养可得阳性结果，且青霉素治疗有效	外周血白细胞总数可升高，分类中以成熟淋巴细胞为主，占60%~90%，异型淋巴细胞并不增高，骨髓象正常，嗜异性凝集试验阴性	嗜异性凝集试验阳性，血液异常淋巴细胞呈多形性，红细胞及血小板大多正常，骨髓象白幼稚细胞比例不增高

【辨证论治】

（一）辨证思路

本病的发生、发展、转归，呈温病演绎，具有卫气营血的一般传变规律，辨证的关键在于分清卫气营血的不同阶段，抓住热、毒、痰、瘀的病机本质，以及实证、虚证的相互转化和兼夹。

1. 辨轻重 邪在卫分气分，常以发热，咽峡炎、淋巴结及肝脾肿大为主，属轻证；邪在气营（血）分，常伴咳喘，黄疸，热盛动风，为重证。由于本病表现复杂多样，虽有上述病变规律，但主症表现往往以某一器官为著，构成了临床上的不同分型。

2. 辨虚实 本病初中期，邪在卫、气、营分，属实证；后期，津伤气耗，正虚邪恋，迁延不愈，属虚证。辨证时要抓住热、毒、痰、瘀这一基本病理特征，痰结者可见全身淋巴结肿大，血瘀则可见肝脾肿大。病程迁延反复不愈者，可呈现虚中夹实证候，均需细辨。

（二）治疗原则

本病以清热解毒，化痰祛瘀为基本治则。在卫宜疏风解表，在气则清气泄热，化痰散结，毒

入营血宜清营凉血，后期气阴耗伤则需益气养阴，兼清余邪，若兼湿邪夹杂，则应化湿利湿，通络达邪。

（三）分证论治

1. 邪郁肺胃

证候：发热，微恶风寒，咽红疼痛，颈部臖核肿大，纳差，恶心呕吐，舌边尖红，苔薄白或薄黄，脉浮数。

证候分析：温疫时邪，初犯肺卫，故发热，微恶风寒，咽红疼痛；邪郁化热，热毒瘀滞，则见臖核肿大；邪犯胃腑，则纳差，恶心呕吐；舌边尖红、苔薄白或薄黄、脉浮数为邪郁肺胃之象。

辨证要点：发热恶风，咽红疼痛，颈部臖核肿大，舌边尖红，苔薄白或薄黄，脉浮数。

治法：疏风清热，清肺利咽。

主方：银翘散（《温病条辨》）加减。

常用药：金银花、连翘、淡豆豉、山慈菇、瓜蒌、牛蒡子、荆芥、薄荷、芦根、桔梗、甘草。

加减：咽喉肿痛者，加马勃、射干、山豆根；臖核较大者，加夏枯草、浙贝母、蒲公英；皮疹色红者，加紫草、白鲜皮、蝉蜕。

2. 气营两燔

证候：壮热烦渴，咽喉红肿疼痛，乳蛾肿大，甚则溃烂，口臭便秘，面红唇赤，皮疹显露，臖核肿大，胁下痞块，舌质红，苔黄糙，脉洪数。

证候分析：表邪不解，入于肺胃，热毒内炽，故壮热烦渴，口臭便秘；邪毒化热，上攻咽喉，则咽喉红肿疼痛，乳蛾肿大，甚则溃烂；痰热瘀血互结，则臖核肿大，胁下痞块；舌质红、苔黄糙、脉洪数为气营两燔之象。

辨证要点：咽喉肿痛，壮热烦渴，臖核肿大，胁下痞块，舌质红，苔黄糙，脉洪数。

治法：清气凉营，解毒利咽。

主方：清瘟败毒饮（《疫疹一得》）加减。

常用药：石膏、知母、甘草、黄连、黄芩、栀子、水牛角、地黄、赤芍、牡丹皮、连翘、玄参、桔梗。

加减：胁下痞块者，可合用清肝化痰丸加减。发热目黄，皮肤黄染者，可合用茵陈蒿汤加减。咳嗽气急，鼻扇，口唇紫绀者，可合用麻杏石甘汤加减。颈项强直，神识不清，肢体抽动，或瘫痪，口眼歪斜，吞咽困难，失语，斜视，痴呆，迟钝者，可合用犀地清络饮加减。

3. 正虚邪恋

证候：病程日久，发热渐退，或见低热，臖核肿大、胁下痞块明显缩小，气短乏力，口渴少饮，小便短赤，大便干结，舌质淡或红，苔少或花剥，脉细弱。

证候分析：热病日久，气阴两伤，余邪未尽，故发热渐退，或见低热，臖核肿大、胁下痞块明显缩小；伤气者，则气短乏力；伤阴者，见口渴少饮，小便短赤，大便干结；舌质淡或红、苔少或花剥、脉细弱乃气阴两伤之象。

辨证要点：发热渐退，或见低热，臖核肿大、胁下痞块明显缩小，舌质淡或红，苔少或花剥，脉细弱。

治法：益气生津，清解余热。

主方：青蒿鳖甲汤（《温病条辨》）加减。

常用药：青蒿、鳖甲、地黄、知母、牡丹皮、桃仁、赤芍。

加减：食欲不振者，加谷芽、麦芽；臖核肿大肿大经久不消者，加玄参、牡蛎、夏枯草；胁下痞块较大者，加丹参、郁金、三棱、莪术；小便黄赤，淋沥不尽者，加白茅根、大蓟、小蓟。

【其他治疗】

（一）中成药

1. 抗病毒颗粒　用于热毒炽盛，痰热流注证。

2. 五福化毒丹　用于热毒炽盛证。

3. 小儿化毒散　用于痰热流注证。

4. 安宫牛黄丸　用于热陷心肝证，高热神昏者。

5. 紫雪散　用于热陷心肝证，抽搐频繁者。

6. 生脉口服液　用于恢复期气阴两虚证。

（二）药物外治

1. 锡类散或冰硼散　适量，喷吹于咽喉部位。适用于咽喉红肿溃烂者。

2. 三黄二香散　黄连、黄柏、大黄、乳香、没药各适量，共研末。先用浓茶汁调匀湿敷肿大的淋巴结，干后换贴，后用香油调敷，每日 2 次，直至淋巴结消失。适用于淋巴结肿大。

3. 如意金黄散　用茶或醋调敷在肿大的淋巴结上，每日换敷 2 次，有清热解毒、散结消肿之效。

（三）西医治疗

1. 抗病毒治疗　无环鸟苷和丙氧鸟苷早期应用可缓解症状，可用 7 天。也可应用 EBV 特异性免疫球蛋白。

2. 对症治疗　高热者可予物理降温，亦可用退热剂。注意口腔清洁和水、电解质平衡。继发细菌性咽峡炎、肺炎者，应做咽拭子培养，给予敏感抗生素。对持续高热、重症肝炎伴黄疸、心肌炎、咽喉水肿、血小板减少、溶血性贫血及中枢系统严重合并症者，可用肾上腺皮质激素治疗。

3. 急症处理　本病最严重的并发症为脾破裂。常发生在疾病的第 2 周，触摸脾脏或轻微创伤均可引起。应及时确诊，迅速处理。宜迅速补充血容量，输血和脾切除。

【预防调护】

1. 急性期患儿应予呼吸道隔离，口腔分泌物及其污染物要严格消毒。集体机构发生本病流行，可就地隔离检疫。

2. 急性期患儿应卧床休息 2~3 周，减少体力消耗。

3. 高热期间多饮水，进食清淡易消化的食物，保证营养及足够热量。

4. 注意口腔清洁卫生，防止口腔、咽部并发感染。

5. 出现并发症如肺炎、肝炎、心包炎、心肌炎、神经系统疾病，按各疾病常规进行护理。

6. 脾大者避免剧烈运动及外伤，防止脾破裂。

【案例分析】

端某，男，3 岁。

患儿因发热 2 周，用抗生素无效而来中医门诊。体温在 37~38.5℃，每天晨起及上午热轻，午后热重，每次体温上升以前均有恶寒现象（往来寒热），轻咳有痰，口微渴，尿黄，胃纳欠佳，大便正常，颈、腋下及腹股沟有淋巴结肿大，尤其以颈淋巴结肿大为著，可触及小枣大小淋巴结多个，活动，不粘连。血常规示白细胞总数 $18 \times 10^9/L$，淋巴细胞比例为 60% 左右，异常淋巴细胞比例为 8%，肝大 7.5cm，脾 3cm。中医所见：面色㿠白，精神尚好，无烦躁不安现象，舌尖红，舌苔淡黄腻，脉弦滑略数。

西医诊断：传染性单核细胞增多症。

辨证：湿热留恋，郁结少阳。

治法：清化湿热，和解少阳，化痰破结。

处方：蒿芩清胆汤加减。

青蒿 10g，黄芩 10g，柴胡 10g，枳壳 6g，金银花 10g，连翘 10g，茵陈 10g，滑石 10g，青黛 10g，夏枯草 10g，土贝母 6g，瓜蒌 15g，槟榔 6g。7 剂。

效果：服药 3 剂发热即退，淋巴结亦见明显缩小，原方继服 6 剂淋巴结缩小接近正常，血象：白细胞总数 $9.6 \times 10^9/L$，异常淋巴细胞比例为 2%，肝明显缩小，脾已不能触及，病愈而停药。

按语：薛生白曰"寒热如疟，湿热阻遏膜原"。在长期发热病例中，如表现为往来寒热，类似疟疾，则有湿阻膜原的可能，在结合其他脉证加以确定。此证往来寒热 2 周，苔腻脉弦，可以确立这一辨证。湿热为阴阳合邪，在机体阳气衰弱时邪气方盛，故而在下午与晚间发热加重，颈与腋下以及腹股沟为少阳经气所过处，此处淋巴结肿大为湿热郁结成痰，郁结少阳经所致。又因苔腻而黄，舌尖红，脉数，呈现湿热并重，故方选蒿芩清胆汤加减。方中青蒿、柴胡、黄芩和解表里，清热透邪；茵陈、连翘、滑石、青黛清热利湿；枳壳、槟榔理气破湿热之结；土贝母、夏枯草、连翘配合瓜蒌化痰散结以消痰核，金银花清热解毒。

（周耀庭医案——摘自《周耀庭临床经验集》）

【古籍选录】

《诸病源候论·小儿杂病诸候二》："四时之间，忽有非节之气伤人，谓之天行。大体似伤寒，亦头痛壮热，其热入于脾胃，停滞则发黄也。脾与胃合，俱象土，其色黄，而候于肌肉。热气蕴积，其色蒸发于外，故发黄也。"

《温病条辨·上焦篇》："温毒者，诸温夹毒，秽浊太甚也。"

《诸病源候论·小儿杂病诸候四》："风热毒气客于咽喉、颔颊之间，与血气相搏，结聚肿痛。"

《素问·阴阳应象大论》："冬伤于寒，春必温病。"

第四节 皮肤黏膜淋巴结综合征

皮肤黏膜淋巴结综合征又名川崎病，是一种以全身血管炎性病变为主要病理改变的急性发热性出疹性疾病，临床以发热、皮疹、球结膜充血、草莓舌、颈淋巴结肿大、手足硬肿为特征，属于中医学温病范畴。

本病的病因尚未明了，现在多认为是一定易患宿主对多种感染病原触发的一种免疫介导的全身性血管炎。好发于婴幼儿，男女比例为 1.5∶1，病程多为 6~8 周，有些患儿的心血管症状可持续数月至数年。绝大多数患儿经积极治疗可以康复，仅有 1%~2% 死亡率，死亡原因多为心肌炎、动脉瘤破裂及心肌梗死。

【病因病机】

本病的病因为感受温热邪毒，邪毒从口鼻而入，犯于肺卫，蕴于肌腠，入营扰血所致。病变脏腑以肺胃为主，常累及心肝肾诸脏。

温热邪毒，初犯肺卫，蕴于肌腠，酿生发热。入里化火，内犯肺胃，阳热亢盛，炽于气分，熏蒸营血，动血耗血，但见壮热不退，皮肤斑疹，口腔黏膜及眼结膜充血等症；热毒痰邪凝滞经络，臖核肿大疼痛；热盛伤津，致口干，舌红，草莓舌。热炽营血，血液凝滞，运行不畅，造成血瘀诸症。病之后期，热去而气阴耗伤，疲乏少力，指趾皮肤蜕皮。

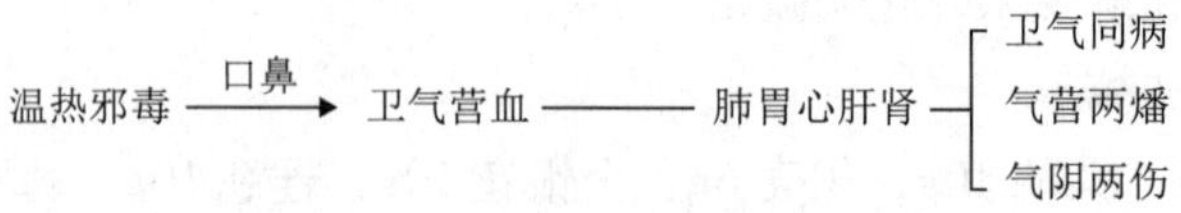

$$温热邪毒 \xrightarrow{口鼻} 卫气营血 \longrightarrow 肺胃心肝肾 \left\{ \begin{array}{l} 卫气同病 \\ 气营两燔 \\ 气阴两伤 \end{array} \right.$$

图 10-4　皮肤黏膜淋巴结综合征病因病机示意图

【临床诊断】

（一）诊断要点

1. 病史　发病前可能有相关病原体感染。流行病学资料提示立克次体、丙酸杆菌、葡萄球菌、链球菌、支原体感染等可能为发病诱因，但均未证实。

2. 临床表现

高热持续不退，抗生素治疗无效。双目红赤，口唇焮红，手足硬肿，皮肤可见红色斑丘疹，颈部、颌下肿痛。并发心包炎、心肌炎者可有心悸、胸闷等表现，甚者并发心肌梗死和冠状动脉瘤破裂可导致猝死。部分重证患儿也可出现胆囊积液、关节炎、无菌性脑脊髓膜炎、面神经瘫痪、热性惊厥、肺梗死、虹膜睫状体炎等的相关表现。

3. 体征

（1）球结膜充血，多于起病 3~4 天出现，无脓性分泌物，热退后可消散。

（2）口唇充血皲裂，口腔黏膜弥漫充血，舌乳头突起、充血，呈草莓舌。

（3）急性期手足硬性水肿和掌跖红斑；恢复期指（趾）端甲下和皮肤交界处出现膜样蜕皮，指（趾）甲可见横沟，重者指（趾）甲可脱落。

（4）发病第 1 周内皮肤出现多形性红斑和猩红热样皮疹，肛周皮肤发红、蜕皮。

（5）单侧或双侧颈部淋巴结肿大，有触痛，表面不红，无化脓。

（6）合并冠状动脉病变、胆囊积液、关节炎、无菌性脑脊髓膜炎、面神经瘫痪、高热惊厥、肺梗死、虹膜睫状体炎等重证患儿可出现相应的体征。

4. 辅助检查

（1）血液学检查　外周血白细胞增高，以中性粒细胞为主，伴核左移，轻度贫血，血小板于发病第 2~3 周时增多，血沉明显增快，C 反应蛋白增高。

（2）心电图　早期呈非特异性 ST-T 变化；心包炎时可有广泛 ST 段抬高和低电压；心肌梗死时 ST 段明显抬高、T 波倒置及异常 Q 波。

（3）胸部 X 线平片　肺部纹理增多、模糊或有片状阴影，心影可扩大。

（4）超声心动图　急性期可见心包积液，左室扩大，二尖瓣、主动脉瓣或三尖瓣反流；可有冠状动脉扩张、冠状动脉瘤、冠状动脉狭窄等异常表现。

（二）鉴别诊断

与渗出性多形红斑、猩红热以及幼年特发性关节炎相鉴别　鉴别要点见表10-4。

表10-4　皮肤黏膜淋巴结综合征与渗出性多形红斑、猩红热及幼年特发性关节炎鉴别要点

鉴别点	皮肤黏膜淋巴结综合征	渗出性多形性红斑	猩红热	幼年特发性关节炎
发热特点	高热持续7~14天，抗生素治疗无效，丙种球蛋白治疗有效	轻型无发热，重症可有高热，免疫抑制剂治疗有效	多以发热为初起表现，高热持续，用抗生素治疗后很快热退	初期可有高热，逐渐转为低热，发热持续时间可达数月，并反复发作。免疫抑制剂治疗有效
皮疹特点	发病2~4天可出现多形性红斑或猩红热样皮疹，1周左右消退	婴儿少见，皮疹范围广泛，有疱疹及皮肤糜烂出血，有口腔溃疡	发热24小时内出疹，为均匀分布的针尖大小充血性丘疹，压之退色伴有痒感，2~3天退尽，重者可持续1周，疹退后有皮肤脱屑	皮疹时隐时现，皮疹出现与发热有关，热退疹退，热起疹现
其他症状	球结膜充血、草莓舌、手足硬肿、颈淋巴结肿大、冠状动脉扩张或出现冠状动脉瘤等	口腔黏膜溃疡	咽峡炎、口周苍白圈、帕氏线、杨梅舌等。治疗不及时，病程第2、3周可出现心、肾及关节滑囊的变态反应性炎症损害	多关节肿痛，可伴有全身多脏器功能损害

【辨证论治】

（一）辨证思路

本病按卫气营血辨证。初起邪在肺卫，症见发热恶风，咽红，多为时短暂；热炽气分，高热持续，口渴喜饮，皮疹显现；继入营血，症见斑疹红紫，草莓舌，烦躁嗜睡；后期气阴两伤，症见疲乏多汗，指趾蜕皮。本病易于形成瘀血证，症见斑疹色紫，手足硬肿，舌质红绛，指纹紫滞等，若是瘀血阻塞脉络，还可见心悸、右胁下癥块等多种征象。

（二）治疗原则

本病以清热解毒，活血化瘀为基本治疗原则。因瘀血贯穿始终，故应注意活血化瘀法在疾病各期的灵活应用。温毒之邪多从火化，最易伤阴，治疗中又要分阶段滋养胃津，顾护心阴。

（三）分证论治

1. 邪在卫气

证候：持续高热，微恶风，唇红目赤，口腔黏膜潮红，咽红或痛，手足微肿稍硬，手掌、足底潮红，皮疹显现，颈部臖核肿大，肛周皮肤发红，口渴喜饮，或伴咳嗽，纳差，舌质红，苔薄黄，脉浮数，指纹紫红。

证候分析：感受温热邪毒，邪正相争，郁于卫表，腠理失疏，则持续高热，微恶风；温邪上受，侵袭咽、眼，则目赤咽红；温邪伤津，则口渴喜饮；热毒内蕴肌腠，流注经络，则见身起皮疹、手掌足底潮红；温热邪毒搏结，痰阻脉络，则颈部臖核肿大；邪由口鼻而入，上犯于肺，肺气失宣，则咳嗽；舌质红、苔薄、脉浮数、指纹紫红为温热之象。

辨证要点：高热不退，目赤咽红，皮疹，手掌足底潮红，颈部臖核肿大。

治法：清热解毒，辛凉透表。

主方：银翘散（《温病条辨》）加减。

常用药：金银花、连翘、薄荷、板蓝根、牛蒡子、玄参、芦根。

加减：高热烦躁者，加石膏、知母；颈部瘰核肿大者，加浙贝母、僵蚕；手掌足跖潮红者，加地黄、黄芩、牡丹皮；口渴唇干者，加天花粉、麦冬；关节肿痛者，加桑枝、虎杖。

2. 气营两燔

证候：壮热不退，昼轻夜重，斑疹遍布，斑疹多形色红，唇赤干裂，口腔黏膜弥漫充血，双目红赤，手足硬肿潮红，指、趾端膜样蜕皮，肛周皮肤发红或蜕皮，颈部瘰核肿痛，口干渴，或伴烦躁不宁，舌质红绛，状如草莓，苔黄，脉数，指纹紫滞。

证候分析：本证多见于极期，气营两燔，热炽三焦。偏气分热盛，可见壮热口渴；偏营血分热盛，则可见发热夜重、肌肤斑疹、手足硬肿潮红；热毒上攻则两目红赤；热扰心神，则烦躁不宁或嗜睡；热毒炼液成痰，流注经络，则关节痛，瘰核肿大；舌质红绛、唇红皲裂、草莓舌为热炽营血，化火伤阴之象。

辨证要点：壮热不退，身热夜甚，烦躁口渴，肌肤斑疹红紫，手足硬肿，草莓舌。

治法：清气凉营，解毒化瘀。

主方：清瘟败毒饮（《疫疹一得》）加减。

常用药：水牛角、牡丹皮、赤芍、石膏、知母、黄芩、栀子、玄参、地黄。

加减：大便秘结者，加用大黄；热重阴伤者，加麦冬、石斛、淡竹叶；腹痛泄泻者，加黄连、木香、苍术；颈部瘰核肿痛者，加夏枯草、蒲公英。

3. 气阴两伤

证候：低热留恋或身热已退，指、趾端蜕皮或脱屑，斑疹消退，倦怠乏力，动辄汗出，手足心发热，咽干口燥，口渴欲饮，或伴心悸，纳少，盗汗，舌红少津，苔少，脉细弱不整，指纹淡。

证候分析：疾病恢复期，正虚邪退，气阴两虚，则热退汗出，倦怠乏力；胃气、胃阴亏虚，无力运化，则纳少；温热伤津，阴津亏虚，则咽干唇裂，口渴喜饮；余热未尽，阴津耗伤，则指趾端蜕皮、潮红脱屑；心之气阴受损，则见心悸，脉细弱不整；舌红少苔、指纹淡为气阴不足之象。

辨证要点：身热已退，斑疹消退，指趾端蜕皮，倦怠乏力，咽干口燥，自汗盗汗。

治法：益气养阴，清解余热。

主方：沙参麦冬汤（《温病条辨》）加减。

常用药：北沙参、麦冬、地黄、玄参、玉竹、天花粉、太子参、白术、白扁豆。

加减：纳呆者，加茯苓、山楂、六神曲；低热不退者，加地骨皮、银柴胡；大便硬结者，加瓜蒌子、火麻仁；心悸，脉律不整者，加牡丹皮、黄芪、甘草。

【其他疗法】

（一）中成药

1. 双黄连口服液　用于邪在卫气证。

2. 小儿化毒散　用于气营两燔证。

3. 生脉饮口服液　用于气阴两伤证。

4. 丹参滴丸　用于血瘀证。

（二）针灸疗法

热在卫气者，取穴大椎、曲池、合谷、十宣，快针强刺激，泻法不留针；热在气营，扰动心神者，取穴心俞、神门、内关，平补平泻法，留针 20 分钟。1 日 1 次，5 天为 1 个疗程。

（三）西医治疗

1. 静脉注射丙种球蛋白（IVIG） 剂量为 1 ~ 2g/kg，推荐剂量为 2g/kg，于 8 ~ 12 小时静脉缓慢滴注。宜于发病早期（10 日以内）应用，可迅速退热、预防冠状动脉病变发生。部分患儿对 IVIG 无反应，可重复使用 1 ~ 2 次。使用 IVIG 的患儿在 11 个月内不宜接种麻疹、风疹、腮腺炎和水痘疫苗，因为 IVIG 会干扰活病毒疫苗的免疫应答。

2. 阿司匹林 30 ~ 50mg/（kg·d），分 2 ~ 3 次服，热退后 3 天逐渐减量，2 周左右减至 3 ~ 5mg/（kg·d），维持 6 ~ 8 周。如有冠状动脉病变时，应延长用药时间，直至冠状动脉恢复正常。

3. 糖皮质激素 IVIG 治疗无效的患儿可考虑使用糖皮质激素，但为防止血栓形成，不宜单独使用，可与阿司匹林和双嘧达莫联合应用。剂量为泼尼松每日 2mg/kg，晨顿服，用药 2 ~ 4 周。

4. 其他治疗 包括抗血小板聚集、对症治疗、补充液体、控制心力衰竭、溶栓治疗，以及冠状动脉搭桥术等。

【预防调护】

1. 本病病因不明，可能与感染、环境污染、遗传等因素有关，无特异性预防措施，应积极防治各种感染性疾病。

2. 饮食宜清淡新鲜，补充足够水分，保持口腔清洁，适度卧床休息。

3. 密切观察病情变化，及时发现并发症。

4. 本病患儿须随访半年至 1 年。有冠状动脉扩张者须长期随访，每半年至少作 1 次超声心动图检查，直到冠状动脉扩张消失为止。

【案例分析】

虞某，男孩，17 个月。初诊 2000 年 2 月 10 日。

代主诉：高热 1 周入院。

现症：体温 39 ~ 40℃，纳呆少食，神萎。躯干部可见斑丘疹，手掌、脚底出现弥漫性红斑，眼结膜充血明显，右颈部扪及黄豆大小淋巴结数个，心肺无异常发现，舌质红绛，苔薄白，脉滑数。

中医诊断：高热。

西医诊断：川崎病（皮肤黏膜淋巴结综合征）。

辨证：气营两燔。

治法：清热解毒，凉血滋阴。

方药：水牛角 15g（先煎），生地黄 10g，玄参 5g，丹皮 5g，赤芍 5g，黄芩 5g，生石膏 15g，僵蚕 5g，生甘草 3g。7 剂。

二诊（2000 年 2 月 17 日）：患儿体温降至正常，但出现纳呆少食，神萎，手足部脱皮，唇干红，面色苍白，心音低，舌质偏红，脉细数。彩色超声心动图检查示冠状动脉扩张。证属毒邪甫去，气阴两虚。治拟益气养阴。

炙黄芪 10g，党参 5g，玄参 5g，北沙参 5g，山药 10g，陈皮 3g，石斛 5g，炙甘草 3g。7 剂。

1 周后患儿纳食增加，神萎好转。原方加丹参 10g、当归 5g。治疗 2 周后患儿面色好转，心音正常，继用前方加减，2 月后复查彩色超声心动图显示冠状动脉扩张消失。

按语：川崎病又称皮肤黏膜淋巴结综合征，系免疫失调所致，多发生于婴幼儿时期。此病在中医属"温病"范畴。病初邪入气营，应以清热解毒凉血为主。病后期血热灼伤气阴，热毒内陷于心，心失血养，心气虚衰，心脉瘀滞，故用益气养阴，活血化瘀法。时氏在该病例用较大剂量黄芪合党参补气，辅以养阴及活血化瘀药，获得满意疗效。

（时毓民医案——摘自《上海名老中医医案精选》）

【古籍选录】

《诸病源候论·小儿杂病诸候二》："斑毒之病，是热气入胃。而胃主肌肉，其热挟毒蕴积于胃，毒气熏发于肌肉，状如蚊蚤所啮，赤斑起，周匝遍体。此病或是伤寒，或时气，或温病，皆由热不时歇，故热入胃，变成毒，乃发斑也。凡发赤斑者，十生一死，黑者，十死一生。"

《诸病源候论·小儿杂病诸候一》："小儿壮热者，是小儿血气盛，五脏生热熏发于外，故令身体壮热。"

第五节　免疫性血小板减少症

免疫性血小板减少症，既往亦称为特发性血小板减少性紫癜，是小儿常见的获得性自身免疫性、出血性疾病，临床以皮肤、黏膜出现瘀点瘀斑、压之不退色，血小板减少，出血时间延长和血块收缩不良，骨髓中巨核细胞的发育受到抑制为特征。本病分为原发性和继发性，本节主要讨论原发性免疫性血小板减少症。

本病一年四季均可发生，以冬春季的发病率最高，常在发病 2~4 周前有前驱感染或疫苗接种史，发病年龄多在 2~5 岁，儿童年发病率为 4~5/10 万。儿童本病为良性自限性疾病，80% 的病例在诊断后 12 个月内血小板计数可恢复正常，仅 20% 左右的患儿病程持续 1 年以上。

中医古籍中所记载的"紫癜""血证""虚劳""肌衄""葡萄疫"等病证与本病有相似之处。

【病因病机】

小儿素体正气亏虚是发病之内因，外感风热时邪及其他异气是发病之外因。

本病多为本虚标实之证，病位主要在心、肝、脾、肾四脏，其主要病机在于热、虚、瘀。其热又有虚、实之分：实热是指胃火炽盛，或肝郁化火，或感受邪毒、内伏营血；虚热是指阴虚火旺、虚火内盛。虚者脾肾两虚，以致血液化生不足和失于统摄；或肝肾阴虚、阴虚内热，迫血妄行。瘀由火热伤络，络伤血瘀；或气虚血瘀、瘀伤血络。故本病病机以虚为本，热瘀为标。本病急性发病者，多属实证；慢性者病程迁延，以虚证为主。出血之后，离经之血瘀于皮下体内，或反复出血，则成为虚实夹杂之证。

1. 风热伤络　小儿腠理疏松，表卫不固，不耐六淫邪侵。若外感风热邪毒，热毒郁于皮肤，伤于血络，迫血妄行，溢于脉外，渗于皮下，则形成紫癜。

2. 血热妄行　外感之热毒或内生之郁热，内舍血分，迫血妄行，均可使络脉受灼损伤，血溢脉外，出于肌肤腠理，少则成点，多则成斑，弥漫散布，瘀积而成紫癜。

3. 阴虚火旺　反复大量出血之后，阴血耗损，肾阴不足，精血匮乏，虚火内生，虚火灼伤络脉，血脉受损，则紫癜反复出现，病程迁延。

4. 气不摄血　素体脾气亏虚，不能统血摄血，血液不循常道，外溢肌肤形成紫癜。或疾病迁延日久，反复出血，血出既多，气亦随血而损，以致气血两虚。气虚则不能摄血，脾虚则不能统血，血失统摄，溢于肌肤而成紫癜。

5. 脾肾阳虚 小儿禀赋不足，或病程迁延，反复出血，气随血耗，日久脾肾阳虚，血脉失于温煦，络伤难以修复，紫癜经久难愈。

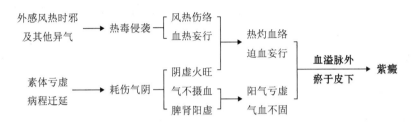

图 10 - 5 免疫性血小板减少症病因病机示意图

【临床诊断】

（一）诊断要点

本病的诊断是临床排除性诊断，其诊断要点如下：

1. 病史 发病 2 ~ 4 周前有前驱感染或疫苗接种史。

2. 临床表现 皮肤、黏膜广泛出血，多为散在性针尖样的皮内或皮下出血点，可形成瘀点或瘀斑。

3. 体征 除瘀点、瘀斑、出血点外，余无明显体征，肝、脾、淋巴结一般不增大。

4. 辅助检查

（1）至少 2 次血常规检查显示血小板计数减少 $< 100 \times 10^9 / L$，血细胞形态无异常。

（2）骨髓检查示巨核细胞增多或正常，有成熟障碍。

（3）须排除其他继发性血小板减少症。

（4）单克隆抗体特异性俘获血小板抗原试验检测血小板膜抗原特异性自身抗体，可有助于鉴别免疫性与非免疫性血小板减少症。

5. 临床分型 临床上主要依据病程的长短将本病分为三型。①新诊断的：病程 < 3 个月；②持续性：病程在 3 ~ 12 个月；③慢性：病程 > 12 个月。

（二）鉴别诊断

与过敏性紫癜相鉴别 鉴别要点见表 10 - 5。

表 10 - 5 免疫性血小板减少症与过敏性紫癜鉴别要点

鉴别点	免疫性血小板减少症	过敏性紫癜
发病季节	冬春季多见	春秋季多见
发病年龄	2 ~ 5 岁	2 ~ 8 岁
发病诱因	可有病毒感染病史	感染、药物、食物等过敏因素
皮疹特点	多为针尖样大小、不高出皮面、不对称	多为斑丘疹样、高出皮面、呈对称性
皮疹分布	四肢、面部	两下肢及臀部、关节周围
关节肿痛	无	有
腹痛	无	有
血小板计数	减少	正常
抗血小板抗体	阳性	阴性

　　此外，本病还需与继发性血小板减少症相鉴别，继发性血小板减少症是指自身免疫性疾病、同种免疫性血小板减少、淋巴系统增殖性疾病、骨髓增生异常（再生障碍性贫血和骨髓增生异常综合征）、恶性血液病、感染等所致的继发性血小板减少，包括获得性和遗传性血栓性血小板减少性紫癜在内的微血管病性溶血性贫血疾病等。先有各自原发疾病的相应表现，然后出现免疫性血小板减少。

【辨证论治】

（一）辨证思路

　　本病以八纲辨证为纲。根据起病急缓、病程、紫癜颜色等临床证候辨虚实，根据伴随症状及出血量的多少判断病情的轻重。一般急性起病，多为实证，伴外感风热证候者为风热伤络证，无风热表证者多为血热妄行证；病程迁延者逐渐转成慢性，证候由实转虚或虚实夹杂，多先耗气伤脾，继而气阴两虚，久则脾肾阳虚，辨证在于区别脾、肾及气、阴、阳亏虚之不同。

（二）治疗原则

　　本病的治疗以止血为要，但并非见血止血，而是要针对出血主症，血热、血虚、血瘀的不同病机分别论治。如血小板数 $< 20 \times 10^9/L$ 和（或）伴活动性出血，急当回阳固脱，益气救逆，并需同时采用西医治法以急治其标。

（三）分证论治

1. 风热伤络

　　证候：有外感病史，起病急，初有发热、微恶风寒、咳嗽、咽红肿痛等，后见皮肤瘀点瘀斑，色鲜红，或伴鼻衄、齿衄、尿血等，舌红，苔薄黄，脉浮数。

　　证候分析：外感风热之邪，内窜血络，迫血妄行，血瘀于皮下，则皮肤瘀点瘀斑；风热袭表，阻遏卫气，宣发失司，则发热，微恶风寒、咳嗽；咽喉为肺之门户，风热袭肺，门户不利，则咽痛。本证常在冬春季发病，若不能及时控制，或邪热过盛，则易于转化为血热妄行证。

　　辨证要点：急性起病，皮肤瘀点瘀斑，色鲜红，伴外感风热证候。

　　治法：疏风清热，凉血止血。

　　主方：银翘散（《温病条辨》）加减。

　　常用药：金银花、连翘、薄荷、淡竹叶、牛蒡子、紫草、茜草、牡丹皮、地黄。

　　加减：咽喉红肿者，加白芷、虎杖；鼻衄者，加白茅根、仙鹤草、血余炭；皮肤瘙痒者，加浮萍、蝉蜕、地肤子。

2. 血热妄行

　　证候：有外感病史，起病急，出血重，皮肤瘀点瘀斑，红润鲜明，常密集成片，多伴有鼻衄、齿衄、尿血、便血或呕血，颜面红赤，心烦不宁，口干欲饮，便干尿赤，舌红绛，苔黄干燥，脉洪数或滑数。

　　证候分析：外感热毒壅盛，内舍血分，灼伤血络，迫血妄行，则皮肤瘀点瘀斑密集成片，红润鲜明，或有衄血；火热上蒸头目，则颜面红赤；火热扰心，则心烦不宁；热盛伤津，则口干欲饮，便干尿赤。本证多见于急性型，也可见于慢性期急性发作时，日久血热伤阴，易转为阴虚火旺证。

　　辨证要点：起病急，出血较重，皮肤瘀点瘀斑，红润鲜明，常密集成片，伴有里实热证候。

治法：清热解毒，凉血止血。

主方：犀角地黄汤（《备急千金要方》）加减。

常用药：水牛角、地黄、赤芍、牡丹皮、玄参、金银花、连翘、紫草、黄芩、白茅根。

加减：齿衄、鼻衄者，加栀子、白茅根；尿血者，加大蓟、小蓟；大便出血者，加地榆炭、槐花；腹中作痛者，重用白芍、甘草；发热烦渴者，加石膏、知母；瘀点成片者，加蒲黄、侧柏叶。

3. 阴虚火旺

证候：皮肤瘀点瘀斑时发时止，以下肢多发，或伴有鼻衄、齿衄或尿血，低热颧红，手足心热，盗汗，心烦，口干咽燥，舌红少苔，脉细数。

证候分析：病久火热之邪耗伤阴液，导致肝肾阴虚，虚火内旺，灼伤血络，迫血妄行，则皮肤瘀点瘀斑时发时止，以下肢多发，或伴衄血；阴虚不能制阳，虚热内盛，则低热颧红，手足心热；虚热蒸津外泄，则盗汗；阴液亏虚，口咽失润，则口干咽燥。本证多见于病程迁延或慢性期，在肾上腺皮质激素治疗过程中亦多见此证。

辨证要点：皮肤黏膜散在瘀点瘀斑，时发时止，伴阴虚内热证候。

治法：滋阴降火，凉血止血。

主方：知柏地黄丸（《医宗金鉴》）加减。

常用药：知母、黄柏、地黄、山茱萸、牡丹皮、龟甲、茜草、地骨皮。

加减：齿衄、鼻衄者，加栀子、白茅根、仙鹤草；低热者，加青蒿、银柴胡；盗汗者，加五味子、煅龙骨、煅牡蛎。

4. 气不摄血

证候：皮肤瘀点瘀斑反复出现，色淡，或伴有衄血，头晕心悸，面色苍白或萎黄，神疲乏力，自汗，气短懒言，纳少，唇淡，舌淡胖有齿痕，脉细弱。

证候分析：病久气虚，气不摄血，血溢脉外，发为阴斑，则皮肤瘀斑瘀点反复出现，色淡，伴衄血；久病气血亏虚，肌肉失于濡养，颜面失荣，则面色苍白或萎黄，神疲乏力，自汗，气短懒言；脾气亏虚，运化失职，则纳少；气血亏虚，元神及心神失于濡养，则头晕心悸。本证多见于病程迁延或慢性者，因反复发作而现虚象。

辨证要点：皮肤黏膜瘀斑瘀点反复出现，色青紫而暗淡，伴脾气虚弱证候。

治法：益气健脾，摄血养血。

主方：归脾汤（《正体类要》）加减。

常用药：白术、当归、茯苓、黄芪、人参、远志、酸枣仁、龙眼肉、甘草。

加减：出血不止者，加云南白药粉、白及、蒲黄炭；纳呆便溏者，去酸枣仁、龙眼肉，加山楂、陈皮、山药；神疲肢冷、畏寒恶风、腰膝酸软、面色苍白者，加鹿茸、肉苁蓉、巴戟天。

5. 脾肾阳虚

证候：久病迁延，反复出血，皮肤散在瘀斑，色暗，以下肢多发，或伴有鼻衄、齿衄，精神倦怠，头晕气短，心悸乏力，畏寒肢冷，手足不温，面目虚浮或㿠白，腰膝酸软，夜尿频繁，纳少便溏，舌淡胖边有齿痕，苔薄白，脉沉细。

证候分析：久病气耗及阳，肾阳虚衰，不能温煦脾土，脾不摄血，血溢脉外，则皮肤散在瘀斑，色暗，或伴衄血；脾肾阳虚，肌表肢体失于温煦，则畏寒肢冷，手足不温，面目虚浮或㿠白；阳气亏虚，不能运血上荣，元神之府失养，则头晕；胸阳不振，气机窒塞，则气短；阳气衰微，阴寒内盛，精神失于振奋，则精神困倦；脾阳亏虚，纳运失职，则纳少便溏。

辨证要点：皮肤散在瘀斑，色暗，衄血，伴阳虚证候。

治法：温补脾肾，养血生髓。

主方：右归丸（《景岳全书》）加减。

常用药：地黄、山药、山茱萸、枸杞子、菟丝子、鹿角胶、杜仲、当归、附子、肉桂。

加减：气虚者，加黄芪、党参、茯苓、白术；阳虚者，加巴戟天、肉苁蓉、鹿茸；血瘀者，佐三七、牡丹皮、赤芍；脾虚纳呆者，加山楂、陈皮、砂仁。

【其他疗法】

（一）中成药

1. 升血小板胶囊　用于风热伤络证、血热妄行证。

2. 知柏地黄丸　用于阴虚火旺证。

3. 归脾丸　用于气不摄血证。

4. 血康口服液　用于气不摄血证。

（二）艾灸疗法

取八髎、腰阳关。隔姜灸。每穴灸 45 分钟，1 日 1 次，半个月为 1 个疗程。用于气不摄血证、阴虚火旺证。

（三）西医治疗

糖皮质激素和免疫球蛋白为本病的一线治疗药物，使用糖皮质激素治疗时要充分考虑到药物长期应用可能出现的不良反应。脾脏切除、利妥昔单抗、促血小板生成素及其受体激动剂为二线治疗药物。免疫抑制剂及细胞毒性药物只有在一线药物或二线药物治疗无效时谨慎应用。一般不主张输血小板，只有在发生颅内出血或急性内脏大出血、危及生命时，才输注血小板。

【预防调护】

1. 预防病毒感染，以减少发病，避免病情反复加重。

2. 忌用对血小板有抑制作用的药物，如阿司匹林等。

3. 急性期出血较严重的小儿应尽量卧床休息，避免外伤。

4. 密切观察病情变化，注意出血的量、色与部位。若出现头痛眩晕者，乃颅内出血之先兆，应及时检查处理。

5. 饮食以容易消化的食物为主，忌食干、硬、刺激性食物。

【案例分析】

唐某，女，4 岁。1974 年 6 月 1 日初诊。

全身皮下紫斑，血小板 12×10^9/L，西医诊断为血小板减少性紫癜。曾突发吐血、便血，经治后出血基本已止。面色萎黄，伴有低热，大便较干，斑赤唇红，脉数，舌红苔薄。证属血热离经妄行，治须凉血化斑。

处方：生地炭 15g，女贞子 9g，墨旱莲 9g，丹皮 9g，白芍 9g，桑椹 9g，仙鹤草 12g，侧柏叶炭 9g，地榆炭 9g，生甘草 3g。3 剂，水煎服。

1974 年 6 月 4 日二诊。出血已停，热度初和，胃纳尚可，二便较通，血小板 23×10^9/L，脉舌同前。仍以凉血滋阴兼以调中。处方：太子参 9g，白芍 9g，生甘草 2.4g，女贞子 9g，墨旱莲 12g，生地黄 30g，焦白术 9g，茯苓 9g，仙鹤草 12g。4 剂，水煎服。药后血小板升至 50×10^9/L，再进 5 剂。

1974 年 6 月 13 日三诊。紫斑已隐，无新出血，胃纳尚和，二便通调，面唇较泽，血小板 180×10⁹/L，脉尚带数，舌稍红，苔薄润。血热已清，调扶中土为主。处方：太子参 9g，焦白术 9g，茯苓 9g，清甘草 3g，陈皮 3g，女贞子 9g，墨旱莲 12g，薏苡仁 9g，焦六神曲 9g。4 剂，水煎服。药后诸症均安。

按语：血小板减少性紫癜在中医属发斑、血风疮之类，在中医辨证上有属实之分，实者为心肝火旺、迫血妄行；虚者又有阴亏火炎与脾不统血诸证。本例为血热灼络，治以凉血化斑，药用犀角地黄合二至加减，血小板即逐步上升，紫斑渐渐消退。本证营血之虚较甚，二诊起即配益气健脾之品，后以异功散加味以收功，盖赖中宫取汁化赤之意也。

（董廷瑶医案——摘自《幼科刍言》）

【古籍选录】

《灵枢·百病始生》："阳络伤则血外溢，血外溢则衄血。阴络伤则血内溢，血内溢则后血。"

《诸病源候论·小儿杂病诸候二》："斑毒之病，是热气入胃，而胃主肌肉，其热挟毒，蕴积于胃，毒气熏发于肌肉，状如蚊蚤所啮，赤斑起，周匝遍体。"

《小儿卫生总微论方·血溢论》："小儿诸血溢者，由热乘于血气也，血得热则流溢，随气而上，从鼻出者为衄血，从口出者多则为吐血、少则为唾血。若流溢渗入大肠而下者，则为便血，渗入小肠而下者为溺血，又有血从耳目牙缝龈舌诸窍等出者，是血随经络虚处著溢，自皮孔中出也。"

《外科正宗·葡萄疫》："葡萄疫，其患多生小儿，感受四时不正之气，郁于皮肤不散，结成大小青紫斑点，色若葡萄，发在遍体头面，乃为腑症；自无表里，邪毒传胃，牙根出血，久则虚人，斑渐方退。"

第六节　过敏性紫癜

过敏性紫癜是小儿时期常见的出血性疾病之一，是一种以小血管炎为主要病变的全身性血管炎综合征，临床以皮肤紫癜、关节肿痛、腹痛、便血及血尿、蛋白尿为主要表现，属于中医学血证范畴。中医古籍中所记载的"血证""紫癜""紫斑""紫癜风""葡萄疫""肌衄"等病证与本病有相似之处。各年龄均可发病，常见发病年龄为 2～8 岁，男孩发病率高于女孩，一年四季均可发病，以春秋两季多见。近年来，由于社会环境的改变、食物污染等因素，发病呈逐年增加趋势。

【病因病机】

小儿素体正气亏虚是发病的内因，外感风热及饮食不当等是发病的外因。风热邪毒蕴于肌肤，热伤血络，或气阴亏虚，虚火上炎，血脉受损，血溢脉外而致。离经之血经久不去，导致瘀血阻络，往往加重出血，使病程迁延。

1. 风热伤络　外感风热之邪，蕴郁于皮毛肌肉，热伤血络，溢于脉外，渗于皮下，而发为紫癜。

2. 血热妄行　邪热由表入里，或饮食内有蕴热，热入血分，迫血妄行，血液渗于脉络之外，留于皮肤之下则出现紫癜；邪热损伤胃肠血络，血溢脉外而见呕血、便血；气血瘀滞肠络，不通则痛，可致腹痛；邪热夹湿下注膀胱，灼伤下焦血络而见尿血。

3. 湿热痹阻　邪热与内湿相合，湿热邪毒流注四肢关节，阻滞经络，则关节肿痛；湿热邪毒损伤血络，血溢脉外，泛溢肌肤则出现紫癜。

4. 阴虚火旺 素体阴虚，或热邪伤阴，或久病耗伤阴血，阴虚火旺，虚火灼伤络脉，血溢脉外，渗于皮下则出现紫癜。

5. 气虚血瘀 先天禀赋不足，或疾病反复发作后脏腑虚损，气虚则运血无力，瘀血阻滞，血液不循常道，溢于脉外而致紫癜。

综上所述，本病初期多为实证；病久多致虚证，或虚实夹杂。风热伤络、血热妄行是其主要病理基础；血不循经，流溢脉外，渗于皮下导致紫癜及各种出血是主要病理变化；瘀血内阻，气血及脏腑功能紊乱是病程迁延的主要因素。

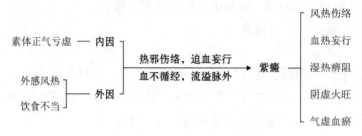

图 10 - 6 过敏性紫癜病因病机示意图

【临床诊断】

（一）诊断要点

1. 病史 发病前可有上呼吸道感染或服食（接触）某些过敏物质等诱因。

2. 临床表现 多以皮肤紫癜为首发症状，一般在 1~4 周内逐渐呈现典型的临床综合征。主要症状和体征有：

（1）皮肤紫癜 病程中反复出现皮肤紫癜为本病特点。多见于下肢、臀部，部分累及上肢、躯干，面部少见。典型皮疹初为小型荨麻疹或紫红色斑丘疹，高出皮肤，此后红斑中心发生点状出血，颜色加深呈棕褐色，并可融合成片，压之不退色，重证患儿大片融合成大疱伴出血性坏死。皮疹无压痛，无痒或微痒，分批出现，新旧并存，呈对称性分布。一般 4~6 周消退，不留痕迹；也可迁延数周或数月。有时发病早期手臂、足背、眼周、前额、头皮及会阴部出现血管神经性水肿，肿胀处可有压痛。

（2）消化道症状 约 2/3 患儿出现消化道症状。以脐周或下腹部绞痛伴呕吐为主。约半数病儿大便潜血试验阳性，部分病儿出现便血，甚至呕血。少数患儿可并发肠套叠、肠梗阻、肠穿孔及出血性小肠炎，需外科手术治疗。如果腹痛在皮肤症状之前出现，易被误诊为外科急腹症，甚至错行开腹手术。

（3）关节症状 近 1/3 病例出现多发性大关节肿痛，以膝、踝受累多见，肘、腕次之，可单发也可多发，呈游走性、对称性，常反复发作，关节腔内为浆液性渗出积液，数日后消失，不留畸形。

（4）肾脏症状 30%~60% 患儿出现肾脏损害的临床表现。多见于皮疹出现后 1 个月，也可出现于皮疹消退后或疾病静止期。肾脏症状轻重不一，多数患儿出现血尿和蛋白尿，少数重症患儿伴浮肿及高血压，为紫癜性肾炎。少数呈肾病综合征表现。肾脏病变轻重与预后关系密切，多数患儿肾脏病变能完全恢复，少数患儿在几年后发展为慢性肾炎，偶有发生急性肾衰竭，死于尿毒症。

（5）其他表现　神经系统病变是本病潜在危险之一，偶可发生颅内出血、惊厥、昏迷、失语等。

3. 辅助检查

（1）血常规　白细胞正常或增加，嗜酸性粒细胞可增高；血小板计数正常或升高；出血和凝血时间正常，血块收缩试验正常。部分患儿毛细血管脆性试验阳性。血沉轻度增快。

（2）尿常规　肾脏受累时可出现镜下血尿及蛋白尿，重证有肉眼血尿。

（3）粪常规　有消化道症状，如腹痛患儿，大便潜血试验可阳性。

（4）免疫学检查　约半数病人 IgA 水平升高，IgG、IgM 水平升高或正常，补体 C_3、C_4 正常或升高。抗核抗体及 RF 阴性。

（5）其他　腹部超声检查有利于早期诊断肠套叠；头颅 MRI 对有中枢神经系统症状患儿可予确诊；肾脏症状较重和迁延患儿可行肾穿刺以了解病情。

（二）鉴别诊断

1. 与免疫性血小板减少性紫癜相鉴别　鉴别要点见表 10-5。

2. 与细菌感染引起的紫癜样皮疹相鉴别　鉴别要点见表 10-6。

表 10-6　过敏性紫癜与细菌感染引起的紫癜样皮疹鉴别要点

鉴别点	过敏性紫癜	细菌感染引起的紫癜样皮疹
病因或诱因	上呼吸道感染或服食（接触）某些过敏物质	脑膜炎双球菌菌血症、败血症及亚急性细菌性心内膜炎
皮疹特点	小型荨麻疹或紫红色斑丘疹，高出皮肤，压之不退色，无压痛，无痒或微痒，分批出现，新旧并存，呈对称性分布，多见于下肢、臀部，部分累及上肢、躯干，面部少见	一开始即为瘀血斑，其中心部位可有坏死
伴随症状	可伴脐周或下腹部绞痛伴呕吐，大关节肿痛，肾脏损害，血尿和蛋白尿	起病急骤，全身中毒症状重
辅助检查	血小板计数正常或升高，出血和凝血时间正常，血块收缩试验正常，部分毛细血管脆性试验阳性，血沉轻度增快，大便潜血试验可阳性	血培养阳性

此外，儿童期出现急性腹痛者，要考虑过敏性紫癜的可能，紫癜伴腹痛者要注意排除外科急腹症；肾脏症状明显时应与链球菌感染后肾小球肾炎、IgA 肾病等相鉴别；有关节症状者应注意与风湿性关节炎鉴别。

【辨证论治】

（一）辨证思路

1. 辨虚实　根据起病、病程、紫癜颜色等辨虚实。起病急，病程短，紫癜颜色鲜明者多属实；起病缓，病情反复，病程延绵，紫癜颜色较淡者多属虚。

2. 辨轻重　以出血量的多少及是否伴有肾脏损害或颅内出血等作为依据。凡出血量少者为轻证；出血严重伴大量便血、血尿、明显蛋白尿者为重证；头痛、昏迷、抽搐等则为危证。

3. 辨病与辨证相结合　过敏性紫癜早期多为风热伤络，血热妄行，常兼见湿热痹阻或热伤胃络，后期多见阴虚火旺或气不摄血。

（二）治疗原则

本病的治疗不外祛因和消斑两方面，可标本同治，症因兼顾。实证以清热凉血为主，随证辅以祛风通络、缓急和中；虚证以益气摄血、滋阴降火为主。早期当以祛邪为主，迁延期则当顾护气阴为本，消除紫癜为标。紫癜为离经之血，皆属瘀血，常在辨证的基础上加用活血化瘀之品。临证须注意证型之间的相互转化或同时并见，治疗时要分清主次，统筹兼顾，活血化瘀法可贯穿始终。

紫癜性肾炎是由过敏性紫癜引起的肾脏损害，是过敏性紫癜的基本症状之一。早期以风、热、瘀为主要病机，以邪实为主。邪热伤络是主要病理环节，故祛邪安络是基本治疗大法。后期临床多表现为皮肤紫癜消退后，仅留有肾脏损伤，由于病程较长，易于反复，随着外邪的侵入，机体正气日渐下降，从而出现虚实互现之证。此期辨证可分为阴虚火旺、气阴两虚、脾肾气虚等三型，治疗应以扶正为主，兼以祛邪。紫癜性肾炎的治疗除辨别邪实、正虚证候外，应注意活血化瘀法的配合使用。

（三）分证论治

1. 风热伤络

证候：起病较急，全身皮肤紫癜散发，尤以下肢及臀部居多，呈对称分布，色泽鲜红，大小不一，或伴痒感，可有发热、腹痛、关节肿痛、尿血等，舌质红，苔薄黄，脉浮数。

证候分析：外感风热之邪，易于化火，蕴郁于皮毛肌肉之间，郁蒸血分，与气血相搏，灼伤脉络，血不循经，渗于脉外，溢于肌肤，发为紫癜；邪伤阴络，则便血、尿血；损伤肠络，阻滞气机，则剧烈腹痛；夹湿流注关节则局部肿痛，屈伸不利；舌质红、苔薄黄、脉浮数皆为外感风热之表象。

辨证要点：急性起病，紫癜颜色鲜红，兼舌质红，苔薄黄，脉浮数等外感风热之象。

治法：祛风清热，凉血安络。

主方：银翘散（《温病条辨》）加减。

常用药：金银花、连翘、牛蒡子、薄荷、荆芥、紫草、茜草、生地黄、牡丹皮。

加减：皮肤瘙痒者，加白鲜皮、地肤子、蝉蜕；咳嗽者，加桑叶、菊花、前胡；便血者，加苦参、槐花炭；腹痛者，加木香、赤芍；尿血者，加藕节炭、白茅根、大蓟、小蓟；关节肿痛者，加秦艽、防己、牛膝。

2. 血热妄行

证候：起病较急，皮肤出现瘀点瘀斑，色泽鲜红，或伴鼻衄、齿衄、便血、尿血，血色鲜红或紫红，同时见心烦、口渴、便秘，或伴腹痛，或有发热，舌质红绛，脉数有力。

证候分析：热毒内伏，日久化火，灼伤血络，迫血妄行，血液不循常道，外渗肌肤则为紫癜；从清窍而出则为鼻衄；热结阳明，损伤胃络则吐血，大便干结；热邪循胃之络脉上扰，则为齿衄；下注大肠或膀胱则见便血、尿血。

辨证要点：起病急，紫癜密集，色泽鲜红，舌质红绛，脉数有力。

治法：清热解毒，凉血止血。

主方：犀角地黄汤（《备急千金要方》）加减。

常用药：水牛角、生地黄、牡丹皮、赤芍、紫草、甘草。

加减：皮肤紫斑多者，加丹参、荆芥、忍冬藤；便血者，加地榆、血余炭、槐花炭；腹痛者，加木香、白芍；尿血者，加大蓟、小蓟、白茅根；关节肿痛者，加忍冬藤、海风藤、牛膝；便秘者，加大黄；目赤者，加青黛、菊花。

若出血过多，突然出现面色苍白，四肢厥冷，汗出脉微者，为气阳欲脱，急用独参汤或参附汤回阳固脱；若气阴两衰者，则用生脉散以救阴生津，益气复脉。

3. 湿热痹阻

证候：皮肤紫癜多见于关节周围，尤以膝、踝关节为主，关节肿胀灼痛，肢体活动不便，或伴腹痛、泄泻，舌质红，苔黄腻，脉滑数或弦数。

证候分析：邪热与内湿相合，湿热邪毒浸淫腠理，郁于肌肤，流注四肢关节，阻滞经络，痹阻关节，则关节肿痛屈伸不利；湿热邪毒损伤血络，血溢脉外，泛溢肌肤则出现紫癜，且多布于关节周围；舌质红、苔黄腻、脉滑数或弦数为湿热痹阻之征象。

辨证要点：紫癜多见于关节周围，伴关节肿痛，舌质红，苔黄腻，脉滑数或弦数。

治法：清热利湿，通络止痛。

主方：四妙丸（《成方便读》）加减。

常用药：黄柏、苍术、桑枝、牛膝、独活、薏苡仁、牡丹皮、紫草、甘草等。

加减：关节肿痛，活动受限者，加赤芍、鸡血藤、忍冬藤；泄泻者，加葛根、黄连、马鞭草；尿血者，加小蓟、石韦、地黄；若腹痛较著者，可配以白芍、甘草。

4. 气不摄血

证候：起病缓慢，病程迁延，紫癜反复出现，瘀斑、瘀点颜色淡紫，常有鼻衄、齿衄，面色苍黄，神疲乏力，食欲不振，头晕心慌，舌淡苔薄，脉细无力。

证候分析：禀赋不足或紫癜反复发作，耗伤气血，气虚统摄无权，血不循常道，溢于脉外，留于肌肤、脏腑之间，则紫癜屡发而色淡；气虚血亏则体倦乏力，面色不华；心脑失养则头晕心悸；脾虚运化失常则食少纳呆、便溏。

辨证要点：病程迁延，紫癜反复发作，色泽淡紫，面色苍黄，神疲乏力，食欲不振，头晕心慌。

治法：健脾益气，养血摄血。

主方：归脾汤（《正体类要》）加减。

常用药：党参、黄芪、白术、当归、龙眼肉、茯神、酸枣仁、远志。

加减：腹痛便血者，加乌梅、白芍、地榆；出血不止者，加鸡血藤、血余炭、阿胶；兼有风邪表证者，可酌加荆芥、防风、牛蒡子；神疲肢冷、腰膝酸软、面色苍白者，为肾阳亏虚，加鹿茸、肉苁蓉、巴戟天。

5. 阴虚火旺

证候：紫癜时发时止，鼻衄齿衄或尿血，血色鲜红，手足心热，低热盗汗，心烦少寐，大便干燥，小便黄赤，舌光红，苔少，脉细数。

证候分析：患儿素体阴虚，或久病失血伤阴，阴血耗损，肝肾阴亏，虚火上炎，血随火动，离经妄行，致紫癜时发时止；虚火灼伤肾络，则尿血；手足心热、低热盗汗、舌红少津、脉细数均为阴虚内热之象。

辨证要点：紫癜时发时止，血色鲜红，手足心热，低热盗汗，舌红少津，脉细数。

治法：滋阴清热，凉血化瘀。

主方：大补阴丸（《丹溪心法》）加减，或用知柏地黄丸（《医宗金鉴》）加减。

常用药：熟地黄、龟甲、黄柏、知母、牡丹皮、牛膝、蜂蜜、山茱萸、山药。

加减：若腰膝酸软甚者，加枸杞子、女贞子；鼻衄、齿衄者加白茅根、栀子；尿血色红者，可另冲服琥珀粉、三七粉；低热者，加银柴胡、地骨皮；盗汗者，加煅牡蛎、煅龙骨、五味子。

【其他疗法】

（一）中成药

1. 银黄颗粒（口服液） 用于风热伤络证。

2. 血康口服液 用于血热妄行证。

3. 知柏地黄丸 用于阴虚火旺证。

4. 归脾丸 用于气不摄血证。

5. 雷公藤多苷片 用于各证。

（二）针灸疗法

1. 取穴八髎、腰阳关。艾炷隔姜灸。每穴灸 45 分钟，1 日 1 次，半个月为 1 疗程。用于气不摄血证、阴虚火旺证，注意避开紫癜。

2. 主穴：曲池、足三里。备穴：合谷、血海。先刺主穴，必要时加刺备穴。有腹痛加刺三阴交、太冲、内关。用于各证，注意避开紫癜。

（三）西医治疗

积极寻找和去除致病因素，如控制感染，补充维生素。有荨麻疹或血管神经性水肿时，应用抗组胺药物和钙剂。腹痛时应用解痉剂，消化道出血时应禁食，可静脉滴注西咪替丁，必要时输血。急性期对腹痛和关节痛者可应用肾上腺皮质激素，症状缓解后即可停用。重症过敏性紫癜肾炎若并发肾炎且经激素治疗无效者，可考虑联合用免疫抑制剂如环磷酰胺、环孢素 A、霉酚酸酯等，以抑制严重免疫损伤，有利于保护残存肾功能。

目前西医尚无特异性治疗方法，主要采取支持和对症治疗。

（1）对症治疗 有腹痛时应用山莨菪碱、阿托品等解痉药物；有消化道症状时应限制粗糙饮食，大剂量维生素 C、钙剂及抗组胺药可降低过敏反应强度，缓解部分病人腹痛症状；有消化道出血时应禁食并考虑输血，可静脉滴注西咪替丁，每日 20～40mg/kg。

（2）肾上腺皮质激素与免疫抑制剂 激素的使用对缓解严重的血管神经水肿、关节痛、腹痛有效。一般采用短程用药，在急性发作症状明显时服用泼尼松，每日 1～2mg/kg，分次口服 1～2 周，或甲泼尼龙每日 5～10mg/kg，分 2 次静滴，症状缓解后逐渐减量停药。若并发肾炎且经激素治疗无效者，可考虑联合用免疫抑制剂如环孢素 A、霉酚酸酯、环磷酰胺（冲击或口服）或雷公藤多苷片以抑制严重免疫损伤，有利于保护残存肾功能。

（3）抗凝治疗 以过敏性紫癜肾炎为主要表现时可选用低分子肝素钙每次 10U/kg，皮下注射，每日 2 次，连续 7～10 天；或用肝素钠，每次 100U/kg，每日 1 次静脉滴注，连用 7～10 日。双嘧达莫每日 2～3mg/kg，分次口服，可阻止血小板聚集和血栓形成，改善微循环。

【预防调护】

1. 积极参加体育活动，增强体质，提高抗病能力，避免感冒。

2. 积极找出引发本病的各种原因，去除过敏原。

3. 积极防治上呼吸道感染，清除慢性感染灶。

4. 急性期或出血量多时，要卧床休息，限制患儿活动，消除其恐惧紧张心理。

5. 密切观察腹痛、腹泻、黑便及关节疼痛、肿胀情况。

6. 发病期间饮食宜清淡，宜软而少渣，且富于营养，易于消化。呕血、便血者应进半流质饮食，甚至禁食；忌硬食及粗纤维食物，忌辛辣刺激食物。

7. 定期复查尿常规，注意预防肾脏损害的发生。

【案例分析】

叶某，女，7岁。

患儿3个月前发现双下肢散在出血点，别无不适，未予重视。45天前双下肢出现紫红色皮疹，伴腹痛，恶心呕吐，踝关节肿痛，小便常规检查未见异常。刻诊：患儿双下肢散在紫癜，微有痒感，腹痛阵作，食欲不佳，咽喉红肿，苔薄微黄，脉滑微数。

此乃外感风热湿毒，内舍肺脾与气血相搏，灼伤脉络，血不循经，外溢肌肤，内渗肠道，血瘀气滞，湿热瘀毒，流注关节，是风、热、湿、毒、瘀合而为患。

治法：祛风清热，解毒除湿，化瘀止血。

处方：清热化斑汤加减。石膏30g，炒栀子10g，防风6g，藿香12g，炒知母12g，炒黄柏12g，连翘15g，大青叶15g，玄参15g，赤芍10g，云木香12g，砂仁10g。

二诊：服上方10剂，双下肢紫癜消退，但时有少许新发紫癜，腹痛已止，胃纳如常。自诉咽喉不适，时痒，痰黏滞不爽，二便如常，苔薄白，脉微数。守方加减，去黄柏、云木香、砂仁，加金银花15g，连翘15g，马勃6g。

三诊：上方连服16剂后喉不痒，尚感痰黏滞，时有一两个新发紫癜，近日足痛，踝关节肿，二便正常，舌脉同前。守方加减，去金银花、连翘、马勃、玄参，加川牛膝10g，姜黄15g，海桐皮15g，汉防己12g。

继服12剂，足痛止，踝关节肿消，未见新发紫癜，余无异状，遂停药观察，随访至今，未见复发。

按语：临床观察，过敏性紫癜经中医药治疗后，皮肤型、关节型好转较快，腹型次之，腹痛与紫癜时有反复，肾型治疗病程较长，难度较大，肾受损程度越重，治愈越难。过敏性紫癜与原发性血小板减少性紫癜相比，齿衄、鼻衄、吐血倾向少，属热属实居多，即使肾型迁延不愈，亦少有纯虚证，故治疗本病清热解毒，活血化瘀贯彻始终，应慎用补法。

（胡天成医案——摘自《胡天成儿科临证心悟》）

【古籍选录】

《灵枢·百病始生》："阳络伤则血外溢，血外溢则衄血；阴络伤则血内溢，血内溢则后血。肠胃之络伤则血溢于肠外。"

《丹溪心法·卷二》："伤寒发斑有四，惟温毒发斑至重，红赤者为胃热也，紫黑者为胃烂也……阴证发斑，亦出背胸，又出手足，亦稀少而微红……此无根失守之火，聚于胸中，上独熏肺，传于皮肤而为斑点。"

《医宗金鉴·外科心法要诀》："此证多因婴儿感受疠疫之气，郁于皮肤，凝结而成，大小青紫斑点，色状若葡萄，发于遍身，唯腿胫居多。"

第七节　湿　疹

湿疹是由多种内外因素引起的一种具有明显渗出倾向的炎症性皮肤病，临床以皮损形态多样，对称分布，剧烈瘙痒，有渗出倾向，反复发作为特征。本病任何年龄均可发生，小儿时期以婴儿湿疹最为常见，其次是儿童期湿疹。本病可泛发或局限，无明显季节性，患儿常有家族过敏史。本病属中医学"湿疮""奶癣"范畴。

【病因病机】

本病多由内、外因素引起。常因禀赋不耐，乳食不当，脾胃受损，湿热内蕴，复受风湿热邪侵袭，内外邪气相搏，郁于肌肤所致。其发生与脾、肺、心、肝关系密切。

1. 禀赋不足，胎火湿热遗留 小儿若先天禀赋不足，加之孕母喜食辛辣香燥之物，湿热内蕴，母体胎火湿热遗于小儿，复感风热，内外相合发于肌肤而致湿疹。

2. 风湿热邪入侵 小儿肌肤嫩薄，易感外邪。风为百病之长，可夹湿热而入。风湿热邪相互搏结，浸淫肌肤发为湿疹。

3. 乳食不当，调护失宜 小儿脾常不足，若乳食不当，脾胃受损，运化失司，脾虚湿盛，外泛肌肤；或湿聚郁而生热，湿热俱盛，搏结肌肤；或因调护失宜，接触过敏物质、衣物摩擦及肥皂水洗等刺激，均可诱发而为湿疹。

若湿疹迁延日久，湿郁化火，耗伤津血，致血虚风燥，肌肤失养，则反复发作，缠绵难愈。

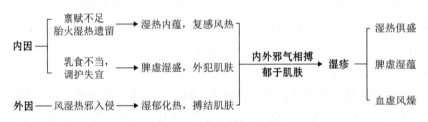

图 10-7 湿疹病因病机示意图

【临床诊断】

（一）诊断要点

1. 病史 患儿常有家族过敏史，或有哮喘、过敏性鼻炎等病史。

2. 临床表现

（1）分为急性、亚急性、慢性三类。急性者起病急，好发于患儿头面部，严重者可延及躯干和四肢，常对称分布，皮损形态多样。常表现为红斑基础上的针尖及粟粒大小丘疹、丘疱疹。严重时可出现小水疱，疱破后糜烂，有明显的黄色浆液性渗出，逐渐向四周蔓延。亚急性者表现为红肿、渗液减轻，但仍可有丘疹和少量丘疱疹，糜烂面结痂、脱屑。慢性者常表现为皮肤粗糙肥厚，以干燥、脱屑、苔藓样变为主，常反复发作、时轻时重。

（2）皮损有脂溢性、湿性、干性之分。脂溢性者多见于 1~3 个月的小婴儿，其前额、面颊、眉间皮肤潮红，被覆黄色油腻性鳞屑，头顶部可有黄色发亮的结痂，颈部、腋下、腹股沟常有轻度糜烂，患儿一般在 6 个月后改善饮食时可以自愈。湿性者多见于消化不良、外形肥胖的 3~6 个月婴儿，可见红斑、丘疹、水疱、片状糜烂渗出，黄色浆液性结痂，易继发感染。干性者多见于 1 岁以上的消瘦患儿，以皮损潮红、干燥、脱屑为主，无渗液，常反复发作，不易治愈。

（3）多伴有明显瘙痒，甚至剧痒，搔抓、热水烫洗等可致皮损加重；皮疹泛发而严重的患儿可伴有睡卧不安、烦躁啼哭、食欲减退、低热等全身症状。

3. 辅助检查 血常规检查可有嗜酸性粒细胞增多，部分患儿可有血清 IgE 增高等。还可通过特殊变应原筛查、斑贴试验等辅助诊断。

（二）鉴别诊断

与急性接触性皮炎相鉴别　见表 10 – 7。

表 10 – 7　急性湿疹与急性接触性皮炎鉴别要点

鉴别点	急性湿疹	急性接触性皮炎
病因	病因复杂，常不明确	常有明显的病因，有接触史
好发部位	可发于任何部位	多局限于接触部位
皮损特点	对称，多形性，红斑，丘疹，水疱等	形态单一，可有大疱及坏死
皮损边界	不清楚	清楚
自觉症状	瘙痒剧烈，一般不痛	瘙痒、灼热感或疼痛
转归	常有复发倾向	去除病因后则较快痊愈
斑贴试验	常阴性	多阳性

此外，临床上湿疹还需与脓疱疮、慢性单纯性苔藓、银屑病、鱼鳞病等相鉴别。

【辨证论治】

（一）辨证思路

本病辨证可根据发病的缓急、皮损形态及伴随症状辨别。若发病急，皮疹以红斑、水疱、糜烂为主，伴便干溲赤，舌红苔黄腻者为湿热俱盛证；若发病较缓，皮疹以水疱、渗液为主，伴纳差便溏，舌淡苔白腻者为脾虚湿蕴证；若发病日久，皮疹干燥、脱屑，或苔藓样改变，瘙痒甚者为血虚风燥证。

风湿热邪常相互搏结为病，临证还当辨清风湿热孰轻孰重，随证加减。

（二）治疗原则

本病以祛风除湿止痒为基本治则，标本兼顾，内外合治。根据证候特点佐以清热、养血、健脾等法。外治宜用药温和，避免刺激皮肤而加重病情。

（三）分证论治

1. 湿热俱盛

证候：发病较快，皮损常见红斑、丘疹、水疱、糜烂，黄水淋漓，浸淫成片，或有结痂，瘙痒难忍，伴烦躁不安或啼哭不宁，纳差，便干溲赤，舌红苔黄腻，脉滑数，指纹青紫。

证候分析：本证多见于急性湿疹。素体湿热内蕴，复感风湿热之邪，内外相搏，浸淫肌肤，则见皮肤红斑、水疱、糜烂、滋水淋漓；热扰心神，加之风甚瘙痒，故烦躁不安，啼哭不宁；里热内蕴则便干溲赤；湿困脾胃，纳化不行，则食欲不振；舌红苔黄腻、脉滑数或指纹青紫为湿热内盛之象。

辨证要点：皮疹红斑，水疱，糜烂，便干溲赤，舌红苔黄腻。

治法：清热利湿，祛风止痒。

主方：消风导赤汤（《医宗金鉴》）加减。

常用药：地黄、黄连、金银花、茯苓、白鲜皮、薄荷、通草、滑石、灯心草、牛蒡子、甘草。

加减：皮损焮红灼热者，加赤芍、牡丹皮、栀子；瘙痒甚者，加地肤子、徐长卿、紫荆皮；渗液甚者，加车前子、苍术、黄柏。

2. 脾虚湿蕴

证候：发病较缓，皮疹暗红不鲜，有水疱、渗液，部分干燥结痂，瘙痒，伴有纳差，腹胀便溏，或吐乳，舌淡苔白腻，脉濡缓，指纹淡红。

证候分析：本证多见于亚急性湿疹。素体虚弱，脾虚不运，湿邪内停，外泛肌肤则皮疹暗红，以水疱、渗液、糜烂为主；湿困脾胃，阻滞气机，升降失常则纳差、腹胀、便溏、吐乳；舌淡苔白腻、脉濡缓、指纹淡红均为脾虚湿蕴之象。

辨证要点：皮疹暗红，有水疱、渗液，纳差便溏，舌淡苔白腻。

治法：健运脾胃，除湿止痒。

主方：除湿胃苓汤（《外科正宗》）加减。

常用药：苍术、厚朴、陈皮、猪苓、泽泻、茯苓、白术、滑石、防风、肉桂、甘草。

加减：瘙痒甚者，加地肤子、白鲜皮、苦参；水疱破后黄水多者，加土茯苓、鱼腥草；胃纳不香或吐乳者加广藿香、佩兰；大便稀溏者，加炮姜、葛根。

3. 血虚风燥

证候：病程久，皮损反复发作，皮肤粗糙肥厚，皮疹干燥、脱屑，色素沉着，苔藓样改变，瘙痒难忍，伴口干，夜寐不安，大便干结，舌淡苔薄白或苔少，脉弦细，指纹淡。

证候分析：本证多见于慢性湿疹。湿热久蕴，郁而化火，耗伤津血，血虚不能濡养肌肤，则见皮肤肥厚粗糙，皮疹干燥、脱屑，苔藓样改变；血虚生风则瘙痒难忍，夜寐不安；血虚化燥则口干，大便干结；舌淡苔薄白或苔少，脉弦细，指纹淡均为血虚风燥之象。

辨证要点：皮疹干燥、脱屑，苔藓样改变，舌淡苔薄白或苔少。

治法：养血润燥，祛风止痒。

主方：养血定风汤（《外科证治全书》）加减。

常用药：地黄、当归、川芎、赤芍、牡丹皮、天冬、麦冬、僵蚕。

加减：皮损粗糙肥厚严重者，加丹参、鸡血藤、益母草；口渴便干者，加天花粉、玄参；夜寐不安者，加首乌藤、酸枣仁。

【其他疗法】

（一）中成药

1. 消风止痒颗粒　用于湿热俱盛型。

2. 参苓白术丸　用于脾虚湿蕴型。

（二）药物外治

1. 局部搽敷　急性期仅有潮红、丘疹，无水疱、糜烂、渗出时，可选用清热止痒之剂，如用三黄洗剂或炉甘石洗剂外搽；若红肿、渗液明显时，宜选用清热解毒收敛之品，如采用10%黄柏溶液，或2%～3%硼酸溶液，或黄柏、地榆、马齿苋、野菊花、黄芩、苦参水煎冷湿敷；若皮损粗糙肥厚、苔藓样变，用黑豆馏油膏或5%～10%硫黄软膏外搽。

2. 中药药浴　急性期可选用苦参、白鲜皮、地肤子、马齿苋、黄柏、地榆、千里光等药物以清热燥湿，凉血止痒；慢性湿疹可选用当归、桃仁、生地黄、鸡血藤、蛇床子、土荆皮以滋阴养血，润燥止痒。

3. 青鹏软膏 适用于慢性湿疹。外用适量，涂抹于患处，1日2次。

4. 除湿止痒软膏 适用于急性、亚急性湿疹证属湿热或湿阻型的辅助治疗。外用适量，涂抹于患处，1日3~4次。

【预防调护】

1. 避免接触可能诱发湿疹的各种因素，如皮毛、花粉、油漆、化纤衣物等。

2. 乳母不宜过食辛辣香燥、鱼虾、鸡、鸭、牛、羊肉等发物；患儿忌食虾、蟹、鱼、牛、羊肉等厚味之品。

3. 保持皮肤清洁，避免不良刺激，防止患儿搔抓和摩擦。

4. 避免强烈日光照射，衣着不宜过厚，头部可戴柔软布帽，以减轻后枕部的摩擦。

【案例分析】

殷某，女，7岁。2008年10月28日初诊。

湿疹反复发作7年。周身皮疹红痒，下肢皮疹密布，搔之流滋多，出血结痂，舌胖，苔薄白润，脉细弦。辨证分析：湿热内蕴，血热风盛。治宜清热利湿，凉血祛风。

处方：荆芥6g，防风6g，赤芍15g，蝉蜕9g，苦参10g，白鲜皮10g，丹参10g，牡丹皮10g，地肤子10g，紫草10g，甘草5g，金银花15g，乌梢蛇12g，蒲公英15g。7剂。

2008年11月11日二诊：服上方后湿疹渗出液明显减少，皮疹收干，仍瘙痒。上方加重丹参15g、牡丹皮15g，加杏仁6g，薏苡仁30g。7剂。

患儿皮疹基本消退，皮肤转润，仍有轻度瘙痒，能控制不抓，心情愉悦，家长甚慰。继服2周以巩固。

按语：患儿湿疹反复发作7年，湿邪留恋，血热风盛，现急性发作，皮疹红肿糜烂渗液严重，显然是风湿热三邪搏结于皮肤。急则治其标，以王氏"荆蝉祛风汤"加减治之，荆芥、防风、蝉蜕、苦参、白鲜皮、地肤子、乌梢蛇以祛风除湿止痒；金银花、赤芍、生地黄、蒲公英、紫草清热凉血解毒，直折其火。二诊后风邪渐散，血热得减，唯久病脾土已损，里湿滋生，病本未祛。方已收效，再加重牡丹皮、丹参用量凉血活血，加杏仁、薏苡仁分消三焦湿热，针对病因以治本巩固之。

（王霞芳医案——摘自《王霞芳儿科临床经验撷英》）

【古籍选录】

《诸病源候论·小儿杂病诸候六》："小儿面上癣，皮如甲错起，干燥，谓之乳癣。"

《医宗金鉴·外科心法要诀》："浸淫疮……此证初生如疥，瘙痒无时，蔓延不止，抓津黄水，浸淫成片，由心火、脾湿受风而成。"

《外科正宗·奶癣》："奶癣，儿在胎中，母食五辛，父餐炙煿，遗热与儿。生后头面遍身发为奶癣，流脂成片，睡卧不安，瘙痒不绝。"

第八节 维生素D缺乏性佝偻病

维生素D缺乏性佝偻病简称佝偻病，是由于儿童体内维生素D不足，致使钙磷代谢失常的一种慢性营养缺乏性疾病，以正在生长的骨骺端软骨板不能正常钙化，造成骨骼病变为特征，以多汗，夜啼，烦躁，枕秃，肌肉松弛，囟门迟闭，甚至鸡胸肋翻、下肢弯曲等为主要临床表现，是小儿时期常见的疾病之一。本病与中医学"五迟""五软""夜啼""汗证""龟背""鸡胸""肾疳"等多种病证相关。

2 岁以下婴幼儿，特别是 1 岁以内小婴儿，体格生长快，户外活动少，是易发本病的高危人群。北方地区冬季长，日照短，发病率明显高于南方。近年来，随着社会经济文化水平的提高，我国初级卫生保健体系的逐渐建立完善，本病患病率逐年下降，且多数患儿属轻证，早期发现并及时调理，一般预后良好，但易罹患其他疾病，常使病程迁延。或因病情较重，治疗失宜，病后可留下某些骨骼畸形，影响儿童正常发育。

【病因病机】

本病的发生主要责之于先天禀赋不足、后天调护失宜，或其他因素影响，导致脾肾亏虚。病位主要在脾肾，先天之本不足、后天化生无力，病变亦可涉及五脏。

1. 禀赋不足　孕妇的饮食起居、精神调摄，都会直接或间接影响胎儿的营养与发育。孕母胎孕之期户外活动少，日照不足，或妊娠后期维生素 D 营养不足，或孕母患病等因素，或父母体质素虚，均可导致孕妇胎养失宜，使胎元禀赋未充，肾脾不足。

2. 调护失宜　母乳缺乏、人工喂养，未及时添加辅食，或食品的质和量不能满足小儿生长发育的需要，致使营养失衡，脏腑失于濡养，脾肾亏损，筋骨肌肉不充而发病。

3. 日照不足　长期不接受阳光照射，可造成小儿气血虚弱，影响脾肾功能，致骨骼发育不坚。日照不足的原因，常与户外活动少或生于寒冷地区，空气中多烟雾，或阳光被玻璃所挡有关。

4. 疾病影响　无论是外感疾病，还是内伤病证；无论是他病已愈，还是他病未愈或缠绵，皆可影响脾、肝、肾与气血津液，导致脾肝肾亏虚而发病。

5. 需要量相对增加　小儿生长发育迅速，需要的物质相对较多，形成相对的不足。婴儿早期生长发育速度较快，也极易发生本病。

肾为先天之本，肾虚骨弱，筋骨不坚，囟门迟闭，骨骼畸形，发育迟缓；脾为后天之本，气血生化之源，脾虚则无以化生水谷精微、四肢百骸失其充养，可见消瘦、肌肉软弱、毛发稀疏、纳差便溏；心阴不足，心火内亢，则夜啼、惊惕；肝阴不足，肝阳偏旺，土虚木亢而生风，或筋脉失养则致抽搐之慢惊风；心气不足则见语言迟缓。因本病造成体质虚弱，抗邪能力低下，致易感外邪，或易为乳食所伤，而形成反复感冒、肺炎喘嗽、厌食、积滞、泄泻等病证。

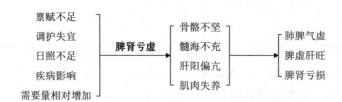

图 10 - 8　维生素 D 缺乏性佝偻病病因病机示意图

【临床诊断】

（一）诊断要点

1. 病史　有维生素 D 缺乏史，多见于 3 个月至两岁户外活动少的婴幼儿。

2. 临床表现及体征　由于不同年龄的骨骼生长的速度不同，所以维生素 D 缺乏性佝偻病患儿骨骼的临床表现与年龄密切相关，见表 10 - 8。

表 10 – 8 维生素 D 缺乏性佝偻病活动期骨骼畸形与年龄的关系

部位	具体名称	好发年龄
头部	颅骨软化	3 ~ 6 个月
	方颅	8 ~ 9 个月
	前囟闭合	迟于 18 个月
	出牙异常	满 13 月龄尚未萌出，2.5 岁仍未出齐
胸部	肋骨串珠	1 岁左右
	郝氏沟	1 岁左右
	鸡胸、漏斗胸	1 岁左右
四肢	手镯、脚镯	>6 个月
	O 型腿或 X 型腿	>1 岁
学坐后	脊柱	后弯、侧弯

多见于有维生素 D 缺乏高危因素的婴幼儿。主要表现为生长最快部位的骨骼改变，并可影响肌肉发育及神经兴奋性。重证佝偻病患儿可有消化和心肺功能障碍，并可影响行为发育和免疫功能。年龄不同，临床表现也不同。临床上按活动程度将本病分为四期，即初期、激期、恢复期、后遗症期。

（1）初期 多见 6 个月以内，特别是 3 个月以内的小婴儿。多为神经兴奋性增高的表现，如夜惊、易激惹、烦躁、汗多刺激头皮而摇头等。血液生化改变轻微，一过性血钙下降，血磷降低，碱性磷酸酶正常或稍高。此期常无骨骼病变，骨骼 X 线片可正常或钙化带稍模糊。

（2）激期 多汗、夜惊、易激惹等症状更加明显。体征方面主要是骨骼的改变，表现部位与该年龄骨骼生长速度较快的部位相一致。6 月龄以内婴儿以颅骨改变为主，如颅骨软化；6 月龄以后可出现方颅、佝偻病串珠、佝偻病手镯或脚镯样改变；1 岁左右的小儿可见鸡胸、郝氏沟；小儿开始站立与行走后可出现股骨、胫骨、腓骨弯曲，形成"O"形或"X"形腿，有时有"K"形样下肢畸形；患儿会坐与站立后可出现脊柱畸形。严重低血磷使肌肉糖代谢障碍，出现全身肌肉松弛、肌张力降低和肌力减弱。此期血生化除血钙稍低外，其余指标改变更加显著，25 – (OH) D_3 <8ng/mL。X 线片有明显改变。

（3）恢复期 患儿经治疗或日光照射后，临床症状和体征逐渐减轻或消失，X 线片示临时钙化带重现，血生化恢复正常。

（4）后遗症期 婴儿期严重佝偻病常残留不同程度的骨骼畸形或运动功能障碍，多见于 2 岁以上小儿，临床症状消失，血生化正常，骨骼 X 线摄片干骺端病变消失。

3. 辅助检查

（1）血液生化检查 血清钙稍降低、血磷明显降低，钙磷乘积 <30；血清碱性磷酸酶明显增高。活动期 1，25 – (OH)$_2$$D_3$ 明显降低。

（2）X 线片 检查常摄手腕部。可见干骺端模糊，呈毛刷状或杯口状改变，并可见骨质疏松，皮质变薄。

诊断时应依据病史、病因、临床表现、血生化及骨骼 X 线检查来判断。应详细询问是否有缺乏日照与维生素 D 摄入不足的病史，新生儿和小婴儿还应询问其母孕期日照情况、维生素 D 及钙的摄入情况，以及是否有缺钙的临床症状。尚需询问家族史及遗传代谢病史。有无其他病史，有助于排除相关疾病。特别应注意早期的神经兴奋性增高的症状无特异性，而血生化与骨骼 X 线检查为诊断的"金标准"。亦应明确属于哪期，是否需要治疗。

（二）鉴别诊断

与脑积水、软骨营养不良、黏多糖病相鉴别 鉴别要点见表10-9。

表10-9 维生素D缺乏性佝偻病与脑积水、软骨营养不良、黏多糖病鉴别要点

鉴别点	佝偻病	脑积水	软骨营养不良	黏多糖病
病因	体内维生素D不足导致钙和磷代谢紊乱、生长着的长骨干骺端生长板和骨基质矿化不全	脑脊液循环障碍，引起颅内高压	是一种遗传性软骨发育障碍	黏多糖代谢异常
临床表现	表现为生长板变宽和长骨的远端周长增大，出现方颅、肋骨串珠、手镯等一系列症状和血生化改变	生后数月起病者，头围与前囟进行性增大，以颅骨缝解开、头颅增大、叩之呈破壶音、目珠下垂如落日状为特征	出生时即可见四肢短、头大、前额突出、腰椎前凸、臀部后凸	常有多器官受累，可出现头大、头型异常、脊柱畸形、胸廓扁平等多发性骨发育不全的体征
辅助检查	血生化与骨骼X线片	头颅B超、CT检查	根据特殊的体态及骨骼X线片	骨骼的X线片变化及尿中黏多糖的测定

此外，还要注意与其他原因引起的佝偻病鉴别，如家族性低磷血症、远端肾小管酸中毒、维生素D依赖性佝偻病、肾性佝偻病、肝性佝偻病等。

不同病因的佝偻病（活动期）的实验室检查见表10-10。

表10-10 不同病因的佝偻病（活动期）的实验室检查

病名	血清						氨基酸尿	其他
	钙	磷	碱性磷酸酶	$25-(OH)D_3$	$1,25-(OH)_2D_3$	甲状旁腺		
维生素D缺乏性佝偻病	正常或偏低	↓	↑	↓	↓	↑	（-）	尿磷↑
家族性低磷血症	正常	↓	↑	正常或偏高	正常或偏低	正常	（-）	尿磷↑
远端肾小管酸中毒	正常或偏低	↓	↑	正常或偏高	正常或偏低	正常或偏高	（-）	碱性尿、高血氯、低血钾
维生素D依赖性佝偻病Ⅰ型	↓	↓	↑	↑	↓	↑	（+）	—
维生素D依赖性佝偻病Ⅱ型	↓	↓	↑	正常	↑	↑	（+）	—
肾性佝偻病	↓	↑	正常	正常	↓	↑	（-）	等渗尿、氮质血症、酸中毒

【辨证论治】

（一）辨证要点

本病以虚为主，临证按脏腑进行辨证。根据病史、临床表现，首先应区分病因，其次分清病情轻重，最后应辨脏腑病位。

1. 辨病因 区分早产、双胎，以及孕期孕母患病等先天因素；区分乳食喂养不当，生长发育，病后失调等诸后天调摄因素。

2. 辨病情轻重 症见烦躁，多汗，枕秃，纳呆，囟门开大，未见骨骼变化者为轻；症见神情淡漠，汗出如淋，肌肉松弛，颅骨软化，或方颅、前囟迟闭，严重鸡胸，下肢弯曲，脊柱畸形

者为重。

3. 辨脏腑 病在脾者，症见肌肉松弛、形体消瘦或虚胖、纳差便溏；病在肺者，症见毛发稀软、面色欠华、多汗、易患伤风感冒；病在肝者，症见坐迟立迟、行走无力、性情急躁、时有惊惕，甚或抽搐；病在心者，症见精神烦躁、夜啼、睡卧不安、语迟；病在肾者，症见囟门逾期不合、天柱骨倒、鸡胸龟背、下肢弯曲。一般初期病变脏腑以肺脾为主，激期累及心肝肾，恢复期骨骼改变虽近恢复，但仍可有肺脾等不同程度的虚证，后遗症期病变脏腑以肾脾为主。

（二）治疗原则

本病当以调补脾肾为要，以健脾益气、补肾填精为基本治则。顾护脾胃尤为重要。病之初期、激期以健脾益气补肺为主，佐以敛阴、固表、平肝、安神；后遗症期则补肾填精壮骨为主，佐以益气、养血、固表、生髓。特别强调以防止畸形及复发为目的，宜及早采取综合措施加以调治，包括日光照射，合理膳食及药物，防止并发症等。

（三）分证论治

1. 肺脾气虚

证候：多汗，睡眠不宁，囟门开大，头发稀疏而见枕秃，面色少华，肌肉松弛，纳呆，大便不调，反复感冒，舌质淡，苔薄白，指纹淡，脉虚无力。

证候分析：多见于初期。脾主肌肉四肢，脾气虚化生乏力、运化失健，故面色少华，肌肉松弛，纳呆，大便不调；肺主皮毛，肺气虚，表气亦虚、卫外不固，而见多汗，易反复感冒。

辨证要点：多汗，纳呆，枕秃，易患感冒。

治法：健脾补肺，益气固表。

主方：人参五味子汤（《幼幼集成》）加减。

常用药：人参、五味子、茯苓、麦冬、甘草、黄芪、白术。

加减：汗多者，加龙骨、牡蛎；大便不实者，加山药、白扁豆、莲肉；湿重苔腻者，加苍术、佩兰；睡眠不安，夜惊者，加远志、首乌藤、合欢皮。

2. 脾虚肝旺

证候：面色少华，多汗，夜惊啼哭，甚至抽搐，神疲纳呆，坐立行走无力，舌质淡，苔薄，指纹淡，脉细弦。

证候分析：多见于初期或激期。脾虚气弱，化生乏力，故面色少华、多汗、发稀、神疲纳呆；肝主筋，肝血不足、筋脉失养、肝木偏旺，故坐立行走无力、夜惊啼哭；脾虚肝亢化风、内风扰动，可见抽搐。

辨证要点：神疲，纳呆，夜惊易啼，坐立行走无力。

治法：扶土抑木，理脾平肝。

主方：益脾镇惊散（《医宗金鉴》）加减。

常用药：人参、白术、茯苓、甘草、钩藤、灯心草、郁金。

加减：汗出浸衣者，加碧桃干、五味子、龙骨、牡蛎；夜卧不安者，加远志、首乌藤；睡中惊惕者，加珍珠母、僵蚕；抽搐者，加全蝎、蜈蚣，或改用缓肝理脾汤。

3. 脾肾亏损

证候：面色苍白无华，头汗淋漓，肢软乏力，神情淡漠、呆滞，甚或生长发育迟缓，如出牙、坐立、行走迟缓，囟门不闭，头颅方大，鸡胸，龟背，或见漏斗胸，肋外翻，下肢弯曲，舌质淡，苔少，指纹淡，脉细无力。

证候分析：多见于激期至恢复期、后遗症期。脾主肌肉，肾主骨生髓，脾虚则面色苍白无华、肢软乏力；肾精亏虚、筋骨软弱则见出牙、坐立、行走迟缓，囟门不闭，方颅，鸡胸，龟背，下肢弯曲等；脑为髓海，肾虚则髓海空虚而见神情淡漠、呆滞。

辨证要点：齿迟，立迟，囟门不闭，方颅。

治法：补肾填精，佐以健脾。

主方：补天大造丸（《医学心悟》）合补肾地黄丸（《医宗金鉴》）加减。

常用药：紫河车、鹿角、龟甲、当归、枸杞子、茯苓、山药、地黄、山茱萸、麦冬、五味子、菟丝子、牛膝、杜仲。

加减：汗多者，加龙骨、牡蛎；纳呆食少者，加砂仁、陈皮；智识不聪，加石菖蒲、郁金；烦躁夜惊者，加茯神、酸枣仁、白芍、钩藤。

【其他疗法】

（一）中成药

1. 玉屏风口服液　用于肺脾气虚证。

2. 小儿牛黄清心散　用于脾虚肝旺证。

3. 龙牡壮骨颗粒　用于肺脾气虚及脾肾亏损证。

4. 六味地黄口服液　用于脾肾亏损证。

（二）推拿疗法

采用常规手法，补脾胃，补肾经，揉小天心，揉中脘，摩丹田，捏脊，按揉脾俞、胃俞、肾俞，揉八髎，按揉足三里、三阴交。1日1次，疗程1个月。

（三）针灸疗法

1. 体针　取印堂、神门、中冲穴，每日1次，不留针。用于佝偻病初期夜啼不宁。每次取3~4穴，轻刺加灸，隔日1次。亦可在易发季节前作预防性治疗。

2. 耳针　取心、肾、脾、皮质下、脑干，隔日1次。也可用王不留行贴压于上述耳穴，两侧交替进行。用于佝偻病脾虚肝旺证。

（四）单方验方

1. 江氏验方。紫河车1具，牡蛎、黄芪各30g，蜈蚣10条，青盐10g。焙干研为细粉，分100小包。每次1包，温开水冲服，1日2次，连服1个月。用于脾虚肝旺及脾肾亏损证。

2. 龟甲、鳖甲、鸡内金、鹿角、乌贼骨各等份，研为细末。每服1g，1日2次。用于脾肾亏损证。

（五）西医治疗

西医治疗的目的在于控制活动期，防止畸形和复发，应早期发现，采取药物、日光、营养等综合治疗方法与措施。

1. 补充维生素D　以口服为主，同时给予多种维生素。治疗两个月后复查治疗效果。维生素D大量突击疗法仅适用于重症佝偻病，有并发症或不能口服者，通常同时补充钙剂。

2. 补充钙剂 主张以膳食中的牛奶、配方奶和豆制品补充钙和磷。仅在有低血钙表现、严重佝偻病和营养不足时需要补充钙剂。

【预防调护】

1. 加强孕期保健，孕妇应有适当的户外活动，多晒太阳，增强体质，并积极防治慢性病。

2. 加强户外活动，多晒太阳，增强小儿体质。婴儿于2个月开始多晒太阳，每日平均1小时以上。

3. 提倡母乳喂养，及时添加辅食，多食富含维生素D及钙磷丰富的食物。

4. 患儿衣带应宽松，不要久坐、久立，防止发生骨骼变形。不系裤带，穿背带裤，防止肋骨外翻。帮助患儿做俯卧抬头动作，每日2~3次，防止鸡胸形成。

【案例分析】

申某，男，10个月。1987年3月30日就诊。

患儿为第一胎，不足月顺产。生后母乳和牛乳喂养。生后3个月出现多汗。尤其活动和乳后头汗多，夜卧不宁。自服7天钙片，未见好转。8个月独坐，9个月出牙，现扶之可立。乳食比常儿少，大便多有不化。服过3周含维生素D钙剂。患儿6个月后，月月感冒。查体：神乏虚胖，表情一般，面色㿠白，头发稀疏而淡，枕后秃光。前囟2cm×2cm，平坦。口唇干淡。舌苔薄白，舌质淡。腹大如蛙。腕部手镯状，下肢未尽弯曲。脉沉有力，指纹淡。检验：血清1,25 – (OH)$_2$D$_3$和血清钙、磷均低于正常。诊治：诊为佝偻病。辨证为先天不足，后天失养，五脏不足，气血不足。治用补肾，健脾，益气血之法。处方：婴儿壮，每次2粒，日3次口服。疗程为1个月。疗程结束，患儿一般状态有明显改善。乳食增加，夜卧安宁。汗大减。活动有力，出牙增加两颗。休药10天，又服1个月，患儿不出汗，不惊。一般活动如常。停药。

按语：婴儿壮，是在1972年，由院内制剂"壮骨散"（龙骨15g，牡蛎15g，太子参5g，淫羊藿15g）应用15年后，进一步更方而成。方中除龙骨、牡蛎、太子参外，加入龟甲、黄芪、珍珠母、山楂、大枣、鸡内金、白术、苍术、五味子、党参、茯苓、麦冬、石菖蒲、佛手、山药、甘草。共19味药，综合功能，壮骨健脾，补五脏不足，益气血。标本兼顾之剂。佝偻病虽属五脏不足，但其所主在肾，所以古谓：肾主五脏。佝偻病病在骨软，骨为肾所主。因此，婴儿壮主体是壮骨、补肾，而调心、肝、肺、脾诸脏之功能。

（王烈医案——摘自《国医大师王烈学术经验婴童系列丛书·婴童医案》）

【古籍选录】

《小儿药证直诀·龟背龟胸》："肺热胀满，攻于胸膈，即成龟胸；又乳母多食五辛亦成。儿生下客风入脊，逐于骨髓，即成龟背。"

《诸病源候论·养小儿候》："小儿始生，肌肤未成，不可暖衣，暖衣则令筋骨缓弱。宜时见风日，若都不见风日，则令肌肤脆软，便易伤损……天和暖无风之时，令母将抱日中嬉戏，数见风日，则血凝气刚，肌肉硬密，堪耐风寒，不致疾病。若常藏在帏帐之内，重衣温暖，譬如阴地之草木，不见风日，软脆不任风寒。"

《幼幼集成·龟胸龟背证治》："此证盖由禀父母精髓不足，元阳亏损者多有之。不观小儿龟背，正在命门之间，渐次骨节浮露，其腰如弓，实因骨痿不能支撑之故。岂风邪为患哉？此证百不一效，原无治法，而前人强立松蕊丹，反用麻黄、大黄、独活、防风一派攻伐之药，适足以速其殇也。若以鄙见，但当以六味地黄丸加上桂、鹿茸，救其先天；复以四君、六君之类，扶其胃气，或可以十中保一。除此之外，并无治法。"

附 篇

一、常用方剂

A

安神定志灵（《儿童多动症临床治疗学》）　黄芩　连翘　决明子　醋柴胡　广郁金　全当归　炙龟甲　钩藤　益智　远志　天竺黄　石菖蒲

B

八珍汤（《正体类要》）　当归　川芎　熟地黄　白芍　人参　白术　茯苓　甘草

八正散（《太平惠民和剂局方》）　车前子　瞿麦　萹蓄　滑石　栀子　甘草　木通　大黄

白虎汤（《伤寒论》）　石膏　知母　甘草　粳米

白头翁汤（《伤寒论》）　白头翁　黄连　黄柏　秦皮

保和丸（《丹溪心法》）　山楂　六神曲　半夏　茯苓　陈皮　连翘　莱菔子

保元汤（《博爱心鉴》）　黄芪　人参　肉桂　甘草

不换金正气散（《太平惠民和剂局方》）　苍术　厚朴　陈皮　甘草　藿香　半夏　生姜

补肾地黄丸（《医宗金鉴》）　熟地黄　山萸肉　山药　茯苓　牡丹皮　泽泻　牛膝　鹿茸

补中益气汤（《内外伤辨惑论》）　黄芪　人参　白术　甘草　当归　陈皮　升麻　柴胡

补天大造丸（《医学心悟》）　人参　黄芪　白术　当归　酸枣仁　远志　白芍　山药　茯苓　枸杞子　大熟地　河车　鹿角　龟甲

C

柴胡葛根汤（《外科正宗》）　柴胡　天花粉　干葛　黄芩　桔梗　连翘　牛蒡子　石膏　甘草　升麻

菖蒲丸（《医宗金鉴》）　人参　石菖蒲　麦门冬　远志　川芎　当归　乳香　朱砂

除湿胃苓汤（《外科正宗》）　防风　苍术　白术　赤茯苓　陈皮　厚朴　猪苓　山栀　木通　泽泻　滑石　甘草　薄桂

D

大补阴丸（《丹溪心法》）　黄柏　知母　熟地黄　龟甲　猪脊髓

大承气汤（《伤寒论》） 大黄 厚朴 枳实 芒硝

大定风珠（《温病条辨》） 白芍 阿胶 龟甲 生地黄 麻仁 五味子 牡蛎 麦冬 炙甘草 鳖甲 鸡子黄

大青龙汤（《伤寒论》） 麻黄 桂枝 甘草 杏仁 生姜 大枣 石膏

丹栀逍遥散（《内科摘要》） 柴胡 当归 白芍 白术 茯苓 甘草 薄荷 生姜 牡丹皮 山栀

导赤散（《小儿药证直诀》） 生地黄 竹叶 木通 甘草

当归补血汤（《内外伤辨惑论》） 黄芪 当归

当归四逆汤（《伤寒论》） 当归 桂枝 芍药 细辛 甘草 通草 大枣

涤痰汤（《奇效良方》） 石菖蒲 天南星（姜制） 半夏 枳实 橘红 茯苓 人参 竹茹 甘草

定痫丸（《医学心悟》） 天麻 川贝母 胆南星 半夏 陈皮 茯苓 茯神 丹参 麦冬 菖蒲 远志 全蝎 僵蚕 琥珀 辰砂 竹沥 姜汁 甘草

丁萸理中汤（《医宗金鉴》） 丁香 吴茱萸 党参 白术 干姜 炙甘草

都气丸（《症因脉治》） 熟地黄 山茱萸 五味子 山药 茯苓 泽泻 牡丹皮

独参汤（《十药神书》） 人参

E

二陈汤（《太平惠民和剂局方》） 半夏 橘红 白茯苓 炙甘草 生姜 乌梅

二至丸（《医便》） 女贞子 旱莲草

F

防己黄芪汤（《金匮要略》） 防己 甘草 白术 黄芪 生姜 大枣

肥儿丸（《医宗金鉴》） 麦芽 胡黄连 人参 白术 茯苓 黄连 使君子 六神曲 炒山楂 炙甘草 芦荟

附子理中汤（《三因极一病证方论》） 大附子（炮，去皮、脐） 人参 干姜（炮） 甘草（炙） 白术

附子泻心汤（《伤寒论》） 附子 大黄 黄芩 黄连

G

甘草小麦大枣汤（《金匮要略》） 甘草 小麦 大枣

甘露消毒丹（《医效秘传》） 飞滑石 淡黄芩 茵陈 藿香 连翘 石菖蒲 白豆蔻 薄荷 木通 射干 川贝母

葛根黄芩黄连汤（《伤寒论》） 葛根 黄芩 黄连 甘草

固真汤（《活幼心书》） 人参 白术 茯苓 炙甘草 黄芪 附子 肉桂 山药

瓜蒌薤白半夏汤（《金匮要略》） 瓜蒌 薤白 半夏 白酒

归脾汤（《正体类要》） 白术 当归 白茯苓 黄芪 龙眼肉 远志 酸枣仁 木香 炙甘草 人参 生姜 大枣

H

河车八味丸（《幼幼集成》） 紫河车 地黄 牡丹皮 大枣 茯苓 泽泻 山药 麦冬

五味子　肉桂　熟附片　鹿茸

琥珀抱龙丸（《活幼心书》）　琥珀　天竺黄　檀香　人参　茯苓　粉草　枳壳　枳实　朱砂　山药　天南星　金箔

华盖散（《太平惠民和剂局方》）　麻黄　杏仁　甘草　桑白皮　紫苏子　赤茯苓　陈皮

缓肝理脾汤（《医宗金鉴》）　桂枝　人参　茯苓　白术　白芍　陈皮　山药　扁豆　炙甘草　煨姜　大枣

黄连解毒汤（《崔氏方》）　黄连　黄芩　黄柏　栀子

黄连温胆汤（《六因条辨》）　半夏　陈皮　竹茹　枳实　茯苓　炙甘草　大枣　黄连

黄芪桂枝五物汤（《金匮要略》）　黄芪　桂枝　芍药　生姜　大枣

黄芪汤（《金匮翼》）　黄芪　麻仁　白蜜　陈皮

藿香正气散（《太平惠民和剂局方》）　藿香　紫苏　白芷　桔梗　白术　厚朴　半夏曲　大腹皮　茯苓　陈皮　甘草　生姜　大枣

J

己椒苈黄丸（《金匮要略》）　防己　椒目　葶苈　大黄

健脾丸（《医方集解》）　人参　白术（土炒）　陈皮　麦芽（炒）　山楂（去核）　枳实　六神曲

交泰丸（《韩氏医通》）　川黄连　桂心

解肝煎（《景岳全书》）　紫苏叶　白芍　陈皮　半夏　厚朴　茯苓　砂仁　生姜

荆防败毒散（《摄生众妙方》）　荆芥　防风　羌活　独活　柴胡　川芎　枳壳　茯苓　甘草　桔梗　前胡

L

理中丸（《伤寒论》）　人参　干姜　甘草　白术

凉膈散（《太平惠民和剂局方》）　大黄　芒硝　甘草　栀子　黄芩　薄荷　连翘　竹叶　白蜜

凉营清气汤（《喉痧症治概要》）　犀角尖（水牛角代）　鲜石斛　山栀　牡丹皮　鲜生地　薄荷　川连　玄参　赤芍　石膏　甘草　连翘　竹叶　白茅根　芦根　金汁

羚角钩藤汤（《通俗伤寒论》）　羚角片　霜桑叶　京川贝　鲜生地　双钩藤　滁菊花　茯神木　生白芍　生甘草　淡竹茹

六君子汤（《太平惠民和剂局方》）　人参　白术　茯苓　甘草　陈皮　半夏　大枣　生姜

六磨汤（《证治准绳》）　大槟榔　沉香　木香　乌药　大黄　枳壳

六味地黄丸（《小儿药证直诀》）　熟地黄　山茱萸　山药　茯苓　泽泻　牡丹皮

龙胆泻肝汤（《太平惠民和剂局方》）　龙胆　黄芩　栀子　泽泻　木通　车前子　当归　生地黄　柴胡　甘草

龙骨散（《杂病源流犀烛》）　煅龙骨　枯矾

M

麻黄连翘赤小豆汤（《伤寒论》）　麻黄　连翘　甘草　生姜　赤小豆　生梓白皮　杏仁　大枣

麻黄杏仁甘草石膏汤（《伤寒论》）　麻黄　杏仁　炙甘草　石膏

麻子仁丸（《伤寒论》）　厚朴　枳实　大黄　芍药　杏仁　麻子仁　蜜

麦味地黄丸（《体仁汇编》）　熟地黄　山茱萸　山药　白茯神　牡丹皮　泽泻　五味子　麦门冬

牡蛎散（《太平惠民和剂局方》）　煅牡蛎　黄芪　麻黄根　浮小麦

N

牛蒡甘桔汤（《麻症集成》）　牛蒡子　桔梗　连翘　射干　甘草　黑栀　京参　山豆根　黄连　黄芩

牛黄清心丸（《痘疹世医心法》）　牛黄　黄芩　黄连　山栀　郁金　朱砂

P

普济消毒饮（《东垣试效方》）　黄芩　黄连　陈皮　甘草　玄参　柴胡　桔梗　连翘　板蓝根　马勃　牛蒡子　薄荷　僵蚕　升麻

Q

七味白术散（《小儿药证直诀》）　藿香　木香　葛根　人参　白术　茯苓　甘草

杞菊地黄丸（《医级》）　生地黄　山茱萸　茯苓　山药　牡丹皮　泽泻　枸杞子　菊花

茜根散（《景岳全书》）　茜草根　黄芩　阿胶　侧柏叶　生地黄　甘草

青蒿鳖甲汤（《温病条辨》）　青蒿　鳖甲　知母　生地黄　牡丹皮

清解透表汤（经验方）　西河柳　蝉蜕　葛根　升麻　紫草根　桑叶　菊花　甘草　牛蒡子　金银花　连翘

清金化痰汤（《医学统旨》）　黄芩　山栀　桑白皮　知母　瓜蒌仁　贝母　麦冬　桔梗　甘草　橘红　茯苓

清热泻脾散（《医宗金鉴》）　栀子　石膏　黄连　生地黄　黄芩　茯苓　灯心草

清胃解毒汤（《痘疹传心录》）　当归　黄连　生地黄　天花粉　连翘　升麻　牡丹皮　赤芍药

清瘟败毒饮（《疫疹一得》）　生石膏　生地黄　犀角（水牛角代）　黄连　栀子　桔梗　黄芩　知母　赤芍　玄参　连翘　甘草　牡丹皮　鲜竹叶

清咽下痰汤（经验方）　玄参　桔梗　甘草　牛蒡子　贝母　瓜蒌　射干　荆芥　马兜铃

驱虫粉（经验方）　使君子　生大黄

驱蛔承气汤（《新急腹症学》）　大黄　玄明粉　槟榔　川楝子　乌梅　木香　苦参　川椒

R

人参乌梅汤（《温病条辨》）　人参　乌梅　木瓜　山药　莲子肉　炙甘草

人参五味子汤（《幼幼集成》）　人参　白术　茯苓　五味子　麦门冬　炙甘草

润肠丸（《沈氏尊生书》）　当归　生地　麻仁　桃仁　枳壳

S

三子养亲汤（《皆效方》）　苏子　白芥子　莱菔子

桑白皮汤（《景岳全书》） 桑白皮 半夏 苏子 杏仁 贝母 黄芩 黄连 山栀

桑菊饮（《温病条辨》） 杏仁 连翘 薄荷 桑叶 菊花 苦桔梗 甘草 苇根

桑螵蛸散（《本草衍义》） 桑螵蛸 远志 菖蒲 龙骨 人参 茯神 当归 龟甲

沙参麦冬汤（《温病条辨》） 沙参 麦冬 玉竹 桑叶 甘草 天花粉 白扁豆

少腹逐瘀汤（《医林改错》） 小茴香 炒干姜 延胡索 没药 当归 川芎 肉桂 赤芍 蒲黄 五灵脂

射干麻黄汤（《金匮要略》） 射干 麻黄 细辛 五味子 紫菀 款冬花 半夏 大枣 生姜

参附龙牡救逆汤（经验方） 人参 附子 龙骨 牡蛎 白芍 炙甘草

参附汤（《济生续方》） 人参 附子

参苓白术散（《太平惠民和剂局方》） 人参 茯苓 山药 白扁豆 莲子 薏苡仁 砂仁 桔梗 白术 大枣 甘草

肾气丸（《金匮要略》） 干地黄 山药 山萸肉 茯苓 牡丹皮 泽泻 熟附子 桂枝

生脉散（《医学启源》） 人参 麦门冬 五味子

失笑散（《太平惠民和剂局方》） 五灵脂 蒲黄

石斛夜光丸（《原机启微》） 天门冬 人参 茯苓 麦门冬 熟地黄 生地黄 菟丝子 菊花 草决明 杏仁 干山药 枸杞子 牛膝 五味子 白蒺藜 石斛 肉苁蓉 川芎 炙甘草 枳壳 青葙子 防风 川黄连 水牛角 羚羊角

十全大补汤（《太平惠民和剂局方》） 人参 白术 茯苓 甘草 当归 川芎 白芍 熟地黄 黄芪 肉桂

实脾饮（《重订严氏济生方》） 干姜 附子 白术 茯苓 炙甘草 厚朴 大腹子 草果仁 木香 木瓜

使君子散（《证治准绳》） 使君子 苦楝子 白芜荑 甘草

四妙丸（《成方便读》） 苍术 黄柏 牛膝 薏苡仁

四神丸（《内科摘要》） 补骨脂 肉豆蔻 吴茱萸 五味子 生姜 大枣

苏葶丸（《医宗金鉴》） 苦葶苈子 南苏子

苏子降气汤（《太平惠民和剂局方》） 苏子 半夏 当归 陈皮 甘草 前胡 厚朴 肉桂

缩泉丸（《魏氏家藏方》） 乌药 川椒 吴茱萸 益智

T

桃红四物汤（《医宗金鉴》） 白芍 当归 熟地黄 川芎 桃仁 红花

天麻钩藤饮（《中医内科杂病证治新义》） 天麻 钩藤 生决明 山栀 黄芩 川牛膝 杜仲 益母草 桑寄生 夜交藤 朱茯神

调元散（《活幼心书》） 山药 人参 茯苓 茯神 白术 白芍 熟地黄 当归 黄芪 川芎 炙甘草 石菖蒲

葶苈大枣泻肺汤（《金匮要略》） 葶苈子 大枣

通窍活血汤（《医林改错》） 赤芍 川芎 桃仁 红花 红枣 生姜 麝香 老葱 黄酒

透疹凉解汤（经验方） 桑叶 甘菊 薄荷 连翘 牛蒡子 赤芍 蝉蜕 紫花地丁 黄连 藏红花

菟丝子散（《太平圣惠方》） 菟丝子 牡蛎 肉苁蓉 附子 五味子 鸡内金

W

王氏清暑益气汤（《温热经纬》） 西瓜翠衣 荷梗 西洋参 石斛 麦冬 知母 竹叶 黄连 粳米 甘草

温胆汤（《三因极一病证方论》） 半夏 竹茹 枳实 陈皮 甘草 茯苓 生姜 大枣

温肺止流丹（《辨证录》） 诃子 甘草 桔梗 石首鱼脑骨（煅过存性，为末） 荆芥 细辛 人参

温下清上汤（《儿科名家徐小圃学术经验集》） 黄连 附子 磁石 龙齿 菟丝子 覆盆子 桑螵蛸 天花粉 缩泉丸

乌梅丸（《伤寒论》） 乌梅 细辛 干姜 川椒 黄连 黄柏 桂枝 附子 人参 当归

乌药散（《小儿药证直诀》） 乌药 白芍 香附 高良姜

五虎汤（《仁斋直指方》） 麻黄 苦杏仁 石膏 甘草 细茶

五苓散（《伤寒论》） 桂枝 茯苓 泽泻 猪苓 白术

五味消毒饮（《医宗金鉴》） 金银花 野菊花 蒲公英 紫花地丁 紫背天葵子

X

犀角地黄汤（《备急千金要方》） 犀角（现用水牛角代） 生地黄 牡丹皮 芍药

犀角消毒饮（《张氏医通》） 防风 牛蒡子 荆芥 犀角（现用水牛角代） 金银花 甘草

香砂平胃散（《医宗金鉴》） 香附 苍术 陈皮 厚朴 砂仁 山楂肉 六神曲 麦芽 枳壳 白芍 甘草

消风导赤汤（《医宗金鉴》） 生地黄 赤茯苓 牛蒡子（炒，研） 白鲜皮 金银花 南薄荷叶 木通 黄连（酒炒） 生甘草 灯心草

消乳丸（《证治准绳》） 香附 六神曲 麦芽 陈皮 砂仁 炙甘草

逍遥散（《太平惠民和剂局方》） 柴胡 白术 白芍 当归 茯苓 炙甘草 薄荷 煨姜

小柴胡汤（《伤寒论》） 柴胡 黄芩 人参 甘草 半夏 生姜 大枣

小蓟饮子（《济生方》） 地黄 小蓟 滑石 木通 炒蒲黄 淡竹叶 藕节 山栀 甘草 当归

小建中汤（《伤寒论》） 桂枝 甘草 大枣 芍药 生姜 饴糖

小青龙汤（《伤寒论》） 麻黄 桂枝 芍药 细辛 半夏 干姜 五味子 甘草

泻黄散（《小儿药证直诀》） 藿香叶 山栀子仁 石膏 甘草 防风

泻心导赤散（《医宗金鉴》） 生地黄 木通 黄连 甘草梢

新加香薷饮（《温病条辨》） 香薷 金银花 鲜扁豆花 厚朴 连翘

杏苏散（《温病条辨》） 杏仁 苏叶 前胡 桔梗 枳壳 半夏 陈皮 茯苓 甘草 生姜 大枣

血府逐瘀汤（《医林改错》） 当归 生地黄 牛膝 红花 桃仁 柴胡 枳壳 赤芍 川芎 桔梗 甘草

辛夷清肺饮（《医宗金鉴》） 辛夷 黄芩 山栀 麦门冬 百合 石膏 知母 甘草 枇杷叶 升麻

Y

羊肝丸（《审视瑶函》）　白蒺藜　菊花（去根叶）　石决明（煅）　生地黄　楮实子　槐角（炒）　五味子　黄连　当归尾　防风　荆芥　甘草　川芎　蕤仁（去壳油，净）

养胃增液汤（经验方）　石斛　乌梅　沙参　玉竹　白芍　甘草

养血定风汤（《外科证治全书》）　地黄　当归　赤芍　川芎　何首乌　牡丹皮　天冬　麦冬　僵蚕　桑枝

养阴清肺汤（《重楼玉钥》）　生地黄　麦冬　生甘草　玄参　贝母　牡丹皮　薄荷　炒白芍

养脏汤（《医宗金鉴》）　当归　沉香　木香　肉桂　川芎　丁香　白术

异功散（《小儿药证直诀》）　人参　白术　茯苓　陈皮　甘草

益脾镇惊散（《医宗金鉴》）　人参　白术　茯苓　朱砂　钩藤　炙甘草　灯心草

益胃汤（《温病条辨》）　沙参　麦冬　生地黄　玉竹　冰糖

茵陈蒿汤（《伤寒论》）　茵陈　栀子　大黄

茵陈理中汤（《张氏医通》）　茵陈　党参　干姜　白术　甘草

银翘马勃散（《温病条辨》）　连翘　牛蒡子　金银花　射干　马勃

银翘散（《温病条辨》）　金银花　连翘　竹叶　荆芥穗　牛蒡子　薄荷　淡豆豉　甘草　桔梗　芦根

右归丸（《景岳全书》）　熟地黄　山药　山茱萸　枸杞子　鹿角胶　菟丝子　杜仲　当归　肉桂　制附子

玉屏风散（《究原方》）　防风　黄芪　白术

远志丸（《济生方》）　远志　菖蒲　茯神　茯苓　龙齿　人参　朱砂

匀气散（《医宗金鉴》）　陈皮　桔梗　炮姜　砂仁　木香　炙甘草　红枣

Z

增液汤（《温病条辨》）　生地黄　玄参　麦冬

真人养脏汤（《太平惠民和剂局方》）　人参　当归　白术　肉豆蔻　肉桂　炙甘草　白芍　木香　诃子

真武汤（《伤寒论》）　茯苓　芍药　白术　生姜　附子

镇惊丸（《证治准绳》）　人参　甘草　茯神　僵蚕　枳壳　白附子　制南星　白茯苓　硼砂　牙硝　朱砂　全蝎　麝香　朱砂

知柏地黄丸（《医方考》）　干地黄　山茱萸　干山药　泽泻　牡丹皮　茯苓　知母　黄柏

知柏地黄丸（《医宗金鉴》）　干地黄　牡丹皮　山茱萸　山药　泽泻　茯苓　知母　黄柏

止痉散（经验方）　全蝎　蜈蚣　天麻　僵蚕

枳实导滞丸（《内外伤辨惑论》）　大黄　枳实　黄芩　黄连　六神曲　白术　茯苓　泽泻

中焦宣痹汤（《温病条辨》）　防己　杏仁　滑石　连翘　山栀　薏苡　半夏（醋炒）　晚蚕砂　赤小豆皮

朱砂安神丸（《内外伤辨惑论》）　川连　生地　当归　甘草　辰砂

资生健脾丸（缪仲淳方）　白术　薏苡仁　人参　桔梗　山楂　六神曲　山药　麦芽　枳实　茯苓　黄连　白蔻仁　泽泻　枳壳　藿香　炙甘草　莲肉　扁豆

左归丸（《景岳全书》）　熟地黄　山药　山茱萸　枸杞子　菟丝子　鹿角胶　龟甲胶　牛膝

二、常用中成药

A

安宫牛黄丸（散） 牛黄 水牛角浓缩粉 人工麝香 珍珠 朱砂 雄黄 黄连 黄芩 栀子 郁金 冰片

安脑丸 人工牛黄 猪胆粉 朱砂 冰片 水牛角浓缩粉 珍珠 黄芩 黄连 栀子 雄黄 郁金 石膏 煅赭石 珍珠母 薄荷脑

B

白金丸 白矾（研细） 川郁金（研细）

百咳静糖浆 陈皮 麦冬 前胡 苦杏仁（炒） 清半夏 黄芩 百部（蜜炙） 黄柏 桑白皮 甘草 麻黄（蜜炙） 葶苈子（炒） 紫苏子（炒） 天南星（炒） 桔梗 瓜蒌仁（炒）

宝宝乐 白芍 黄芪（蜜炙） 大枣 桂枝 干姜 山楂（炒） 六神曲（焦） 麦芽（炒）

保和片（丸） 山楂（焦） 六神曲（炒） 半夏（制） 茯苓 陈皮 连翘 莱菔子（炒） 麦芽（炒）

冰硼散 冰片 硼砂（煅） 朱砂 玄明粉

补中益气丸 炙黄芪 党参 白术（炒） 当归 升麻 柴胡 陈皮 炙甘草

C

苍苓止泻口服液 苍术 茯苓 金银花 柴胡 葛根 黄芩 马鞭草 金樱子 土木香 槟榔 甘草

菖麻熄风片 白芍 天麻 石菖蒲 珍珠母 远志

D

大补阴丸 熟地黄 知母 黄柏 龟甲 猪脊髓

丹参滴丸 丹参

丹参注射液 丹参

丹栀逍遥丸 柴胡 当归 白芍 茯苓 白术 甘草 薄荷 牡丹皮 栀子

导赤丸 连翘 黄连 栀子（姜炒） 木通 玄参 天花粉 赤芍 大黄 黄芩 滑石

多动宁胶囊 熟地黄 龟甲 远志 石菖蒲 山萸肉 山药 龙骨 茯苓 黄柏 僵蚕 化橘红

E

二冬膏 天门冬 麦门冬

儿童回春颗粒 黄连 水牛角浓缩粉 羚羊角 人中白（煅） 淡豆豉 大青叶 荆芥（去粗梗） 羌活 葛根 地黄 川木通 赤芍 黄芩 前胡 玄参（去芦） 桔梗 柴胡 西

河柳　升麻　牛蒡子

F

复方阿胶浆　阿胶　人参　熟地黄　党参　山楂　蔗糖
附子理中丸　附子　党参　白术　干姜　甘草

G

疳积散　石燕（煅）　煅石决明　使君子仁　炒鸡内金　谷精草　威灵仙　茯苓
葛根芩连微丸　葛根　黄芩　黄连　炙甘草
归脾丸　党参　白术　黄芪　甘草　茯苓　远志　酸枣仁　龙眼肉　当归　木香　大枣
归芪口服液　黄芪（制）　当归等

H

琥珀抱龙丸　琥珀　天竺黄　檀香　党参　茯苓　甘草　山药　枳壳　枳实　胆南星　朱砂
化虫丸　玄明粉　大黄　雷丸　槟榔　苦楝皮　芜荑　牵牛子　使君子　鹤虱
化积口服液　茯苓　莪术　雷丸　海螵蛸　三棱　红花　鸡内金　槟榔　鹤虱　使君子
槐杞黄颗粒　槐耳菌质　枸杞子　黄精　蔗糖　淀粉　矫味剂
黄葵胶囊　黄蜀葵花
藿香正气滴丸　苍术　陈皮　厚朴（姜制）　白芷　茯苓　大腹皮　甘草浸膏　广藿香油　紫苏叶油　生半夏
藿香正气口服液　苍术　陈皮　厚朴（姜制）　白芷　茯苓　大腹皮　生半夏　甘草浸膏　广藿香油　紫苏叶油　干姜
藿香正气水　苍术　陈皮　厚朴（姜制）　白芷　茯苓　大腹皮　生半夏　甘草浸膏　广藿香油　紫苏叶油　乙醇
藿香正气液　苍术　陈皮　厚朴（姜制）　白芷　茯苓　大腹皮　甘草浸膏　广藿香油　紫苏叶油

J

济生肾气丸　熟地黄　山茱萸　牡丹皮　山药　茯苓　泽泻　肉桂　附子　牛膝　车前子
健儿清解液　金银花　陈皮　连翘　山楂　菊花　杏仁
健儿素颗粒　党参　白术（炒）　薏苡仁　南沙参　麦冬　白芍　稻芽（炒）　诃子
健儿药片雄黄　甘草　使君子仁　蜂蜡　郁金　苦杏仁（炒）　巴豆霜
健脾生血颗粒　黄芪　党参　茯苓　白术　鸡内金　大枣　硫酸亚铁等
健胃消食口服液　太子参　陈皮　山药　麦芽（炒）　山楂
金果饮　地黄　玄参　西青果　蝉蜕　麦冬　胖大海　南沙参　太子参　陈皮　薄荷素油
金黄散　姜黄　大黄　黄柏　苍术　厚朴　陈皮　甘草　生天南星　白芷　天花粉
金莲花颗粒　金莲花
金振口服液　羚羊角　平贝母　大黄　黄芩　牛黄　青礞石　生石膏　甘草
静灵口服液　熟地黄　怀山药　牡丹皮　茯苓　泽泻　石菖蒲　远志　龙骨　知母　五味子　黄柏

九味双解口服液　柴胡　大黄（熟）　青蒿　大青叶　金银花　蒲公英　黄芩（酒炙）
草果（去皮姜制）　重楼

九味熄风颗粒　天麻　熟地黄　龙胆　龟甲　钩藤　龙骨　僵蚕　青礞石　法半夏

橘红痰咳液　化橘红　百部（蜜炙）　茯苓　半夏（制）　白前　甘草　苦杏仁　五味子

K

抗病毒颗粒　板蓝根　忍冬藤　山豆根　川射干　鱼腥草　重楼　贯众　白芷　青蒿　甘露
醇　环拉酸钠

孔圣枕中丸　龟甲（沙烫醋淬）　龙骨　远志（去心甘草炙）　石菖蒲

L

乐儿康糖浆　党参　太子参　黄芪　茯苓　山药　薏苡仁　麦冬　制何首乌　大枣　焦山楂
炒麦芽　陈皮　桑枝

雷公藤多苷片　雷公藤多苷

理中丸　党参　白术（土炒）　炙甘草　炮姜　炼蜜

连花清瘟胶囊　连翘　金银花　炙麻黄　炒苦杏仁　石膏　板蓝根　绵马　贯众　鱼腥草
广藿香　大黄　红景天　薄荷脑　甘草

连花清瘟颗粒　连翘　金银花　炙麻黄　炒苦　杏仁　石膏　板蓝根　绵马　贯众　鱼腥草
广藿香　大黄　红景天　薄荷脑　甘草

六味地黄口服液　熟地黄　山茱萸（制）　山药　牡丹皮　茯苓　泽泻

六味地黄丸　熟地黄　山茱萸　牡丹皮　山药　茯苓　泽泻

龙胆泻肝丸（片）　龙胆草　柴胡　黄芩　栀子　泽泻　木通　车前子　当归　地黄　甘草

龙牡壮骨颗粒　党参　茯苓　白术　龙骨　牡蛎　龟甲　黄芪　山药　五味子　麦冬　大枣
甘草　鸡内金　乳酸钙　葡萄糖酸钙　维生素 D_2

鹭鸶咳丸　麻黄　细辛　牛蒡子　生石膏　天花粉　栀子　青黛　苦杏仁　紫苏子　瓜蒌皮
射干　蛤壳　白芥子　甘草　人工麝香　牛黄

M

麻仁丸　火麻仁　苦杏仁　大黄　枳实（炒）　厚朴（姜制）　白芍（炒）　蜂蜜

明目地黄丸　熟地黄　山茱萸（制）　牡丹皮　山药　茯苓　泽泻　枸杞子　菊花　当归
白芍　蒺藜　石决明（煅）

木香槟榔丸　木香　槟榔　枳壳　陈皮　青皮　香附　三棱　莪术　黄连　黄柏　大黄　牵
牛子　芒硝

N

牛黄解毒片　牛黄　雄黄　石膏　大黄　黄芩　桔梗　冰片　甘草

牛黄镇惊丸　牛黄　全蝎　僵蚕　珍珠　人工麝香　朱砂　雄黄　天麻　钩藤　防风　琥珀
胆南星　白附子　半夏　天竺黄　冰片　薄荷　甘草

P

蒲地蓝消炎口服液　蒲公英　板蓝根　苦地丁　黄芩

Q

杞菊地黄丸 枸杞子 菊花 熟地黄 山茱萸 牡丹皮 山药 茯苓 泽泻

强肾片 鹿茸 人参茎叶总皂苷 山茱萸 枸杞子 补骨脂 熟地黄 桑椹子 杜仲（炙）牡丹皮 丹参 益母草 茯苓 泽泻 盐杜仲

青黛散 青黛 甘草 硼砂（煅） 冰片 薄荷 黄连 儿茶 人中白（煅）

清降片 玄参 皂角子 赤芍 板蓝根 麦冬 连翘 牡丹皮 地黄 甘草等

清开灵口服液 胆酸 珍珠母 猪去氧胆酸 栀子 水牛角 板蓝根 黄芩苷 金银花

清热化滞颗粒 大黄 大青叶 北寒水石 焦麦芽 焦山楂 焦槟榔 草豆蔻 广藿香 薄荷 化橘红 前胡

清热解毒口服液 金银花 连翘 黄芩 栀子 知母 生地黄 石膏 玄参 板蓝根 麦冬 地丁 龙胆

清胃黄连丸 黄连 石膏 桔梗 甘草 知母 玄参 地黄 牡丹皮 天花粉 连翘 栀子 黄柏 黄芩 赤芍

清瘟解毒丸 大青叶 连翘 玄参 天花粉 桔梗 牛蒡子 羌活 防风 葛根 柴胡 黄芩 白芷 川芎 赤芍 甘草 淡竹叶

驱虫消食片 槟榔 使君子仁 雷丸 鸡内金 茯苓 牵牛子 芡实 甘草

R

如意金黄散（金黄散） 姜黄 大黄 黄柏 苍术 厚朴 陈皮 甘草 天南星 白芷 天花粉

S

腮腺炎片 蓼大青叶 板蓝根 连翘 夏枯草 蒲公英 牛黄

赛金化毒散 乳香（制） 黄连 没药（制） 甘草 川贝母 赤芍 雄黄 冰片 天花粉 人工牛黄 大黄 珍珠 大黄（酒炒）

三拗片 麻黄 苦杏仁 甘草 生姜

三黄片 黄连 黄芩 大黄

三金片 金樱根 菝葜 羊开口 金沙藤 积雪草

三七片 三七

桑椹膏 桑椹

山麦健脾口服液 山楂 麦芽 砂仁 干姜 陈皮 高良姜 栀子

参附注射液 红参 附子

参苓白术散（丸） 人参 茯苓 白术（炒） 山药 白扁豆（炒） 莲子 薏苡仁（炒） 砂仁 桔梗 甘草

神犀丹 石菖蒲 黄芩 地黄 忍冬藤 连翘 板蓝根 淡豆豉 玄参 天花粉 紫草 水牛角

肾康宁片 黄芪 丹参 茯苓 泽泻 益母草 淡附片 锁阳 山药

肾炎康复片 西洋参 人参 地黄 盐杜仲 山药 白花蛇舌草 黑豆 土茯苓 益母草 丹参 泽泻 白茅根 桔梗

肾炎舒片 苍术 茯苓 白茅根 防己 生晒参（去芦） 黄精 菟丝子 枸杞子 金银花 蒲公英

肾炎消肿片 桂枝 泽泻 陈皮 香加皮 苍术 茯苓 姜皮 大腹皮 黄柏 椒目 冬瓜皮 益母草

升血颗粒 皂矾 黄芪 山楂 新阿胶 大枣

升血小板胶囊 青黛 连翘 仙鹤草 牡丹皮 甘草

生脉饮 红参 麦冬 五味子

生脉饮口服液 人参 麦冬 五味子

十全大补颗粒 党参 白术（炒） 茯苓 甘草（蜜炙） 当归 川芎 白芍（酒炒） 熟地黄 黄芪（蜜炙） 肉桂

十全大补丸 党参 白术 茯苓 甘草 当归 川芎 白芍 熟地黄 黄芪 肉桂

使君子丸 使君子 制南星 槟榔

双黄连口服液 黄芩 金银花 连翘

四磨汤口服液 木香 枳壳 槟榔 乌药

苏合香丸 苏合香 安息香 冰片 水牛角浓缩粉 人工麝香 檀香 沉香 丁香 香附 木香 乳香（制） 荜茇 等15味

缩泉胶囊 益智仁 乌药 山药

T

通窍鼻炎颗粒（片） 苍耳子（炒） 防风 黄芪 白芷 辛夷 白术（炒） 薄荷

通宣理肺颗粒 紫苏叶 前胡 桔梗 苦杏仁 麻黄 甘草 半夏（炙） 茯苓 枳壳 黄芩 陈皮

童康片 黄芪 白术 山药 牡蛎 防风 陈皮

W

乌梅丸 乌梅肉 花椒（去椒目） 细辛 黄连 黄柏 干姜 附子（制） 桂枝 人参 当归 蜂蜜（炼）

五福化毒丹（丸） 连翘 犀角（用水牛角代） 黄连 玄参 生地 赤芍 青黛 桔梗 炒牛蒡子 芒硝 甘草

五子衍宗丸 枸杞子 菟丝子 覆盆子 五味子 车前子

午时茶 苍术 柴胡 防风 枳实 前胡 山楂 川芎 羌活 陈皮 藿香 六神曲 连翘 甘草 白芷 桔梗 苏叶 厚朴 麦芽 红茶

X

逍遥颗粒 柴胡 当归 白芍 白术（炒） 茯苓 薄荷 生姜 炙甘草

消风止痒颗粒 防风 蝉蜕 苍术（炒） 地黄 地骨皮 当归 荆芥 亚麻子 石膏 甘草 川木通

小儿百部止咳糖浆 百部（蜜制） 黄芩 桑白皮 知母 麦冬 桔梗 苦杏仁 制天南星 枳壳 陈皮 甘草

小儿柴桂退热颗粒 柴胡 桂枝 葛根 浮萍 黄芩 白芍 蝉蜕

　　小儿豉翘清热颗粒　连翘　淡豆豉　薄荷　荆芥　栀子（炒）　　大黄　青蒿　赤芍　槟榔　厚朴　黄芩　半夏　柴胡　甘草

　　小儿定喘口服液　麻黄　苦杏仁（炒）　　莱菔子　葶苈子　紫苏子　桑白皮　黄芩　生石膏　大青叶　鱼腥草　甘草

　　小儿肝炎颗粒　茵陈　栀子　黄芩　黄柏　焦山楂　大豆黄卷　郁金　通草

　　小儿化毒散　牛黄　珍珠　雄黄　大黄　黄连　甘草　天花粉　川贝母　赤芍　乳香　没药　冰片

　　小儿化食丸　六神曲（炒焦）　　焦山楂　焦麦芽　焦槟榔　醋莪术　三棱（制）　　牵牛子（炒焦）　　大黄

　　小儿金丹片　胆南星　橘红　羌活　前胡　天麻　防风　葛根　大青叶　山川柳　玄参（去皮）　甘草　生地黄　钩藤　木通　枳壳　牛蒡子　桔梗　赤芍　川贝母（去心）　　朱砂粉　冰片粉　清半夏　羚羊角粉　犀角粉　薄荷冰　荆芥穗

　　小儿惊风散　全蝎　炒僵蚕　雄黄　朱砂　甘草

　　小儿抗痫胶囊　胆南星　天麻　太子参　茯苓　水半夏（制）　　橘红　九节菖蒲　青果　琥珀　沉香　六神曲（麸炒）　　枳壳（麸炒）　　羌活　川芎

　　小儿咳喘灵口服液　麻黄　石膏　苦杏仁　瓜蒌　板蓝根　金银花　甘草

　　小儿咳喘灵泡腾片　石膏　麻黄　金银花　瓜蒌　甘草　板蓝根　苦杏

　　小儿牛黄清心散　天麻　胆南星　黄连　赤芍　大黄　全蝎　水牛角浓缩粉　僵蚕（麸炒）　牛黄　琥珀　雄黄　冰片　朱砂　金礞石（煅）

　　小儿清肺化痰颗粒（口服液）　麻黄　石膏　苦杏仁　前胡　黄芩　紫苏子　葶苈子　竹茹

　　小儿清肺颗粒　茯苓　半夏　川贝母　百部　黄芩　胆南星　白前　石膏　沉香

　　小儿清咽颗粒　板蓝根　青黛　连翘　蒲公英　玄参　牛蒡子（炒）　　薄荷　蝉蜕　牡丹皮　蔗糖　糊精

　　小儿热速清口服液　柴胡　黄芩　板蓝根　葛根　水牛角　连翘　金银花　大黄

　　小儿生血糖浆　大枣　山药　熟地黄　硫酸亚铁等

　　小儿香橘丸　白术（麸炒）　　茯苓　薏苡仁（麸炒）　　白扁豆（去皮）　　山药　莲子　苍术（米泔炒）　　六神曲（麸炒）　　山楂（炒）　　麦芽（炒）　　陈皮　木香　厚朴（姜炙）　　枳实　香附（醋制）　　砂仁　半夏（制）　　泽泻　甘草

　　小儿咽扁冲剂（颗粒）　金银花　射干　金果榄　桔梗　玄参　麦冬　人工牛黄　冰片

　　小儿智力糖浆　龟甲　龙骨　远志　石菖蒲　雄鸡

　　小青龙颗粒　麻黄　桂枝　干姜　细辛　半夏　五味子　白芍　炙甘草

　　香砂养胃丸　白术　厚朴　木香　砂仁　陈皮　茯苓　半夏　香附　枳实　藿香　甘草　豆蔻

　　哮喘宁颗粒　麻黄　杏仁　百部　紫菀　甘草

　　辛芩颗粒　细辛　黄芩　苍耳子　白芷　荆芥　防风　石菖蒲　白术　桂枝　黄芪

　　辛夷鼻炎丸　辛夷　薄荷　紫苏叶　甘草　广藿香　苍耳子　鹅不食草　板蓝根　白芷　防风　鱼腥草　菊花　三叉苦

　　醒脾养儿颗粒　一点红　毛大丁草　山栀茶　蜘蛛香　蔗糖

　　杏苏止咳颗粒　苦杏仁　陈皮　紫苏叶　桔梗　前胡　甘草

　　虚汗停颗粒　黄芪　浮小麦　大枣　糯稻根　牡蛎（煅）

玄麦甘桔颗粒 玄参 麦冬 甘草 桔梗
血康口服液 肿节风等

Y

羊痫疯癫丸 清半夏 厚朴（姜制） 天竺黄 羌活 郁金 橘红 天南星（制） 天麻 香附（醋制） 延胡索（醋制） 细辛 枳壳（麸炒） 三棱（醋制） 青皮（醋制） 降香 芥子（炒） 沉香 莪术（醋制） 乌药 防风 羚羊角

养阴清肺口服液 生地黄 川贝母 麦冬 白芍 玄参 牡丹皮 薄荷 甘草

养阴清肺糖浆 地黄 玄参 麦冬 甘草 牡丹皮 川贝母 白芍 薄荷脑

医痫丸 生白附子 天南星（制） 半夏（制） 猪牙皂 僵蚕（炒） 乌梢蛇（制） 蜈蚣 全蝎 白矾 雄黄 朱砂

茵栀黄口服液 茵陈 栀子 黄芩苷 金银花提取物

银黄颗粒（口服液） 金银花 黄芩

玉丹荣心丸 玉竹 丹参 降香 五味子 山楂 大青叶 苦参 甘草

玉屏风颗粒 黄芪 白术 防风

玉屏风口服液 黄芪 防风 白术（炒）

玉枢丹（紫金锭） 人工麝香 雄黄 山慈菇 千金子霜 红大戟 朱砂 五倍子

元胡止痛片 醋制延胡索 白芷

云南白药 三七等

Z

知柏地黄丸 知母 黄柏 熟地黄 山茱萸 牡丹皮 山药 茯苓 泽泻

止喘灵口服液 麻黄 洋金花 苦杏仁（焯） 连翘

枳实导滞丸 枳实 大黄 黄连 黄芩 六神曲 白术 茯苓 泽泻

至宝丹 生乌犀（水牛角代） 生玳瑁 琥珀 朱砂 雄黄 牛黄 龙脑 人工麝香 安息香 金箔 银箔

珠黄散 珍珠牛黄

紫雪散 石膏 寒水石 滑石 磁石 玄参 木香 沉香 升麻 甘草 丁香 芒硝 硝石 水牛角浓缩粉 羚羊角 人工麝香 朱砂

三、常见传染病的潜伏期、隔离期、检疫期

附表 3 – 1　常见传染病的潜伏期、隔离期、检疫期

病名		潜伏期（天）		隔离期	接触者检疫期及处理
		一般	最短～最长		
麻疹		10～14	6～21	至出疹后 5 天，合并肺炎至出疹后 10 天	易感者医学观察 21 天
风疹		14～21	5～25	至出疹后 5 天解除隔离	不需检疫
水痘		14	10～21	至全部皮疹干燥、结痂、脱落为止，不得少于发病后 2 周	医学观察 21 天
手足口病		3～5	2～14	发病后 14 天（居家或住院隔离）	集体机构儿童检疫 10 天
流行性腮腺炎		16～18	12～25	至腮腺完全消肿，约 21 天	医学观察 21 天，免疫抑制者医学观察 26 天
流行性乙型脑炎		10～14	4～21	防蚊设备内隔离至体温正常	不需检疫
急性出血性结膜炎		1～2	数小时～3	隔离治疗至症状消失，或症状出现后 7 天	不需检疫
百日咳		7～14	5～21	有效抗生素治疗后 5 天，或起病后 21 天	医学观察 21 天
流行性感冒		1～3	数小时～7	退热后 48 小时解除隔离	大流行期间集体机构人员检疫 4 天
猩红热		2～4	1～7	隔离至有效抗生素治疗后 7 日	医学观察 7 天
流行性脑脊髓膜炎		2～3	1～10	至症状消失后 3 天，但不少于发病后 7 天	医学观察 7 天
细菌性痢疾		1～3	数小时～7	至症状消失后 7 天或粪便培养连续 2～3 次阴性	医学观察 7 天
脊髓灰质炎		7～14	4～35	自发病之日起不少于 40 天	集体机构儿童医学观察 20 天
狂犬病		1 年以内	4 天～19 年	应隔离治疗至症状消失	不检疫，被可疑狂犬咬伤后注射疫苗
传染性非典型肺炎		2～10	2 周以内	发病后 21 天	医学观察 14 天
新型冠状病毒肺炎		3～7	1～14	隔离治疗，出院后继续隔离 14 天	定点隔离 2 周后居家隔离至少 1 周
人感染高致病性禽流感		7 天以内	最长 10	隔离至病毒分离两次阴性	密切接触者医学观察的期限为最后一次暴露后 7 天
艾滋病		15～60	9 天～10 年以上	HIV 感染/AIDS 隔离至 HIV 或 P24 核心蛋白血液中消失	医学观察 2 周，HIV 感染/AIDS 者不能献血
病毒性肝炎	甲型	30	15～45	发病日起 21 天	密切接触者医学观察不少于 40 天
	乙型	60～90	30～180	急性期隔离至病情稳定	急性肝炎密切接触者医学观察 45 天
	丙型（输血后）	50（19）	21～180（7～33）	急性期隔离至病情稳定	不需检疫
	丁型		14～140	急性期隔离至病情稳定	急性肝炎密切接触者医学观察 45 天
	戊型	40	15～70	自发病之日不少于 30 天	密切接触者医学观察 60 天

续表

病名	潜伏期（天）		隔离期	接触者检疫期及处理
	一般	最短~最长		
白喉	2~4	1~7	症状消失后连续2次咽培养阴性或症状消失后7天	医学观察7天
霍乱	1~3	3小时~7	症状消失后，隔日粪便培养1次，3次阴性或症状消失后6天	留观5天，便培养连续3次阴性后解除检疫，阳性者按患者隔离
伤寒	7~14	3~30	症状消失后5天起粪便培养2次阴性或症状消失后15天	医学观察21天
副伤寒甲、乙	5~10	2~15	症状消失后5天起粪便培养2次阴性或症状消失后15天	医学观察15天
副伤寒丙	1~3	2~15		医学观察15天
沙门菌食物中毒	1~2	数小时~7	症状消失后连续2次粪便培养阴性	密切接触者医学观察7天
阿米巴痢疾	7~14	4天~数年	症状消失后连续3次粪查溶组织阿米巴滋养体及包囊阴性	不需检疫
流行性斑疹伤寒	10~14	5~23	彻底灭虱隔离至退热后12天	早期隔离患者并予以灭虱处理，密切接触者医学观察21天
流行性出血热	7~14	4~60	急性症状消失	不需检疫
钩端螺旋体	7~14	2~28	症状消失，痊愈	不需检疫
腺鼠疫	2~5	2~12	至炎症消散	医学观察9天，预防接种或注射血清者检疫12天
肺鼠疫	1~3	原发感染者数小时~6天，预防接种者可至9~12天	就地隔离至症状消失后痰培养连续3次阴性	同腺鼠疫
布鲁杆菌病	1~8周，平均2周	4天~19年	症状消失	不需检疫
间日疟	10~12	10~20	不需隔离，住室内应防蚊、灭蚊	不需检疫
恶性疟	12	9~16	不需隔离，住室内应防蚊、灭蚊	不需检疫
三日疟	14~25	14~25	不需隔离，住室内应防蚊、灭蚊	不需检疫
班氏丝虫病	约1年		不需隔离，但病室防蚊、灭蚊	不需检疫
马来丝虫病	约12周		不需隔离，但病室防蚊、灭蚊	不需检疫
黑热病	3~5个月	10天~2年	不需隔离，病室防蚊、灭蚊	不需检疫
登革热	5~8	2~15	在有防蚊设施的室内隔离至病后7天	不需检疫

四、国家免疫规划疫苗儿童免疫程序

附表4-1 国家免疫规划疫苗儿童免疫程序表

序号	品名	预防病种	接种对象	接种剂次	剂量与用法
1	乙肝疫苗（HepB）	乙型病毒性肝炎	0、1、6月龄	3	第1剂在出生后24小时内尽早接种，第1、2剂次间隔≥28天。接种部位新生儿为臀前部外侧肌肉内，儿童为上臂三角肌中部肌内注射。酵母苗10μg，CHO苗10μg（HBsAg阴性产妇所生新生儿）或20μg（HBsAg阳性产妇所生新生儿）
2	卡介苗（BCG）	结核病[1]	出生时	1	出生后24~48小时皮内注射0.1mL
3	脊灰灭毒活疫苗（IPV）	脊髓灰质炎	2、3月龄	2	肌内注射0.5mL
	脊灰减毒活疫苗（bOPV）		4月龄和4周岁	2	口服，糖丸剂型每次1粒；液体剂型每次2滴（约0.1mL）
4	百白破菌苗（基础）（DTaP）	百日咳、白喉、破伤风	3、4、5月龄和18月龄	4	肌内注射0.5mL，第1、2剂次，第2、3剂次间隔均≥28天
	白破疫苗（DT）	白喉、破伤风	6周岁	1	肌内注射0.5mL
5	麻腮风疫苗（MMR）	麻疹、风疹、流行性腮腺炎[2]	8、18月龄	2	皮下注射0.5mL。如果需补种两剂MMR，接种间隔应≥28天
6	乙脑减毒活疫苗（JE-L）	流行性乙型脑炎[3]	8月龄、2周岁	2	皮下注射0.5mL。如果使用JE-L进行补种，应补齐2剂，接种间隔≥12个月
	乙脑灭活疫苗（JE-I）		8月龄、2周岁、6周岁	4	肌内注射0.5mL。8月龄接种2剂，间隔7~10天；2周岁和6周岁各接种1剂
7	A群流脑多糖疫苗（MPSV-A）	流行性脑脊髓膜炎	6、9月龄	2	皮下注射0.5mL。两剂次MPSV-A间隔≥3个月
	A群C群流脑多糖疫苗（MPSV-AC）		3、6周岁	2	皮下注射0.5mL。第1剂MPSV-AC与第2剂MPSV-A，间隔≥12个月。两剂次MPSV-AC间隔≥3年。3年内避免重复接种
8	甲肝减毒活疫苗（HepA-L）	甲型病毒性肝炎[4]	18月龄	1	皮下注射0.5mL或1.0mL
	甲肝灭活疫苗（HepA-I）		18月龄、2周岁	2	肌内注射0.5mL。如已接种过1剂次HepA-I，但无条件接种第2剂HepA-I时，可接种1剂HepA-L完成补种，间隔≥6个月

（参照国家免疫规划疫苗儿童免疫程序表（2021年版））

注：1. 主要指结核性脑膜炎、粟粒性肺结核等。

  2. 两剂次麻腮风疫苗免疫程序从2020年6月开始在全国范围实施。

  3. 选择乙脑减毒活疫苗接种时，采用两剂次接种程序。选择乙脑灭活疫苗接种时，采用四剂次接种程序；乙脑灭活疫苗第1、2剂间隔7~10天。

  4. 选择甲肝减毒活疫苗接种时，采用一剂次接种程序。选择甲肝灭活疫苗接种时，采用两剂次接种程序。

五、2015 年中国九市儿童体格发育测量值

附表 5-1 2015 年九市 3 岁以下儿童体格发育测量值（$\overline{X} \pm S$）

年龄（月龄）		体重（kg）		身长（cm）		头围（cm）	
		男	女	男	女	男	女
城区	0 ~ <1	3.4 ± 0.4	3.3 ± 0.4	50.4 ± 1.6	49.8 ± 1.6	34.0 ± 1.4	33.7 ± 1.3
	1 ~ <2	5.0 ± 0.6	4.6 ± 0.6	56.3 ± 2.1	55.2 ± 2.0	37.7 ± 1.2	37.0 ± 1.2
	2 ~ <3	6.2 ± 0.7	5.7 ± 0.6	60.2 ± 2.2	58.9 ± 2.1	39.5 ± 1.1	38.6 ± 1.1
	3 ~ <4	7.1 ± 0.8	6.5 ± 0.7	63.4 ± 2.1	61.9 ± 2.2	40.9 ± 1.3	39.9 ± 1.2
	4 ~ <5	7.8 ± 0.9	7.1 ± 0.8	65.8 ± 2.2	64.1 ± 2.1	41.9 ± 1.3	40.9 ± 1.2
	5 ~ <6	8.3 ± 0.9	7.6 ± 0.9	67.7 ± 2.3	66.1 ± 2.3	42.9 ± 1.3	41.8 ± 1.3
	6 ~ <8	8.7 ± 0.9	8.0 ± 0.9	69.5 ± 2.3	67.9 ± 2.3	43.8 ± 1.3	42.6 ± 1.2
	8 ~ <10	9.4 ± 1.0	8.7 ± 1.0	72.5 ± 2.4	70.9 ± 2.6	45.0 ± 1.3	43.9 ± 1.3
	10 ~ <12	9.9 ± 1.1	9.2 ± 1.1	75.1 ± 2.6	73.7 ± 2.7	45.7 ± 1.4	44.7 ± 1.3
	12 ~ <15	10.3 ± 1.1	9.7 ± 1.1	77.6 ± 2.7	76.2 ± 2.7	46.3 ± 1.3	45.3 ± 1.3
	15 ~ <18	11.1 ± 1.2	10.5 ± 1.2	81.4 ± 3.0	80.1 ± 3.0	47.0 ± 1.3	46.1 ± 1.3
	18 ~ <21	11.5 ± 1.3	10.9 ± 1.2	84.0 ± 3.0	82.8 ± 3.0	47.6 ± 1.3	46.6 ± 1.3
	21 ~ <24	12.4 ± 1.4	11.7 ± 1.3	87.3 ± 3.1	86.1 ± 3.1	48.1 ± 1.3	47.1 ± 1.3
	24 ~ <30	13.0 ± 1.5	12.4 ± 1.4	90.6 ± 3.6	89.3 ± 3.6	48.5 ± 1.4	47.5 ± 1.4
	30 ~ <36	14.3 ± 1.7	13.6 ± 1.7	95.6 ± 3.8	94.2 ± 3.8	49.1 ± 1.4	48.2 ± 1.4
郊区	0 ~ <1	—	—	—	—	—	—
	1 ~ <2	5.0 ± 0.6	4.7 ± 0.6	56.3 ± 2.2	55.3 ± 2.1	37.8 ± 1.2	37.1 ± 1.2
	2 ~ <3	6.3 ± 0.8	5.8 ± 0.7	60.5 ± 2.3	59.0 ± 2.2	39.7 ± 1.3	38.8 ± 1.2
	3 ~ <4	7.1 ± 0.8	6.5 ± 0.7	63.3 ± 2.3	61.8 ± 2.2	41.0 ± 1.3	39.9 ± 1.2
	4 ~ <5	7.8 ± 0.9	7.1 ± 0.9	65.6 ± 2.3	64.0 ± 2.2	42.1 ± 1.3	41.0 ± 1.3
	5 ~ <6	8.2 ± 1.0	7.6 ± 0.9	67.5 ± 2.3	65.9 ± 2.3	43.0 ± 1.3	41.9 ± 1.3
	6 ~ <8	8.7 ± 1.1	8.1 ± 1.0	69.4 ± 2.6	67.6 ± 2.5	43.8 ± 1.3	42.8 ± 1.3
	8 ~ <10	9.2 ± 1.1	8.6 ± 1.0	72.2 ± 2.6	70.7 ± 2.5	44.9 ± 1.3	43.8 ± 1.3
	10 ~ <12	9.8 ± 1.1	9.1 ± 1.1	74.8 ± 2.7	73.3 ± 2.6	45.7 ± 1.3	44.6 ± 1.3
	12 ~ <15	10.3 ± 1.2	9.7 ± 1.1	77.5 ± 2.8	76.1 ± 2.7	46.3 ± 1.3	45.2 ± 1.3
	15 ~ <18	10.9 ± 1.2	10.3 ± 1.3	81.1 ± 2.8	79.7 ± 3.0	46.9 ± 1.3	45.9 ± 1.3
	18 ~ <21	11.5 ± 1.3	10.8 ± 1.3	83.6 ± 3.2	82.3 ± 3.1	47.4 ± 1.3	46.4 ± 1.3
	21 ~ <24	12.3 ± 1.4	11.7 ± 1.3	86.7 ± 3.3	85.5 ± 3.2	48.0 ± 1.3	47.0 ± 1.3
	24 ~ <30	13.0 ± 1.5	12.3 ± 1.5	90.6 ± 3.6	89.1 ± 3.5	48.4 ± 1.4	47.4 ± 1.4
	30 ~ <36	14.1 ± 1.7	13.6 ± 1.6	95.1 ± 3.8	94.1 ± 3.7	49.0 ± 1.4	48.1 ± 1.4

附表5-2 2015年九市3~<7岁以下儿童体格发育测量值（$\bar{X}\pm S$）

年龄（岁）	体重（kg）		身高（cm）		坐高（cm）		胸围（cm）		腰围（cm）		BMI	
	男	女	男	女	男	女	男	女	男	女	男	女
城区												
3.0~<3.5	15.5±2.0	14.9±1.8	99±4	98±4	58.0±2.5	57.0±2.4	51.1±2.7	50.0±2.5	48.4±3.3	47.6±3.0	15.58±1.35	15.34±1.28
3.5~<4.0	16.6±2.2	16.0±2.0	103±4	102±4	59.6±2.5	58.7±2.4	52.4±2.7	51.0±2.6	49.7±3.4	48.6±3.2	15.57±1.33	15.29±1.30
4.0~<4.5	17.8±2.5	16.9±2.2	107±4	105±4	61.1±2.5	60.1±2.4	53.4±3.0	51.8±2.7	50.7±3.8	49.3±3.3	15.56±1.51	15.18±1.34
4.5~<5.0	19.0±2.8	18.1±2.5	110±5	109±4	62.6±2.6	61.8±2.6	54.6±3.2	52.8±3.1	51.7±4.1	50.0±3.7	15.63±1.57	15.26±1.50
5.0~<5.5	20.4±3.1	19.5±2.9	114±5	113±5	64.2±2.6	63.4±2.5	55.6±3.5	54.0±3.3	52.3±4.3	51.0±4.1	15.57±1.66	15.25±1.62
5.5~<6.0	21.7±3.5	20.7±3.2	117±5	116±5	65.5±2.7	64.8±2.5	56.7±3.8	55.5±3.7	53.4±4.7	51.6±4.4	15.77±1.58	15.35±1.69
6.0~<7.0	23.7±4.0	22.3±3.6	122±5	120±5	67.4±2.8	66.5±2.7	58.3±4.3	56.1±3.9	54.7±5.3	52.5±4.7	15.91±1.98	15.39±1.81
郊区												
3.0~<3.5	15.4±1.9	14.8±1.9	99±4	98±4	57.8±2.5	56.9±2.5	51.2±2.6	49.9±2.5	48.5±3.3	47.7±3.3	15.68±1.30	15.41±1.30
3.5~<4.0	16.5±2.1	15.8±2.0	103±4	102±4	59.4±2.5	58.5±2.4	52.3±2.6	50.9±2.7	49.4±3.3	48.4±3.3	15.58±1.30	15.32±1.30
4.0~<4.5	17.6±2.4	16.9±2.3	106±4	105±4	61.0±2.5	60.0±2.5	53.2±2.9	51.8±2.9	50.4±3.7	49.2±3.6	15.51±1.38	15.27±1.40
4.5~<5.0	18.7±2.8	17.9±2.3	109±5	109±4	62.4±2.6	61.6±2.4	54.2±3.2	52.6±2.8	51.0±4.1	49.7±3.6	15.55±1.52	15.18±1.37
5.0~<5.5	20.0±3.1	19.1±2.7	113±5	112±5	63.8±2.7	63.1±3.5	55.2±3.5	53.5±3.2	51.9±4.6	50.5±4.0	15.58±1.70	15.17±1.52
5.5~<6.0	21.3±3.3	20.3±3.2	116±5	115±5	65.3±2.6	64.4±2.7	56.3±3.6	54.4±3.6	52.8±4.8	51.1±4.5	15.68±1.75	15.25±1.72
6.0~<7.0	23.3±4.0	22.0±3.5	121±5	120±5	67.2±2.8	66.4±2.7	57.9±4.1	55.8±3.7	54.2±5.4	52.0±4.7	15.80±1.96	15.24±1.74

（首都儿科研究所九市儿童体格发育调查协作组.2015年中国九市七岁以下儿童体格发育调查[J].中华儿科杂志,2018,56（3）：192-199.）

全国中医药行业高等教育"十四五"规划教材

全国高等中医药院校规划教材（第十一版）

教材目录（第一批）

注：凡标☆号者为"核心示范教材"。

（一）中医学类专业

序号	书　名	主　编		主编所在单位	
1	中国医学史	郭宏伟	徐江雁	黑龙江中医药大学	河南中医药大学
2	医古文	王育林	李亚军	北京中医药大学	陕西中医药大学
3	大学语文	黄作阵		北京中医药大学	
4	中医基础理论☆	郑洪新	杨　柱	辽宁中医药大学	贵州中医药大学
5	中医诊断学☆	李灿东	方朝义	福建中医药大学	河北中医学院
6	中药学☆	钟赣生	杨柏灿	北京中医药大学	上海中医药大学
7	方剂学☆	李　冀	左铮云	黑龙江中医药大学	江西中医药大学
8	内经选读☆	翟双庆	黎敬波	北京中医药大学	广州中医药大学
9	伤寒论选读☆	王庆国	周春祥	北京中医药大学	南京中医药大学
10	金匮要略☆	范永升	姜德友	浙江中医药大学	黑龙江中医药大学
11	温病学☆	谷晓红	马　健	北京中医药大学	南京中医药大学
12	中医内科学☆	吴勉华	石　岩	南京中医药大学	辽宁中医药大学
13	中医外科学☆	陈红风		上海中医药大学	
14	中医妇科学☆	冯晓玲	张婷婷	黑龙江中医药大学	上海中医药大学
15	中医儿科学☆	赵　霞	李新民	南京中医药大学	天津中医药大学
16	中医骨伤科学☆	黄桂成	王拥军	南京中医药大学	上海中医药大学
17	中医眼科学	彭清华		湖南中医药大学	
18	中医耳鼻咽喉科学	刘　蓬		广州中医药大学	
19	中医急诊学☆	刘清泉	方邦江	首都医科大学	上海中医药大学
20	中医各家学说☆	尚　力	戴　铭	上海中医药大学	广西中医药大学
21	针灸学☆	梁繁荣	王　华	成都中医药大学	湖北中医药大学
22	推拿学☆	房　敏	王金贵	上海中医药大学	天津中医药大学
23	中医养生学	马烈光	章德林	成都中医药大学	江西中医药大学
24	中医药膳学	谢梦洲	朱天民	湖南中医药大学	成都中医药大学
25	中医食疗学	施洪飞	方　泓	南京中医药大学	上海中医药大学
26	中医气功学	章文春	魏玉龙	江西中医药大学	北京中医药大学
27	细胞生物学	赵宗江	高碧珍	北京中医药大学	福建中医药大学

序号	书 名	主 编		主编所在单位	
28	人体解剖学	邵水金		上海中医药大学	
29	组织学与胚胎学	周忠光	汪 涛	黑龙江中医药大学	天津中医药大学
30	生物化学	唐炳华		北京中医药大学	
31	生理学	赵铁建	朱大诚	广西中医药大学	江西中医药大学
32	病理学	刘春英	高维娟	辽宁中医药大学	河北中医学院
33	免疫学基础与病原生物学	袁嘉丽	刘永琦	云南中医药大学	甘肃中医药大学
34	预防医学	史周华		山东中医药大学	
35	药理学	张硕峰	方晓艳	北京中医药大学	河南中医药大学
36	诊断学	詹华奎		成都中医药大学	
37	医学影像学	侯 键	许茂盛	成都中医药大学	浙江中医药大学
38	内科学	潘 涛	戴爱国	南京中医药大学	湖南中医药大学
39	外科学	谢建兴		广州中医药大学	
40	中西医文献检索	林丹红	孙 玲	福建中医药大学	湖北中医药大学
41	中医疫病学	张伯礼	吕文亮	天津中医药大学	湖北中医药大学
42	中医文化学	张其成	臧守虎	北京中医药大学	山东中医药大学

（二）针灸推拿学专业

序号	书 名	主 编		主编所在单位	
43	局部解剖学	姜国华	李义凯	黑龙江中医药大学	南方医科大学
44	经络腧穴学☆	沈雪勇	刘存志	上海中医药大学	北京中医药大学
45	刺法灸法学☆	王富春	岳增辉	长春中医药大学	湖南中医药大学
46	针灸治疗学☆	高树中	冀来喜	山东中医药大学	山西中医药大学
47	各家针灸学说	高希言	王 威	河南中医药大学	辽宁中医药大学
48	针灸医籍选读	常小荣	张建斌	湖南中医药大学	南京中医药大学
49	实验针灸学	郭 义		天津中医药大学	
50	推拿手法学☆	周运峰		河南中医药大学	
51	推拿功法学☆	吕立江		浙江中医药大学	
52	推拿治疗学☆	井夫杰	杨永刚	山东中医药大学	长春中医药大学
53	小儿推拿学	刘明军	邰先桃	长春中医药大学	云南中医药大学

（三）中西医临床医学专业

序号	书 名	主 编		主编所在单位	
54	中外医学史	王振国	徐建云	山东中医药大学	南京中医药大学
55	中西医结合内科学	陈志强	杨文明	河北中医学院	安徽中医药大学
56	中西医结合外科学	何清湖		湖南中医药大学	
57	中西医结合妇产科学	杜惠兰		河北中医学院	
58	中西医结合儿科学	王雪峰	郑 健	辽宁中医药大学	福建中医药大学
59	中西医结合骨伤科学	詹红生	刘 军	上海中医药大学	广州中医药大学
60	中西医结合眼科学	段俊国	毕宏生	成都中医药大学	山东中医药大学
61	中西医结合耳鼻咽喉科学	张勤修	陈文勇	成都中医药大学	广州中医药大学
62	中西医结合口腔科学	谭 劲		湖南中医药大学	

（四）中药学类专业

序号	书　名	主　编	主编所在单位	
63	中医学基础	陈　晶　程海波	黑龙江中医药大学	南京中医药大学
64	高等数学	李秀昌　邵建华	长春中医药大学	上海中医药大学
65	中医药统计学	何　雁	江西中医药大学	
66	物理学	章新友　侯俊玲	江西中医药大学	北京中医药大学
67	无机化学	杨怀霞　吴培云	河南中医药大学	安徽中医药大学
68	有机化学	林　辉	广州中医药大学	
69	分析化学（上）（化学分析）	张　凌	江西中医药大学	
70	分析化学（下）（仪器分析）	王淑美	广东药科大学	
71	物理化学	刘　雄　王颖莉	甘肃中医药大学	山西中医药大学
72	临床中药学☆	周祯祥　唐德才	湖北中医药大学	南京中医药大学
73	方剂学	贾　波　许二平	成都中医药大学	河南中医药大学
74	中药药剂学☆	杨　明	江西中医药大学	
75	中药鉴定学☆	康廷国　闫永红	辽宁中医药大学	北京中医药大学
76	中药药理学☆	彭　成	成都中医药大学	
77	中药拉丁语	李　峰　马　琳	山东中医药大学	天津中医药大学
78	药用植物学☆	刘春生　谷　巍	北京中医药大学	南京中医药大学
79	中药炮制学☆	钟凌云	江西中医药大学	
80	中药分析学☆	梁生旺　张　彤	广东药科大学	上海中医药大学
81	中药化学☆	匡海学　冯卫生	黑龙江中医药大学	河南中医药大学
82	中药制药工程原理与设备	周长征	山东中医药大学	
83	药事管理学☆	刘红宁	江西中医药大学	
84	本草典籍选读	彭代银　陈仁寿	安徽中医药大学	南京中医药大学
85	中药制药分离工程	朱卫丰	江西中医药大学	
86	中药制药设备与车间设计	李　正	天津中医药大学	
87	药用植物栽培学	张永清	山东中医药大学	
88	中药资源学	马云桐	成都中医药大学	
89	中药产品与开发	孟宪生	辽宁中医药大学	
90	中药加工与炮制学	王秋红	广东药科大学	
91	人体形态学	武煜明　游言文	云南中医药大学	河南中医药大学
92	生理学基础	于远望	陕西中医药大学	
93	病理学基础	王　谦	北京中医药大学	

（五）护理学专业

序号	书　名	主　编	主编所在单位	
94	中医护理学基础	徐桂华　胡　慧	南京中医药大学	湖北中医药大学
95	护理学导论	穆　欣　马小琴	黑龙江中医药大学	浙江中医药大学
96	护理学基础	杨巧菊	河南中医药大学	
97	护理专业英语	刘红霞　刘　娅	北京中医药大学	湖北中医药大学
98	护理美学	余雨枫	成都中医药大学	
99	健康评估	阚丽君　张玉芳	黑龙江中医药大学	山东中医药大学

序号	书名	主编		主编所在单位	
100	护理心理学	郝玉芳		北京中医药大学	
101	护理伦理学	崔瑞兰		山东中医药大学	
102	内科护理学	陈燕	孙志岭	湖南中医药大学	南京中医药大学
103	外科护理学	陆静波	蔡恩丽	上海中医药大学	云南中医药大学
104	妇产科护理学	冯进	王丽芹	湖南中医药大学	黑龙江中医药大学
105	儿科护理学	肖洪玲	陈偶英	安徽中医药大学	湖南中医药大学
106	五官科护理学	喻京生		湖南中医药大学	
107	老年护理学	王燕	高静	天津中医药大学	成都中医药大学
108	急救护理学	吕静	卢根娣	长春中医药大学	上海中医药大学
109	康复护理学	陈锦秀	汤继芹	福建中医药大学	山东中医药大学
110	社区护理学	沈翠珍	王诗源	浙江中医药大学	山东中医药大学
111	中医临床护理学	裘秀月	刘建军	浙江中医药大学	江西中医药大学
112	护理管理学	全小明	柏亚妹	广州中医药大学	南京中医药大学
113	医学营养学	聂宏	李艳玲	黑龙江中医药大学	天津中医药大学

（六）公共课

序号	书名	主编		主编所在单位	
114	中医学概论	储全根	胡志希	安徽中医药大学	湖南中医药大学
115	传统体育	吴志坤	邵玉萍	上海中医药大学	湖北中医药大学
116	科研思路与方法	刘涛	商洪才	南京中医药大学	北京中医药大学

（七）中医骨伤科学专业

序号	书名	主编		主编所在单位	
117	中医骨伤科学基础	李楠	李刚	福建中医药大学	山东中医药大学
118	骨伤解剖学	侯德才	姜国华	辽宁中医药大学	黑龙江中医药大学
119	骨伤影像学	栾金红	郭会利	黑龙江中医药大学	河南中医药大学洛阳平乐正骨学院
120	中医正骨学	冷向阳	马勇	长春中医药大学	南京中医药大学
121	中医筋伤学	周红海	于栋	广西中医药大学	北京中医药大学
122	中医骨病学	徐展望	郑福增	山东中医药大学	河南中医药大学
123	创伤急救学	毕荣修	李无阴	山东中医药大学	河南中医药大学洛阳平乐正骨学院
124	骨伤手术学	童培建	曾意荣	浙江中医药大学	广州中医药大学

（八）中医养生学专业

序号	书名	主编		主编所在单位	
125	中医养生文献学	蒋力生	王平	江西中医药大学	湖北中医药大学
126	中医治未病学概论	陈涤平		南京中医药大学	